DR. STEPHAN ILLING

KINDER-KRANKHEITEN
VERSTEHEN UND BEHANDELN

Der große Bildratgeber

INHALT

Vorwort 7

GESUNDHEIT!

DIE ENTWICKLUNG DES KINDES 11
Meilensteine 11
Vorsorgeuntersuchungen 13
Zähne und Zahnpflege 24
Schutzimpfungen 26
Gesunde Ernährung 30
Sport und Bewegung 34

KRANKHEITEN GEHÖREN DAZU 37
Vorbeugen 37
Zu Hause gesund werden 38
Kleine Medikamentenkunde 40
Fieber 43
Fieberkrampf 48
Schmerzen 50

IMMUNSYSTEM, INFEKTIONEN UND ALLERGIEN 55
Das Immunsystem 55
Was sind eigentlich Infektionen? 59
Allergien 61
Allergische Reaktionen auf Medikamente 69

WENN SIE ÄRZTLICHEN RAT BRAUCHEN 71
Beim Kinderarzt 71
Grundsätzliche Behandlungsprinzipien 72
Notfallambulanz 73
In der Kinderklinik 74

TYPISCH BABY

WILLKOMMEN IM LEBEN 79
Frühgeborene 80
Besonderheiten bei Neugeborenen 81
Wichtige Krankheitszeichen bei Neugeborenen 85

BABYS WELT 87
Wickeln 88
Baden 90
Kleidung 92
Mit dem Baby unterwegs 93
Bett und Schlafumgebung 94
Plötzlicher Kindstod 97
Schreibabys 98
Sprachentwicklung 100

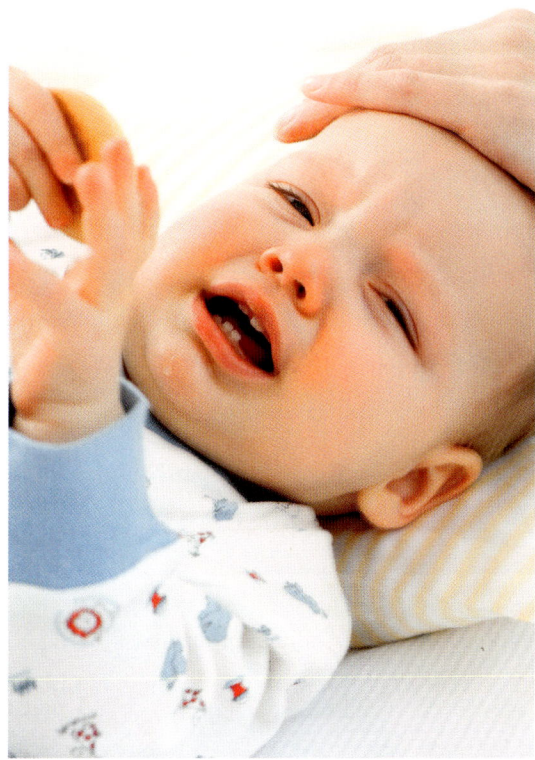

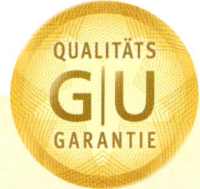

DIE GU-QUALITÄTS-GARANTIE

Wir möchten Ihnen mit den Informationen und Anregungen in diesem Buch das Leben erleichtern und Sie inspirieren, Neues auszuprobieren. Bei jedem unserer Produkte achten wir auf Aktualität und stellen höchste Ansprüche an Inhalt, Optik und Ausstattung. Alle Informationen werden von unseren Autoren und unserer Fachredaktion sorgfältig ausgewählt und mehrfach geprüft. Deshalb bieten wir Ihnen eine 100 %ige Qualitätsgarantie.

Darauf können Sie sich verlassen:
Wir bieten Ihnen alle wichtigen Informationen sowie praktischen Rat – damit können Sie dafür sorgen, dass Ihre Kinder glücklich und gesund aufwachsen. Wir garantieren, dass:
- alle Übungen und Anleitungen mehrfach in der Praxis geprüft und
- unsere Autoren echte Experten mit langjähriger Erfahrung sind.

Wir möchten für Sie immer besser werden:
Sollten wir mit diesem Buch Ihre Erwartungen nicht erfüllen, lassen Sie es uns bitte wissen! Wir tauschen Ihr Buch jederzeit gegen ein gleichwertiges zum gleichen oder ähnlichen Thema um. Nehmen Sie einfach Kontakt zu unserem Leserservice auf. Die Kontaktdaten unseres Leserservice finden Sie am Ende dieses Buches.

GRÄFE UND UNZER VERLAG
Der erste Ratgeberverlag – seit 1722.

DIE ERNÄHRUNG IM ERSTEN LEBENSJAHR 103

Die perfekte Mischung: Muttermilch	103
Rund ums Stillen	104
Flaschennahrung	105
Vitaminprophylaxe	108
Beikost	109
Ernährungsprobleme	112

KRANKES BABY 115

Die ersten Infekte	115
Erkrankungen, die (fast) nur bei Babys vorkommen	118
Die ersten Zähne	121
Bindungsstörungen	123

Hinweis: Aus Gründen der flüssigeren Lesbarkeit verwenden wir jeweils die männliche Form der Berufsbezeichnungen. Darunter fallen aber immer sowohl Männer als auch Frauen (etwa Kinderärztinnen und Kinderärzte).

KINDERKRANKHEITEN

ATEMWEGE UND HALS, NASE, OHREN — 126

Schnupfen — 128
Husten — 130
Pseudokrupp — 132
Bronchitis — 134
Lungenentzündung — 136
Asthma — 138
Funktionelle Atemstörungen — 142
Halsschmerzen — 144
Mandelentzündung — 146
Vergrößerte Rachenmandel — 148
Mittelohrentzündung — 149
Hörstörungen — 152
Nasennebenhöhlenentzündung — 154
Operationen im HNO-Bereich — 156

VERDAUUNGSSYSTEM — 158

Bauchschmerzen — 160
Erbrechen — 164
Durchfall und Magen-Darm-Infekt — 166
Verstopfung — 169
Blinddarmentzündung — 172
Nahrungsmittelunverträglichkeiten — 174
Zöliakie — 177
Magenrückfluss — 179
Wurmbefall — 180
Chronisch-entzündliche Darmerkrankungen — 181

HAUT — 182

Hautausschläge — 184
Nesselsucht — 186
Schuppenflechte — 188
Neurodermitis — 190
Hautinfektionen — 196
Akne — 198
Warzen — 200
Zeckenbiss — 201
Insektenstiche — 202
Kopfläuse — 204
Probleme an Finger- und Fußnägeln — 205
Pigmentflecken und Muttermale — 206

HARNWEGE UND GESCHLECHTSORGANE — 208

Harnwegsinfekt — 210
Roter Urin — 214
Nächtliches Einnässen — 215
Geschwollene und vergrößerte Hoden — 220
Vorhautverengung und -entzündung — 222
Vulvitis und Vaginitis — 224
Die Pubertätsentwicklung — 226

AUGEN — 228

Bindehautreizung und -entzündung — 230
Lidschwellung — 232
Fehlsichtigkeit — 235
Schielen — 238

HERZ, KREISLAUF UND BLUT — 240

Herzfehler — 242
Bluthochdruck — 244
Niedriger Blutdruck — 245

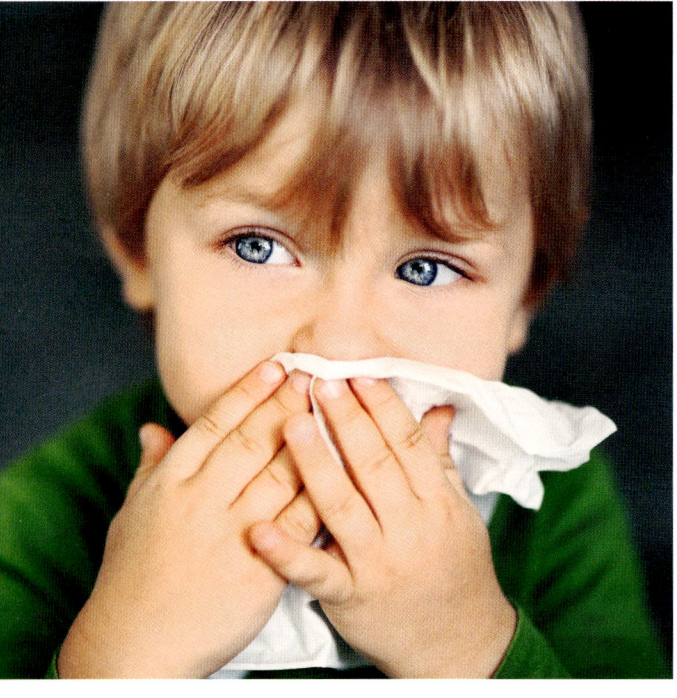

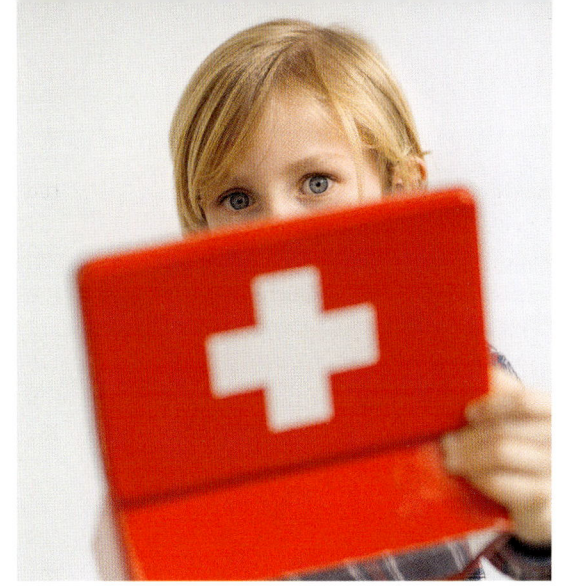

VERHALTEN UND PSYCHE	**300**
Schlaf und Schlafstörungen	302
Essprobleme	306
Übergewicht	308
Ausscheidungsstörungen	311
Trotzverhalten und Aggressivität	312
ADHS	314
Autismus-Spektrum-Störung	316
Lese-Rechtschreib- und Rechenschwäche	318
Schulische Probleme	320
Angststörungen	322
Zwangsstörungen	324
Medienkompetenz und Internetabhängigkeit	326
Magersucht	328
Stimmungsprobleme und Depression	330
Selbstverletzendes Verhalten	331
Risikoverhalten und Drogen	332
Sexueller Missbrauch	334

Blutarmut	248
Blutungsneigung	250
Nasenbluten	253
Leukämie	254
BEWEGUNGSAPPARAT	**256**
Muskelschmerzen und Muskelkater	258
Muskelschwäche	259
Rückenschmerzen	260
Gelenk- und Knochenschmerzen	262
Rheumatische Erkrankungen	264
Orthopädische Themen	266
KOPF UND NERVENSYSTEM	**268**
Kopfschmerzen	270
Migräne	273
Schwindel	276
Hirnhautentzündung und Hirnentzündung	278
Krampfanfall	280
Gefühlsstörungen und Lähmungen	284
Erkrankungen der Muskeln und des Nervensystems	285
Entwicklungsverzögerung und Behinderung durch Hirnschäden	286
STOFFWECHSEL UND HORMONE	**288**
Diabetes mellitus	290
Schilddrüsenunter- und -überfunktion	294
Wachstumsstörungen	296

ERSTE HILFE

WAS IN NOTFÄLLEN ZU TUN IST	**339**
Kreislaufprobleme	339
Verletzungen	342
Verrenkung	344
Hitzeschäden und Sonnenbrand	346
Verbrennungen und Verbrühungen	347
Unterkühlung und Erfrierung	349
Ertrinken	350
Stromunfall	351
Verschlucken und Einatmen von Fremdkörpern	352
Vergiftungen	354
Unfallverhütung	357

ZUM NACHSCHLAGEN

Meilensteine der kindlichen Entwicklung	358
Die häufigsten Krankheitserreger – und einige weitere wichtige »Gefahren«	362
Register	376
Impressum	384

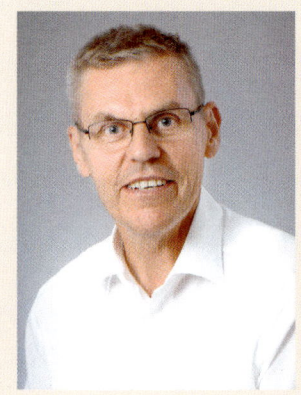

DR. MED. STEPHAN ILLING

… studierte Humanmedizin und ist Facharzt für Kinder- und Jugendmedizin. Durch die Tätigkeit an verschiedenen Kliniken und durch unterschiedliche Arbeitsschwerpunkte kam er im Laufe der Jahre in Kontakt mit allen möglichen Problemen und Krankheiten, vom Neugeborenen bis zum Jugendlichen.
Nach der Ausbildung zum Kinderarzt hatte Dr. Illing zunächst mit Frühgeborenen und kranken Neugeborenen zu tun und führte regelmäßig Vorsorgeuntersuchungen durch. Parallel erlangte er eine Qualifikation zur Ausbildung von Hebammen, später auch noch von Kinderkrankenschwestern und -pflegern. Er bildete sich in der Allergologie weiter und übernahm ab 1983 die Allergieambulanz im Olgahospital in Stuttgart. Diese wurde nach und nach zu einer Spezialambulanz für Kinder und Jugendliche mit Erkrankungen der Lungen und Atemwege, mit Hautkrankheiten und allergischen Erkrankungen ausgebaut. Parallel dazu wirkte er an der Entwicklung einer Spezialambulanz für Patienten mit Mukoviszidose und seltene Lungenerkrankungen mit. Seit 1984 war er Oberarzt der Infektionsstationen im Olgahospital, von 2008 bis 2016 auf der Notaufnahmestation tätig.
Aktuell ist Dr. Illing Fachlehrer an den Schulen für Physiotherapie, Kinderkrankenpflege, Hebammen und Diätschule in Fellbach und Stuttgart, außerdem übernimmt er regelmäßig kinderärztliche Vertretungen in der Nachsorgeklinik Tannheim. Seit 1988 ist er Autor von Fachbüchern für Ärzte und Hebammen sowie von Eltern- und Patientenratgebern und arbeitet beratend in verschiedenen Selbsthilfegruppen.
Dr. Illing ist verheiratet und Vater von zwei erwachsenen Kindern.

VORWORT

Das Leben mit Kindern besteht überwiegend aus guten Tagen. Doch Kinder sind leider oft auch krank, wenngleich zum Glück meist nicht schwer. Die Selbstheilungskräfte der Natur sorgen sehr oft dafür, dass sie von selbst wieder gesund werden. Und fast immer reichen einfache Maßnahmen, um die Genesung zu unterstützen. Wenn es einmal nicht ganz glatt läuft, finden Sie in diesem Buch wertvolle Ratschläge, auf was Sie achten sollten und in welchen Situationen Sie Hilfe benötigen. Denn das ist natürlich auch wichtig: Als Eltern wollen und sollen Sie wissen, wo die Grenzen der Selbstbehandlung sind, ab wann einfache Haus- oder Naturmittel nicht mehr ausreichen und wann Sie eine zügige ärztliche Untersuchung benötigen.

KRANKHEITEN AUF DER SPUR

Dieses Buch gliedert sich in verschiedene Teile: Zu Beginn erhalten Sie die wichtigsten Informationen zur normalen Entwicklung, zur Vorsorge und wie sich Krankheiten verhindern lassen. Dazu gehört auch eine gesunde Lebensweise, bei der Sie als Eltern natürlich Vorbild für Ihr(e) Kind(er) sind.
»Zu Hause gesund werden« heißt ein weiteres Kapitel, um das sich andere Abschnitte gliedern, etwa wie Sie mit Fieber, Schmerzen und anderen alltäglichen Problemen umgehen können.
Babys sind nicht nur kleiner und empfindlicher, sondern haben auch andere Gesundheitsprobleme. Außerdem verläuft die Entwicklung niemals wieder so rasant wie im ersten Lebensjahr. Daher ist den Jüngsten ein eigenes großes Kapitel gewidmet.
Wenn Kinder krank sind, ist eigentlich immer das »ganze« Kind krank. Trotzdem ist es sinnvoll, die Erkrankungen nach Organsystemen zu ordnen. Denn meist stehen typischerweise die Atemwege, der Bauch, die Haut oder andere Organe im Vordergrund des Geschehens. Auch Verhaltensprobleme und psychische Erkrankungen sind bei Kindern nicht selten. In einem extra Kapitel erfahren Sie, wie Sie Probleme frühzeitig erkennen, ob und wann Sie Hilfe brauchen und wie Sie diese auch bekommen. Natürlich darf das Thema »Erste Hilfe« ebenfalls nicht fehlen, damit Sie wissen, was im Notfall zu tun ist, um Ihrem Kind bestmöglich zu helfen.
Zahlreiche Bilder und erklärende Texte veranschaulichen, was im Körper Ihres Kindes passiert, sodass Sie die verschiedenen Erkrankungen besser einschätzen können. Auf diese Weise wird dieser Ratgeber ein zuverlässiger Begleiter durch das Kinderleben, der die Informationen Ihres Kinderarztes auf sinnvolle Weise ergänzt.

WERTVOLLE ERFAHRUNGEN

Eltern sind häufig verunsichert, wenn sie im Internet nach Krankheitssymptomen suchen. Viele Informationen sind zwar richtig, aber nicht immer sind sie richtig gewertet und gewichtet, sodass man sich oft mehr Sorgen macht als nötig. Daher wurde bei diesem Buch großer Wert darauf gelegt, dass Sie sich auf alle Informationen verlassen können. Soweit es wissenschaftlich fundierte Leitlinien gibt, halten sich die Empfehlungen daran. Bei ganz vielen Problemen gibt es zwar keine klaren wissenschaftlichen Erkenntnisse, dafür aber langjährige und immer wieder korrigierte Erfahrungen, aus denen dann die Ratschläge für die tägliche Anwendung entstehen.
Mein ganz besonderer Dank geht an die vielen Kinder und Jugendlichen, die mich tagtäglich motiviert haben, ihnen zur Seite zu stehen, und die mit ihrer Zuversicht und Lebensfreude oft trotz ihrer Krankheiten gezeigt haben, dass Kinderarzt der schönste Beruf der Welt ist.

GESUND-HEIT!

NIEMALS SPÄTER ENTWICKELT SICH EIN MENSCH SO SCHNELL WIE IM ERSTEN LEBENSJAHR. ABER AUCH DANACH FOLGT EIN ENTWICKLUNGSSCHRITT DEM NÄCHSTEN – BIS IHR KIND SCHLIESSLICH FLÜGGE WIRD UND ERWACHSEN IST. SELBST WENN NICHT IMMER ALLES REIBUNGSLOS LÄUFT, KÖNNEN SIE DOCH SEHR VIEL DAZU BEITRAGEN, DASS IHR KIND GESUND HERANWÄCHST.

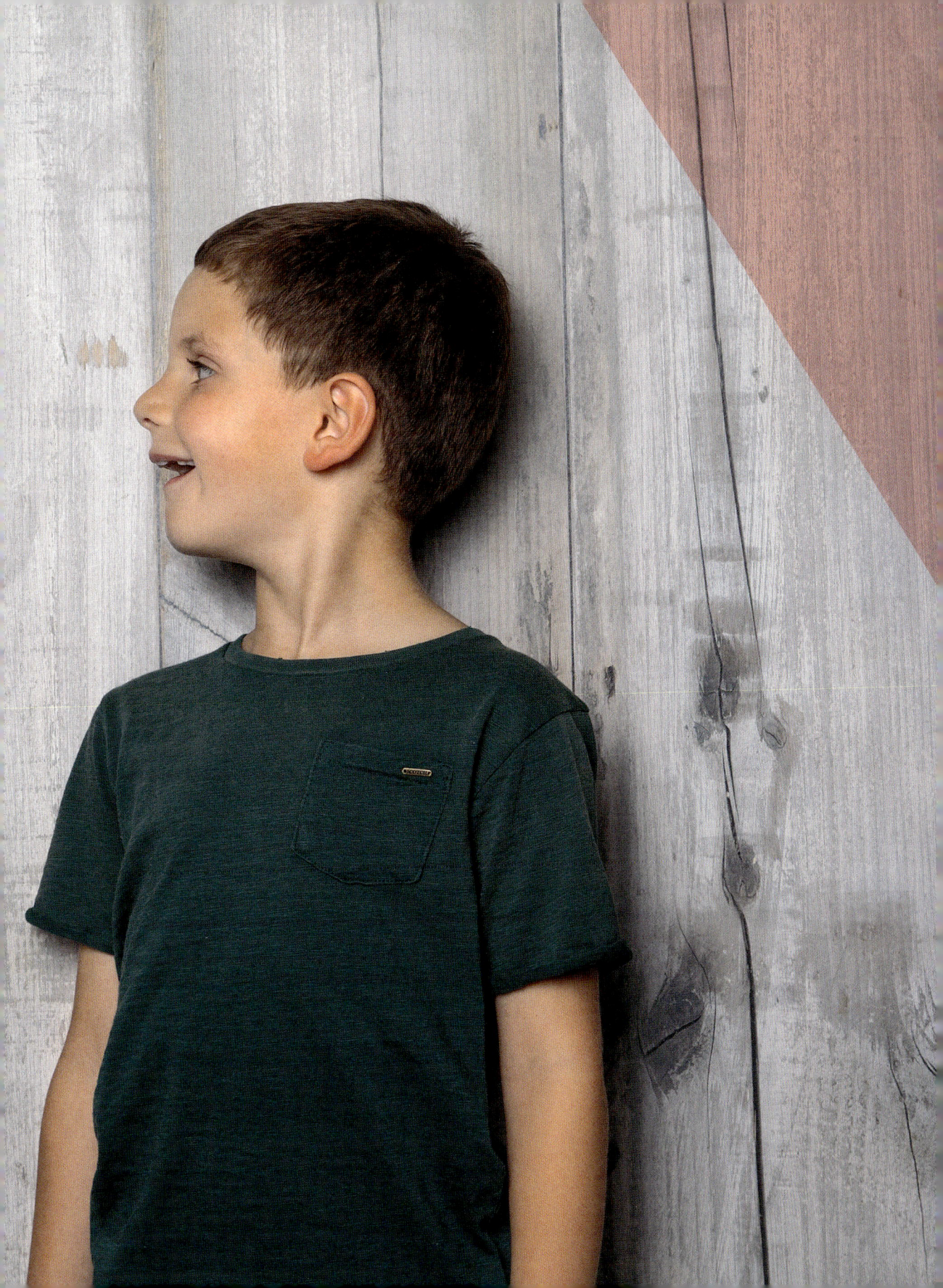

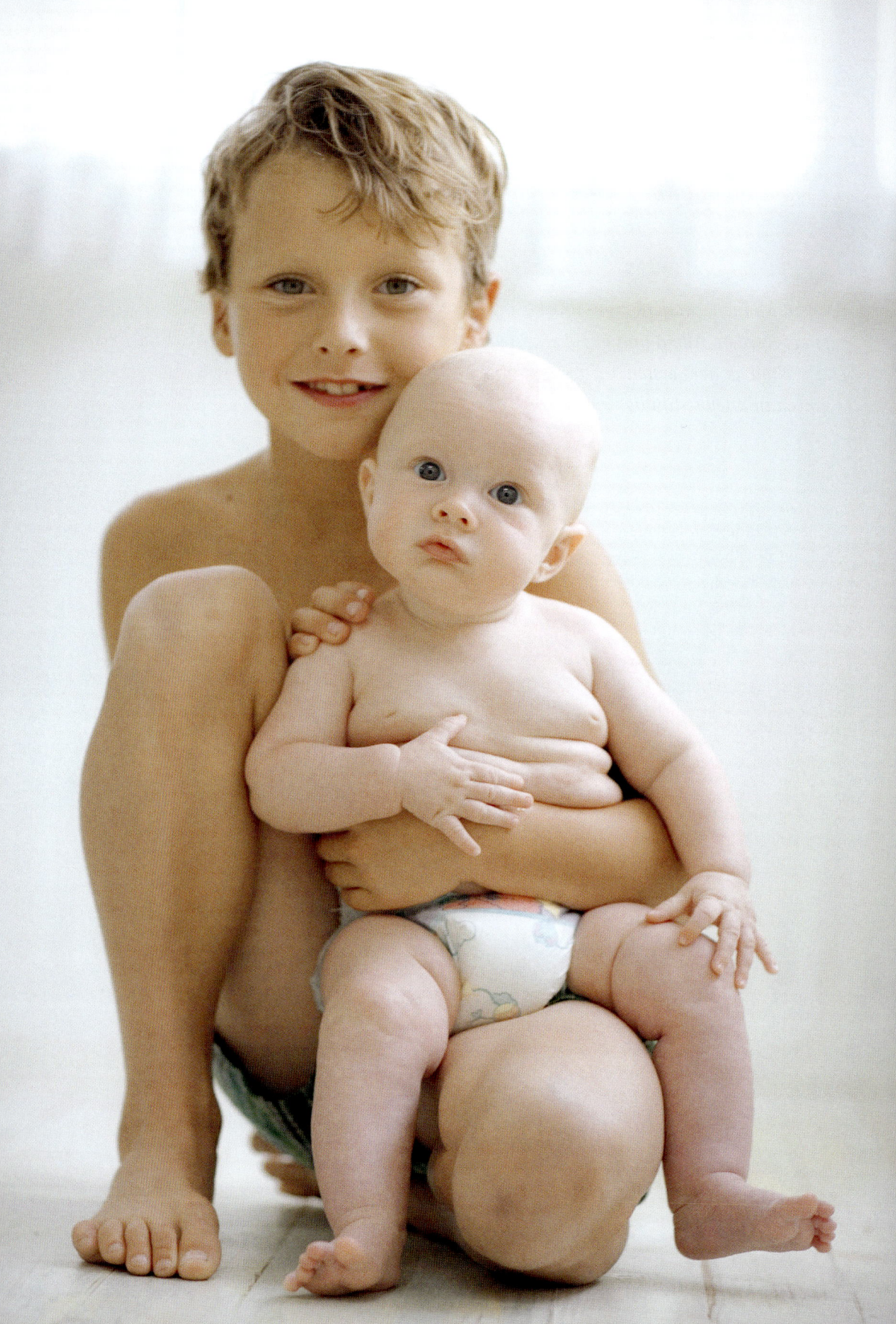

DIE ENTWICKLUNG DES KINDES

Ab dem Moment, in dem ein Baby das Licht der Welt erblickt, muss es liebevoll umsorgt und gepflegt werden. Allein und auf sich gestellt wäre der kleine Erdenbürger nicht lebensfähig. Doch schon ab dem ersten Tag beginnt eine Entwicklung, die nur ein einziges Ziel kennt: wachsen und selbstständig werden.

Manchmal verändert sich das Kind scheinbar über Nacht. Ein anderes Mal dauert es Wochen oder Monate, ehe die Eltern etwas Neues bemerken. Immer jedoch lässt sich die Entwicklung eines Kindes – vom Neugeborenen bis zum Erwachsenen – unter verschiedenen Gesichtspunkten betrachten: Anhand der Größe, des Gewichts, des Kopfumfangs und anderer messbarer Daten lässt sich ganz genau feststellen, was sich in körperlicher Hinsicht verändert. Wie sich ein Kind bewegt, gibt Auskunft über seine motorische Entwicklung. Was es versteht oder sagt, wie es spielt und wie es lernt, spiegelt seine geistige Entwicklung wider. Wie es sich anderen Menschen gegenüber verhält, zeigt die soziale Entwicklung an. Natürlich kann man all diese Aspekte nicht voneinander trennen. Alle Entwicklungsaufgaben finden parallel statt und bedingen sich gegenseitig. Entwicklung ist schließlich ein überaus komplexer Vorgang. Daher entwickelt sich jedes Kind auch in seinem ganz eigenen Tempo. Es bringt daher wenig, es ständig mit Gleichaltrigen zu vergleichen.

Die wichtigsten körperlichen Daten lassen sich gut anhand von Verlaufskurven beurteilen, die mittels Vermessung oder Beobachtung einer großen Anzahl von Kindern errechnet wurden. Solche sogenannten Perzentilenkurven gibt es für Mädchen und Jungen, jeweils für Größe und Körpergewicht sowie in den ersten Lebensjahren auch für den Kopfumfang.

In dem gelben Kinderuntersuchungsheft, das Sie bei der Geburt Ihres Kindes erhalten, finden sich auf den letzten Seiten vereinfachte Perzentilenkurven. Mit ihrer Hilfe können Sie relativ gut erkennen, was sich bei Ihrem Kind bezüglich der Grunddaten im Hinblick auf die körperliche Entwicklung tut.

Auch für die »Meilensteine« der Entwicklung gibt es Tabellen, die beispielhaft wiedergeben, wann ein Kind bestimmte Fähigkeiten und Verhaltensweisen zeigt (siehe Seite 360 ff.). Noch mehr als bei den rein körperlichen Fakten ist es hier jedoch wichtig, dass Sie Ihre Tochter oder Ihren Sohn als Individuum sehen. Wenn ein Kind mit 11 Monaten die ersten Schritte macht, ist das genauso normal, wie wenn es erst mit 16 Monaten läuft – und sagt noch nicht einmal etwas über eine mögliche spätere Sportkarriere aus. Dasselbe gilt für das Sprechen: Es gibt Kinder, die bis weit ins dritte oder vierte Lebensjahr hinein kaum etwas sprechen, die ganze Familie durch Fingerzeigen dirigieren und sich dann trotzdem als sehr sprachbegabt herausstellen.

MEILENSTEINE

Es gibt zwar durchaus Anhaltspunkte, innerhalb welchen Zeitrahmens ein Kind bestimmte Entwicklungsschritte erreicht oder in welcher Reihenfolge es welche Fähigkeiten erwirbt. Ob der Nachwuchs dabei jedoch einem genetischen Programm folgt oder ob ein Baby zunächst ein »unbeschriebenes Blatt« ist und jeder Entwicklungsschritt nur eine Reaktion auf äußere Einflüsse ist, darüber streiten nicht nur Wissenschaftler seit vielen Jahrzehnten. Vermutlich liegt die Wahrheit wie so oft irgendwo in der Mitte. Ein genetisches Programm existiert ohne Zweifel. Allerdings ist darin nicht festgelegt, welche Sprache ein Kind spricht, welche Weltanschauung es erwirbt und wie es sich in der Gesellschaft positioniert. Insofern haben die Anhänger beider Seiten mal recht, mal wieder nicht. Eins aber ist sicher: Förderung und Erziehung sind immer vonnöten, damit sich die genetischen Anlagen des Kindes so gut wie möglich entwickeln können.

JEDER IN SEINEM TEMPO

Wie bei allen natürlichen Prozessen gibt es bezüglich des »Normalen« eine immense Schwankungsbreite. Jeder weiß, dass es große und kleine Menschen gibt, schlanke und weniger schlanke, musikalische und weniger musikalische ... Jeder Mensch ist ein wenig

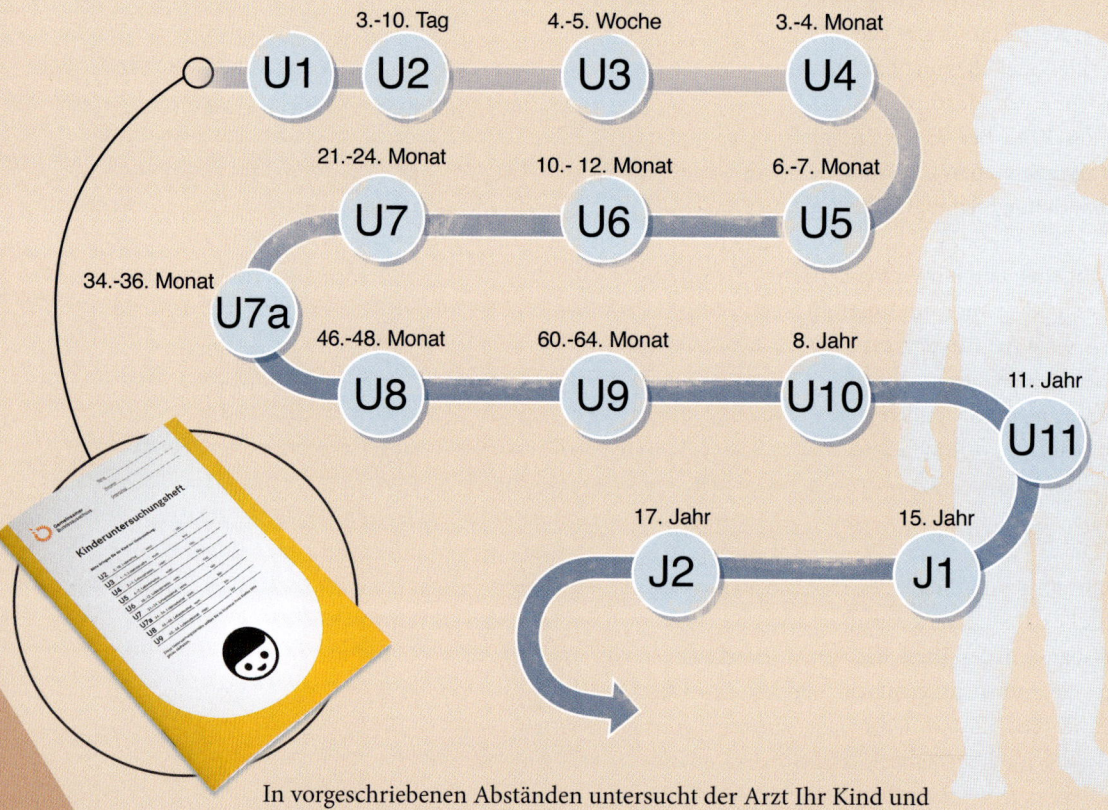

DIE VORSORGEUNTERSUCHUNGEN BEIM KINDERARZT

In vorgeschriebenen Abständen untersucht der Arzt Ihr Kind und dokumentiert seine Entwicklung im gelben **UNTERSUCHUNGSHEFT**, das Sie bei der Geburt erhalten. Die Kosten für die Us übernehmen (bis auf wenige Ausnahmen) die Krankenkassen.

anders, selbst eineiige Zwillinge gleichen sich in ihrem Verhalten und ihren Leistungen nie vollkommen. Trotzdem vergleichen Eltern vor allem in den ersten Lebensjahren ihre Babys und Kleinkinder fast permanent mit anderen. Sie nehmen sehr genau wahr, was ihr Kind schon kann und ein anderes noch nicht – oder umgekehrt. Das mag zu einem gewissen Grad verständlich sein. Allerdings entsteht dadurch auch sehr viel Druck und nicht wenige Kinder müssen unnötigerweise Untersuchungen oder Behandlungen über sich ergehen lassen, die ihnen meistens zwar nicht schaden, aber oft anstrengend sind. Etwas anderes sind die Untersuchungen und Tests im Rahmen der Kindervorsorge beim Kinderarzt. Sie sind sehr wichtig, um diejenigen Kinder zu finden, bei denen die Entwicklung nicht mehr innerhalb der Schwankungsbreite des Normalen liegt. Bei der Beurteilung der Entwicklung sollte die Devise daher lauten: Kein Kind macht alles richtig. Aber ein Kind, das vieles oder alles nicht richtig kann, braucht Hilfe. Es ist eine der wichtigsten Aufgaben des Kinderarztes, das Kind bei seiner Entwicklung zu begleiten und zu erkennen, ob, wann und in welcher Weise es Unterstützung benötigt. Daher gilt bei der geistigen und sozialen Entwicklung genauso wie bei der sprachlichen und körperlichen: Haben Sie Vertrauen in Ihren Kinderarzt und die Vorsorgeuntersuchungen. Und legen Sie sich für alle Diagnosen und angeblichen Prognosen, die eventuell im familiären Umfeld oder von anderen Eltern gestellt werden, eine gehörige Portion Gelassenheit zu.

VORSORGEUNTERSUCHUNGEN

Damit ein gesundheitliches Problem rechtzeitig erkannt beziehungsweise verhindert werden kann, hat hierzulande jedes Kind das Recht auf regelmäßige Vorsorgeuntersuchungen beim Kinderarzt, kurz »U« genannt. Die Kosten dafür übernehmen die Krankenkassen (lediglich die U10, U11 und J2 werden nicht von allen Kassen bezahlt, siehe Seite 22 und 23). Wie sinnvoll die Us sind, zeigt schon dieses Beispiel: Bis in die 70er-Jahre des vergangenen Jahrhunderts wurde ein unvollständig ausgereiftes Hüftgelenk beim Baby häufig nicht erkannt. Wenn die Eltern dann nach ein oder zwei Jahren bemerkten, dass ihr Kind hinkte, war es für eine Behandlung längst zu spät. Der Früherkennung ist es zu verdanken, dass hierzulande praktisch kein Kind mehr ein kaputtes Hüftgelenk hat. Und so ist es auch mit vielen anderen Problemen, weil sie, rechtzeitig festgestellt, keine Folgeschäden nach sich ziehen.

Aus den ersten Anfängen ist inzwischen ein umfassendes Vorsorgeprogramm entstanden, das Kinder ab Geburt bis ins Jugendalter begleitet. Je nach Alter werden sehr verschiedene Untersuchungen vorgenommen, um die altersspezifischen Probleme zu erkennen. Dabei geht es nicht darum, bei möglichst vielen Kindern etwas nicht Normales zu entdecken. Das Ziel der Vorsorgeuntersuchungen ist vielmehr, die natürlichen Fähigkeiten der Entwicklung frühzeitig und so gut wie möglich zu nutzen. Dazu beinhalten alle Vorsorgeuntersuchungen diese Bereiche:

> Befragung der Eltern zur Entwicklung, auch bezüglich etwaiger Besonderheiten. Außerdem erhalten Eltern Gelegenheit, ihrerseits Fragen zur Pflege, Erziehung oder Ernährung ihres Kindes zu stellen,
> die körperliche Untersuchung des Kindes,
> die Entwicklungsuntersuchung, um wesentliche Abweichungen zu Gleichaltrigen festzustellen,
> die Beratung bezüglich eventueller weiterer Tests und notwendiger Behandlungsmöglichkeiten.

Zur Geburt erhält jedes Kind in der Geburtsklinik beziehungsweise von der Hebamme das gelbe Kinderuntersuchungsheft. In dieses werden die Ergebnisse aller Untersuchungen in den ersten sechs Lebensjahren eingetragen. Das gelbe Kinderuntersuchungsheft wurde 2016 komplett überarbeitet und dabei auch neu gestaltet. Zu jeder Vorsorgeuntersuchung gibt es eine kurze Information und eine Notizenseite, auf die Eltern ihre Fragen oder Beobachtungen eintragen können.

Die empfohlenen Vorsorgeprogramme für die Schweiz (»Gesundheitsheft für das Kind«) und Österreich (»Mutter-Kind-Pass«) sind sehr ähnlich und verfolgen dieselben Ziele.

DIE U1

Die erste Untersuchung (kurz: U1) des neugeborenen Babys durch einen Kinderarzt oder die Hebamme erfolgt bereits kurz nach der Geburt. Die Zeiten, in denen das Baby sofort gewaschen, gewogen, vermessen und auf mögliche Besonderheiten untersucht wurde, sind jedoch zum Glück vorbei. Bei einem gesunden lebhaften Neugeborenen genügt es, wenn die Untersuchung innerhalb der nächsten Stunden stattfindet. Bis dahin darf das Baby erst einmal »ankommen«, auf dem Bauch der Mutter liegen, den vertrauten Herzschlag hören, sich ausruhen, das erste Mal die Brust suchen … Werden Mutter und Kind nicht gestört, machen die meisten Babys das ganz automatisch. Danach ist immer noch genug Zeit für die gründliche »Nabelschau«. Nur wenn das Neugeborene nicht so vital ist, wie es sein sollte, oder Zeichen für Fehlbildungen oder Krankheiten zeigt, erfolgt die Untersuchung früher und gründlicher.

Bei Babys, die nicht von Beginn an aktiv und lebhaft sind, muss der Zustand genau festgehalten und beurteilt werden. Dazu dient der sogenannte Apgar-Test, bei dem Atmung, Herzschlag, Muskelspannung, Hautfarbe und Reflexe dokumentiert werden. Bei gesunden Neugeborenen wird normalerweise die Höchstpunktzahl 10 eingetragen.

Punkte	0	1	2
Hautfarbe	blass/bläulich	Körper rosig, Gliedmaßen blau	rosig
Herzschlag	keiner	< 100/min	> 100/min
Reflexe	keine	verzieht das Gesicht	Husten, Niesen, Schreien
Muskelspannung	keine/schlaff	schwach	aktiv
Atmung	keine	langsam, unregelmäßig	regelmäßig

Stimmt etwas nicht, hat das Kind mit Anpassungsschwierigkeiten zu kämpfen und benötigt es womöglich medizinische Unterstützung, muss sein Befinden beobachtet werden – auch im zeitlichen Verlauf. Das Baby steht dann von Anfang an unter lückenloser ärztlicher Kontrolle.

Nachdem alle relevanten Daten ins gelbe Kinderuntersuchungsheft notiert wurden, werden dorthinein auch noch einige wichtige Daten aus der Schwangerschaft übertragen. Abschließend erhält das Neugeborene noch einen Tropfen Vitamin K, das Hirnblutungen verhindert.

Das beschäftigt Eltern momentan besonders

› **ERNÄHRUNG:** Alles rund ums Stillen und das Fläschchen (siehe auch ab Seite 103).
› **NABELPFLEGE:** Was ist zu beachten, bis der Nabel ganz verheilt ist und abfällt (siehe Seite 83).
› **DIE NEUE ELTERNROLLE:** Es ist normal, wenn Sie erst einmal unsicher sind – gerade beim ersten Kind. Auch Elternsein muss man schließlich lernen. Entwickeln Sie aber eine gesunde Skepsis gegenüber gut gemeinten Ratschlägen und Tipps von Seiten der Familie oder aus dem Internet. Notieren Sie lieber alle Fragen! Schon in wenigen Tagen findet die U2 statt, dann können Sie sich an Ihren Kinderarzt wenden. Bis dahin ist Ihre Nachsorgehebamme Ansprechpartnerin Nummer eins.

DIE U2

Die nächste Untersuchung findet zwischen dem dritten und zehnten Lebenstag statt – manchmal noch in der Entbindungsklinik, ansonsten beim Kinderarzt. Besonderes Augenmerk wird dabei auf Besonderheiten oder Fehlbildungen der Haut, der Sinnesorgane, des Mundes, der Nase, der Brust- und Bauchorgane, der Geschlechtsorgane, des Skeletts, der Muskeln und der Nerven gelegt. Wichtig ist auch die Erkennung einer ungewöhnlich verlaufenden Neugeborenen-Gelbsucht (siehe Seite 84). Der Arzt nimmt zudem einige Tropfen Blut aus der Ferse des Babys, um mögliche angeborene Stoffwechselerkrankungen zu entdecken. So lassen sich Schädigungen durch eine verspätete Diagnose vermeiden. Auch der Hörtest und ein Test bezüglich möglicher Herzfehler wird, falls noch nicht erfolgt, jetzt durchgeführt.

Am Ende der Untersuchung gibt es wieder einen Tropfen Vitamin K für das Baby, zudem beginnen nun die Vitamin-D- und die Fluoridprophylaxe (siehe Seite 108).

Besonders wichtig bei der U2 – überhaupt bei allen Us – ist das Beratungsgespräch. Als Eltern haben Sie dabei die Gelegenheit, Ihre Fragen loszuwerden. Außerdem können Sie ansprechen, wenn Sie zum Beispiel wegen einer sozialen Notlage Hilfe benötigen.

Das beschäftigt Eltern momentan besonders

› **ERNÄHRUNG:** Stillen und Fläschchenernährung (falls es mit dem Stillen nicht klappt) bleiben weiterhin wichtige Themen. In den folgenden Wochen nimmt das Neugeborene durchschnittlich etwa 150 bis 200 Gramm in der Woche zu. Läuft es mit dem Stillen nicht so richtig rund, können (und sollten) Sie sich Unterstützung von Ihrer Hebamme oder dem Kinderarzt holen.

› **TAG-NACHT-RHYTHMUS:** Die meisten Babys finden in ihrem zweiten Lebensmonat zwar eine Art Tagesrhythmus. Dieser ist aber noch nicht richtig stabil und gerät daher leicht wieder durcheinander (siehe Seite 95 f.).

› **SCHREIEN:** Das Baby macht sich jetzt viel mehr bemerkbar als in den ersten Tagen. Es schreit öfter, lauter und auch länger.

› **GEHÖR:** Das Baby reagiert auf Geräusche. Dies zeigt, dass es hören kann.

DIE U3

Spätestens in der vierten bis sechsten Lebenswoche lernt Ihr Kind bei der U3 die Kinderarztpraxis kennen, in der es ab nun weiterbetreut wird.

Bei Säuglingen laufen viele Körperfunktionen automatisch als Reflex ab, etwa das Saugen oder Greifen. Der Kinderarzt prüft daher, ob die Reflexreaktionen gut funktionieren. Vieles geschieht ganz nebenbei, manchmal dreht und wendet er das Baby aber auch in ungewöhnliche Lagen. Das erscheint Ihnen vielleicht seltsam, doch was er dabei beobachtet, zeigt ihm, ob die Entwicklung normal begonnen hat.

Eine ausführliche körperliche Untersuchung – dazu gehört auch die Kontrolle der Hüften mittels Ultraschall – gibt Hinweise auf mögliche Erkrankungen und Fehlbildungen, die nicht sofort auffällig sind.

Beim Elterngespräch werden die Themen Schlafen, Trinken, Darmentleerung sowie die Verhinderung des plötzlichen Kindstods (siehe auch Seite 97) angesprochen, genauso wie Unruhe und (vermehrtes) Schreien. Sollte es Probleme geben, erfahren Sie von Ihrem Kinderarzt, wo Sie Hilfe finden können.

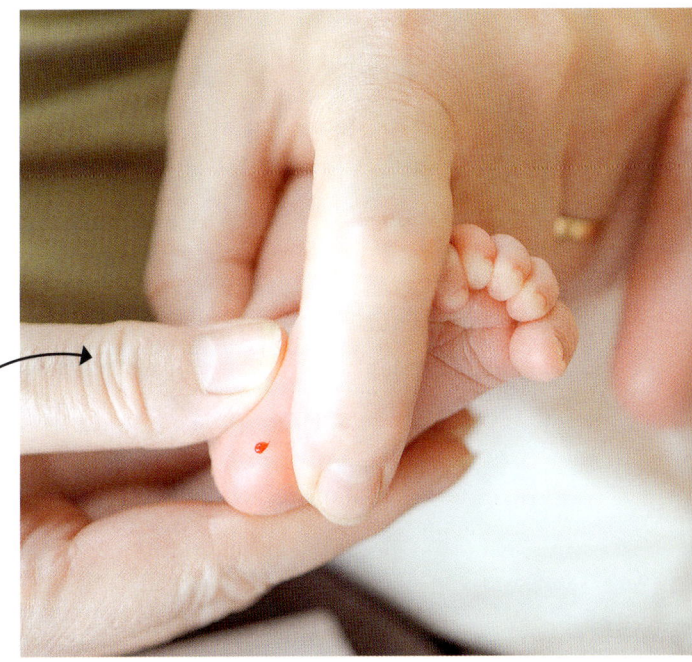

Beim Neugeborenen-Screening wird das Blut des Babys auf Stoffwechselkrankheiten und Hormonstörungen untersucht.

Falls die Vitamin-D- und Fluoridprophylaxe nicht schon bei der U2 begonnen hat, ist es jetzt so weit. Oft klärt der Arzt außerdem bereits über die ersten Impfungen auf, denn bis zum ersten Impftermin ist es gar nicht mehr so lang hin (siehe ab Seite 26).

Das beschäftigt Eltern momentan besonders

> **TAG-NACHT-RHYTHMUS:** Er ist fast in allen Familien das große Thema. Viele Eltern sind nächtliche Störungen nicht gewohnt und müssen die neue Situation erst einmal verkraften. Die Aussicht, dass es bald besser wird, hilft nicht immer, vor allem wenn das Baby sehr viel schreit (siehe Seite 98 f.).

> **ENTWICKLUNG:** Auch wenn es nicht so scheint, lernt Ihr Baby jeden Tag dazu. Daher ist es wichtig, viel mit ihm zu sprechen und es an Ihrem Leben teilhaben zu lassen.

> **PARTNERSCHAFT:** Aus Liebenden werden Eltern und das Baby beeinflusst die Beziehung der Partner zueinander deutlich.

DIE U4

Neben der körperlichen Untersuchung liegt der Schwerpunkt bei der U4, die zwischen dem dritten und vierten Lebensmonat erfolgt, auf der Entwicklung. Welche Fortschritte hat das Baby gemacht?
Die Muskulatur des Kindes ist mittlerweile schon recht kräftig und auch beim Hochziehen oder Halten kann es die Körperspannung bereits gut halten. Neben den üblichen Themen Essen und Bauch/Verdauung wird deswegen auch die Unfallverhütung ange-

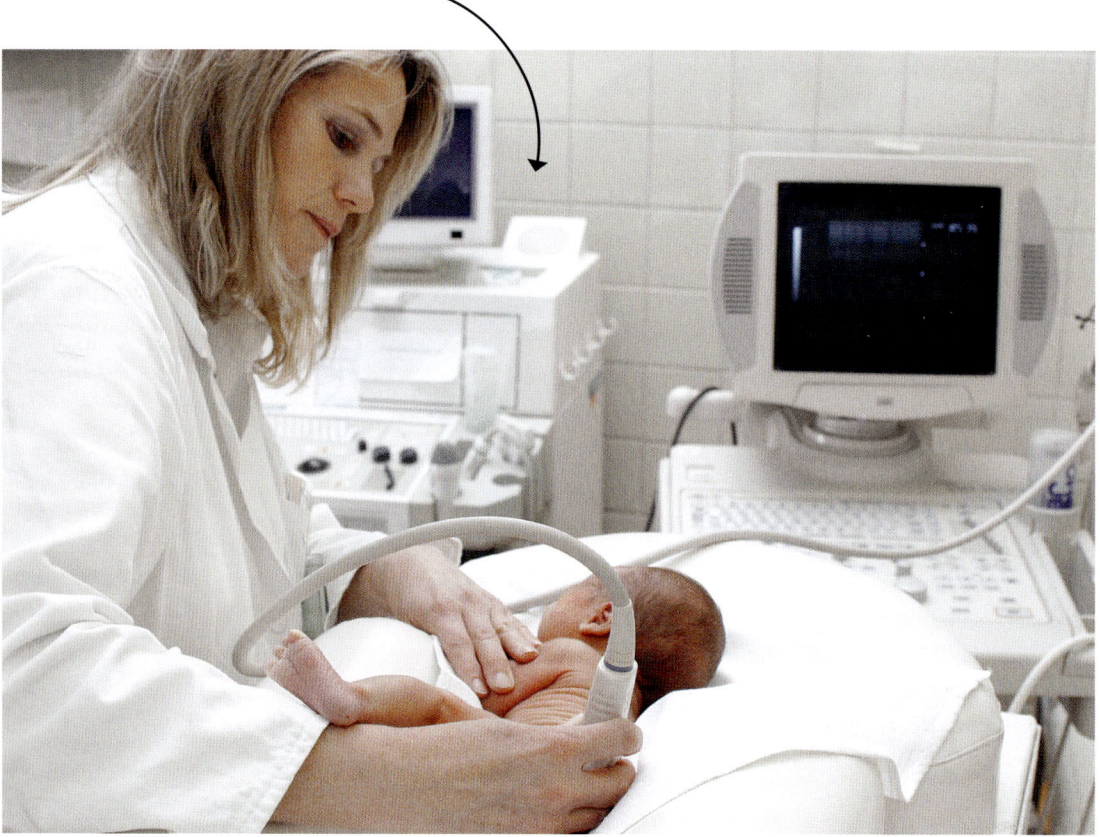

Dank des Hüftscreenings können so gut wie alle Hüftdysplasien rechtzeitig entdeckt und behandelt werden.

sprochen: Nicht mehr lang, und das Baby ist so mobil, dass es zum Beispiel vom Wickeltisch fallen kann, weil es sich in einem unbeobachteten Augenblick blitzschnell dreht.

Die Eltern haben wieder einmal die Möglichkeit zu schildern, was ihr Baby schon alles kann, und können all ihre Fragen loswerden. Und wenn es Probleme geben sollte, beispielsweise beim Schlafen oder Trinken, kann der Kinderarzt entsprechende Hilfsangebote vorschlagen.

Falls noch nicht mit den Impfungen begonnen wurde, erfolgt jetzt die Beratung.

Das beschäftigt Eltern momentan besonders

› **ERHÖHTE UNFALLGEFAHR:** Das Baby beginnt, seine Umwelt aktiv zu erobern. Daher darf es außer in seinem Bett niemals unbeobachtet bleiben. Die drei sichersten Plätze sind das Babybettchen, die Arme seiner Eltern und die Krabbeldecke auf dem Fußboden (Letzteres mit Einschränkung, vor allem wenn es noch ältere Geschwister gibt).
› **BEIKOST:** (Mutter-)Milch ist nicht mehr das einzige Nahrungsmittel. Ab vier oder fünf Monaten wird es Zeit zuzufüttern (siehe ab Seite 109).
› **NICHT VERGESSEN:** Eltern, vor allem Mütter, brauchen zwischendurch unbedingt auch mal Erholungspausen für sich selbst.

DIE U5

Bereits im sechsten bis siebten Monat erfolgt die nächste Untersuchung, denn um diese Zeit lässt sich die Entwicklung des Babys besonders gut beurteilen. Seit der letzten Vorsorge hat das Kind viele neue Fähigkeiten entwickelt, sowohl was die Beweglichkeit betrifft als auch die Interaktion mit anderen Menschen. Es kann mit Ihrer Unterstützung sitzen, interessiert sich sehr für die Umgebung und nimmt alles in die Hand und in den Mund. All dies darf es nun dem Kinderarzt vorführen. Mitunter ist er dabei aber auf Ihre Informationen angewiesen, denn nicht immer wollen die Kleinen mitmachen. Quasi nebenher registriert der Arzt dabei auch die Sinne des Babys. Er überprüft, wie Eltern und Kind aufeinander eingespielt sind beziehungsweise wie sie aufeinander reagieren.

Wie sonst auch werden bei der U5 die Themen Ernährung, Schlafen, Aktivitäten, Pflege und Unfallverhütung angesprochen. Und Sie als Eltern haben erneut die Gelegenheit, Ihre Sorgen oder Fragen loszuwerden und sich Rat zu holen.

Das beschäftigt Eltern momentan besonders

› **INFEKTE:** Häufig bekommen Kinder in diesem Alter das erste Mal einen Atemwegs- oder Magen-Darm-Infekt (siehe auch ab Seite 115).
› **ZAHNEN:** Die ersten Zähnchen brechen durch – mit all den typischen Begleiterscheinungen (siehe auch Seite 121 f.).
› **EIGENER WILLE:** Ihr Baby hat zunehmend seinen eigenen Kopf. Dabei lernt es jeden Tag etwas Neues und gewinnt an »Selbstständigkeit«.
› **BEIKOST:** Das Thema Ernährung wird immer wichtiger, weil Kinder jetzt vieles ausprobieren, manchmal aber bestimmte Speisen auch komplett ablehnen. Verlieren Sie nicht die Geduld!
› **SCHLAFEN:** Auch falls sich an sich schon alles ganz gut eingespielt hatte, fallen Ein- und Durchschlafen wieder schwerer, wenn das Kind krank ist oder zahnt. Rituale können helfen, damit es leichter zur Ruhe findet (siehe Seite 96).
› **SPRACHENTWICKLUNG:** Sie beginnt in diesen Wochen so richtig. Sprechen Sie daher viel mit Ihrer Tochter oder Ihrem Sohn und singen Sie ihr/ihm vor. Auch Reime sind beliebt.

DIE U6

Bei der »Einjahresuntersuchung« zwischen dem zehnten und zwölften Monat kann das Baby schon sehr viel: Es spielt bereits recht geschickt mit den Händen und versteht offenbar einfache Aufforderungen, wie zum Beispiel Nehmen und Zurückgeben. Es dreht sich in alle Richtungen, sitzt frei, krabbelt, steht auf … Einige Kinder können sogar mit knapp einem Jahr schon ein bisschen laufen.

Der Kinderarzt wird wieder über die altersgerechte Ernährung, Pflege und Erziehung sowie mögliche

Stressfaktoren mit Ihnen sprechen und Sie über Unfallverhütung aufklären. Medienkonsum ist trotz des jungen Alters ebenfalls ein Thema. TV-Gerät, Computer und Radio, die den ganzen Tag laufen, können sich belastend und überfordernd auswirken.

Natürlich gehört wie bei jeder Vorsorge auch eine ausführliche körperliche Untersuchung dazu. Außerdem wird der Kinderarzt dazu raten, den Impfstatus zu vervollständigen.

Das beschäftigt Eltern momentan besonders

› **SCHNULLER UND DAUMENLUTSCHEN:** Dauernuckeln am Schnuller kann die Zahnstellung negativ beeinflussen. Daher ist es besser, wenn Ihr Kind den Sauger nur ab und zu und insgesamt nicht allzu lang benutzt. Je jünger ein Kind ist, desto einfacher fällt erfahrungsgemäß die Entwöhnung. Kinder, die am Daumen lutschen, können sich zwar in der Regel leichter selbst regulieren, die Entwöhnung fällt aber häufig schwerer, da das »Hilfsmittel« einfach immer zur Verfügung steht. Leider gibt es kein Patentrezept, um das Daumenlutschen weniger attraktiv zu machen. Ständiges Nuckeln an der Flasche schädigt im Übrigen die Zahnsubstanz, selbst wenn sich nur ungesüßter Tee darin befindet (mehr dazu siehe auch Seite 25).

› **TROTZPHASE:** Das wichtigste Wort Ihres Kindes ist momentan »Nein!«, denn es will das erste Mal die Grenzen austesten. Weil aber kaum jemand inkonsequenter ist als ein kleines Kind, ist das Nein meist schon Minuten später bereits wieder vergessen.

› **BABYSICHER:** Das Kind wird immer mobiler. Dauernd können »Katastrophen« passieren, weil es sich irgendwo anstößt, über irgendetwas stolpert, sich die Finger einklemmt, hinfällt … Umso wichtiger ist es, mögliche Gefahrenquellen aus dem Weg zu räumen oder zu sichern (siehe Seite 357).

› **ÄNGSTE:** Um den ersten Geburtstag herum entwickeln Kinder neue Ängste. Sie fürchten sich dann zum Beispiel plötzlich vor der Dunkelheit. Auch Albträume können jetzt häufig die Nachtruhe stören (siehe Seite 302).

DIE U7

Ab dem Kleinkindalter werden die Abstände zwischen den Us immer größer. Daher vergeht etwa ein Jahr, bis zwischen dem 21. und 24. Lebensmonat die siebte Vorsorgeuntersuchung ansteht.

Mittlerweile hat sich viel getan: Das Kind kann sicher und frei gehen, es steigt Treppen, kann hüpfen und vieles mehr. Auch selbstständig zu essen klappt schon ganz gut. Neben seinen motorischen Fähigkeiten werden vor allem seine Sozialentwicklung und seine Sprache beurteilt. Dabei ist sein Sprachverständnis, also das, was es versteht, immer noch wichtiger als die Anzahl der Worte, die es selbst spricht.

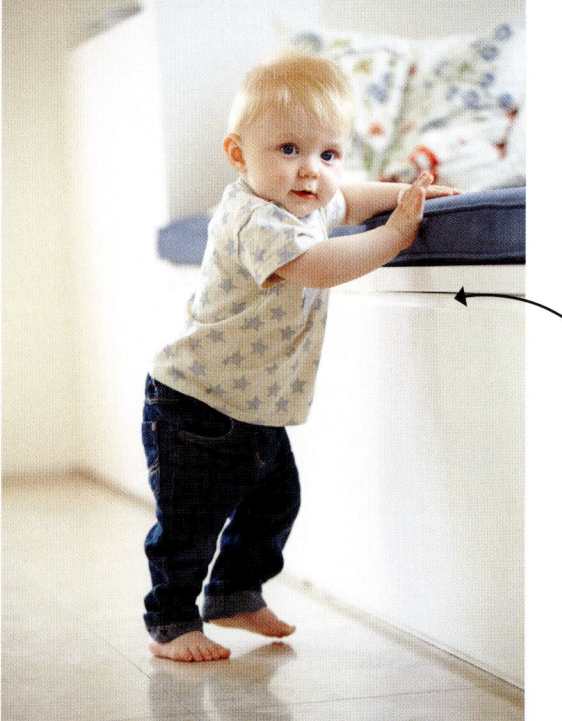

Wie schnell ein Kind laufen lernt, ist Typsache: Die einen probieren schon mit 10 Monaten die ersten Schritte, die anderen warten damit bis weit nach dem ersten Geburtstag.

Die ausführliche körperliche Untersuchung schließt wie immer einen Hör- und Sehtest ein. Genauso wird Ihr Kinderarzt wie gewohnt wieder verschiedene Themen ansprechen, zum Beispiel die Kariesprophylaxe (siehe auch Seite 24 f.), den Umgang mit Medien, die altersgerechte Ernährung sowie Ängste und andere eventuelle Besonderheiten im Verhalten, von denen die meisten jedoch erfahrungsgemäß ganz normal sind.

Falls Ihr Kind demnächst eine Kindertagesstätte besuchen soll, wird auch der Umgang mit anderen Kindern zur Sprache kommen.

Das beschäftigt Eltern momentan besonders

› **WUTAUSBRÜCHE:** Es kommt immer wieder vor, dass Kleinkinder »ausflippen«. Sie können ihre Emotionen noch nicht gut kontrollieren. Bei manchen Kindern sind beruhigende Worte, Unterstützung und Trost richtig, andere brauchen einfach etwas Zeit, damit sie sich wieder abregen können. Wichtig ist, dem Kind zugewandt zu bleiben und nicht selbst sauer zu reagieren. Kinder signalisieren meist ganz gut, was sie in einem solchen Moment wollen. Richten Sie sich danach.

› **FANTASIEWELT:** Realität und Fantasie lassen sich in diesem Alter oft nicht trennen. Kleinkinder leben daher manchmal in einer magischen Welt, in der die Dinge belebt sind.

› **WINDELFREI:** Ob und wann das Kind keine Windeln mehr braucht und wie man es dabei unterstützen kann, beschäftigt gerade viele Eltern.

› **EIFERSUCHT:** Wenn Sie schon ein älteres Kind haben oder mittlerweile noch einmal Eltern geworden sind, werden Sie sehen, dass Geschwister nicht immer freundlich miteinander umgehen. Sobald die erste große »Babybegeisterung« vorüber ist, ist Eifersucht daher ganz normal. Meist ist es im nächsten Moment aber auch wieder vorbei damit.

› **KOMMUNIKATION:** Das Kind spricht meist viel, aber noch wichtiger ist, dass seine Eltern viel mit ihm reden und ihm alles erklären.

› **ERNÄHRUNG:** Kleine Kinder brauchen keine speziellen Nahrungsmittel. »Kinderlebensmittel« täuschen mit plakativ ausgelobten Vitamin- und Mineralstoffzusätzen meist nur über den überdurchschnittlich hohen Zucker- und Fettanteil hinweg. Sie ersetzen daher keinesfalls eine ausgewogene Mischkost (siehe auch Seite 30 ff.).

DIE U7A

Neben der körperlichen Untersuchung steht bei der U7a zwischen dem 34. und 36. Lebensmonat insbesondere die Feinmotorik im Vordergrund. Mit fast drei Jahren können die meisten kleinen Kinder nun Perlen auffädeln, mit der Schere schneiden, Linien nachzeichnen und vieles mehr. Sie fahren auf dem

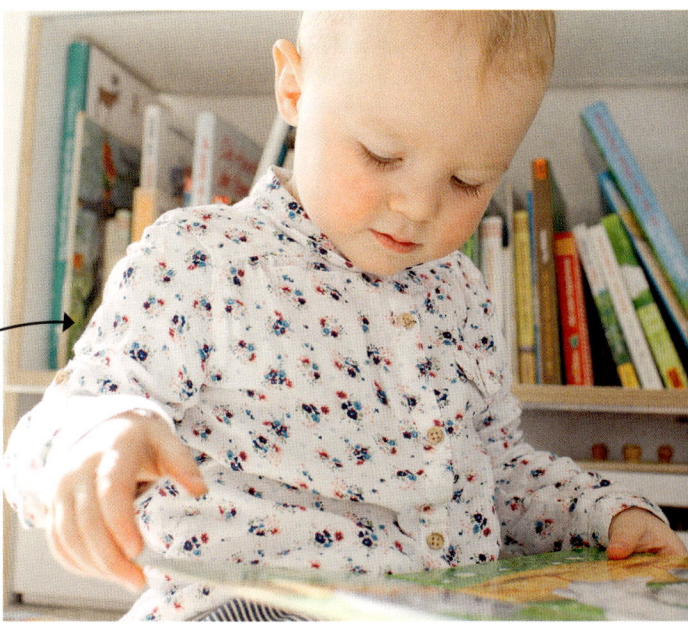

Bücher fördern die Sprachentwicklung. Beim Anschauen und Vorlesen lernen Kinder die Welt kennen.

Dreirad und können kurz auf einem Bein stehen. Der Kinderarzt wird weitere Fähigkeiten erfragen und sich von Ihnen vor allem auch über den Umgang in der Familie und mit anderen Kindern informieren lassen. Genauso kommen Besonderheiten in der Entwicklung zur Sprache, etwa beginnendes Übergewicht. Tagsüber sind die meisten Kinder jetzt trocken, nachts aber tragen sehr viele noch Windeln.

Ein Kind in diesem Alter spricht flüssig – und so, dass auch Außenstehende es gut verstehen. Es kann Gegensätze benennen, kennt schon einige Zahlen und oft auch seinen Familiennamen.

Das beschäftigt Eltern momentan besonders

> **KITA:** Mit drei Jahren kommen die meisten Kinder in den Kindergarten. Damit sie sich langsam an die neue Umgebung gewöhnen und sich auch ohne Mama und Papa dort sicher fühlen, ist eine mehrwöchige Eingewöhnung ratsam. Das gilt auch, wenn Ihre Tochter oder Ihr Sohn vorher schon bei einer Tagesmutter oder in der Krippe betreut wurde.

> **ERNÄHRUNG:** Das Essen bleibt ein großes Thema. Fragen wie »Isst unser Kind zu viel oder zu wenig?« oder »Welche Ernährungsform ist die richtige?« sind in vielen Familien verbreitet.

> **»WARUM?«:** Das ständige Nachfragen ist anstrengend, aber für die Entwicklung wichtig. So lernt das Kind, die Welt zu verstehen. Zugleich signalisieren Sie Ihrer Tochter oder Ihrem Sohn mit Ihrer Antwort, dass Sie sie/ihn ernst nehmen.

> **TRÄUME:** Wenn Kinder aufwachen, können sie das, was sie geträumt haben, oft nicht von der Wirklichkeit unterscheiden. Wenn es ein böser Traum war, braucht das Kind Beruhigung und Trost, bis es wieder einschlafen kann.

> **SCHWINDELN:** Wenn Kinder anfangen zu schwindeln und ihre wahren Absichten zu verheimlichen, tun sie das nicht aus Boshaftigkeit, sondern weil sie sich zum Beispiel schämen, eine Strafe befürchten oder auch mehr Aufmerksamkeit wollen. Eltern wissen meist nicht, wie sie damit umgehen sollen. Wenn man aber genau überlegt, macht man es eigentlich selbst genauso. Strafen sind fast nie hilfreich. Man erzieht sein Kind dadurch nur dazu, beim nächsten Mal geschickter zu schwindeln. Besser ist, wenn das Kind lernt, Konflikte durch Offenheit und Ehrlichkeit zu lösen.

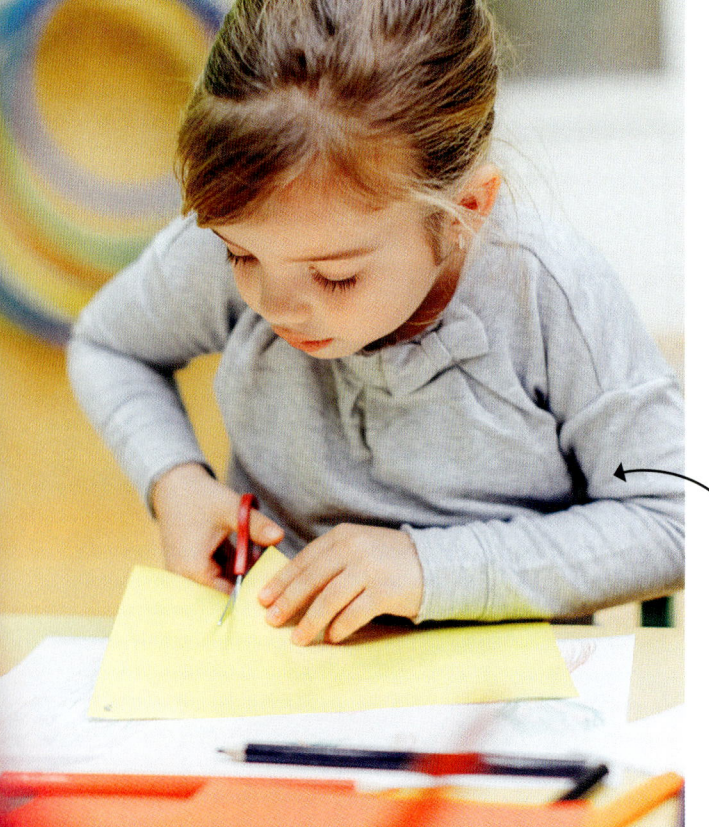

Die Feinmotorik ist meist schon ab etwa drei Jahren recht gut entwickelt. Zwei Jahre später ist sie dann so weit, dass auch größere Herausforderungen sicher bewältigt werden.

› **UNFÄLLE:** Weil das Kind seine Umgebung immer aktiver erkundet, steigt das Unfallrisiko weiter an. Es heißt also: achtsam bleiben.

DIE U8

Die nächste Vorsorgeuntersuchung findet wieder erst etwa ein Jahr später zwischen dem 46. und 48. Lebensmonat statt. Das Kind kann jetzt schon recht gut selbst erzählen, es kann sich allein an- und ausziehen und natürlich auch sonst bereits sehr vieles. Einiges davon darf es beim Kinderarzt vorführen.
Bei der körperlichen Untersuchung achtet der Arzt diesmal besonders auf die Gewichtsentwicklung und darauf, ob sich beginnende Fehlhaltungen zeigen. Natürlich wird auch der Zahnstatus überprüft. Hör- und Sehtest können mittlerweile viel genauer durchgeführt werden, weil die Kinder in diesem Alter meist sehr gut mitmachen.
Mit den Eltern bespricht der Kinderarzt, wie sich der Nachwuchs unter Gleichaltrigen und in der Familie verhält. Zudem spricht er die Themen Sport und Spiel, gesunde Ernährung und besonders auch den Mediengebrauch an. Sollten noch Impfungen fehlen, ist jetzt die Gelegenheit, sie nachzuholen.

Das beschäftigt Eltern momentan besonders

› **SCHLAFPROBLEME:** Viele Kinder haben Schlafprobleme (Albträume, Einschlafstörungen etc.). Auch Ängste sind nicht selten (siehe Seite 302).
› **ALLERGIEN:** Es ist nichts Ungewöhnliches, wenn eine Kind in diesem Alter eine Allergie entwickelt. Warum das so ist, konnten die Immunologen letztlich noch nicht herausfinden. Statistisch gesehen ist leider eindeutig: Allergien nehmen von Lebensjahr zu Lebensjahr zu, vor allem Heuschnupfen und Asthma (siehe auch ab Seite 61).

DIE U9

Wenn das Kind etwa fünf Jahre alt ist, erfolgt zwischen dem 60. und 64. Lebensmonat die U9. Ihre Tochter oder Ihr Sohn hat bis dahin unendlich viel gelernt. Sie/er erzählt aus dem Kindergarten, kann einiges aufmalen, mit der Schere schon recht schön ausschneiden und mehr. Zusammen mit anderen kann das Kind kleine Geschichten aufführen – überhaupt schlüpft es gern in andere Rollen.
Bei der Untersuchung kann der Kinderarzt recht gut abschätzen, welche »Aufgaben« bis zum Schuleintritt anstehen und ob beziehungsweise wo ein Kind noch Unterstützung braucht – etwa weil es beim Sprechen ständig Buchstaben verwechselt, nicht richtig gut hört oder schlecht sieht. Oft lässt sich so schon jetzt abschätzen, ob das Kind in einem Jahr schulreif sein wird oder eher nicht.
Die Themen Ernährung, Bewegung und Medienkonsum sind bei der U9 nach wie vor ein Dauerbrenner und werden deshalb genauso angesprochen wie

SCHULEINGANGSUNTERSUCHUNG
In den meisten deutschen Bundesländern führt das Gesundheitsamt eine Einschulungsuntersuchung durch. Dabei werden einfache Befunde erhoben, vor allem bezüglich der unterrichtsrelevanten Fähigkeiten, wie Sehen, Hören, Verhalten, Koordination und Sprachentwicklung. Der Impfstatus und die Teilnahme an den kinderärztlichen Vorsorgeuntersuchungen wird ebenfalls erfragt. Gegebenenfalls erfolgen Hinweise auf Fördermaßnahmen. Die Qualität der Untersuchung ist sehr unterschiedlich und ersetzt keinesfalls die kinderärztliche Vorsorge. Wertvoll ist sie aber tatsächlich für die rund 10 bis 15 Prozent der Kinder, deren Eltern die normale Vorsorge nicht wahrnehmen. Allerdings ist es, falls Auffälligkeiten gefunden werden, für eine Intervention meist schon recht spät. Zudem haben viele Gesundheitsämter keine Ressourcen für die Schuluntersuchung. Bei vielen Kindern fällt sie komplett aus, einige Ämter haben sie auch faktisch abgeschafft.

eventuell noch anstehende oder fehlende Impfungen. Außerdem wird der Kinderarzt nachschauen, ob die Zähne gesund sind oder ob ein Besuch beim Zahnarzt nötig ist.

Das beschäftigt Eltern momentan besonders

› **VORSCHULE:** Viele Eltern fragen sich, was sie tun können, damit ihr Kind möglichst gut vorbereitet in die Schule startet. Die Antwort lautet in der Regel: gar nichts! Sofern sie ganz normal erzogen und gefördert werden, werden Kinder von allein schulreif. Meist sagen sie dann sogar selbst, dass sie jetzt »endlich« in die Schule gehen wollen.

› **SPRACHE:** Wenn Sie unsicher sind, weil Ihr Kind beim Sprechen Fehler macht, kann ein Termin beim Logopäden Klarheit verschaffen und das Kind kann entsprechend unterstützt werden (siehe Seite 100 f.).

› **MEDIENKONSUM:** Wie viel Fernsehen ist okay? Darf ein Kindergartenkind schon am Handy spielen? Natürlich muss jede Familie ihre persönlichen Antworten auf solche Fragen finden. In die Überlegungen sollten aber auch die wissenschaftlichen Erkenntnisse zum Medienkonsum von Kindern mit einbezogen werden.

U10 UND U11

Das Kind ist schon in der Schule, wenn zwischen sieben und acht Jahren und dann noch einmal zwischen neun und zehn Jahren zwei zusätzliche Untersuchungen anstehen. Das Besondere an ihnen: Nicht alle Krankenkassen übernehmen die Kosten (etwa 50 bis 60 Euro pro Untersuchung).

Aber auch, wenn Ihre Kasse nicht zahlt, empfiehlt es sich, das Angebot der U10 und U11 wahrzunehmen. Sie schließen die relativ große Lücke zwischen U9 und der nächsten »offiziellen« Untersuchung, bei der das Kind bereits 12 bis 14 Jahre alt ist.

Ihre Tochter oder Ihr Sohn ist nun schon eine Weile ein Schulkind. Entsprechend gibt es viel zu besprechen: Geht sie/er gern in die Schule? Wie verhält sie/er sich dort? Macht ihr/ihm das Lernen Spaß? Gibt es Hinweise auf Lese-Schreib- oder Rechenprobleme (siehe auch Seite 318 f.)? Genauso zeigen sich Störungen im Sozialverhalten (insbesondere ADHS, siehe auch Seite 314 f.) oft erst nach Schuleintritt. Bei der körperlichen Untersuchung achtet der Kinderarzt darauf, ob Längen- und Gewichtsentwicklung den bisherigen Trends weiter folgen. Ein besonderes Augenmerk liegt auf dem Bewegungsapparat: Ist das Kind normal beweglich? Zeigt es Haltungsstörungen? Gelenke und Wirbelsäule werden genau untersucht, denn wenn es Probleme gibt, lassen sich diese jetzt gut behandeln.

Bei der U11 geht es dann auch darum, chronische Erkrankungen rechtzeitig zu erkennen. Viele Kinder haben in diesem Alter zudem psychosomatische Beschwerden. Vor allem bei Mädchen zeigen sich oft schon die ersten körperlichen Zeichen der Pubertät (siehe Seite 227).

Im Gespräch werden neben dem Ernährungsverhalten des Kindes auch seine sonstigen Aktivitäten angesprochen. Die Frage der weiterführenden Schule ist bei der U11 ebenfalls durchaus ein Thema.

Das beschäftigt Eltern momentan besonders

› **SCHULISCHE LEISTUNG:** Wird das Kind den Ansprüchen gerecht, die man an es stellt? Wie sind seine Noten? Gibt es irgendwelche Anzeichen, dass es über- oder unterfordert ist? Gegen Ende der Grundschulzeit steht dann die Frage im Raum, auf welche weiterführende Schule das Kind gehen soll.

› **SCHLAFMANGEL:** Die meisten Grundschulkinder schlafen genug, weil sich der Körper holt, was er braucht. Die Bedürfnisse sind jedoch individuell sehr unterschiedlich. Da chronischer Schlafmangel sich stark auf Konzentration, Kreativität und Leistung auswirkt, sollten Eltern auf Anzeichen für zu wenig Schlaf achten und die Situation ändern.

› **SELBSTSTÄNDIGKEIT:** Wie viel darf ein Kind ohne seine Eltern unternehmen? Neben den gesetzlichen Regelungen zum Kinder- und Jugendschutz gelten hier je nach Familie unterschiedliche Regeln. Als Eltern dürfen Sie Ihre Sorgen dem Kind gegenüber selbstverständlich äußern, Sie sollten jedoch auch Vertrauen in den Nachwuchs haben und ihm vor allem einiges zutrauen.

› **STRASSENVERKEHR:** Sollen Kinder sich allein auf der Straße bewegen – egal ob auf dem Rad oder zu Fuß –, müssen Sie die entsprechenden Regeln lernen und verlässlich anwenden.
› **BAUCHWEH:** Nicht immer gibt es organische Ursachen, wenn es im Bauch zieht oder anderswo wehtut. Seelische Belastungen äußern sich bei Kindern in diesem Alter oftmals in körperlichen Symptomen. Hier ist von Ihrer Seite viel Fingerspitzengefühl gefragt, um helfen zu können.
› **SCHULSCHWIMMEN UND INFEKTE:** Dieses Dauerthema ist nicht lösbar. Die meisten Kinder wollen gern zum Schwimmen und sollen das auch. Bei Infekten gilt: Einige Fehltage in der Grundschule beeinflussen die Leistungen nicht nennenswert. Wichtiger ist, in Ruhe gesund zu werden.

DIE J1

Bei der im Alter von 12 bis 14 eingeplanten J1 ist das Kind schon alt genug, um das Arztgespräch ohne seine Eltern zu führen. Den Jugendlichen fällt es dadurch meist leichter, mögliche Sorgen und Probleme anzusprechen. Erst beim abschließenden Gespräch sind auch die Eltern dabei.

Bei der körperlichen Untersuchung ist die Wirbelsäule von besonderem Interesse. Ansonsten geht es bei der J1 vor allem um das gemeinsame Gespräch: Der Arzt will wissen, wie es in der Familie läuft, ob es Probleme in der Schule oder im privaten Umfeld gibt, welche sportlichen und sonstigen Fähigkeiten beziehungsweise Hobbys die Heranwachsenden haben und was sie sonst noch bewegt. Neben Sexualität und Verhütung wird er das Ernährungsverhalten sowie den Umgang mit Alkohol, Nikotin und Drogen ansprechen, außerdem das Medienverhalten.

Bei den Jugendlichen selbst steht vor allem die körperliche Entwicklung im Fokus: Viele befürchten, diesbezüglich schneller, langsamer oder anders zu sein als ihre Freunde. Es entlastet sie, wenn der Kinderarzt ihnen erklärt, dass es sich nur um normale Abweichungen innerhalb der üblichen Schwankungsbreite handelt – dies betrifft auch die Größen- und Gewichtsentwicklung.

Das beschäftigt Eltern momentan besonders
› **ÜBERLASTUNG:** Viele Mütter und Väter sorgen sich, dass der Druck auf ihr Kind infolge von Schule, Hausaufgaben und Lernen irgendwann zu groß wird. Nicht wenige Jugendliche kommen insgesamt auf eine Stundenzahl, die die Arbeitswoche ihrer Eltern überschreitet. Sofern das Kind auf der richtigen Schule ist und seinen anderen Aktivitäten freiwillig und gern nachkommt, ist meist alles im grünen Bereich. Denn Kinder sind in diesem Alter enorm leistungsfähig (und meist auch leistungswillig).
› **PUBERTÄT:** Die Unsicherheit ist groß, weil Eltern oft nicht einschätzen können, welche Probleme auf sie zukommen werden (siehe auch Seite 226 f.).
› **DROGEN:** Wie kann man sein Kind stärken, damit es nicht raucht, keinen Alkohol trinkt oder keine anderen Drogen nimmt (siehe Seite 332 f.)?

DIE J2

Die J2 im Alter von 16 bis 17 Jahren ist ein Angebot an alle Jugendlichen, sich noch einmal gesundheitlich umfassend zu orientieren und sich über Themen wie allgemeine Lebensführung, Ernährung oder Suchtverhalten beraten zu lassen. Gerade für Jugendliche mit körperlichen Problemen gibt es viele Fragen, bei denen der Kinder- und Jugendarzt helfen kann, etwa wenn es um die weitere Schulbildung, die Berufswahl, die Partnerschaft oder einen Auslandsaufenthalt geht. Bei chronisch kranken Jugendlichen wird außerdem die Übergabe an entsprechend qualifizierte Ärzte in der Erwachsenenmedizin geplant.

Achtung: Auch diese Untersuchung wird nicht von allen Krankenkassen bezahlt. Informieren Sie sich im Vorfeld, ob Ihre Kasse die Kosten übernimmt.

Das beschäftigt Eltern momentan besonders
› **FLÜGGE WERDEN:** Wenn die Schulzeit zu Ende geht, steht in vielen Familien eine Wende an, weil das Kind auszieht. Damit beginnt nicht nur für den Nachwuchs ein neuer Lebensabschnitt, sondern auch für seine Eltern. Freuen Sie sich auf das, was kommt. Sie bleiben für Ihr Kind weiterhin mit die wichtigsten Menschen.

ZÄHNE UND ZAHNPFLEGE

Auch wenn Babys erst etwa ab dem sechsten Monat zu zahnen beginnen: Die Anlagen für alle Milchzähne und sogar für einige der bleibenden Zähne sind vom ersten Tag an vorhanden. Einige wenige Babys kommen sogar schon mit einem oder mehreren Zähnen zur Welt. Mit ungefähr zweieinhalb Jahren ist das Milchgebiss mit seinen 20 Zähnen komplett. Im sechsten Lebensjahr beginnt der Durchbruch der bleibenden Zähne, zunächst mit den vorderen Backenzähnen. Dann kommt die Phase der Zahnlücken, meist etwa beim Schuleintritt. Die Schneidezähne beginnen zu wackeln und fallen heraus, die bleibenden Zähne schieben nach. Mit etwa zehn Jahren sind schließlich alle Milchzähne ausgefallen. Zuletzt erscheinen mit etwa elf bis zwölf Jahren die oberen Eckzähne. In der Pubertät sind 28 bleibende Zähne vorhanden, die letzten vier (»Weisheitszähne«) lassen sich oft noch sehr lange Zeit. Eine Übersicht finden Sie auf Seite 122.

KARIES

Der größte Feind unserer Zähne ist die Karies: Bakterien (vor allem *Streptokokkus mutans*) verändern das natürliche Säuremilieu im Speichel, was dazu führt, dass Mineralsalze aus der Zahnoberfläche gelöst werden und sich stattdessen Bakterienplaques dort ansiedeln können.

Dabei sind die Zähne, wenn sie im Babyalter durchbrechen, immer kariesfrei. Die Bakterien werden erst später und fast immer von den Eltern an das Baby weitergereicht. Natürlich geschieht das nicht absichtlich. Es genügt dazu jedoch schon, den Schnuller mal schnell sauber zu schlecken, denselben Löffel zu benutzen und so weiter. Wenn Sie diese Dinge konsequent vermeiden, haben Sie aber gute Chancen, eine Kariesinfektion zu verhindern.

Haben sich die Bakterien erst angesiedelt, benötigen sie Süßes, um sich weiter vermehren zu können. Das muss nicht unbedingt »normaler« Zucker sein. Gesüßte industrielle Kindertees sind dabei genauso gefährlich wie zum Beispiel verdünnter natürlicher Apfelsaft. Die Kariesbakterien unterscheiden nämlich nicht zwischen verschiedenen Zuckerarten. Selbst Medikamente in Saftform enthalten kariogene Substanzen, ein Umstand, der leider häufig vergessen wird. Wer denkt schon nach dem abendlichen Hustensaft ans Zähneputzen?

LÖCHER IN DEN MILCHZÄHNEN

Karies bei Milchzähnen wurde früher als meist als unwichtig betrachtet – schließlich kommen ja noch »richtige« Zähne. Dabei wurde aber vergessen, dass die Kariesbakterien sehr schnell auf die durchbrechenden, frischen, gesunden bleibenden Zähne übertragen werden. Hinzu kommt, dass die Milchzähne kleiner und empfindlicher sind und deswegen sehr schnell zerstört werden, was nicht nur unschön ist, sondern vor allem zu Schmerzen führt. Außerdem ist die Beiß- und Kaufunktion eingeschränkt.

ZAHNPFLEGE

Sobald das erste Zähnchen erscheint, beginnt die Zahnpflege. In den ersten Monaten reicht es, wenn Sie die Zähne mit einer Säuglingszahnbürste pflegen, zunächst ohne Zahnpasta. Aber ab dem zweiten Lebensjahr sollten Sie die Zähne Ihres Kindes zweimal täglich nach den Hauptmahlzeiten putzen – mit einer fluoridhaltigen Kinderzahnpasta. Verwenden Sie dabei nur winzige Mengen – gerade so viel, dass die Zahnpasta zwischen den Borsten ein kleines Depot bildet. Ein Klecks auf den Borsten ist schon zu viel. Bis zum Zahnwechsel genügt eine Zahncreme mit 500 ppm (parts per million) Fluorid, danach sollten Sie auf ein Produkt mit 1000 bis 1500 ppm wechseln. Ihre Tochter oder Ihr Sohn kann dann auch einfach dieselbe Zahncreme benutzen wie Sie.

Durch die bereits im Säuglingsalter beginnende Fluoridprophylaxe, den Gebrauch von fluorhaltigen Zahncremes und fluoridiertem Speisesalz ist die Zahngesundheit in den letzten Jahrzehnten deutlich angestiegen. Vor 50 Jahren gab es kaum Schulkinder ohne mehrere Zahnfüllungen. Heute hat die Mehrzahl der Schüler ein gesundes Gebiss.

Leider wird dieser Erfolg wieder zunichtegemacht, wenn (Klein-)Kinder ständig am Fläschchen nuckeln. Werden die Zähne laufend von Flüssigkeit umspült, entwickelt sich sehr schnell eine Karies. Dabei sind nicht nur gesüßte Getränke gefährlich. Selbst reines Wasser kann durch Dauernuckeln schaden, weil es den zahnschützenden Speichel verdünnt und so Kariesbakterien leichteres Spiel haben. Kinder sollten daher nur trinken, wenn sie durstig sind, und sich nicht selbst bedienen oder die Flasche gar als Schnullerersatz oder Einschlafhilfe benutzen.

ZUSÄTZLICHER SCHUTZ

Zur Erhaltung der Zahngesundheit hilft neben gründlicher und regelmäßiger Pflege Folgendes:

› Tauschen Sie die Zahnbürste etwa alle drei Monate gegen eine neue aus.
› Bleibende Zähne sind nach dem Durchbruch besonders empfindlich, weil der Zahnschmelz noch nicht richtig ausgehärtet ist. Putzen Sie daher im Kindergartenalter und frühen Schulalter lieber noch mal nach.
› Bei Kindern mit erhöhtem Kariesrisiko kann der Zahnarzt zweimal jährlich einen fluoridhaltigen Lack auftragen.
› Kinder und Jugendliche, die eine feste Zahnspangen tragen, haben ein erhöhtes Kariesrisiko. Zahnärzte empfehlen daher fluoridhaltige Spüllösungen.
› Häufiges Erbrechen schädigt durch die Magensäure den Zahnschmelz. Das ist kein Problem, wenn man zum Beispiel bei einem Infekt einmal spuckt. Hat das Kind aber sehr häufig Magenrückfluss oder erbricht es oft, sollten Sie die Zähne anschließend mit einer fluoridhaltigen Zahncreme putzen. Warten Sie aber 30 bis 60 Minuten, damit Sie mit der Bürste den Schmelz nicht noch mehr angreifen.

Um mögliche Karies und andere Probleme frühzeitig zu erkennen und sofort behandeln zu können, sollten schon kleine Kinder regelmäßig zum Zahnarzt gehen. Idealerweise machen Sie alle sechs Monate einen kurzen Kontrolltermin aus.

VERFÄRBUNGEN

Die Farbe der Zähne ist individuell unterschiedlich, so strahlend weiß wie in der Werbung sind sie aber bei fast niemandem. Eine mehr oder weniger gelbliche Färbung ist völlig normal.

Wenn Zähne ungleichmäßig weiß gesprenkelt sind, liegt das meist an einer übertriebenen Fluoridprophylaxe. Die Sprenkelung ist zwar nicht gefährlich, lässt sich aber auch nicht mehr zurücknehmen und stellt daher ein ästhetisches Problem dar.

Dunkle Verfärbungen und Flecken sind in der Regel Folge von Karies und Verfall – und somit ein Grund, schnellstmöglich einen Termin beim Zahnarzt auszumachen. Antibiotika, die die Zähne dauerhaft dunkel färben, sind schon seit den 1980er-Jahren nicht mehr in Verwendung.

ZAHNSCHMERZEN UND -VERLETZUNGEN

Karies verursacht Zahnschmerzen. Und auch wenn das Zahnfleisch zurückgeht, tut es im Mund weh. Bei heftigen Schmerzen kann ein Schmerzmittel (Ibuprofen oder Paracetamol) helfen, bis Sie Ihre Tochter oder Ihren Sohn am selben oder nächsten Tag zum Zahnarzt bringen können.

Stürzt Ihr Kind, kann es passieren, dass ein Zahn ganz oder teilweise ab- beziehungsweise ausgeschlagen wird. Finden Sie den Zahn oder das Bruchstück, legen Sie ihn/es in eine spezielle Zahnrettungsbox (aus der Apotheke; ersatzweise mit Speichel feucht halten) und bringen Ihr Kind sofort zum Zahnarzt oder in die Notfallambulanz einer Zahnklinik. Geht nicht zu viel Zeit verloren, lässt sich das fehlende Stück vielleicht wieder einsetzen. **Wichtig:** Den Zahn nur an der Krone anfassen und nicht desinfizieren.

SCHUTZIMPFUNGEN

Seit jeher versuchen Mediziner und Wissenschaftler, die Entstehung und Ausbreitung von Infektionskrankheiten zu verhindern. Am erfolgreichsten gelingt dies durch entsprechende Schutzimpfungen. Impfen gilt als überaus wichtiger Beitrag zur Gesundheitsvorsorge und gehört genauso dazu wie die regelmäßigen Vorsorgeuntersuchungen beim Kinderarzt. Zum einen, weil es das geimpfte Kind davor schützt, sich anzustecken. Zum anderen, weil die Impfung auch verhindert, dass sich andere Menschen bei ihm anstecken.

In Deutschland gibt es keine Impfpflicht. Das bedeutet, dass allein Sie als Eltern entscheiden, ob Sie Ihr Kind impfen lassen oder nicht. Der Kinderarzt darf Sie diesbezüglich nur beraten.

WIE FUNKTIONIEREN IMPFUNGEN?

Unser Immunsystem kommt ständig mit Krankheitserregern in Kontakt. Doch der Körper ist zu einem gewissen Grad dagegen gewappnet: Bei jeder erstmaligen Begegnung tritt sofort die unspezifische (angeborene) Immunabwehr auf den Plan, die eine entsprechende Immunantwort einleitet. Im zweiten Schritt »lernt« das Immunsystem bei den meisten Erregern, welche Eigenschaften sie haben und wie sie abgewehrt werden können.

Bei Impfungen wird das Immunsystem mit einem harmlosen Erreger beziehungsweise einem Teil davon in Kontakt gebracht, damit es den gefährlichen Originalkeim schon »kennt« und abwehren kann, ohne dass das Kind Schaden nehmen kann.

LEBENDIMPFUNG

Je nach Erreger gibt es unterschiedliche Impfprinzipien. Bei der sogenannten Lebendimpfung wird ein ungefährlicher Virusstamm verabreicht, der derselben äußeren Eigenschaften hat wie sein gefährlicher »Doppelgänger«. Obwohl er im Gegensatz zum echten Virus weder ernsthaft krank macht noch andere schwere Komplikationen verursacht, bildet die Immunabwehr entsprechende Antikörper, die im Falle einer ernsthaften Infektion umgehend greifen (siehe Seite 27). Lebendimpfstoffe kommen zum Beispiel bei der Masern-, Mumps-, Röteln-, Windpocken- und Gelbfieberimpfung zum Einsatz.

TOTIMPFUNG

Nicht immer ist es möglich, abgeschwächte Erreger zu züchten beziehungsweise zu impfen. In so einem Fall werden die Erreger durch Sterilisation und andere Verfahren zunächst gänzlich unschädlich gemacht. Da jedoch häufig schon ein einziges typisches Merkmal genügt, um die Immunabwehr auf den Plan zu rufen, ist diese Methode ebenso wirkungsvoll wie eine Lebendimpfung. Beispielhafte Totimpfungen sind Kinderlähmung *(Polio)*, Hepatitis B und A, FSME sowie HPV.

TOXOIDIMPFUNG

Es gibt Erkrankungen, bei denen gar nicht die Erreger selbst (in diesem Fall Bakterien) das Problem sind, sondern die Tatsache, dass diese ein Gift (Toxin) produzieren, das krank macht – und wie im Falle des Wundstarrkrampfs sogar tödlich sein kann. Aus diesem Grund wird nicht gegen die Bakterien, sondern ganz gezielt nur gegen ihr Gift geimpft. Dazu wird ein giftfreier Stoff hergestellt (Toxoid), den das Immunsystem jedoch nicht vom echten Toxoid unterscheiden kann. Beispiele für diese Impfform sind Keuchhusten, Tetanus und Diphtherie.

KONJUGATIMPFUNG

In den ersten etwa fünf Lebensjahren funktioniert die Abwehr gegen bakterielle Erreger noch nicht so zuverlässig wie später. Daher können einige Bakterien die Schleimhautbarriere überwinden und schwere Infektionen verursachen (durchschnittlich ist das bei einem von 500 gesunden Kindern der Fall). Um den Schutz gegen diese Bakterien zu verbessern, verbindet man ihre Oberflächeneiweiße mit einem anderen Stoff, gegen den der Körper eine starke Abwehr bildet. Durch diese Koppelung *(Konjugation)* ist das Kind sehr gut geschützt, etwa gegen Haemophilus influenzae B (Hib) und Pneumokokken.

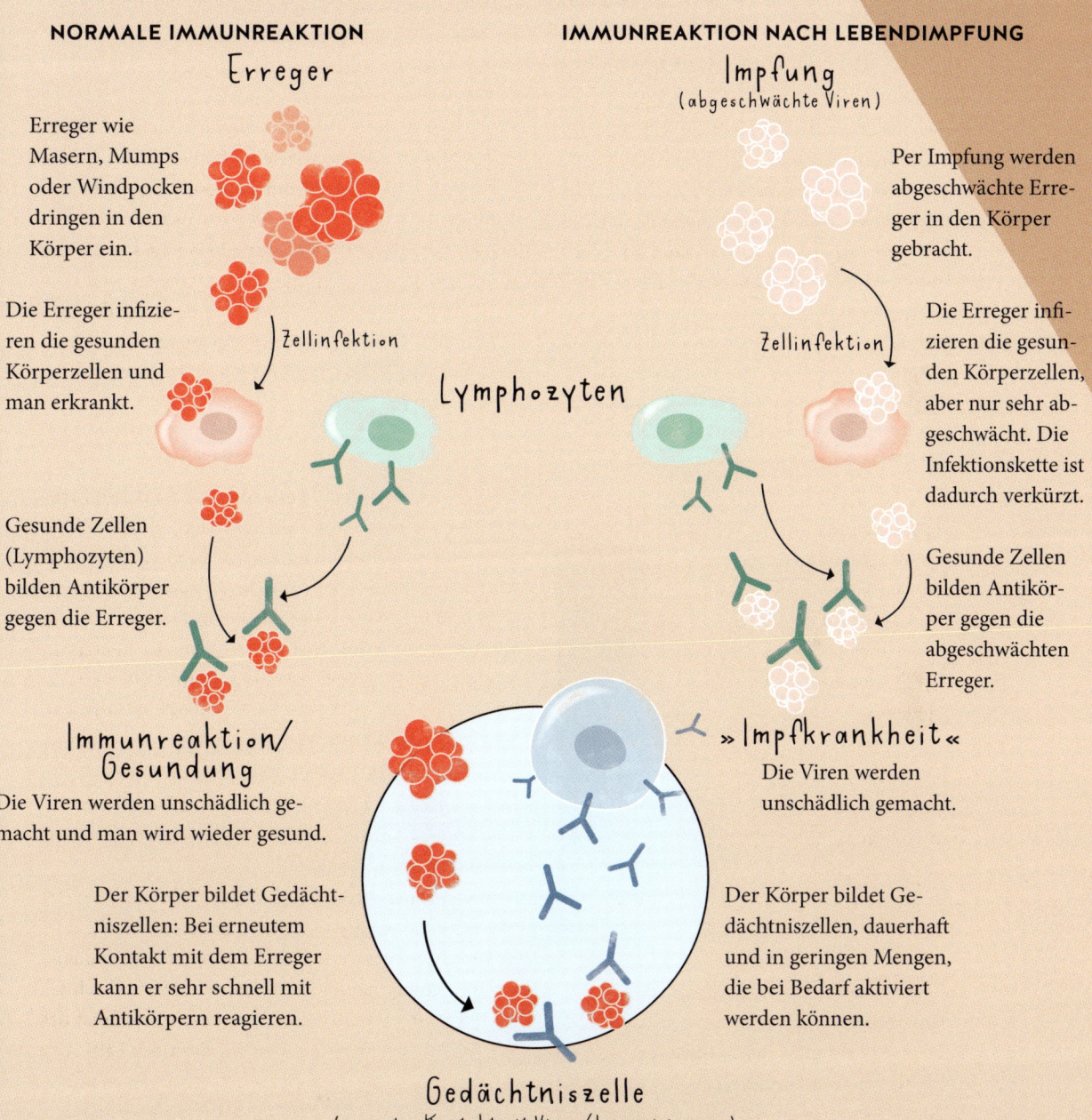

EMPFOHLENE STANDARDIMPFUNGEN

In Deutschland arbeitet das Robert Koch-Institut (RKI) in Berlin daran, die Weiterverbreitung von Infektionskrankheiten zu verhindern. Dazu gehören unter anderem auch die Impfempfehlungen, die jährlich (bei Epidemien auch häufiger) vom Expertengremium der Ständigen Impfkommission (STIKO) herausgegeben werden. Diese Impfempfehlungen gelten als medizinischer Standard.

Für die empfohlenen Standardimpfungen erstellt die STIKO eine Art »Fahrplan« (siehe Seite 29). Die jeweiligen Zeitpunkte für die Impfungen zur Grundimmunisierung beziehungsweise Auffrischung sind dabei so gewählt, dass sich mit möglichst geringem Aufwand ein möglichst guter Schutz erreichen lässt.

Dieser Impfplan wird jährlich aktualisiert und dem wissenschaftlichen Stand angepasst. Dabei werden auch die am RKI laufend erhobenen Daten über Epidemien berücksichtigt. Außerdem informiert sich das Gremium der STIKO laufend über die Verträglichkeit von Impfstoffen, insbesondere bei neu aufgenommenen Impfungen.

Entsprechendes gilt für die Impfpläne in Österreich und in der Schweiz sowie für viele andere Staaten. Informationen zu Österreich finden Sie unter: **www.bmgf.gv.at/home/Impfplan**.

Schweizer erhalten Infos beim Bundesamt für Gesundheit unter: **www.bag.admin.ch** (geben Sie im Suchfeld den Begriff »Impfplan« ein).

Mehrfachimpfungen

Impfungen werden meist kombiniert durchgeführt, das heißt, das Kind bekommt mit einer einzigen Injektion bis zu sechs Impfungen gleichzeitig. Das funktioniert gut, weil das Immunsystem in der Lage ist, verschiedene Antikörper gleichzeitig zu entwickeln. Und weil die Impfstoffe nur einzelne Bestandteile des jeweiligen Erregers enthalten, wird das Immunsystem dabei nicht stärker belastet als bei einer einzigen Infektion mit einem »natürlichen«, nicht gereinigten Erreger. Kombinationsimpfstoffe haben also einige Vorteile. Sie …

> sind genauso wirksam wie Einzelimpfungen,
> sind nicht gefährlicher, da es keine vermehrten oder anderen Nebenwirkungen gibt,
> sind schonend, weil das Kind weniger oft gespritzt werden muss,
> verbessern den Impfschutz, weil weniger Termine wahrgenommen werden müssen.

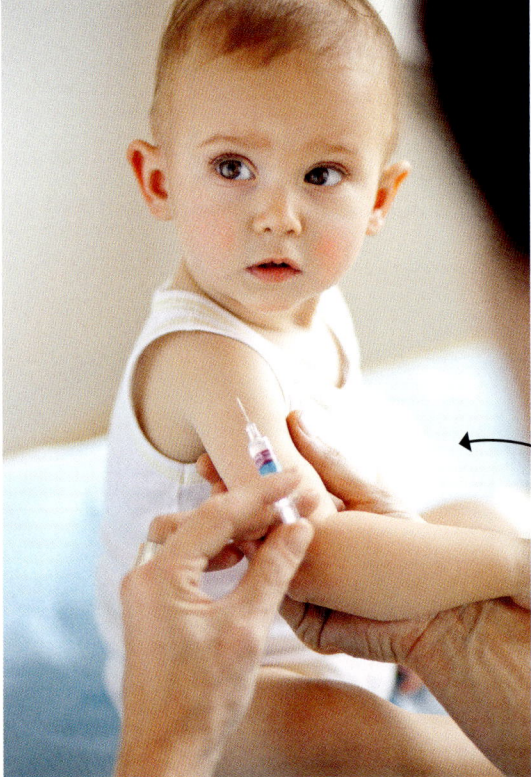

Durch die Routineimpfungen sind viele Krankheiten und vor allem schwerwiegende Komplikationen und Folgeerscheinungen dieser Erkrankungen selten geworden.

IMPFKALENDER (STANDARDIMPFUNGEN) FÜR SÄUGLINGE, KINDER, JUGENDLICHE UND ERWACHSENE

Impfung	Alter in Wochen	Alter in Monaten						Alter in Jahren						
	6	2	3	4	11-14	15-23	2-4	5-6	9-14	15-17	ab 18		ab 60
Tetanus		G1	G2	G3	G4	N	N	A1		A2	A (ggf. N)[e]		A (ggf. N)[e]
Diphtherie		G1	G2	G3	G4	N	N	A1		A2	A (ggf. N)[e]		A (ggf. N)[e]
Pertussis		G1	G2	G3	G4	N	N	A1		A2	A (ggf. N)[e]		A (ggf. N)[e]
Hib		G1	G2[c]	G3	G4	N	N						
H. influenzae Typ b													
Poliomyelitis		G1	G2[c]	G3	G4	N	N	N	A1		ggf. N		
Hepatitis B		G1	G2[c]	G3	G4	N	N	N	N				
Pneumokokken[a]		G1		G2	G3	N							S[g]
Rotaviren	G1[b]	G2	(G3)										
Meningokokken C					G1 (ab 12 Monaten)			N	N				
Masern						G1	G2		N		S[f]		
Mumps, Röteln						G1	G2		N				
Varizellen						G1	G2		N				
Influenza													S (jährlich)
HPV Humane Papillomviren									G1[d] G2[d]	N[d]			

Erläuterungen:
G Grundimmunisierung (in bis zu 4 Teilimpfungen G1-G4)
A Auffrischimpfung
S Standardimpfung
N Nachholimpfung (Grund bzw. Erstimmunisierung aller noch nicht Geimpften bzw. Komplettierung einer unvollständigen Impfserie)

a Frühgeborene erhalten eine zusätzliche Impfstoffdosis im Alter von 3 Monaten, d. h. insgesamt 4 Dosen.
b Die 1. Impfung sollte bereits ab dem Alter von 6 Wochen erfolgen, je nach verwendetem Impfstoff sind 2 bzw. 3 Dosen im Abstand von mindestens 4 Wochen erforderlich.
c Bei Anwendung eines monovalenten Impfstoffes kann diese Dosis entfallen.
d Standardimpfung für Mädchen im Alter von 9-14 Jahren mit 2 Dosen im Abstand von 5 Monaten, bei Nachholimpfung beginnend im Alter > 14 Jahren oder bei einem Impfabstand von < 5 Monaten zwischen 1. und 2. Dosis ist eine 3. Dosis erforderlich (Fachinformation beachten).
e Td-Auffrischimpfung alle 10 Jahre. Die nächste fällige Td-Impfung einmalig als Tdap- bzw. bei entsprechender Indikation als Tdap-IPV-Kombinationsimpfung.
f Einmalige Impfung mit einem MMR-Impfstoff für alle nach 1970 geborenen Personen ≥ 18 Jahre mit unklarem Impfstatus, ohne Impfung oder mit nur einer Impfung in der Kindheit.
g Impfung mit dem 23-valenten Polysacchardid-Impfstoff.

Quelle: Robert Koch-Institut, www.rki.de, Stand August 2017

GESUNDE ERNÄHRUNG

Essen und Trinken gehören vom ersten Lebenstag an zu den wichtigsten Grundbedürfnissen eines Kindes. Die ausreichende Versorgung mit Nährstoffen ist die Voraussetzung dafür, dass es sich überhaupt gut entwickeln kann. Denn mit der Nahrung erhält Ihr Kind die Energie, die es braucht, damit sein Körper alle Aufgaben möglichst reibungslos bewerkstelligen kann. Für so grundlegende Dinge wie die Atmung, den Herzschlag oder das Blinzeln braucht der nämlich genauso Kraft wie fürs Wachsen, das Krabbeln, Laufen, Springen und Toben, fürs Lernen, Sprechen oder Lachen.

VON DER MUTTERMILCH ZUM FAMILIENESSEN

Für neugeborene Babys ist Muttermilch die beste Nahrung. Wenn eine Frau nicht stillen möchte oder kann, bietet die Industrie viele hochwertige Alternativen an. Keine Mutter muss sich daher schlecht fühlen, wenn sie ihr Baby mit der Flasche ernährt. Auch nicht gestillte Babys bekommen alles, was sie brauchen (mehr dazu erfahren Sie ab Seite 105).

Im Laufe des ersten Lebensjahres werden die einzelnen Milchmahlzeiten nach und nach durch Breikost ersetzt. Um den ersten Geburtstag herum sind die Kinder deshalb im Grunde so weit, dass sie an der normalen Familienkost teilhaben können. In der Regel braucht man sich auch keinerlei Sorgen um die Zusammensetzung der Nahrung zu machen. In einer normalüblichen Mischkost ist genug von allem enthalten und der Körper kann sehr vieles ausgleichen. Ein gesundes Kind holt sich, was es braucht.

Von Fachgremien erstellte Bedarfsberechnungen hinsichtlich der Mikronährstoffe, also Vitamine, Mineralstoffe und Spurenelemente, differieren stark und sind teilweise auch schon ziemlich alt. Aus diesem Grund widersprechen sich viele Empfehlungen. Nichtsdestotrotz ist gerade die Ernährung ein äußerst beliebtes Thema für alle Arten von (teils selbst ernannten) Experten. Immer wieder tauchen – vor allem freilich für Erwachsene – neue Ernährungsmodelle und -vorlieben auf. Doch gerade für Kinder und Jugendliche, ganz besonders für die jüngsten, sind viele dieser Ernährungsmoden nicht nur ungeeignet, sondern regelrecht gefährlich. So kommt es zum Beispiel leider immer wieder vor, dass Babys mit Sojadrinks statt mit Babynahrung gefüttert werden, obwohl das fatale Folgen für den Hirnstoffwechsel und weitere Organe haben kann.

Eltern sollten sich daher ganz genau informieren, ehe sie ihr Kind in eine solche ungewöhnliche Ernährungsform mit einbeziehen. Dazu kommt, dass sich größere Kinder und Jugendliche häufig auf dem »Schwarzmarkt« eindecken, sobald sie dazu in der Lage sind. Sie essen dann heimlich das, was ihnen zu Hause verwehrt wird. Die Folge: Der Nachwuchs hat ein mehr oder weniger schlechtes Gewissen, während der Rest der Familie ahnt, dass irgendetwas nicht stimmt. Damit geht ein ganz wichtiger Bereich an Gemeinsamkeit verloren – genauso wie das gegenseitige Vertrauen.

DIE AUSGEWOGENE MISCHKOST

Eine vollwertige, ausgewogene Mischkost versorgt Ihr Kind mit allen lebenswichtigen Nährstoffen. Sie sättigt gut, liefert ausreichend Energie und erlaubt ab und zu auch mal etwas Süßes.

Fett

Von allen Nährstoffen hat Fett mit etwa neun Kilokalorien pro Gramm die höchste Energiedichte. Es ist aber nicht nur ein wichtiger Energielieferant, sondern auch ein bedeutender Geschmacksträger. Außerdem kann der Körper nur mit seiner Hilfe die fettlöslichen Vitamine A, D, E und K aufnehmen.

Fettmoleküle bestehen aus Fettsäuren, die in gesättigter oder ungesättigter Form vorliegen können. Die gesättigten kommen mit Ausnahme von Kokosöl nur in tierischen Fetten vor, also in Butter, Milch und Milchprodukten, Fleisch, Fisch und Eiern.

Pflanzenöle bestehen dagegen überwiegend aus ungesättigten Fettsäuren. Als besonders gesund gelten die mehrfach ungesättigten Fettsäuren, die der Körper nicht selbst herstellen kann und die ihm deshalb mit der Nahrung zugeführt werden müssen. Sie spielen eine wichtige Rolle in der körpereigenen Hormonproduktion, im Stoffwechsel und sind Bestandteil der Zellmembranen.

Aus gesundheitlicher Sicht bedenklich sind gehärtete Pflanzenfette, weil durch das Härten Transfette entstehen, die nachweislich das Herz und die Gefäße schädigen. Gerade in frittierten Produkten und Fertigbackwaren stecken oft große Mengen dieses ungesunden Fettes.

Eiweiß

Dieser Nährstoff wird vor allem zum Aufbau der Körpersubstanz benötigt. Daher haben Kinder in Relation zu ihrem Körpergewicht einen höheren Eiweißbedarf als Erwachsene.

Eiweiße sind aus Aminosäuren aufgebaut. Einige davon kann der Körper aus anderen Stoffen selbst herstellen. Ein paar jedoch kann er ausschließlich über die Nahrung aufnehmen. In tierischen Nahrungsmitteln (Milch, Milchprodukte, Ei, Fleisch, Fleisch- und Wurstwaren sowie Fisch) sind diese essenziellen Aminosäuren in genau derselben Verteilung enthalten, wie der Körper sie braucht. Pflanzliches Eiweiß, etwa aus Hülsenfrüchten und Getreide, enthält die essenziellen Bestandteile dagegen in sehr unterschiedlicher Menge, zum Teil auch gar nicht. Daher ist es für Vegetarier so wichtig, verschiedene Eiweißträger gut zu kombinieren. Das gilt für Kinder und Jugendliche noch mehr als für Erwachsene.

Kohlenhydrate

Kohlenhydrate (Zucker, Stärke) sind sozusagen die Kickstarter unter den Nährstoffen. Sie liefern zwar genauso wie Eiweiß pro Gramm lediglich rund vier Kilokalorien, doch diese stehen dem Körper besonders schnell zur Verfügung.

Kohlenhydrate bestehen aus Zucker, der über die Dünndarmschleimhaut rasch ins Blut gelangt und bei Bedarf direkt verwertet werden kann. Das Problem dabei: Je schneller der Körper einen Zucker verdauen kann, desto schneller stellt sich auch (erneuter) Heißhunger ein.

Die sogenannten Mehrfachzucker oder komplexen Kohlenhydrate bestehen aus mehreren Zuckermolekülen, die im Magen-Darm-Trakt zunächst gespalten werden müssen. Sie halten deswegen länger satt als Einfach- und Zweifachzucker.

Mehrfachzucker stecken vor allem in Vollkornprodukten, Hülsenfrüchten und Gemüse.

Vitalstoffe

Außer den reinen Energieträgern stecken aber noch eine Menge weiterer lebenswichtiger Stoffe in der Nahrung – allen voran die Mikronährstoffe, ein zusammenfassender Begriff für Mineralstoffe, Spurenelemente und Vitamine.

Salze beziehungsweise Mineralstoffe wie Natrium, Kalium, Magnesium oder Chlorid sind für die Aufrechterhaltung der Körperfunktionen notwendig. Sie sind in der üblichen, ausgewogenen Kost in ausreichender Menge enthalten.

Genauso lässt sich der Bedarf an Eisen und anderen Spurenelementen mit tierischen Nahrungsmitteln ausreichend decken. Bei einer vegetarischen Ernährung dagegen kommt es auf die Auswahl und Kombination der Nahrungsmittel an. Unter Umständen muss beispielsweise Eisen zugeführt werden.

Vitamine kann der Körper (bis auf das Vitamin D) nicht selbst herstellen. Deshalb ist er, obwohl er nur winzige Mengen dieser Substanzen benötigt, ebenfalls auf die Zufuhr mit der Nahrung angewiesen. Vitaminmangel ist dabei eher ein Problem der Werbung. Der tatsächliche Bedarf wird mit der üblichen Mischkost immer ausreichend gedeckt. Nur bei einer rein veganen Ernährung kann vor allem bei Vitamin B_{12} eine relevante Unterversorgung eintreten, sie ist daher für Heranwachsende nicht zu empfehlen.

Ein anderer wichtiger Bestandteil von gesunder Nahrung sind die in ihr enthaltenen Ballaststoffe. Diese unverdaulichen Bestandteile, zum Beispiel Pflanzenfasern, sind unbedingt notwendig, um die Darmtätigkeit aufrechtzuerhalten. Außerdem brauchen die guten Darmbakterien etwas zum Verdauen, damit sie für den Körper lebenswichtige Stoffe wie Vitamin K produzieren können.

DIE ERNÄHRUNGSPYRAMIDE

Je abwechslungsreicher Ihr Kind sich ernährt, desto besser. Die Lebensmittelpyramide zeigt, wie die Nahrung zusammengesetzt sein sollte.

DER KÖRPER BRAUCHT FETT. Ideal sind vor allem **PFLANZLICHE ÖLE**, die viele gesundheitlich wertvolle **FETTSÄUREN** enthalten. Vorsicht vor versteckten Fetten in Fertigprodukten, Wurst, Gebäck und Fast Food. Zucker und Salz sind keine Grundnahrungsmittel, sondern etwas Besonderes und deshalb in Maßen zu genießen.

ERGÄNZEND: Milch und Milchprodukte, Fleisch, Eier, Nüsse und Samen liefern lebenswichtige Nährstoffe wie **EIWEISS, KALZIUM, EISEN, SELEN** und **ZINK**, Seefisch zudem **JOD** und **OMEGA-3-FETTSÄUREN**.

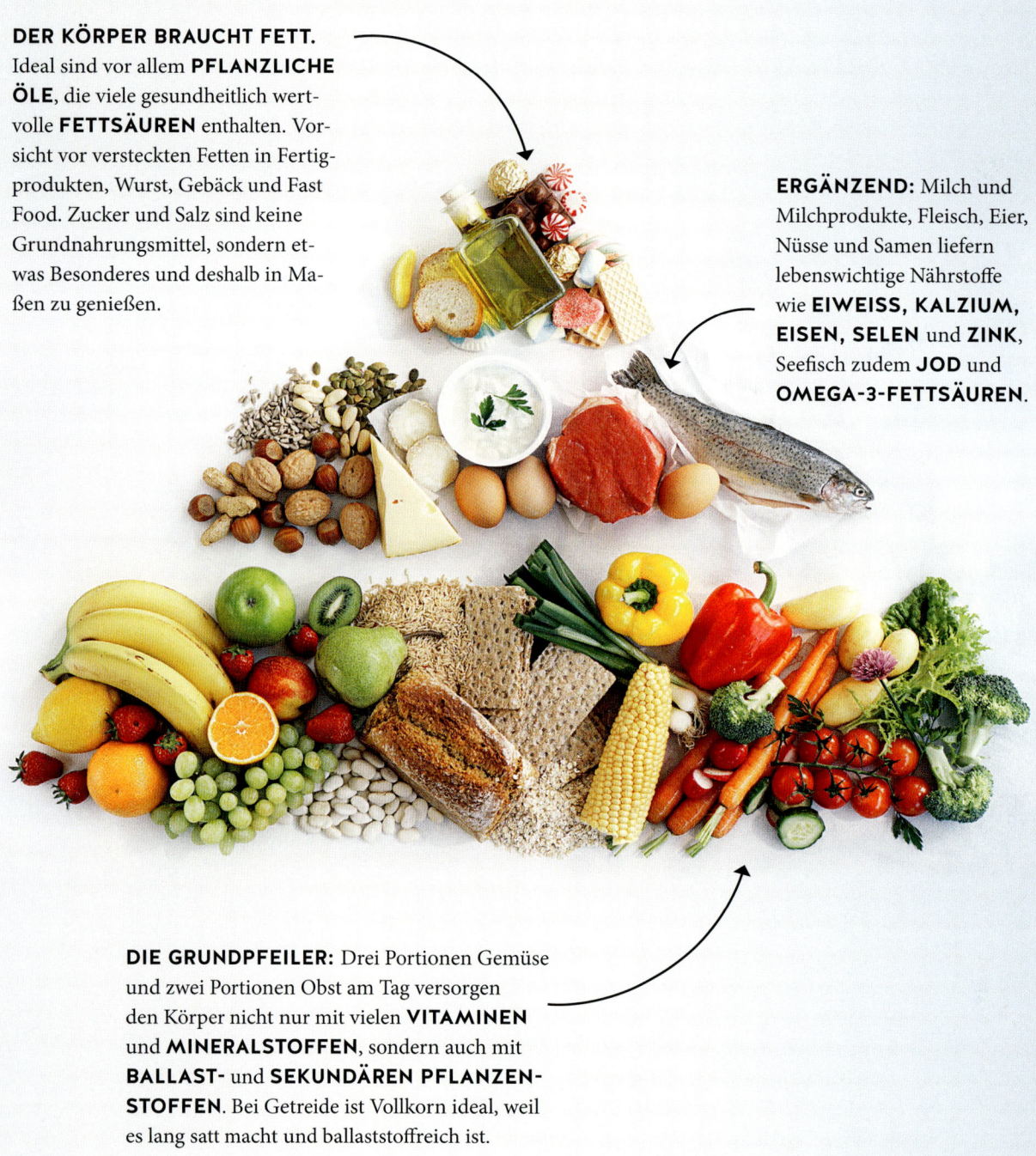

DIE GRUNDPFEILER: Drei Portionen Gemüse und zwei Portionen Obst am Tag versorgen den Körper nicht nur mit vielen **VITAMINEN** und **MINERALSTOFFEN**, sondern auch mit **BALLAST-** und **SEKUNDÄREN PFLANZENSTOFFEN**. Bei Getreide ist Vollkorn ideal, weil es lang satt macht und ballaststoffreich ist.

UNERWÜNSCHTE ZUSATZSTOFFE

Im Essen stecken aber nicht nur gesunde und lebenswichtige Stoffe, sondern auch Substanzen, die der Körper gar nicht braucht: Farbstoffe, Konservierungsstoffe, Rückstände aus Pestiziden … Die meisten davon sind zwar harmlos und werden wieder ausgeschieden. Im Übermaß können sie jedoch zum Problem werden. Daher empfiehlt es sich, so wenig Fertiggerichte wie möglich auf den Tisch zu bringen. Denn in ihnen stecken eher Zusatzstoffe. Ein großes Problem ist in dieser Hinsicht auch die Geschmacksgewöhnung, da Fertiggerichte meist zu stark gesüßt oder gesalzen sind.

Tatsächlich gab es in den letzten Jahren eine Trendwende: Junge Menschen kochen wieder mehr selbst. Das hat auch für Kinder einen hohen Stellenwert. Sie lernen beim Kochen nämlich viel über Nahrungsmittel, deren Herkunft, Zubereitung und Geschmack. Trotzdem darf und sollte man die Ansprüche an sich selbst nicht zu hoch setzen. In kaum einem Haushalt wird wirklich jede Mahlzeit selbst zubereitet. Und ab und zu geht man eben auch mal in ein Fast-Food-Restaurant oder schiebt eine Tiefkühlpizza in den Ofen. Eltern brauchen deswegen kein schlechtes Gewissen zu haben oder gar gleich ihre gesamte Ernährungskompetenz infrage zu stellen. Kinder können sehr früh unterscheiden, was der Normalfall und was eine Ausnahme ist.

ESSEN UND ERZIEHUNG

Essen ist auch im Rahmen der Erziehung ein großes Thema. Ums und mit dem Essen werden viele innerfamiliäre Kämpfe ausgefochten. Dabei wäre es sehr klug, Essen und Mahlzeiten nicht zur Problemzone werden zu lassen – auch weil ein wichtiger Aspekt des Wohlbefindens fehlt, wenn die Freude am Essen verloren geht.

Die folgenden praktischen Tipps haben sich für das tägliche Zusammenleben und ein entspanntes Essen erfahrungsgemäß gut bewährt:

› **GEMEINSAM ESSEN:** Zusammen schmeckt es meistens besser. Setzen Sie sich daher auch dann zu Ihrem Kind, wenn Sie selbst vielleicht nichts essen.

› **NICHT ZU VIEL ZWISCHENDURCH ESSEN:** Bieten Sie Ihrem Kind zwischen den Mahlzeiten nicht dauernd etwas zu essen an. Sonst kommt nie ein richtiges Hungergefühl auf. Außerdem werden beim »Snacking« tendenziell eher weniger wertvolle Nahrungsmittel gegessen.

› **VORBILD SEIN:** Wenn der Vater sich über das Gemüse lustig macht, wird der Sohn es nicht essen wollen. Und was soll das Kind davon halten, wenn die Eltern predigen: »Iss das nur, das ist total gesund« und sie selbst nehmen nichts davon?

› **ZEIT IST ENTSCHEIDEND:** Mahlzeiten sollten einen erkennbaren Anfang und ein erkennbares Ende haben. Dazwischen hat jeder ausreichend Zeit, um satt zu werden. Deshalb sollte man auch nicht dabei lesen, nicht nebenbei fernsehen und auch nicht dauernd aufs Handy schielen (das gilt nicht nur für die Kinder, sondern auch für die Eltern). Aber man darf und soll sich unterhalten – und auch lustige Sachen erzählen.

› **GESUNDER START:** Milch oder Kakao kann man als Frühstück gelten lassen, Müsli ist nicht unbedingt Pflicht, bei Frühstückszerealien lohnt ein Blick auf die Zutatenliste. Viele enthalten nämlich vor allem eins: Zucker.

› **ANS AUGE DENKEN:** Zerkochtes Gemüse mag niemand, es sollte schon appetitlich aussehen. Sie müssen aber deswegen auch nicht aus jeder Möhre ein Blümchen schnitzen oder mit Ausstechformen essbare »Kunstwerke« herstellen.

› **ALTERNATIVEN ANBIETEN:** Wenn Ihr Kind irgendetwas überhaupt nicht mag, kann es stattdessen ein Stück (Butter-)Brot, einen Teller »nackte« Nudeln, Suppe oder eine andere einfache Speise essen. Aber keine Süßigkeiten.

› **AUFSTEHEN LASSEN:** Viele Kinder wollen den Tisch verlassen, sobald sie satt sind. Das sollte kein Problem sein. Sie können Ihrem Kind jedoch klarmachen, dass Sie selbst noch nicht fertig sind und es sich daher erst einmal allein beschäftigen muss.

› **KEINE STRAFE:** Fehlverhalten zu bestrafen, indem man dem Kind das Essen entzieht, löst Konflikte nicht, sondern verstärkt sie eher.

SPORT UND BEWEGUNG

Der Mensch ist von seinem Körperbau und seinem Kreislaufsystem her ein Laufwesen. Erwachsene sollten im Grunde mindestens 20 Kilometer am Tag laufen, das entspräche ihrer Natur. Und auch Kinder sind schon sehr leistungsfähig. Im pakistanischen Hunza-Tal beispielsweise gehen sie zu Fuß teils über 15 Kilometer bis zur Schule und überwinden dabei mehr als 500 Höhenmeter. Nirgendwo sonst werden Menschen so gesund alt.

Es gibt unzählige wissenschaftliche Untersuchungen zu diesem Thema. Ihr übereinstimmendes Ergebnis lautet: Bewegung ist gesund. Und zum Glück gibt es einen sehr einfachen Weg, wenn Eltern wollen, dass sich ihr Kind (mehr) bewegt: Vorbild sein. Wenn Mutter und Vater mit dem Rad zur Arbeit fahren und die Treppe benutzen statt den Aufzug, brauchen sie nicht viel zu sagen. Ihr Kind wird es ihnen nachmachen. Gemeinsame Unternehmungen machen allen Freude und sinnvolle Sport- und Bewegungsangebote gibt es mehr oder weniger flächendeckend. Auch für den kleinen Geldbeutel.

DIE KLEINSTEN

Spazierengehen und Laufradfahren sind gute Möglichkeiten, täglich an die frische Luft zu kommen. Ab etwa vier Jahren kann der Nachwuchs sogar schon ziemlich lange Wanderungen unternehmen (fünf Kilometer und mehr). Viele Sportvereine bieten zudem schon für die Minis Judo, Fußball, Turnen, Tanzen und vieles mehr an. Erkundigen Sie sich bei den örtlichen Clubs. Mit vier bis fünf Jahren ist die motorische Entwicklung so weit fortgeschritten, dass Ihr Kind schwimmen lernen kann. Nicht wenige Eltern vertrauen zwar darauf, dass ihre Tochter oder ihr Sohn das sowieso in der Schule lernen wird. Realität ist aber leider, dass der Schwimmunterricht dort oft ausfällt. Dadurch können immer weniger Kinder schwimmen – unter Umständen lebensgefährlich.

SCHULKINDER

Mit den Jahren werden Kinder zunehmend leistungsfähiger und koordinierter. Daher können sie im Grunde alle Sportarten betreiben. Genauso wichtig wie gezieltes Training ist aber auch die Bewegung im Alltag. Den Weg zur Schule zu Fuß oder mit dem Rad zurückzulegen ist eigentlich Pflicht – sofern Sie nicht auf dem Land wohnen, wo die Schule sich erst im übernächsten Städtchen befindet.

Im Urlaub können Sie jetzt bereits gemeinsam ausgedehnte Wanderungen oder andere große Aktivitäten planen (zum Beispiel eine Radtour). Gemeinsam mit den Eltern aktiv zu sein bereitet Kindern viel Freude. Zuweilen so sehr, dass man sie ein wenig mäßigen muss, um ihren Ehrgeiz zu zügeln. Denn es beim Sport zu übertreiben ist auch nicht gesund. Das gilt

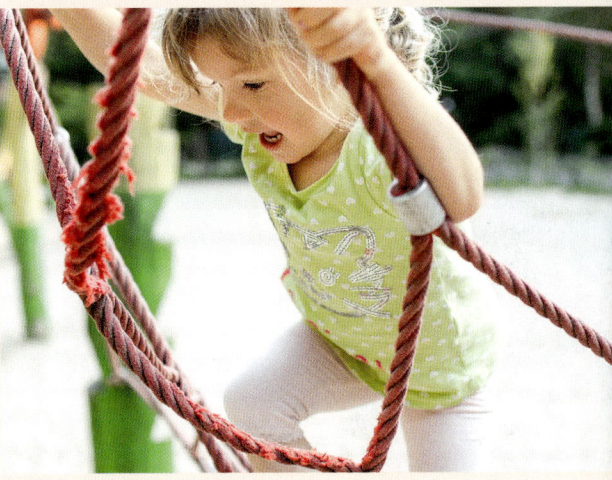

insbesondere für Kinder, die in diesem frühen Alter mit Leistungssport beginnen. Für sie ist eine gute sportmedizinische Begleitung notwendig – zum einen, um das Risiko für akute Verletzungen möglichst gering zu halten. Zum andern, um bleibende orthopädische Schäden zu vermeiden.

JUGENDLICHE

Wenn sie Freude daran haben und vor allem wenn Freunde mitmachen, setzen Kids auch als Teenager oft die Aktivitäten von früher fort. Einige entwickeln jetzt aber auch besondere Interessen. So beginnen viele Jungen ein Krafttraining. Dagegen ist nichts einzuwenden, solange sie es nicht übertreiben und keine ungesunden Ernährungsgewohnheiten dazukommen, etwa mit zweifelhaften Kraftnahrungen.

In der Pubertät haben sehr viele Jugendliche, gerade Mädchen, allerdings auch Phasen, in denen sie plötzlich gar keinen Sport mehr treiben wollen – was oft daran liegt, dass altersadäquate attraktive Angebote fehlen. Aber selbst wenn man deshalb einige Jahre nicht viel macht, ist das auf lange Sicht nicht so schlimm. Sofern die Grundkondition da ist, kann sie schnell wieder reaktiviert werden. Viele der vorübergehend bewegungsfaulen Jugendlichen entdecken später den Sport wieder für sich und führen das weiter, was sie von den Eltern gelernt haben.

CHRONISCH KRANKE KINDER UND JUGENDLICHE

Auch Kinder mit gesundheitlichem Handicap können und dürfen fast immer Sport treiben. Ihre Eltern müssen jedoch mit dem behandelnden Arzt besprechen, worauf sie achten sollen. Selbst wenn »normaler« Sport nicht geht, etwa aufgrund einer Bewegungsstörung, einer Lähmung der Beine oder einer schlechten Lungenfunktion, gibt es fast immer Möglichkeiten, sich zu bewegen. Mancher schwer kranke Jugendliche konnte schon viel für sein Selbstwertgefühl tun, indem er sich durch Krafttraining etwas mehr Muskeln antrainiert hat.

Chronisch kranke Kinder werden sehr oft ganz vom Sport befreit, obwohl sie durchaus an einigen Aktivitäten teilnehmen könnten. Ihre Eltern sollten versuchen, eine differenzierte Sportbefreiung mit genauer Angabe für den Ausschluss zu bekommen (keine Dauerbelastung, kein Schwimmen etc.). Leider sind viele Lehrer, gerade an weiterführenden Schulen,

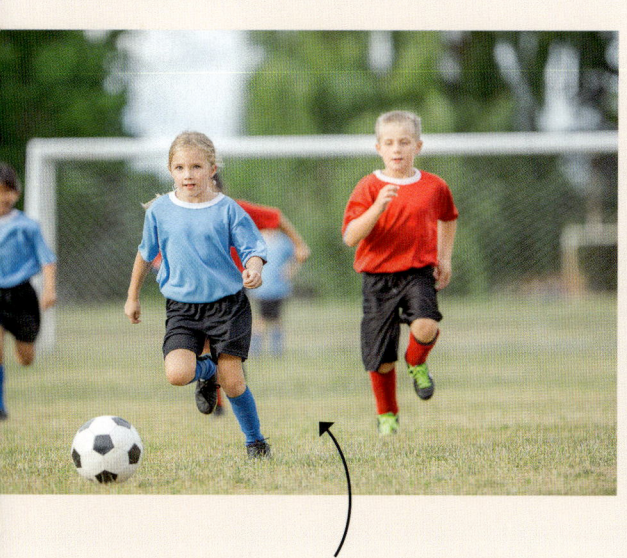

Um sich gesund zu entwickeln, ist Bewegung in jedem Alter wichtig. Dabei ist es entscheidend, dass das Kind Freude hat, damit es gern aktiv ist und Sport treibt.

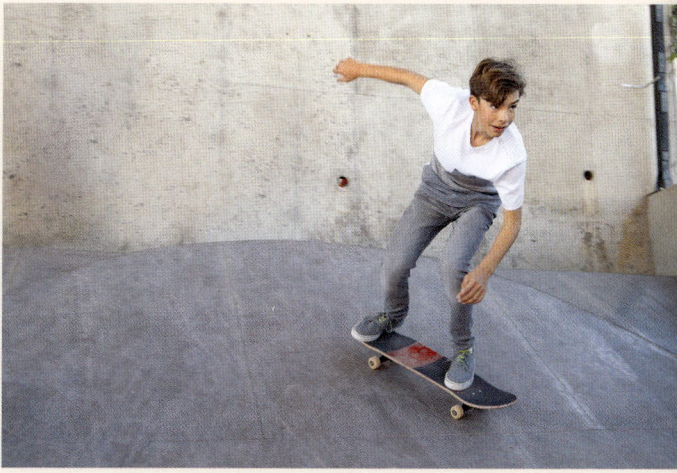

nicht bereit, diese Schüler individuell am Sport teilnehmen zu lassen – auch wenn sie theoretisch dazu verpflichtet sind. Das »Zauberwort« heißt Nachteilsausgleich. Schüler mit Handicap haben das Recht, entsprechend ihrer Fähigkeiten bewertet zu werden und nicht einfach ein »ungenügend« zu erhalten.

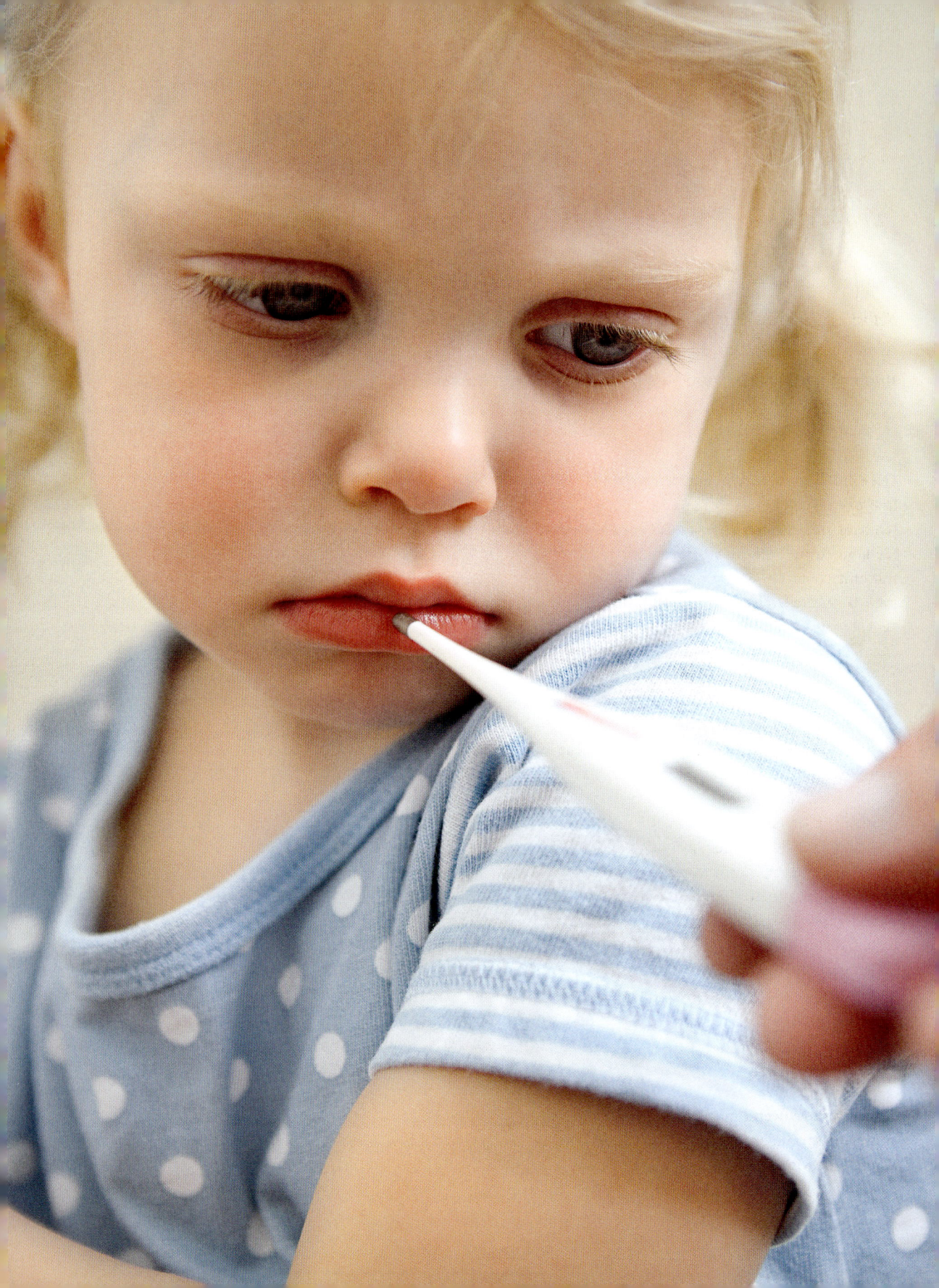

KRANKHEITEN GEHÖREN DAZU

Selbst bei liebevollster Pflege und Zuwendung werden Sie nicht verhindern können, dass Ihr Kind ab und zu krank ist. Was es dann am meisten braucht, ist Ihre Fürsorge und Liebe – und je nach Krankheit die beste Behandlung beim Kinderarzt.

Die erfreuliche Nachricht zuerst: Die Selbstheilungskräfte der Natur sind enorm und so heilen die meisten Krankheiten bei Kindern wieder vollständig aus. Sie können und Sie sollten Ihr Kind auf jeden Fall mit einfachen pflegenden und tröstenden Maßnahmen beim Gesundwerden begleiten und für es da sein. Die wichtigste Aufgabe eines Kinderarztes ist es, nicht unnötig in die Selbstheilung einzugreifen, sondern zu erkennen, wann wirklich ein Problem besteht, das einer medizinischen Intervention bedarf. Egal ob ein Infekt leicht oder schwer verläuft, ob Sie ärztliche Hilfe brauchen oder nicht: Die kleinen Patienten gehen meist sehr unbefangen mit Krankheiten um. Wenn sie hoch fiebern oder Schmerzen haben, zeigen sie natürlich schon, dass sie leiden. Sobald es ihnen aber auch nur ein Stückchen besser geht, das Fieber gesunken und der Schmerz geringer ist, sind die meisten schon wieder fröhlich und lassen sich manchmal kaum im Bett halten. Selbst Kinder mit chronischen, teils sehr schweren Erkrankungen antworten, wenn man sie nach ihrem Befinden fragt, fast immer: »Gut!« – und meinen es auch so.

VORBEUGEN

Schön wäre es, wenn man einfach ganz verhindern könnte, dass Kinder krank werden. Zumindest aber können Sie viel unternehmen beziehungsweise unterlassen, damit das Immunsystem Ihrer Tochter oder Ihres Sohnes mit den unvermeidlichen Infekten besser klarkommt.

Die meisten Infekte betreffen die Atemwege (vom Schnupfen über Halsschmerzen bis zur Bronchitis). Sie werden fast immer durch Viren ausgelöst, gegen die keine spezifische Behandlung möglich ist. Die wichtigsten Prophylaxemaßnahmen sind:

> **NICHT RAUCHEN:** Passivrauchen (ab fünf Zigaretten pro Tag) erhöht das Risiko eines Babys für Mittelohrentzündungen um das Doppelte. Ältere Kinder in Raucherhaushalten haben deutlich mehr Atemwegsinfekte, die zudem länger andauern.

> **SCHIMMEL IN DER WOHNUNG:** Sporen vieler Schimmelarten können das Risiko für schwer verlaufende Atemwegsinfekte erhöhen.

> **TROCKENE HEIZUNGSLUFT:** Heizen Sie im Winter nicht zu stark. Die ideale Raumtemperatur beträgt tagsüber 20 °C, nachts 16 bis 18 °C. Je stärker geheizt wird, desto trockener ist die Luft – und das tut den Schleimhäuten nicht gut. Aus demselben Grund sollten Kinder auch in der kalten Jahreszeit regelmäßig an die frische Luft (achten Sie aber auf geeignete Kleidung).

> **»AUSZEITEN«:** Versuchen Sie, wenn es möglich ist, Ihr Kind einfach ein paar Tage zu Hause zu lassen, wenn in der Krippe oder im Kindergarten gerade mal wieder alle krank sind. Es muss ja nicht unbedingt alle Infekte »mitnehmen«.

VORSORGE

Krankheitsprophylaxe, also Vorbeugung, kann die verschiedensten Maßnahmen beinhalten:
› Nehmen Sie die regelmäßigen Vorsorgeuntersuchungen wahr, um mögliche Komplikationen frühzeitig zu entdecken.
› Lassen Sie Ihr Kind impfen.
› Gewissenhafte Zahnpflege verhindert Kariesschäden.
› Eine kindgerechte Ernährung und ausreichend Bewegung verhindern Übergewicht mit allen Spätfolgen.
› Unfallverhütung ist ein wichtiges Thema; sie beginnt bereits im Babyalter.
› Gründliches Händewaschen nach dem Windelwechsel oder dem Toilettengang reduziert die Zahl der Magen-Darm-Infekte innerhalb der gesamten Familie.

ZU HAUSE GESUND WERDEN

Die meisten Erkrankungen sind harmlos und können ohne ärztliche Hilfe zu Hause auskuriert werden. Wenn Ihr Baby krank ist, sollten Sie aber vor allem in den ersten Lebensmonaten sicherheitshalber immer mit dem Kinderarzt Rücksprache halten beziehungsweise Ihr Kind untersuchen lassen. Später ist meistens kein Arztbesuch nötig, vor allem wenn ein Kind alt genug ist, um sich verständlich zu machen, es ansprechbar ist und ausreichend trinkt.

Kranke Kinder sind natürlich ab und zu unleidlich, klagen über Schmerzen oder andere Symptome. Ab etwa vier Jahren sind sie oft auch traurig, weil sie fürchten, im Kindergarten oder in der Schule etwas zu verpassen, nicht zum Kindergeburtstag gehen zu können oder auf andere wichtige Dinge verzichten zu müssen. Hier liegt es an Ihnen, Trost zu spenden und Alternativen zu finden, die Ihrer Tochter oder Ihrem Sohn den »Verlust« erträglicher machen.

Bis Ihr Kind wieder ganz gesund ist, braucht es …
› **ZUWENDUNG:** Auch wenn Ihr Kind vielleicht unleidlich ist und Ihre Geduld überstrapaziert, braucht es Sie jetzt ganz besonders. Sie dürfen es ruhig etwas verwöhnen und ihm Dinge erlauben, die Sie sonst nicht durchgehen lassen.
› **RUHE:** Kranke Kinder schlafen sich oft gesund. Sie brauchen daher auch tagsüber immer wieder Ruhe. Manche ziehen sich dazu gern in ihr eigenes Bett zurück, andere wollen lieber ausnahmsweise auf dem Sofa schlafen. Dann sollte aber nicht andauernd nebenher der Fernseher laufen. Gerade kranke Kinder verarbeiten das nicht so gut.
› **FLÜSSIGKEIT:** Der Appetit ist bei kranken Kindern oft nicht sehr groß. Im Grunde ist es auch nicht schlimm, wenn sie eine Zeit lang weniger essen. Allerdings ist im Essen auch Flüssigkeit, die nun ersetzt werden muss. Fieber erhöht den Flüssigkeitsbedarf eventuell noch weiter. Daher darf und soll das Kind immer wieder trinken. Große Mengen auf einmal gehen jedoch oft nicht gut, bieten Sie daher eher häufig kleine Mengen an: Wasser, verdünnten Saft oder gesüßten Tee als Energiequelle. Bei älteren Kindern sind ausnahmsweise auch Softdrinks erlaubt. Milch mögen die meisten Kinder jetzt nicht.
› **PFLEGE:** Je nach Erkrankung braucht Ihr Kind Hilfe, damit es beispielsweise Sekret leichter abhusten kann, die Halsschmerzen weggehen oder der Bauch nicht mehr so wehtut. Was im Einzelfall besonders guttut, erfahren Sie bei den jeweiligen Krankheiten im Praxisteil ab Seite 124. Pflege bedeutet auch, dass Sie Ihr Kind mit dem Waschlappen waschen, wenn es stark geschwitzt hat, und ihm neue, trockene Kleider anziehen. Genauso wie dass Sie mehrmals am Tag ein paar Minuten durchlüften.
› **MEDIKAMENTE:** Bei einfachen Infekten sind Arzneien oft gar nicht nötig oder nur, um Fieber zu senken (siehe dazu Seite 45 f.). Sofern bestimmte Medikamente sinnvoll sind, ist dies bei den einzelnen Krankheitsbildern erwähnt.

Auch bei einfachen Erkrankungen ist es wichtig, den Verlauf zu beobachten: Verläuft die Krankheit wie erwartet beziehungsweise wie man es gewohnt ist?

Dann ist meist alles in Ordnung, man kann den normalen Heilungsverlauf abwarten. Kommen jedoch neue Symptome hinzu beziehungsweise verändert sich das Krankheitsbild, könnte das ein Hinweis auf mögliche Komplikationen sein – etwa dass aus einer harmlosen Bronchitis eine Lungenentzündung wird. Verschlechtert sich der Zustand sogar, kann das darauf hindeuten, dass es sich doch um eine schwerere Erkrankung handelt als gedacht. In solchen Fällen sollten Sie unbedingt den Kinderarzt hinzuziehen beziehungsweise eine Kontrolle veranlassen.

Ist das Kind nach wenigen Tagen wieder (fast) gesund, normalisiert sich das Leben wieder. Allenfalls mit anstrengenden Aktivitäten wie zum Beispiel Sport sollte noch für einige Tage pausiert werden.

BERUFSTÄTIGE ELTERN

Weil man ein krankes Kind nicht in die Krippe, den Kindergarten oder die Schule schicken kann und soll, verlangt jede Erkältung, jeder Magen-Darm-Infekt von berufstätigen Eltern viel Umorganisation und Flexibilität. Damit die häusliche Pflege des Kindes gewährleistet ist, gibt es entsprechende Regelungen für die Freistellung von der Arbeit: Der Arbeitgeber muss einen Elternteil freistellen, damit das kranke Kind daheim versorgt werden kann. Diese Freistellung ist für den Arbeitgeber verpflichtend (§ 45 SGB V). Falls keine andere Regelung im Arbeitsvertrag getroffen ist, wird in dieser Zeit der Lohn weitergezahlt (§ 616 BGB). Wurde eine Lohnfortzahlung bei Erkrankung des Kindes nicht vertraglich festgelegt, springt die Krankenkasse mit Krankengeld ein.

Wichtig: Das Gesetz sieht eine Freistellung von maximal fünf Tagen pro Krankheitsfall vor. Dauert die Erkrankung länger, kann der Anspruch auf Freistellung nach § 616 ganz wegfallen beziehungsweise müssen individuelle Regelungen getroffen werden.

Voraussetzungen für die Freistellung sind:
› Das Kind ist noch keine zwölf Jahre alt (für ältere Kinder mit Behinderung, die auf Hilfe angewiesen sind, muss dies gesondert bescheinigt werden).
› Die Betreuung ist aus ärztlicher Sicht erforderlich.
› Es liegt eine ärztliche Bescheinigung für den Arbeitgeber vor.
› Es lebt sonst niemand im Haushalt, der das Kind betreuen könnte.

Unter diesen Voraussetzungen können Sie sich für jedes Kind zehn Tage pro Jahr freistellen lassen (Alleinerziehende 20 Tage), bei mehreren Kindern maximal 25 Tage (Alleinerziehende 50). Teilen sich Vater und Mutter die Betreuung, können sie so zusammengezählt immerhin vier Wochen bei ihren kranken Kindern daheimbleiben und sie versorgen. Für privatversicherte Eltern gilt diese Regelung nach § 45 SGB V nicht. Der Arbeitgeber muss sich bezüglich der Freistellung jedoch prinzipiell gleich verhalten, § 616 BGB gilt für alle Arbeitnehmer. Sonderregelungen gibt es ferner für Beamte.

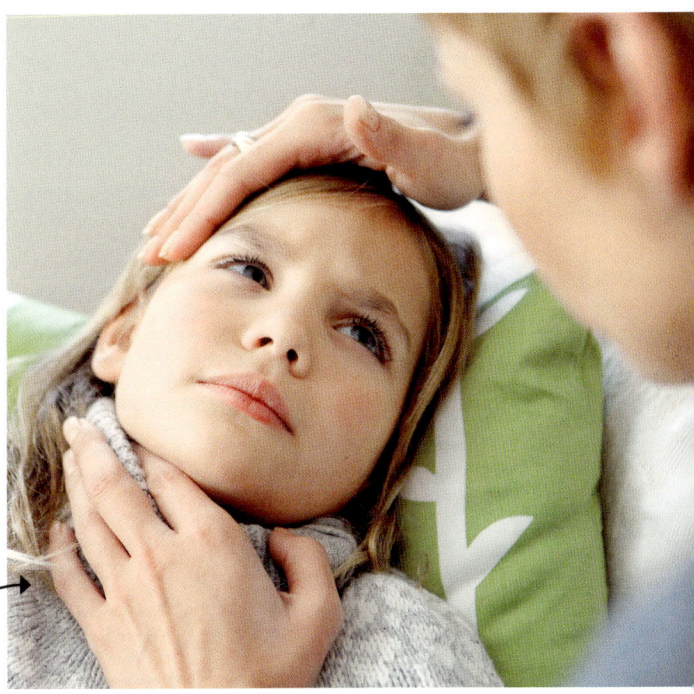

Liebevolle Pflege ist wichtig, auch wenn sie den Verlauf einer Krankheit leider nicht beschleunigt.

KLEINE MEDIKAMENTENKUNDE

Medikamente sind Stoffe oder Stoffkombinationen, die dazu dienen sollen, Krankheiten zu heilen oder zu verhindern. Einige davon, etwa Schmerzmittel, wirken direkt im menschlichen Stoffwechsel. Andere ersetzen bestimmte Körperfunktionen, wie zum Beispiel Insulin. Wieder andere wirken nicht auf den Menschen selbst, sondern nur auf die Krankheitserreger, so wie Antibiotika.

Bei vielen Infekten und anderen Problemen werden Kinder meist auch ohne Medikament wieder gesund. Wenn sie nicht sehr hoch fiebern oder Komplikationen auftreten, braucht es noch nicht einmal fiebersenkende Arzneimittel. Bei Kindern, die schon etwas größer sind und die Bedeutung von krank und gesund verstehen, ist es manchmal sogar ganz gut, wenn sie erleben, dass man auch ohne medikamentöse Hilfe wieder gesund werden kann. Das stärkt das Selbstvertrauen und das Gefühl für die Leistungsfähigkeit des eigenen Körpers. Greifen Eltern bei jeder Befindlichkeitsstörung und jedem Wehwehchen zu Medikamenten, lernen ihre Kinder dagegen, dass ein Leben ohne Arznei kaum möglich ist. Zuwendung und Trost sind daher bei kleineren Problemen der bessere Weg.

Leider geht es jedoch nicht immer völlig ohne Medikamente. Und manchmal ist es auch nicht sinnvoll, auf sie zu verzichten – obwohl es theoretisch denkbar wäre. Auf jeden Fall sollten Sie Medikamente möglichst nur in Absprache mit dem Arzt geben.

Medikamente haben sehr verschiedene Wirkungsmechanismen:

> **PHARMAKOLOGISCH:** Der gewünschte Effekt tritt durch das Medikament ein, wie zum Beispiel bei Schmerzmitteln.

> **NEBENWIRKUNGEN:** Es gibt substanzbedingte unvermeidliche Nebenwirkungen (wie die Gewichtszunahme bei länger dauernder Anwendung von Kortisontabletten oder Haarausfall bei Chemotherapie) und zufällig auftretende Nebenwirkungen (zum Beispiel Hautausschlag bei Penicillin).

> **PLACEBOEFFEKT:** Das Medikament hat einen Effekt, der mit der Wirksubstanz gar nichts zu tun hat, wobei allein die Erwartung einer Wirkung schon zu einer Besserung führt.

> **NOCEBOEFFEKT:** Quasi ein umgekehrter Placeboeffekt, bei dem Nebenwirkungen auftreten, die mit der Wirksubstanz eventuell gar nichts zu tun haben. Dabei kann allein die Erwartung, dass ein Medikament schaden muss (zum Beispiel weil man den Begleitzettel gelesen hat oder die Therapie insgeheim ablehnt), zu einem Noceboeffekt führen, selbst bei Scheinmedikamenten ohne Wirksubstanz.

> **INTERAKTION ZWISCHEN VERSCHIEDENEN MEDIKAMENTEN:** Arzneimittel können sich mitunter gegenseitig in der Wirkung abschwächen, wie zum Beispiel ACC und Antibiotika. Umgekehrt kann sich die Wirkung verschiedener Substanzen gegenseitig auch in unerwünschter Weise verstärken, wenn sie parallel genommen werden (das gilt für manche Antibiotika und Immunsuppressiva, sogar für manche Naturheilmittel).

> **INTERAKTION ZWISCHEN MEDIKAMENTEN UND NAHRUNGSMITTELN:** Auch die Ernährung kann die Wirkung von Arzneimitteln beeinträchtigen. So kann beispielsweise Milch bei verschiedenen Substanzen die Aufnahme durch die Darmwand stören. Grapefruits können den Stoffwechsel einiger Immunsuppressiva auf gefährliche Weise verändern. Über solche Probleme sollte Sie der Apotheker beim Einlösen des Rezepts aufklären.

> **ALLERGIEN AUF MEDIKAMENTE** oder Zusatzstoffe sind vergleichsweise selten (mehr dazu erfahren Sie auf Seite 69).

AUFBEWAHRUNG

Medikamente sind nur dann gut wirksam, wenn sie richtig gelagert werden. Was das Verfallsdatum betrifft, sollten Sie beachten:

> Wenige Tage darüber geht sicher. Denn das Datum ist so definiert, dass zum entsprechenden Zeitpunkt noch mindestens 90 Prozent der Wirkung vorhanden sein muss. Ältere Medikamente sollten Sie jedoch entsorgen.

› Aufzulösende Trockensäfte, also Pulver in einer Flasche, das mit Wasser aufgefüllt wird, lassen sich, wenn sie angebrochen sind, nur kurz verwenden.
› Manche Medikamente, beispielsweise Inhalationslösungen, haben eine begrenzte Haltbarkeit, sobald sie mit Luft in Berührung kommen. Beachten Sie die Packungsbeilage und notieren Sie sich den Tag, an dem das Präparat geöffnet wurde.
› Kühl und dunkel lagern: Manche Säfte, wie zum Beispiel Antibiotika, müssen, wenn sie einmal angebrochen sind, in den Kühlschrank (4 bis 8 Grad). Auch Insulin und einige andere Substanzen sollten in den Kühlschrank, aber das erfahren Sie in der Schulung. Doch Achtung: Die meisten Kühlschränke sind zu warm eingestellt und in der Tür ist es am wärmsten. Es empfiehlt sich, ein Babythermometer neben das Medikament zu legen, um zu prüfen, ob die Temperatur stimmt. Auch einige andere Medikamente müssen lichtgeschützt aufbewahrt werden.
› Angebrochene, nicht mehr verwendbare oder verfallene Medikamente dürfen über den Hausmüll entsorgt werden, am besten in der Originalverpackung. Werfen oder schütten Sie sie niemals in den Ausguss oder in die Toilette. Dadurch gelangen die Wirkstoffe in den Wasserkreislauf und belasten die Umwelt.

BEHANDLUNGSDAUER

In den meisten Fällen schlägt der Kinderarzt vor, wie lange ein Medikament einzunehmen ist: Fiebersäfte etwa nimmt man meist nur nach Bedarf, den Hustensaft nur, solange das Kind hustet. Antibiotika dagegen sollten so lange wie vorgesehen genommen werden, damit wirklich alle Bakterien erwischt werden – das gilt auch für den Fall, dass die Symptome vielleicht bereits abgeklungen sind. Außerdem gibt es weniger Resistenzen, wenn man die vorgesehene Menge über die vorgesehene Dauer gibt.

Dauermedikamente heißen so, weil sie, wie etwa ein Asthmaspray, über einen längeren Zeitraum oder, wie Insulin, für immer angewendet werden müssen.

Medikamente, Kosmetika und Putzmittel müssen immer sicher und für Kinder nicht erreichbar verstaut werden.

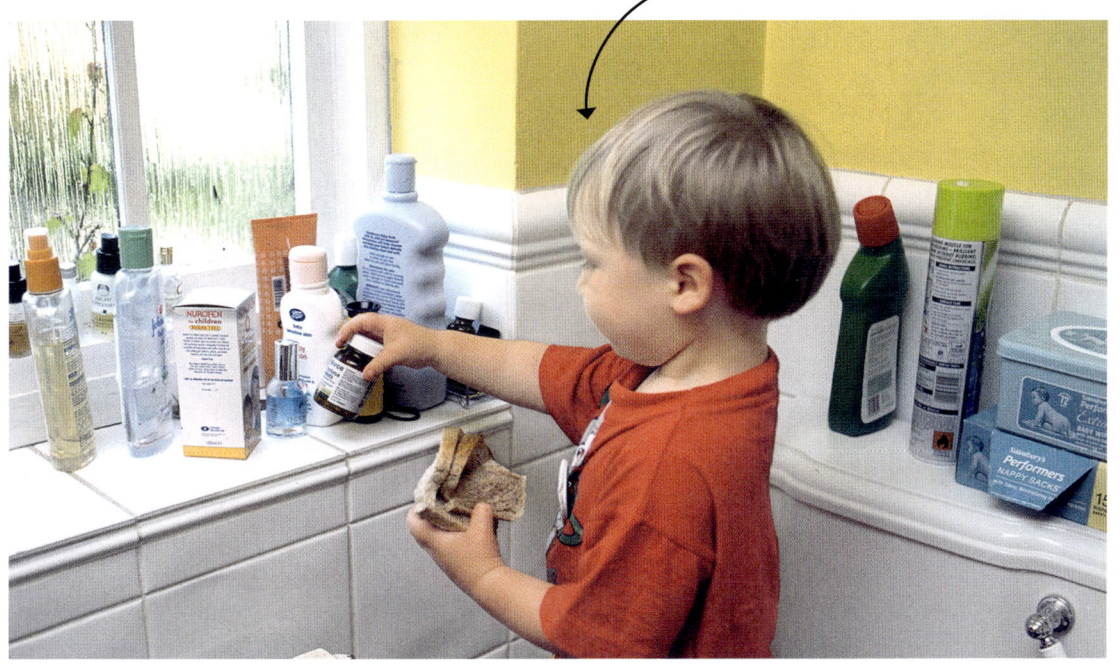

ES GIBT VERSCHIEDENE ARTEN, WIE MAN KINDERN MEDIKAMENTE VERABREICHEN KANN:

SAFT	Saft ist bei Kindern relativ beliebt. Die Wirksubstanz muss löslich sein und wird in einer Flüssigkeit mit Geschmackskorrektur und weiteren Zusätzen »versteckt«. Die zu verabreichende Menge wird meist mit Dosierlöffeln abgemessen. Trockensäfte sind Pulver, die in einer bestimmten Menge Wasser aufgelöst werden. Ähnlich sind Tropfen, Sirup und Elixier, die sich jedoch von der Konsistenz, der Wirkstoffkonzentration etc. von Säften unterscheiden.
TABLETTEN	Tabletten sind je nach Substanz unterschiedlich groß und daher eher etwas für ältere Kinder. Wenn man sie zerkaut, schmecken sie teils recht unangenehm, weshalb sie in der Regel geschluckt werden sollen. Tabletten lösen sich unterschiedlich schnell auf. Einige geben innerhalb weniger Sekunden ihre Wirkstoffe frei, die dann über die Mundschleimhaut aufgenommen werden (etwa Vitamin D oder Notfalltabletten für Krampfanfälle). Sie sind auch schon für Babys geeignet. Außer Tabletten gibt es Filmtabletten (mit glattem Überzug) und Kapseln (aus Gelatine).
ZÄPFCHEN	Zäpfchen enthalten Wirkstoffe, die über die Schleimhaut des Enddarms aufgenommen werden können. Trägersubstanz ist Kakaobutter oder ein anderes schnell schmelzendes Fett.
SALBEN UND CREMES	Salben und Cremes für die äußerliche Anwendung werden in erster Linie bei Hauterkrankungen eingesetzt.
INHALATIONS-LÖSUNGEN	Inhalationslösungen in flüssiger Form werden bei Atemwegserkrankungen verwendet. Sie setzen die Benutzung eines (meist elektrisch betriebenen) Inhaliergeräts voraus.
SPRAYS	Sprays (Dosieraerosole) und Pulverinhalate werden in erster Linie bei Asthma eingesetzt.
SPRITZEN	Spritzen (Medikamente zur Injektion) sind normalerweise etwas für Praxis und Klinik. In einigen Fällen verwenden Eltern und Kinder Spritzen selbst – sei es im Notfall wie die notfallmäßige Adrenalininjektion bei einem allergischen Schock oder dauerhaft bei chronischen Erkrankungen (zum Beispiel Insulin, Wachstumshormon oder Immunsuppressiva).
GLOBULI	Globuli sind kleine Zuckerkügelchen mit meist homöopathischen Medikamenten. Alternativmedizinische Medikamente kommen darüber hinaus teils noch in anderen Darreichungsformen vor.

FIEBER

Fieber ist selbst keine Krankheit, sondern eine unspezifische Reaktion des Körpers. Sie zeigt an, dass verschiedene Stoffwechselfunktionen gerade besonders aktiv sind und deshalb mehr Wärme produziert wird als sonst. Bei Infekten kann es für den Körper nämlich durchaus sinnvoll sein, den »Sollwert« der Körpertemperatur zu verstellen. Denn manche Abwehrfunktionen verlaufen schneller und zielgerichteter, wenn die Temperatur steigt.

Neugeborene haben im ersten halben Jahr nach der Geburt meist wenig oder kein Fieber. Gegen Ende des ersten Lebensjahres und vor allem durch die Krippen- und Kindergartenzeit hindurch fiebern Babys und (Klein-)Kinder hingegen oft und auch sehr hoch. Allerdings ist auch hier jedes Kind anders, sodass manche Eltern auch berichten, dass ihr Kind zwar oft krank ist, aber so gut wie nie fiebert.

Wenn der Körper bei einem Infekt den »Thermostat« verstellt, die Temperatur also ansteigt, friert das Kind, zeigt heftige Muskelbewegungen (Schüttelfrost) und klappert zuweilen mit den Zähnen. Dadurch wird Wärme produziert – das Fieber steigt. Das Kind ist dabei meist wach und reagiert normal auf Ansprache und Zuwendung.

Wenn die Körpertemperatur fällt – von allein oder durch Medikamente –, schwitzt das Kind dagegen meist stark. Seine Haut ist rot, was eine Folge der verstärkten Hautdurchblutung ist. Viele Kinder wollen jetzt Ruhe und schlafen sich aus.

URSACHEN FÜR FIEBER

Am häufigsten tritt Fieber bei Kindern infolge eines Virusinfekts auf. Dieser kann ganz ohne besondere Krankheitszeichen ablaufen, meistens aber gibt es Hinweise, wie Schnupfen, Bronchitis, geschwollene Lymphknoten, Ohrenschmerzen, Bauchschmerzen, Durchfall oder Hautausschläge.

Auch Infektionen durch Bakterien führen oft zu Fieber, das dann zum Beispiel eine Magen-Darm-Infektion, Blasenentzündung (Harnwegsinfekt), Lungen- oder Mittelohrentzündung begleitet.

Die Ursache für Fieber kann aber auch im »Verborgenen« liegen. Das fängt bei der Blinddarmentzündung an und reicht über Gelenk- oder Knocheninfektionen bis zu septischen Allgemeininfektionen (»Blutvergiftung«).

Eine hohe Temperatur muss nicht einmal zwangsläufig mit einer Infektion zusammenhängen. Auch rheumatische Erkrankungen, Erkrankungen des Immunsystems und sogar manche Medikamente und Gifte können Fieber auslösen. Besonders bei sehr kleinen Kindern kann schon ein Flüssigkeitsmangel Fieber hervorrufen, genauso wie ein Hitzestau. Nicht vergessen werden dürfen hier auch jene (meist älteren) Kinder, die das Thermometer manipulieren, um Fieber vorzutäuschen.

Es gibt darüber hinaus noch einige andere, teils jedoch sehr seltene Ursachen für Fieber. Es ist dann die Aufgabe des Kinderarztes beziehungsweise der Kinderklinik, herauszubekommen, was hinter der hohen Körpertemperatur steckt, und die richtige Behandlung vorzuschlagen, damit es dem Kind bald wieder besser geht.

FIEBERMESSEN

Sie können die Temperatur Ihres Kindes an verschiedenen Stellen messen: unter der Achsel, im Mund, im Ohr oder im After. Alle Messungen haben ihre Vor- und Nachteile:

› **AFTER:** Zwar wird die Körpertemperatur hier am genauesten wiedergegeben, die Methode ist aber für Kinder unangenehm. Wenn Ihre Tochter oder Ihr Sohn beim Fiebermessen strampelt, besteht zudem die Gefahr, dass sie/er sich verletzt. Halten Sie daher die Beine die ganze Zeit über an den Knien fest.

› **ACHSEL:** Diese Methode ist für Ihr Kind zwar am angenehmsten, leider aber auch relativ ungenau. Vor allem kleine Kinder halten nicht lange genug ruhig, sodass die Thermometerspitze schnell »im Freien« liegt und letztendlich eine zu geringe Temperatur gemessen wird. **Wichtig:** Unter der Achsel gemessen ist die Temperatur etwa 0,5 Grad niedriger als im After, weil nicht die sogenannte Körperkerntemperatur gemessen wird.

AB WANN HAT EIN KIND EIGENTLICH FIEBER?

Über 38,5 Grad
FIEBER UND WEITER ANSTEIGEND HOHES FIEBER. Gefährlich wird es, wenn die Körpertemperatur über 41,5 Grad steigt, weil in dem Bereich Probleme mit dem Nervensystem beginnen. In diesem Fall muss die Temperatur schnell und zuverlässig gesenkt werden, auch mithilfe von Medikamenten.

WENN IHR KIND FIEBERT
› Messen Sie regelmäßig die Temperatur und prüfen Sie, wie hoch das Fieber ist. Eventuell weitere Maßnahmen ergreifen (siehe Seite 47).
› Bieten Sie Ihrem Kind regelmäßig etwas zu trinken an. Essen ist weniger wichtig – am besten etwas leicht Verdauliches.
› Bettruhe tut gut.
› Mit Ihrem fiebernden Baby im 1. Lebensjahr zum Kinderarzt gehen – ebenso mit Ihrem älteren Kind, wenn Sie besorgt sind.

Bis zu 38,5 Grad
Hier spricht man von einer **ERHÖHTEN KÖRPERTEMPERATUR** oder **LEICHTEM FIEBER**.

Um die 37 Grad
Zwischen etwa 36 und 37,8 Grad liegt die **NORMALE KÖRPERTEMPERATUR**, wobei nachmittags meist etwas mehr gemessen wird. Auch nach körperlicher Anstrengung kann die Temperatur für 30 bis 60 Minuten um bis zu ein Grad steigen.

› **MUND:** Für ein möglichst genaues Ergebnis muss die Thermometerspitze mit gutem Kontakt zum Gewebe unter der Zunge liegen, nicht frei in der Mundhöhle. Die Messwerte können etwas niedriger sein als bei der Messung im After. **Vorsicht:** Kleinere Kinder können auf das Thermometer beißen, verwenden Sie daher nur bruchsichere Geräte (vor allem kein Glas).

› **OHR:** Die Messung ist nur mit einem speziellen Infrarotthermometer möglich.

Damit Sie beobachten können, wie sich das Fieber entwickelt, ist es wichtig, dass Sie auch die nachfolgenden Messungen auf dieselbe Weise vornehmen. Vergessen Sie außerdem nicht, das Thermometer (nur den Messfühler) nach jedem Gebrauch abzuwaschen und abzutrocknen.

MUSS FIEBER BEKÄMPFT WERDEN?

Da Fieber eine natürliche Reaktion des Körpers ist, muss es nicht zwangsläufig gesenkt werden. Solange das Kind ansprechbar ist, ausreichend trinkt, warme Hände und Füße hat, keine schwerwiegenden Krankheitszeichen auftreten und die Temperatur nicht über 40 Grad steigt, können Sie Ihre Tochter oder Ihren Sohn ruhig fiebern lassen oder das Fieber allenfalls mit einfachen Hausmitteln wie zum Beispiel Wadenwickeln behandeln (siehe Seite 46) – einen stabilen Kreislauf vorausgesetzt.

Zu Beginn des Schüttelfrostes will das Kind warm eingepackt werden. Ist er vorüber, ist das nicht mehr nötig und würde die Temperatur nur noch weiter erhöhen. Leichte Kleidung und eine dünne Decke reichen oft aus, vor allem wenn das Fieber abfällt und das Kind ohnehin schwitzt.

Wenn das Kind stark geschwitzt hat, hilft kaltes Abwaschen mit einem Waschlappen, was meist als sehr angenehm empfunden wird. Danach darf das Kind frische, trockene Kleidung anziehen.

Pflanzliche Mittel, homöopathische Medikamente, Tees und Ähnliches sind sehr beliebt. Leider lässt sich aber eine zuverlässige Wirkung nicht nachweisen. Im Zweifelsfall sollten Sie daher Ihren Kinderarzt um Rat fragen.

Fieber und vor allem das begleitende Schwitzen führen rasch zu einem Flüssigkeitsverlust. Daher müssen Sie Ihr Kind dazu anhalten, immer wieder zu trinken. Erlaubt ist, was ihm schmeckt.

Wenn Ihr Kind (hohes) Fieber hat, sollten Sie es nicht allein lassen. Sie müssen sich zwar nicht unbedingt im selben Zimmer aufhalten, aber es ist wichtig, dass Sie die Tür offen lassen und auf Zuruf sofort bei ihm sind.

	Digitales Thermometer	Flüssigkeitsthermometer	Ohrthermometer
Vorteile	Einfach anzuwenden, preiswert	Einfach anzuwenden, preiswert, funktioniert immer	Schnelle Messung
Nachteile	Batterie kann leer sein	Lange Messzeit	Teuer; Batterie kann leer sein
Fehlerquellen	Solange die Batterie funktioniert, gibt es kaum Fehlmessungen.	Ist die Messung zu kurz, wird das Fieber unterschätzt; wurde die letzte Messung nicht gelöscht, ist das Fieber zu hoch.	Eine Entzündung im Ohr gibt einen zu hohen Wert an, Ohrenschmalz einen zu niedrigen.

KRANKHEITEN GEHÖREN DAZU

FIEBERMEDIKAMENTE

Muss das Fieber gesenkt werden, weil Ihr Kind nicht ausreichend trinkt, die Körpertemperatur zu hoch ist, bereits Fieberkrämpfe vorgekommen sind oder es andere medizinische Gründe dafür gibt, werden Medikamente eingesetzt. Die Fiebermedikamente haben unterschiedliche Wirkmechanismen. Sie greifen zum einen in den Stoffwechsel der Entzündungsstoffe ein und senken auf diese Weise die Körpertemperatur. Zum anderen haben die Substanzen eine schmerzreduzierende Wirkung, die je nach Medikament unterschiedlich stark ausgeprägt ist.

Wichtige Fiebermedikamente sind:

› **IBUPROFEN:** Erhältlich als Saft, Tabletten und Zäpfchen für alle Altersstufen ab drei Monaten (bis 400 mg rezeptfrei, aber apothekenpflichtig). Zu dosieren nach ärztlicher Verordnung beziehungsweise alters- und gewichtsgerecht (siehe Beipackzettel). Das Medikament kann rote Flecken verursachen oder verstärken, was jedoch meist harmlos ist. Kritische Nebenwirkungen sind selten und betreffen meist den Magen oder die Leber. Wenn Ihr Kind herzkrank ist oder Dauermedikamente nimmt, die das Immunsystem beeinflussen, darf Ibuprofen nur mit ärztlicher Verordnung verabreicht werden.

› **PARACETAMOL:** Als Zäpfchen, Saft und Tablette erhältlich, mit unterschiedlichen Dosierungen für alle Altersgruppen (rezeptfrei, apothekenpflichtig). Zu dosieren nach ärztlicher Verordnung alters- und

Wadenwickel führen Wärme ab, dürfen aber nur angewendet werden, wenn die Beine gut durchblutet und warm sind.

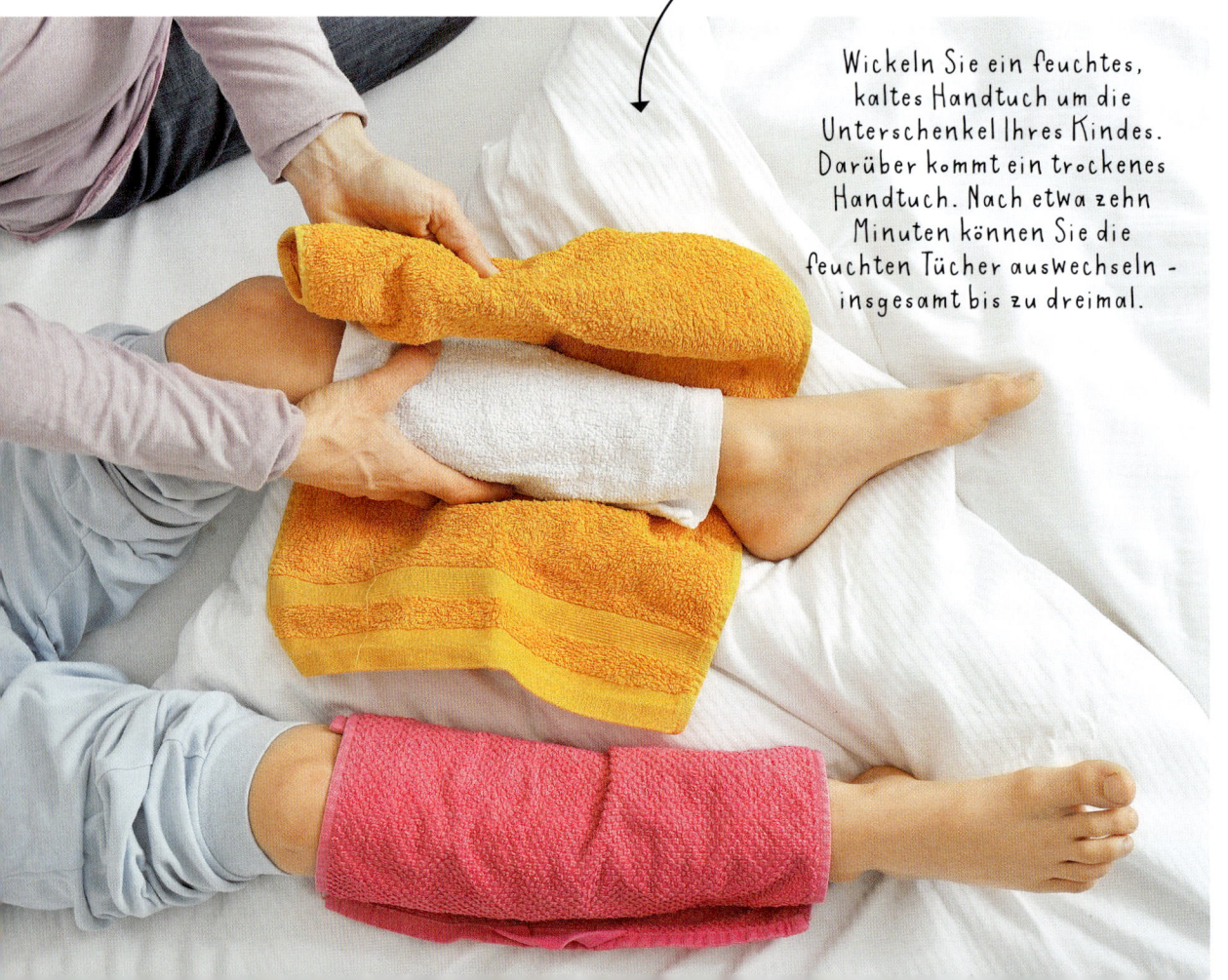

Wickeln Sie ein feuchtes, kaltes Handtuch um die Unterschenkel Ihres Kindes. Darüber kommt ein trockenes Handtuch. Nach etwa zehn Minuten können Sie die feuchten Tücher auswechseln – insgesamt bis zu dreimal.

gewichtsgerecht (siehe Beipackzettel) und Obergrenze beachten! Größere Mengen können für die Leber akut giftig werden. Wenn Ihr Kind eine Leber- oder Nierenerkrankung hat, sollte das Medikament deswegen nur nach genauer ärztlicher Verordnung verwendet werden. Bei sehr hoch fiebernden Kindern kann man Ibuprofen und Paracetamol abwechselnd geben und so die Abstände verkürzen.

> **ASS (ACETYLSALICYLSÄURE):** Als Tablette in verschiedenen Dosierungen (rezeptfrei, apothekenpflichtig). Sollte bei Säuglingen gar nicht und später nur zurückhaltend verwendet werden. Es hat neben der fiebersenkenden auch eine entzündungs- und schmerzhemmende Wirkung und beeinflusst die Blutgerinnung. Bei Jugendlichen kann ASS (seltener auch Ibuprofen) Asthmaanfälle auslösen. ASS gilt als Reservemedikament und sollte nur nach ärztlicher Verordnung gegeben werden.

> **METAMIZOL (NOVAMINSULFON):** Die rezeptpflichtigen Tropfen und Tabletten wirken gut, lösen aber in seltenen Fällen Knochenmarkschwund aus und gelten deswegen als Reservemedikament.

Lässt sich die Temperatur bei einem über sechs Monate alten Kind weder damit noch mit anderen Medikamenten kaum senken, sollten Sie innerhalb der nächsten zwei Tage unbedingt einen Arzt kontaktieren – auch wenn es dem Kind ansonsten nicht schlecht zu gehen scheint.

EXAKT DOSIEREN

Auch rezeptfrei erhältliche Fiebermittel dürfen nur in der vorgesehenen Anwendungsform und Dosierung verabreicht werden. Beachten Sie unbedingt die angegebenen Obergrenzen. Haben Sie Ihrem Kind versehentlich eine zu hohe Dosis gegeben (mehr als das Eineinhalbfache der empfohlenen Menge), sollten Sie unverzüglich mit dem Kinderarzt oder einer Kinderklinik Kontakt aufnehmen.

WANN MUSS DAS KIND ZUM ARZT?

Babys im ersten Lebensjahr sollten bei Fieber immer vom Kinderarzt untersucht werden. Aber auch bei älteren Kindern und Jugendlichen ist ein baldmöglicher Arztbesuch ratsam, sobald sich ihr Zustand verschlechtert und das Fieber durchgehend hoch bleibt. Genauso warten Sie lieber nicht erst noch eine Nacht ab, wenn Ihr Kind Atemnot, starken Husten, Brennen beim Wasserlassen oder starke Kopfschmerzen hat. Dasselbe gilt, wenn es in der Vergangenheit bei fieberhaften Infekten zu Komplikationen kam oder das Kind eine chronische Krankheit hat (wie zum Beispiel Diabetes, Asthma oder Mukoviszidose) oder ein komplizierter Fieberkrampf aufgetreten ist (siehe auch Seite 48 f.). Es sollte dann innerhalb der nächsten Stunden untersucht werden.

Lassen Sie bei folgenden weiteren Signalen Ihre Tochter oder Ihren Sohn ebenfalls umgehend vom Kinderarzt untersuchen:

Bei Babys und Kleinkindern:
> Temperatur über 41,5 Grad,
> Fieberkrampf (auch kurz) vor dem siebten Lebensmonat; darüber hinaus Fieberkrampf, der länger als fünf Minuten andauert,
> zunehmende punktförmige Blutungen,
> Auslassen von mehr als einer Mahlzeit und/oder das Kind trinkt sehr wenig.

Bei Kindern und Jugendlichen:
> Das Kind ist nicht ansprechbar und reagiert nicht auf Zuruf,
> es kann oder will sich nicht aufsetzen, wehrt sich dagegen, überstreckt sich (sofort den Notarzt rufen),
> zunehmende punktförmige Blutungen (Kinder),
> größere gezackt angeordnete blau-schwarze Flecken/Blutungen (sofort den Notarzt rufen),
> Krampfanfall im Rahmen des Fiebers.

Bei allen Altersstufen:
> Fieber nach Tropenaufenthalt (unbedingt angeben, in welchem Land das Kind war),
> zunehmende Apathie,
> keine Urinbildung über acht Stunden und länger,
> kalte Hände und Füße bei sehr heißem Körper (Kreislaufproblem).

KRANKHEITEN GEHÖREN DAZU

FIEBERKRAMPF

Die Nervenzellen im Gehirn arbeiten normalerweise koordiniert und geben sich laufend gegenseitig Informationen weiter – selbst im Schlaf. Bei einem zerebralen Krampfanfall (siehe auch Seite 280 ff.) werden dagegen sehr viele Nervenzellen des Gehirns gleichzeitig rhythmisch aktiviert, was die normalen Hirnaktivitäten beeinträchtigt.

Bei hohem Fieber sinkt die »Krampfschwelle«, das heißt, es kommt leichter zur gleichzeitigen Aktivität großer Hirnareale. Die Folgen: Zunächst verkrampft sich das Kind, meist am ganzen Körper. Im Anschluss an diese sogenannte tonische Phase, die in der Regel etwa 30 Sekunden dauert, manchmal aber auch ganz fehlt, verliert das Kind sein Bewusstsein und verfärbt sich blau. Danach beginnen erst Arme und Beine rhythmisch zu zucken – und zwar alle Extremitäten gleichzeitig. Die Atmung ist angestrengt, die Augen sind meist weit aufgerissen, wobei das Kind nichts und niemanden richtig anschaut. In manchen Fällen bleiben die Zuckungen auch aus und das Kind wird nur schlaff und blau.

Nach zwei bis drei Minuten ist der Anfall meist vorüber. Das Kind fängt dann oft an zu weinen, ist unruhig und schläft irgendwann wimmernd ein. Selten dauern Anfälle zehn Minuten und länger.

URSACHEN UND AUSWIRKUNGEN

Fieberkrämpfe werden meist durch (Virus-)Infektionen ausgelöst, beispielsweise durch eine Bronchitis oder eine Lungenentzündung. Aber auch bakterielle Infektionen wie zum Beispiel Harnwegsinfekte können im Einzelfall hinter einem Fieberkrampf stecken. Dasselbe gilt für gefährliche Erkrankungen wie die Hirnhautentzündung. Daher ist es wichtig, dass Sie Ihre Tochter oder Ihren Sohn vom Kinderarzt untersuchen lassen, wenn Sie nicht ganz eindeutig wissen, was ihr/ihm fehlt.

Impfungen können im Einzelfall ebenfalls Fieberkrämpfe auslösen. Dies sollte jedoch keinesfalls ein Argument gegen weitere Impfungen sein. Impfen ist ein wichtiger Beitrag zur gesunden Entwicklung.

Die Fieberkrämpfe treten meist im zweiten bis vierten Lebensjahr auf und sind – so erschreckend sie im Einzelfall für die Eltern sind – bei Weitem keine Seltenheit: Eines von 25 Kindern bekommt mindestens einmal einen solchen Anfall. Oft hatten dann bereits seine Eltern, Geschwister oder nahe Verwandte ebenfalls Fieberkrämpfe.

Auch wenn der Krampfanfall noch so schlimm aussieht, in der Regel ist er »unkompliziert« und letztlich ungefährlich, solange …

› das Kind älter als sechs Monate und jünger als fünf Jahre ist,
› er im Fieberanstieg beziehungsweise bei hohem Fieber über 38,5 Grad auftritt,
› er kürzer als 10 bis 15 Minuten anhält,
› nicht mehr als vier Fieberkrämpfe insgesamt aufgetreten sind,
› innerhalb von 24 Stunden kein weiterer Krampfanfall eintritt,
› nach dem Anfall keine Lähmungen zurückbleiben,
› der Anfall generalisiert ist, das heißt, er betrifft das gesamte Nervensystem.

Durch einen »unkomplizierten« Fieberkrampf kommt kaum ein Kind zu Schaden. Der Fieberkrampf hat daher keinerlei Spätfolgen für das Kind und seine Entwicklung. Kritisch können allenfalls die zugrunde liegenden Infekte sein.

Etwas anders sieht es bei »komplizierten« Fieberkrämpfen aus, also wenn eine der aufgezählten Bedingungen nicht erfüllt ist. In so einem Fall sollte immer eine kinderärztliche oder kinderneurologische Untersuchung durchgeführt werden, wenn das Kind wieder gesund ist. So lassen sich möglicherweise zugrunde liegende Erkrankungen des Nervensystems erkennen.

Etwa ein Drittel der Kinder hat – meist innerhalb eines Jahres – irgendwann einen zweiten Anfall. Dieser tritt ebenso unvorhergesehen und meist beim Fieberanstieg auf. Leider gibt es keine wirksame Möglichkeit, solche Anfälle zuverlässig zu verhindern – auch nicht durch sehr häufiges Fiebermessen. Deshalb trifft niemanden die Schuld, wenn ein weiterer Anfall auftritt.

ERSTE HILFE BEIM FIEBERKRAMPF

Hat Ihr Kind einen Fieberkrampf, braucht es Ihre Hilfe: Drehen Sie es als Erstes auf die Seite, damit es sich nicht am Speichel verschlucken kann. Schauen Sie dann auf die Uhr, damit Sie ungefähr wissen, wie lang der Anfall dauert. Sofern Ihre Tochter oder Ihr Sohn in der Vergangenheit schon einmal einen Fieberkrampf hatte, hat Ihnen der Arzt vermutlich ein Notfallmedikament verschrieben – für den Fall eines weiteren Krampfs. Verabreichen Sie dieses Mittel nun, um den Anfall zu unterbrechen. Ansonsten geben Sie Ihrem Kind ein Fiebermedikament (bevorzugt Zäpfchen).

Dem Kind in den Mund zu fassen hilft nicht oder ist sogar gefährlich. Denn durch den Krampf der Kiefermuskeln beißt das Kind stark zu und kann auch nicht mehr loslassen. Festhalten der zuckenden Arme und Beine bringt ebenfalls nichts, birgt aber ein hohes Verletzungsrisiko. Schütteln Sie Ihr Kind auch nicht. Das unterbricht den Anfall nicht und kann ihm schaden. Es mit kaltem Wasser zu bespritzen ist ebenso sinnlos wie eine Mund-zu-Mund-Beatmung und andere »Wiederbelebungsversuche« oder wie das Kind anzuschreien und immer wieder seinen Namen zu rufen.

Dauert der Krampfanfall länger als zehn Minuten, rufen Sie den Notarzt. Auch falls das nicht nötig ist: Lassen Sie Ihr Kind, wenn es das erste Mal einen Krampfanfall hatte, im Anschluss auf jeden Fall unverzüglich von Ihrem Kinderarzt oder in der Kinderklinik untersuchen.

WAS PASSIERT BEIM ARZT?

Selbst wenn Ihr Kind lange krampft und Sie umgehend mit ihm zum Arzt oder in die Klinik fahren, ist der Anfall in der Regel bereits wieder vorbei, bis Sie dort ankommen. Schildern Sie dann dem Arzt den Ablauf möglichst genau:
› Wie hat das Kind gekrampft?
› Wie lange?
› Welche (Fieber-)Medikamente haben Sie ihm bereits verabreicht?
› Welche Krankheitssymptome haben Sie an Ihrer Tochter oder Ihrem Sohn beobachtet?

Beim ersten Krampfanfall wird das Kind meist stationär aufgenommen, um es genauer zu untersuchen, zum Beispiel anhand eines Blutbilds, eines Urintests oder eines Röntgenbilds. Bei Babys im ersten Lebensjahr wird in der Regel eine Lumbalpunktion (Entnahme von Nervenwasser) durchgeführt. Später geschieht dies nur noch dann, wenn sich Anhaltspunkte für eine Hirnhautentzündung finden.

In der Klinik kann das Kind sicher überwacht und das Fieber gegebenenfalls gesenkt werden. Fast immer geht es am nächsten Tag schon wieder zurück nach Hause. Zuvor klärt man Sie nochmals über Fieberkrämpfe auf und gibt Ihnen ein Notfallmedikament mit, falls Ihre Tochter oder Ihr Sohn noch einmal krampfen sollte.

Nur bei komplizierten Anfällen oder schweren Infektionen bleibt das Kind länger auf der Station. In so einem Fall wird nach der Entfieberung eine Hirnstromkurve angefertigt (EEG), um eine allgemeine Krampfbereitschaft zu erkennen.

> **BEKOMMT MEIN KIND SPÄTER EINE EPILEPSIE?**
>
> Eltern befürchten oft, Fieberkrämpfe könnten auf ein generell erhöhtes Krampfrisiko hindeuten. Das stimmt aber nicht. Tatsächlich ist es zwar so, dass Kinder und Jugendliche, die schicksalhaft und unvermeidbar eine Epilepsie bekommen (siehe auch Seite 280 ff.), im Vergleich zu anderen vorher etwas häufiger Fieberkrämpfe haben und dass diese Anfälle meist auch kompliziert sind.
> Andersherum gilt dies jedoch nicht: Unkomplizierte Fieberkrämpfe sind kein Risikofaktor für eine spätere Epilepsie. Seit man dies weiß, verzichtet man auch auf eine routinemäßige EEG-Untersuchung nach jedem Fieberkrampf.

SCHMERZEN

Jeder weiß, wie sich Schmerz anfühlt. Das ist auch gut so, denn Schmerz ist keine fiese Laune der Natur. Er ist ein lebensnotwendiges Warnsignal, das ein Problem oder eine Fehlfunktion im Körper meldet. Schmerz ist ein sehr komplexer Prozess. An fast allen Stellen im Körper gibt es Rezeptoren, die ungewöhnliche Eindrücke an das Hirn weiterleiten. Auf dem Weg dorthin werden die Signale mehrfach umgeschaltet, bearbeitet und gefiltert. Es gibt ganz unterschiedliche Rezeptoren, die auch unterschiedliche Signale senden. So lassen sich zum Beispiel stechende, drückende und brennende Schmerzen unterscheiden. Die Minimalvariante des Schmerzes ist übrigens der Juckreiz.

Dazu kommt: Weil Schmerz letztlich erst im Gehirn entsteht, ist er etwas äußerst Subjektives. Man kann ihn weder sehen noch objektivieren. Daher wird er von verschiedenen Personen auch unterschiedlich intensiv wahrgenommen. Das hängt nur zum einen Teil mit Vorbildern und Erziehung zusammen. Zum anderen spielen weitere Faktoren eine Rolle. So bestimmen zum Beispiel Entzündungsmediatoren die Schmerzschwelle. Bei Entzündungen wird Schmerz also intensiver empfunden. Genauso kann bei starkem Stress (beispielsweise schweren Verletzungen) Schmerz zunächst ganz »ausgefiltert« werden. Dann tut es erst nach einer Weile weh, wenn die Hauptgefahr vorüber ist.

DAS HILFT GEGEN SCHMERZEN

Wenn Ihre Tochter oder Ihr Sohn über Schmerzen klagt, ist es zunächst einmal wichtig, dass Sie den Ursachen auf die Spur kommen. Schließlich hängt davon ab, was zu tun ist und ob es genügt, »nur« den Schmerz zu bekämpfen oder ob das Kind zum Arzt muss, um die tatsächlichen Auslöser herauszufinden und zu behandeln.

Bei Babys und Kleinkindern in den ersten zwei bis drei Lebensjahren kann man natürlich nicht erwarten, dass sie genaue beziehungsweise verwertbare Angaben darüber machen, was und wo es wehtut. Es lässt sich allenfalls aus dem Verhalten des Kindes schließen, dass es Schmerzen hat beziehungsweise haben müsste. Auch ältere Kleinkinder können Schmerzen nur relativ ungenau angeben. Sie zeigen zum Beispiel oft auch dann auf den Bauch, wenn es im Brustkorb oder in der Hüfte wehtut. Schulkinder dagegen können meist schon sehr genau sagen, wo und wie es wehtut. Das macht die ganze Sache sicherlich etwas leichter.

Bei der Spurensuche hilft auch, den Schmerz »einzugrenzen«, etwa nach …

> **AUSLÖSEFAKTOREN:** Kälte, Wärme, mechanisch (Druck, Verletzung), chemisch.
> **LOKALISATION:** Kopf, Ohren, Brust, Bauch, Knochen/Gelenke, Haut beziehungsweise äußere Verletzungen.

SCHMERZGEDÄCHTNIS

Man kann Schmerz nur dann empfinden, wenn man bei Bewusstsein ist. Und das wiederum bedeutet, dass Schmerz auch erlernt wird – und das manchmal mehr, als einem lieb ist.

Wenn Schmerzen nicht bekämpft werden oder immer wieder dieselben Schmerzen auftreten, bleiben sie sehr gut im Hirn verankert. Man bezeichnet dies als »Schmerzgedächtnis«. Zum Beispiel hat man bis vor einigen Jahrzehnten bei Frühgeborenen keine Schmerzbehandlung durchgeführt. Die Folge: Die Betroffenen haben selbst als Jugendliche oder Erwachsene noch eine sehr intensive Schmerzwahrnehmung und daher oft ihr Leben lang panische Angst vor Blutentnahmen oder anderen »kleinen« Schmerzereignissen. Seit man diesen Zusammenhang erkannt hat, erhalten auch ganz kleine Kinder bei schmerzhaften Eingriffen eine adäquate Schmerztherapie.

DIE SCHMERZMELDEKETTE

Schmerzreize werden über Signalketten ans Gehirn geleitet und dort verarbeitet, wie hier am Beispiel der Hand zu sehen ist.

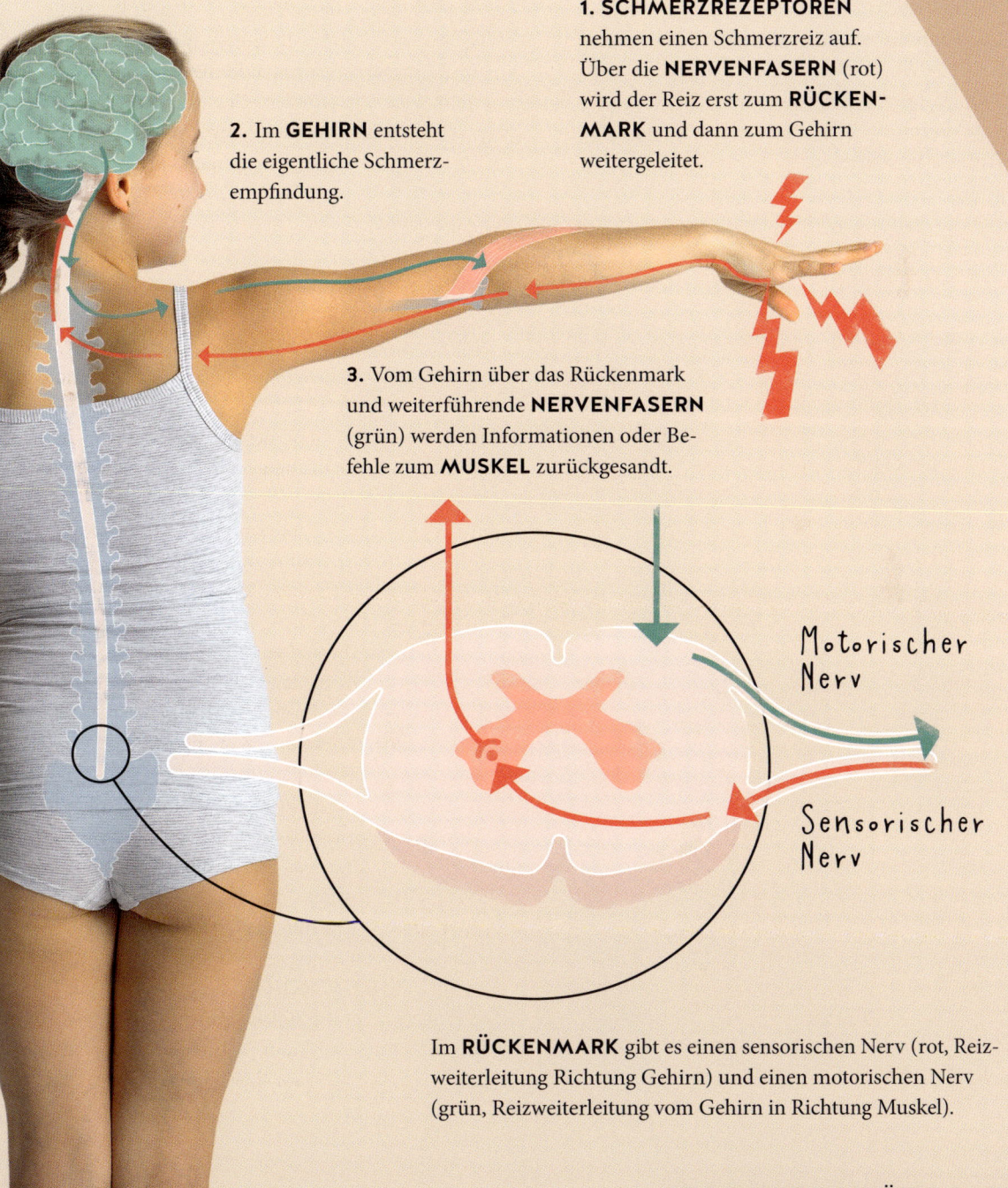

1. SCHMERZREZEPTOREN nehmen einen Schmerzreiz auf. Über die **NERVENFASERN** (rot) wird der Reiz erst zum **RÜCKENMARK** und dann zum Gehirn weitergeleitet.

2. Im **GEHIRN** entsteht die eigentliche Schmerzempfindung.

3. Vom Gehirn über das Rückenmark und weiterführende **NERVENFASERN** (grün) werden Informationen oder Befehle zum **MUSKEL** zurückgesandt.

Motorischer Nerv

Sensorischer Nerv

Im **RÜCKENMARK** gibt es einen sensorischen Nerv (rot, Reizweiterleitung Richtung Gehirn) und einen motorischen Nerv (grün, Reizweiterleitung vom Gehirn in Richtung Muskel).

KRANKHEITEN GEHÖREN DAZU

> **QUALITÄT:** Stechend, drückend, brennend.
> **INTENSITÄT:** Wie stark ist der Schmerz? Für Schulkinder gibt es anschauliche Schmerzskalen mit verschiedenen Smileys (siehe unten), für Jugendliche dann die Skala von 1 bis 10.
> **DAUER:** Die meisten Schmerzen treten kurzfristig und anlassbezogen auf. Manchmal kehren Schmerzen aber auch immer wieder beziehungsweise bestehen ohne Anlass dauerhaft.

Die häufigsten Schmerzarten bei Kindern, wie Bauchschmerzen, Kopfschmerzen oder Ohrenschmerzen, werden in den einzelnen Organkapiteln ab Seite 126 besprochen. Wenn Sie unsicher sind oder befürchten, dass etwas Schwerwiegendes hinter den Beschwerden steckt, sollten Sie möglichst rasch den Kinderarzt kontaktieren. Lässt sich die Schmerzursache jedoch gut definieren und können Sie die Situation als vergleichsweise harmlos einstufen, steht der Behandlung in Eigenregie nichts im Wege.

Medikamentöse Behandlung

Ibuprofen und Paracetamol sind für Kinder ab etwa sechs Monaten geeignet und ohne Rezept in der Apotheke erhältlich. Beide Substanzen werden auch als Fiebermedikamente eingesetzt. Dies ist insofern praktisch, als bei Kindern Fieber und Schmerzen oft kombiniert auftreten (die genaue Dosierung entnehmen Sie bitte dem Beipackzettel; siehe auch Seite 47). Es gibt noch viele weitere Schmerzmedikamente, die allerdings entweder für Kinder ungeeignet oder rezeptpflichtig sind und nur unter ärztlicher Kontrolle gegeben werden dürfen.

Bei allen Arzneimitteln ist wichtig, dass Sie sich notieren, wann Sie Ihrer Tochter oder Ihrem Sohn welches Medikament in welcher Dosierung gegeben haben. Falls es dem Kind schlechter geht und es doch

Wie subjektiv das Schmerzempfinden ist, merkt man bei der Benutzung solcher Skalen. Es gibt Kinder, die sichtlich stark leiden und eine »3« angeben, andere geben »9« an und sitzen fröhlich im Bett und beschäftigen sich mit ihrem Handy.

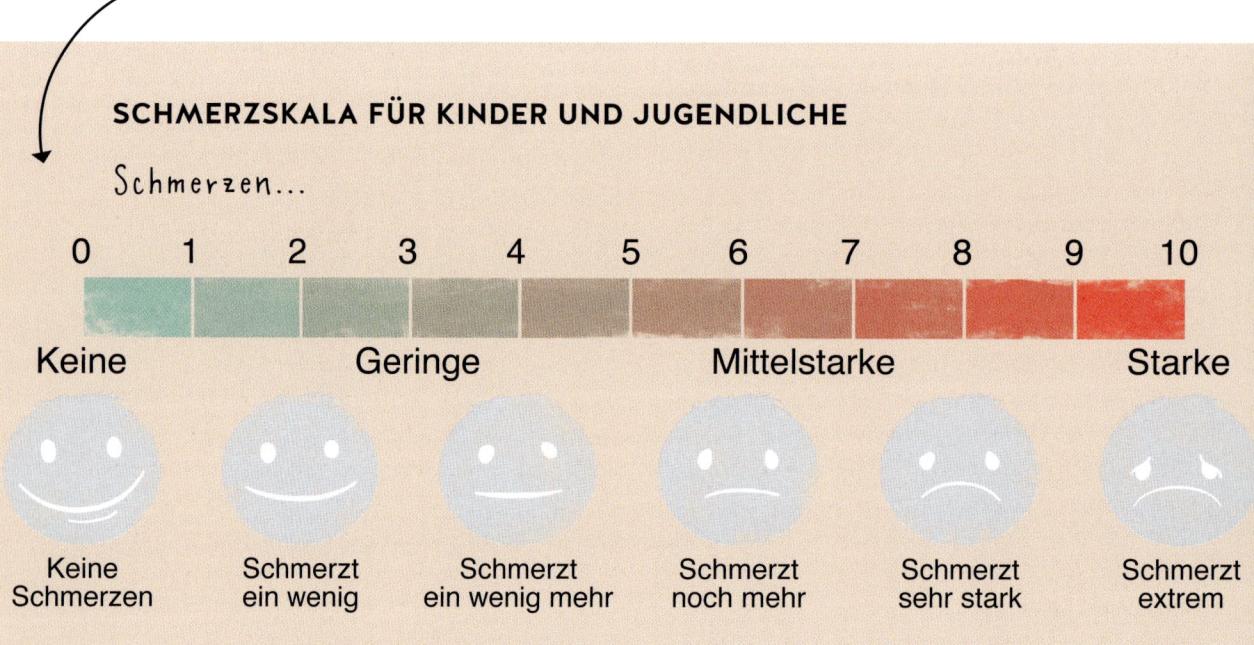

SCHMERZSKALA FÜR KINDER UND JUGENDLICHE

noch zum Arzt oder sogar in die Klinik muss, wird man dort nämlich wissen wollen, wie das Kind vorab behandelt wurde. Dies ist aus mehreren Gründen wichtig: Zum einen gibt es Zeitabstände, die zwischen zwei Medikamentengaben eingehalten werden müssen. Zum anderen vertragen sich manche Medikamente nicht miteinander. Das muss der Arzt für seine Behandlung beachten. Nicht zuletzt kann die Wirkung von Schmerzmitteln die Einschätzung einer Erkrankung deutlich erschweren. Sind Bauchschmerzen etwa Ausdruck einer Blinddarmentzündung, reagiert das Kind nach Schmerzmitteln ganz anders auf die üblichen Untersuchungen als normalerweise, was eine Fehleinschätzung begünstigt.

WAS SIND CHRONISCHE SCHMERZEN?

Treten Schmerzen sehr häufig oder gar dauerhaft auf, ohne dass ein klarer Anlass besteht, handelt es sich fast immer um »gelernte« Schmerzen, die nur im Gehirn entstehen (siehe auch Seite 50) – ein Problem, das vor allem Kinder im Schulalter, noch häufiger Jugendliche betrifft und Mädchen öfter als Jungen. Anfangs findet sich oft ein Anlass für die Schmerzen, beispielsweise ein Magen-Darm-Infekt, der für Bauchweh sorgt. Mit der Zeit treten die Bauchschmerzen dann immer häufiger auf, obwohl der Infekt längst überwunden ist. Normale Darmbewegungen und Gefühle im Bauch werden also als Schmerzen wahrgenommen (Schmerzverstärkung). Manchmal ist ein Schulbesuch nicht mehr möglich, weil das Kind jeden Morgen Schmerzen hat. Charakteristisch für chronische Schmerzen ist:

› Sie treten immer häufiger auf, auch ohne dass eine Verletzung, Entzündung oder Ähnliches vorliegt.

› Bei den Untersuchungen kann der Arzt nichts finden, auch eine Untersuchung beim Spezialisten oder in der Klinik zeigt keine körperliche Ursache.

› Die Schmerzen treten immer nur tagsüber auf. Nachts hat das Kind keine Schmerzen, zumindest wacht es deswegen nicht auf. Manche Kinder wachen nachts auf und »erinnern«« sich an die Schmerzen; es sind aber nicht diese selbst, die sie aufwecken.

› Schmerzmittel helfen nicht.

› Das tägliche Leben wird immer mehr beeinträchtigt (keine Schule mehr, keine Aktivitäten etc.). Stressfaktoren, wie Streit, Stress in der Schule und/ oder innerhalb der Familie, Überforderung, übertriebener Ehrgeiz und auch Missbrauch können die chronischen Schmerzen auslösen oder verstärken.

Wie behandelt man chronische Schmerzen?

Weil chronische Schmerzen »gelernte« Schmerzen sind, helfen normale Schmerzmedikamente nicht. Den Schmerz einfach wieder zu »verlernen« klappt leider auch nicht. Daher muss man den chronischen Schmerzen anders begegnen. Diese Behandlungen brauchen oft viel Zeit und sind anstrengend. Am Anfang steht immer eine ausführliche körperliche Untersuchung, gegebenenfalls auch Labortests und Ähnliches, um ein körperliches Problem wirklich sicher ausschließen zu können. Heben Sie alle bisherigen Untersuchungsergebnisse auf, damit nichts doppelt durchgeführt wird. Das wäre für Ihre Tochter oder Ihren Sohn eine unnötige Belastung.

In der Verhaltenstherapie lernt der junge Schmerzpatient, dass die Schmerzen im Gehirn entstehen und deshalb zwar wirklich wehtun, aber nicht gefährlich sind. Zu der Therapie gehören auch Ablenkung und Beschäftigung. Sobald man nämlich nichts tut und das Gehirn sich selbst überlässt, ist der Schmerz wieder da. Das Ziel ist, dass das Kind seine ehemals normalen Aktivitäten wieder aufnehmen kann, vor allem dass es wieder regelmäßig zur Schule geht. Viele Kinder und Jugendliche nehmen bei chronischen Schmerzen regelmäßig Medikamente ein – oft auf eigene Faust der Eltern. Auch dieser »Automatismus« muss beendet werden.

Bestehen die chronischen Schmerzen noch nicht allzu lange, reicht manchmal die Aufklärung über ihre Entstehung sowie ihre »Harmlosigkeit«. Bei längerem Verlauf ist oft eine stationäre Behandlung in einer psychosomatischen Jugendabteilung notwendig. Für ältere Schulkinder und Jugendliche findet sich im Internet ein hervorragendes Video: Den Schmerz verstehen – und was zu tun ist in 10 Minuten (www.youtube.com/watch?v=KpJfixYgBrw).

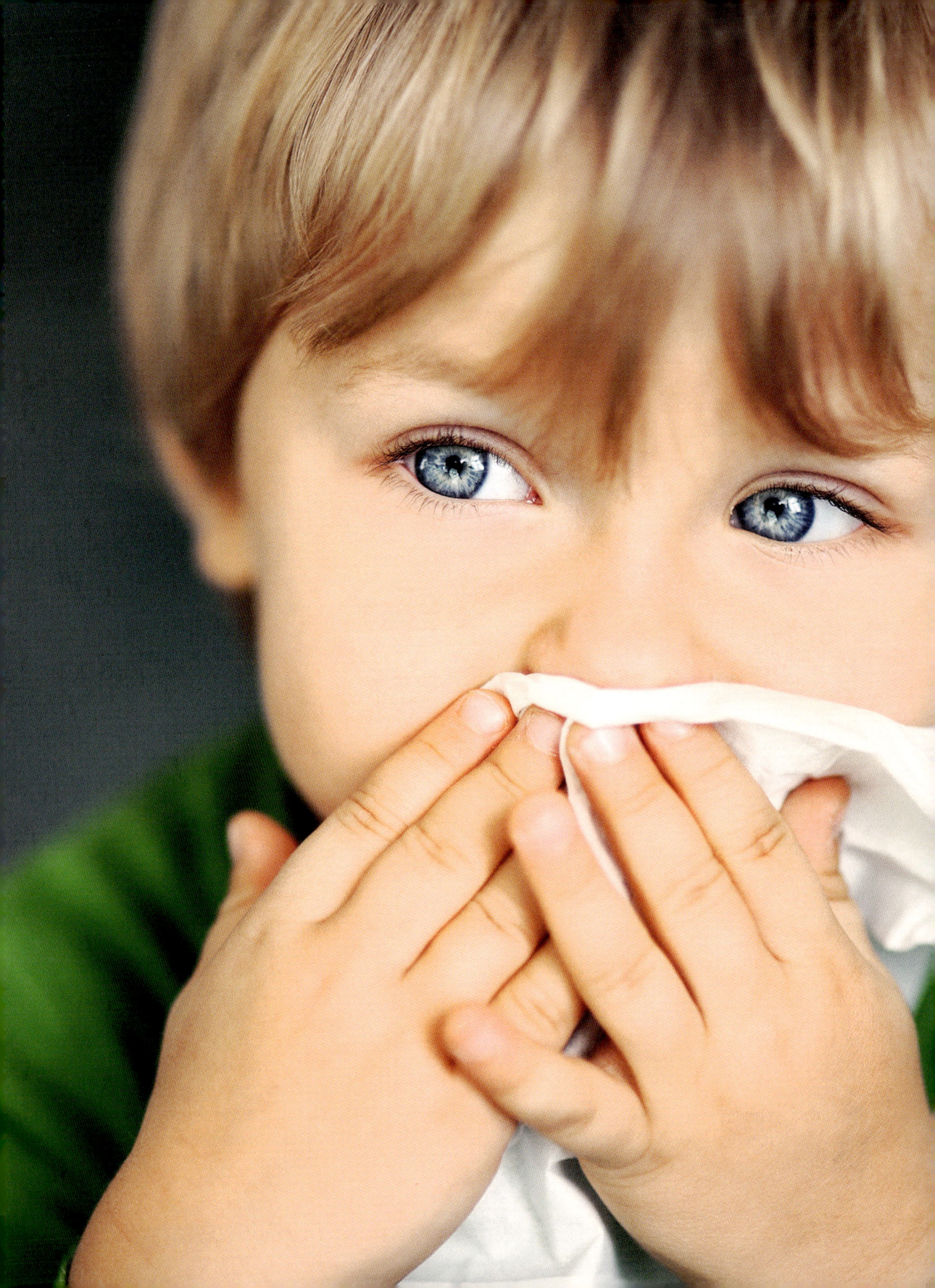

IMMUNSYSTEM, INFEK-
TIONEN UND ALLERGIEN

Kinder sind oft krank, vor allem im zweiten bis vierten Lebensjahr, da sie ab dieser Zeit häufiger in Kontakt zu anderen Kleinkindern kommen als vorher. Nach der oft »unbeschwerten«, gesunden Babyzeit fürchten Eltern nicht selten, dass die Körperabwehr ihres Kindes plötzlich »anfälliger« oder gestört wäre.

Unser Körper ist ein hochkomplexes, ausgetüfteltes System. Um so leistungsfähig wie möglich zu bleiben, ist er rund um die Uhr damit beschäftigt, Krankheitserreger und andere Schadstoffe abzuwehren. Eine Hauptrolle spielt dabei das Immunsystem.

DAS IMMUNSYSTEM

Zu den Aufgaben der körpereigenen Abwehr (Immunsystem) gehört es, eigenes Gewebe von körperfremden Substanzen und Organismen zu unterscheiden, diese nach ihrer jeweiligen Gefährlichkeit einzuschätzen und potenziell schädigende Erreger beziehungsweise Substanzen zu bekämpfen. Dabei entwickelt das Immunsystem eine Art Gedächtnis, sodass es schädliche Erreger wiedererkennt, während nützliche Bakterien und Viren toleriert werden. Auch entartetes eigenes Gewebe, wie zum Beispiel Tumorzellen, wird vom Immunsystem bekämpft.

Um all das bewältigen zu können, ist das Immunsystem höchst kompliziert aufgebaut. Grundsätzlich besteht die Abwehr aus zwei Prinzipien: der sogenannten humoralen und der zellulären Immunität.

HUMORALE IMMUNITÄT

Sie beruht in erster Linie auf der Bildung von Antikörpern, die von bestimmten Zellen des Immunsystems gebildet werden (B-Lymphozyten). Jede Zelle bildet dabei nur eine Sorte von Antikörpern. Die Zellen haben also eine Art Ausbildung durchlaufen und sich die Bauanleitung für diesen Antikörper gemerkt (»immunologisches Gedächtnis«). Bei der Zellteilung wird dieses »Wissen« weitergegeben.

Antikörper sind Eiweißstoffe, die jeweils einen allgemeinen gleichartigen Teil (»Schlüsselgriff«) und einen spezifischen Teil (»Schlüsselbart«) aufweisen. Der spezifische Teil passt nur auf ein ganz spezielles Zielmolekül (Antigen), zum Beispiel eine bestimmte Virushülle. Dabei können aber auch sehr ähnliche Antigene, etwa von nahe verwandten Viren, mit erfasst werden (Kreuzantigenität).

Es gibt verschiedene Arten von Antikörpern:

› **IgA:** Sie werden über das Blut zu den Schleimhäuten transportiert, dort ausgeschieden und bilden dann an der Schleimhautoberfläche die »erste Abwehrlinie«. IgA richten sich also in erster Linie gegen Erreger, die über die Schleimhäute eindringen.

› **IgG:** Diese Antikörper werden dauerhaft und in großen Mengen gebildet. Vor allem direkt nach einer Erkrankung sind sie im Übermaß vorhanden. Doch auch wenn der Körper jahrzehntelang nicht mehr mit dem entsprechenden Krankheitserreger in Kontakt gekommen ist, gibt es noch Zellen, die spezifische Antikörper produzieren. Es gibt verschiedene Untergruppen (IgG1 bis IgG4), die etwas unterschiedliche Funktionen haben.

> **IgM:** Diese Antikörper sind zwar nicht so passgenau wie IgG-Antikörper, können dafür aber sehr schnell produziert werden und spielen deshalb bei Beginn eines Infekts eine große Rolle. IgM-Antikörper werden immer nur für kurze Zeit produziert.
> **IgE:** Sie sind bei der Parasitenabwehr von Bedeutung, richten sich aber oft auch gegen eigentlich harmlose Eindringlinge wie Pollen oder Tierschuppen und lösen dann allergische Reaktionen aus.

ZELLULÄRE IMMUNITÄT

Neben den Antikörpern gibt es im Blut Abwehrzellen mit spezifischen Funktionen. Diese Zellen können zum Beispiel Bakterien auffressen und abtöten, Parasiten mit Gift töten und vieles mehr. Sie sind außerdem maßgebend an der Regulation der Abwehrfunktionen beteiligt.

IMMUNDEFEKTE

Die einzelnen Bereiche des Immunsystems kommunizieren ständig miteinander und steuern sich gegenseitig auf vielfältige Weise – je nachdem, welche äußeren Anforderungen es gibt. Wie die komplexen Steuerungsmechanismen genau funktionieren, kann man trotz intensiver Forschung zwar immer besser, aber immer noch nicht vollständig erklären.
Wenn ein System derart komplex ist, verwundert es nicht, dass es immer wieder zu Fehlern kommen kann. Allerdings muss man dabei zwischen Fehlern in der Abwehr (Immundefekte), überstarken Abwehrreaktionen (wie bei einer Allergie) und fehlgeleiteten Abwehrreaktionen unterscheiden. Zu den Letztgenannten zählen Erkrankungen, bei denen fälschlicherweise körpereigenes Gewebe angegriffen wird, wie zum Beispiel Rheuma.
Angeborene Immundefekte sind selten, nur etwa eins von 500 Babys ist davon betroffen – und schwere Störungen sind noch rarer. Allerdings kann das Immunsystem auch im Laufe des Lebens vorübergehende oder dauerhafte Störungen entwickeln, etwa durch Infekte (vorübergehend bei Masern, dauerhaft bei AIDS), Medikamente (Chemotherapie), chronische schwere Erkrankungen oder Fehlernährung.

Hinweise für einen Immundefekt sind:
> unklare ekzemähnliche Hauterkrankungen,
> ein atypischer Hautausschlag mit Rötung von Händen und Füßen bei Babys,
> dauerhafter Soorpilz an den Schleimhäuten,
> Gedeihstörungen mit oder ohne Durchfällen,
> fehlende Lymphknoten, auch keine Mandeln,
> wiederkehrende schwere Bakterien- und/oder Pilzinfektionen (mehr als acht eitrige/bakterielle Mittelohrentzündungen im Jahr, mehr als zwei Lungenentzündungen im Jahr, mehr als eine Hirnhautentzündung, nicht ausheilende Knochenmarksentzündung etc.),
> nicht abheilende bakterielle Infektionen trotz einer Antibiotikabehandlung über mehr als zwei Monate,
> schwere Komplikationen bei Lebendimpfungen.
Darüber hinaus gibt es weitere Hinweise auf einen Immundefekt, die der Arzt nur mit spezialisierten Untersuchungen erkennen kann.
Treten eins oder mehrere dieser Probleme bei Ihrem Kind auf, sollten Sie beim Kinderarzt nachfragen, ob eine Immunstörung vorliegen könnte. In den meisten Fällen ergreift der Arzt aber von sich aus die Initiative, indem er das Thema bei den Vorsorgeuntersuchungen anspricht.

INFEKTANFÄLLIGKEIT

Sehr viele Kleinkinder sind andauernd krank, vor allem im zweiten und dritten Lebensjahr. Die Fehltage berufstätiger Eltern sind dann schnell aufgebraucht. Wenn der Druck von Arbeitgeber und Verwandtschaft steigt (»Da muss doch etwas dahinterstecken«, »Da muss man doch etwas machen können«, »Haben Sie schon mal ... versucht«), fragen sich nicht wenige Mütter und Väter, ob sich diese ständigen Infekte nicht irgendwie vermeiden lassen.
Dem ist leider nicht so. Fünf bis zwölf Infekte pro Jahr sind in diesem Alter durchaus normal. Das Immunsystem braucht sie als eine Art Übung. Bei Kindern, die in der Krippe oder bei der Tagesmutter viel Kontakt zu Gleichaltrigen haben, ist dieses »Training« besonders intensiv. Sie machen deutlich mehr Infekte durch als Einzelkinder, die tagsüber zu Hause

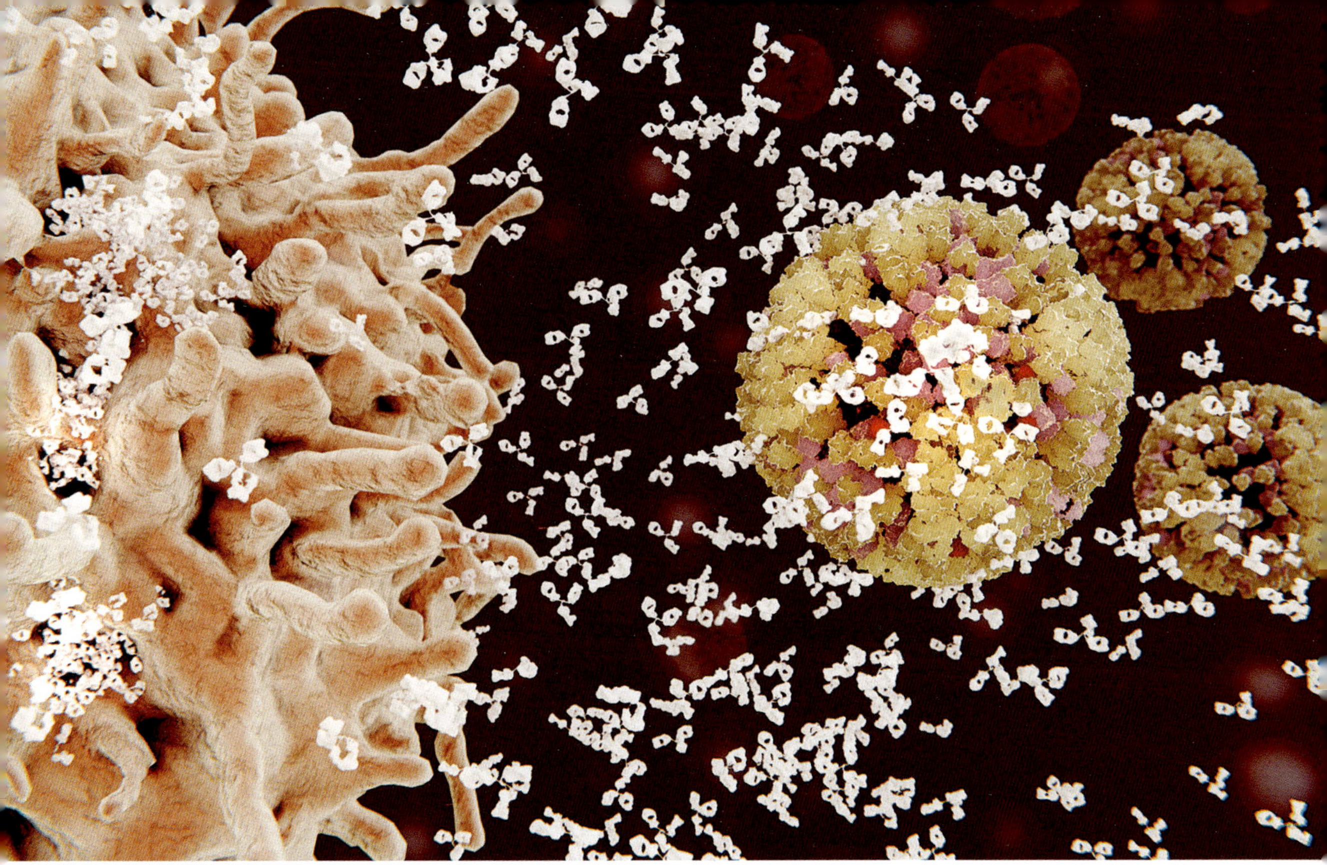

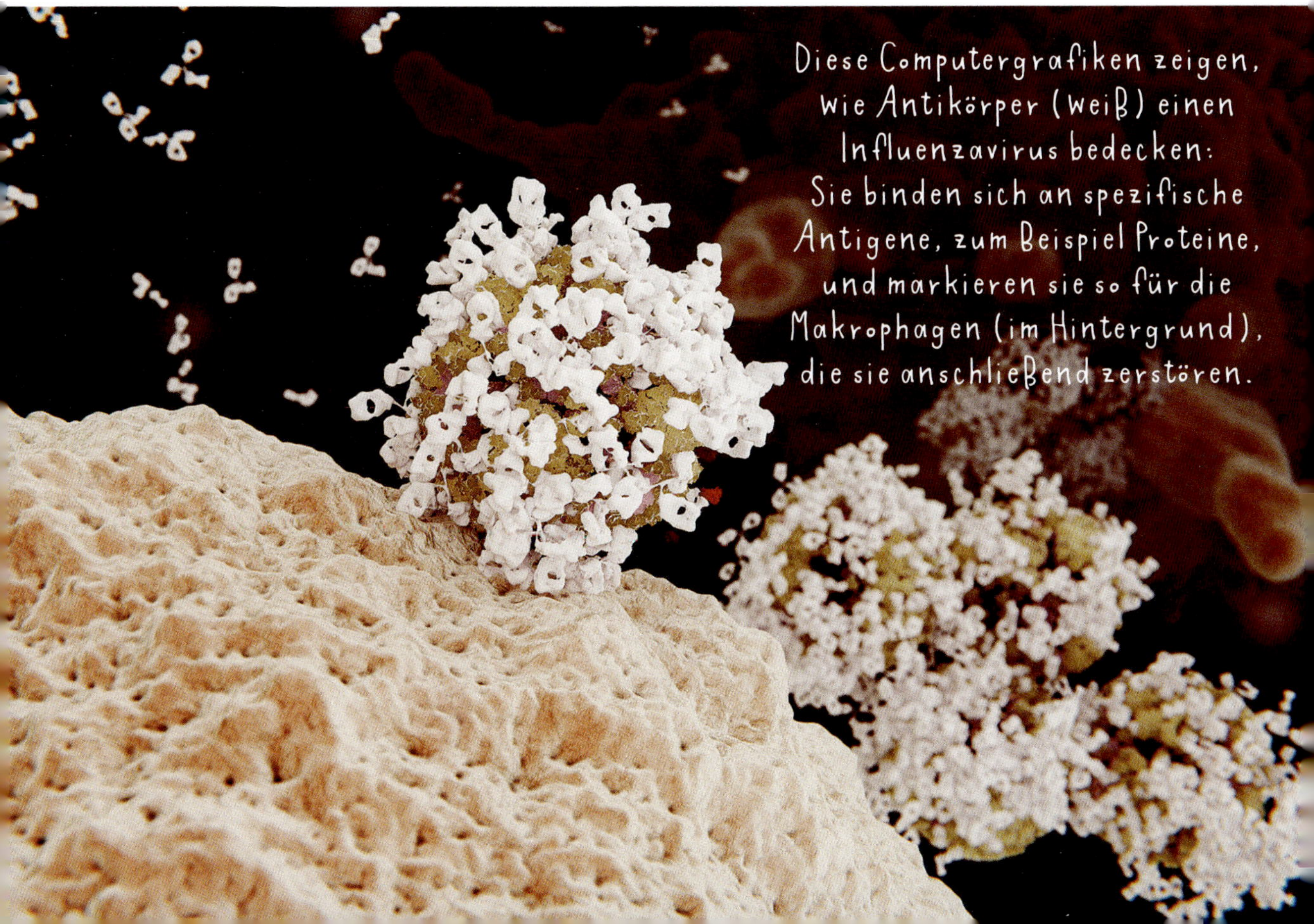

Diese Computergrafiken zeigen, wie Antikörper (weiß) einen Influenzavirus bedecken: Sie binden sich an spezifische Antigene, zum Beispiel Proteine, und markieren sie so für die Makrophagen (im Hintergrund), die sie anschließend zerstören.

bleiben. Ein kleiner Trost für ihre Eltern ist, dass sie dafür später in der Schule weniger Infekte und Ausfallzeiten haben als Klassenkameraden, die wenig oder spät Kontakt zu anderen Kindern hatten.

Selbst wenn ein Kind gehäuft einfache Infekte hat: Solange die Erkrankungen ohne schwere Komplikationen verlaufen, die Infekte unterschiedlich sind und unterschiedlich verlaufen, zwischen den Infekten immer wieder gesunde Phasen mit normaler Belastbarkeit liegen und das Kind körperlich normal gedeiht, ist sein Immunsystem in der Regel gesund. Natürlich kann in einigen Fällen auch eine andere Erkrankung hinter dauernden oder langwierig verlaufenden Infekten stecken, zum Beispiel ein beginnendes Asthma oder eine angeborene Erkrankung wie Mukoviszidose. Es ist Aufgabe des Kinderarztes, solche Kinder zu erkennen und die entsprechenden Maßnahmen in die Wege zu leiten.

KANN MAN DAS IMMUNSYSTEM STÄRKEN?

Aufgrund seiner Komplexität lässt sich das Immunsystem weder mit einfachen Methoden oder Eingriffen stärken noch lenken. Angeblich »immunstärkende« Präparate und Maßnahmen bleiben bei strenger Überprüfung praktisch immer wirkungslos. Viele dieser Empfehlungen haben ihre Wurzeln in den Notzeiten vor zwei oder drei Generationen, in denen Kinder viel und dauernd krank waren. Wenn man mangel- und unterernährten Kindern zum Beispiel Milch, Vitamine oder Obst gab, waren sie plötzlich gesünder. Unsere Kinder haben aber keine Mangelerscheinungen mehr, daher brauchen sie auch solche »Präparate« nicht.

Manche teuren »Immunstärker« werden mit dem Argument verkauft, ihre Wirkung sei wissenschaftlich belegt. Schaut man aber genau hin, sind es meist falsch verstandene oder interpretierte Ergebnisse aus Zellversuchen, bei denen die Auswirkung auf einzelne Entzündungsstoffe gemessen wurde. Eine Zellkultur ist jedoch etwas anderes als ein Kind. Es gibt bisher kein »immunstärkendes« Mittel, das bei Menschen nachprüfbare Effekte erzielt. Abgesehen davon muss das Immunsystem ja irgendwie aufgebaut werden, und ohne Infekte geht das nicht. Die Gedächtniszellen müssen ja irgendwie lernen, was sie sich merken sollen.

Natürlich gibt es Stimmen, die darauf schwören, dass sie Kinder mit solchen Mitteln »geheilt« hätten. Sie vergessen jedoch, dass die Natur Kinder meist ganz von selbst wieder gesund werden lässt und die Infekthäufigkeit ebenfalls von allein zurückgeht. Erwiesenermaßen sinnvoll ist dagegen eine Lebensweise, die den Ablauf von Infekten günstig beeinflusst:

> Rauchen Sie nicht.
> Verhindern Sie Schimmelbildung in der Wohnung beziehungsweise lassen Sie Schimmel an den Wänden fachgerecht entfernen.
> Achten Sie auf eine ausgewogene, vollwertige Ernährung (Mischkost).
> Sorgen Sie für ausreichend Bewegung.
> Schon kleine Kinder sollten zumindest die Basisregeln der Hygiene lernen – allen voran das Händewaschen vor dem Essen, nach dem Toilettengang und nachdem man sich mit (Haus-)Tieren beschäftigt hat. Reptilien und andere Kleintiere haben oft ziemlich »böse« Bakterien.
> Unternehmen Sie keine unnötigen längeren Autofahrten mit Ihrem Kind. Die Luft im Auto ist bei hohem Verkehrsaufkommen trotz Klimaanlage stark mit Abgasen belastet.

Einen generellen Schutz vor Infekten kann und wird es trotz aller Vorsichtsmaßnahmen nie geben. Daher hilft nur eine ordentliche Portion Gelassenheit und das Bewusstsein, dass es mit zunehmendem Alter von allein wieder besser wird. Wenn Sie Ihre Tochter oder Ihren Sohn von anderen Kindern grundsätzlich fernhalten, berauben Sie sie/ihn um die wichtige Interaktion mit Gleichaltrigen. Die Infektanfälligkeit verschiebt sich dadurch nur in ein höheres Alter, was viele Fehltage in der Schule bedeutet. Etwas anderes ist es, wenn Ihr Kind gerade wieder gesund ist und in der Kita alle husten oder spucken. Dann ist es gut, wenn es noch ein paar Tage zu Hause bleiben kann. Es ist besser, wenn der nächste Infekt auf ein gesundes Kind trifft. Und für Sie als Eltern ist eine kleine Infektpause zum Verschnaufen auch gut.

WAS SIND EIGENTLICH INFEKTIONEN?

Eine Infektion ist eine Erkrankung, die dadurch entsteht, dass vermehrungsfähige Organismen in den Körper eindringen. Diese lösen in der Regel eine Abwehrreaktion des Immunsystems aus – damit versucht der Körper, die Infektion in Grenzen zu halten oder zu überwinden. Was man selbst als Krankheit erlebt, entsteht im Prinzip erst dann, wenn das Immunsystem aktiv wird, sich der Körper also heftig mit den Erregern auseinandersetzt.

Es gibt verschiedene Gruppen von Erregern, die vom Immunsystem auch unterschiedlich angegriffen werden. Dies sind die wichtigsten:

› **VIREN** bestehen lediglich aus von einer Schutzhülle umgebenen Erbmaterial und sind zum Beispiel die Verursacher von Schnupfen und Hepatitis. Viren sind selbst nicht vermehrungsfähig. Sie dringen stattdessen in gesunde Zellen ein und funktionieren sie mittels der im Erbmaterial gespeicherten »Manipulationssoftware« zu Virusfabriken um: Die Zelle stirbt ab und setzt dabei eine große Zahl von Viren frei, die dann die nächsten Zellen angreifen … Um diese Kettenreaktion zu unterbrechen, bildet das Immunsystem Antikörper (siehe Seite 55 f.). Weil Viren von Antikörpern oft wiedererkannt werden, kann man viele Virusinfektionen nur einmal bekommen. Daher kann man gegen viele Viren auch gut impfen.

› **BAKTERIEN** haben anders als Viren einen eigenen Stoffwechsel, sind aber wesentlich einfacher aufgebaut als unsere Zellen und haben zum Beispiel keinen abgegrenzten Zellkern (Beispiele: Staphylokokken, Tuberkulose). Bakterien vermehren sich durch Teilung. Das geht unterschiedlich schnell – unter guten Bedingungen und bei vielen Erregern bereits alle 20 Minuten. Nur bei wenigen Bakterien dauert es deutlich länger, etwa beim Tuberkulosebakterium, das dazu zwei Tage braucht. Die einzelnen Bakterienarten haben ganz unterschiedliche Fähigkeiten. Auf und im Körper leben beispielsweise Hunderte verschiedene Arten »guter« Bakterien in riesigen Mengen, etwa im Darm, wo sie unter anderem Vitamine produzieren. Manche Bakterien haben jedoch die Fähigkeit, aktiv in den Körper einzudringen, wo sie dann auf verschiedene Weise Schaden anrichten: Sie können Organe an der Funktion hindern oder sogar zerstören. So können zum Beispiel Scharlach-Bakterien die Herzklappen kaputt machen. Andere Bakterien werden so zahlreich, dass der Kreislauf zusammenbricht (zum Beispiel Meningokokken). Das Abwehrsystem versucht dies zu verhindern, indem spezialisierte weiße Blutkörperchen

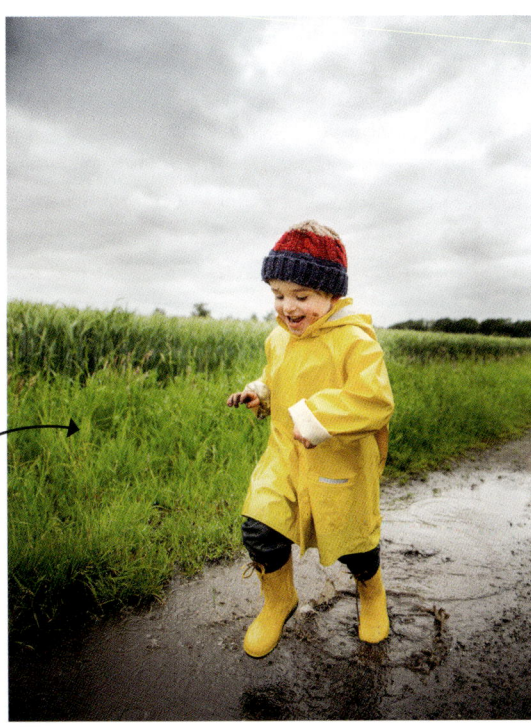

Ausreichend Bewegung an der frischen Luft, egal bei welchem Wetter, stärkt das Immunsystem.

IMMUNSYSTEM, INFEKTIONEN UND ALLERGIEN

VERLAUF EINER VIRUSINFEKTION

Viren sind Krankheitserreger und häufige Verursacher von grippalen Infekten, Erkältungen oder Schnupfen. Aber auch schwerere Erkrankungen wie Grippe, Hepatitis oder AIDS sowie typische Kinderkrankheiten wie Masern, Windpocken oder Mumps kommen durch Virusinfektion zustande.

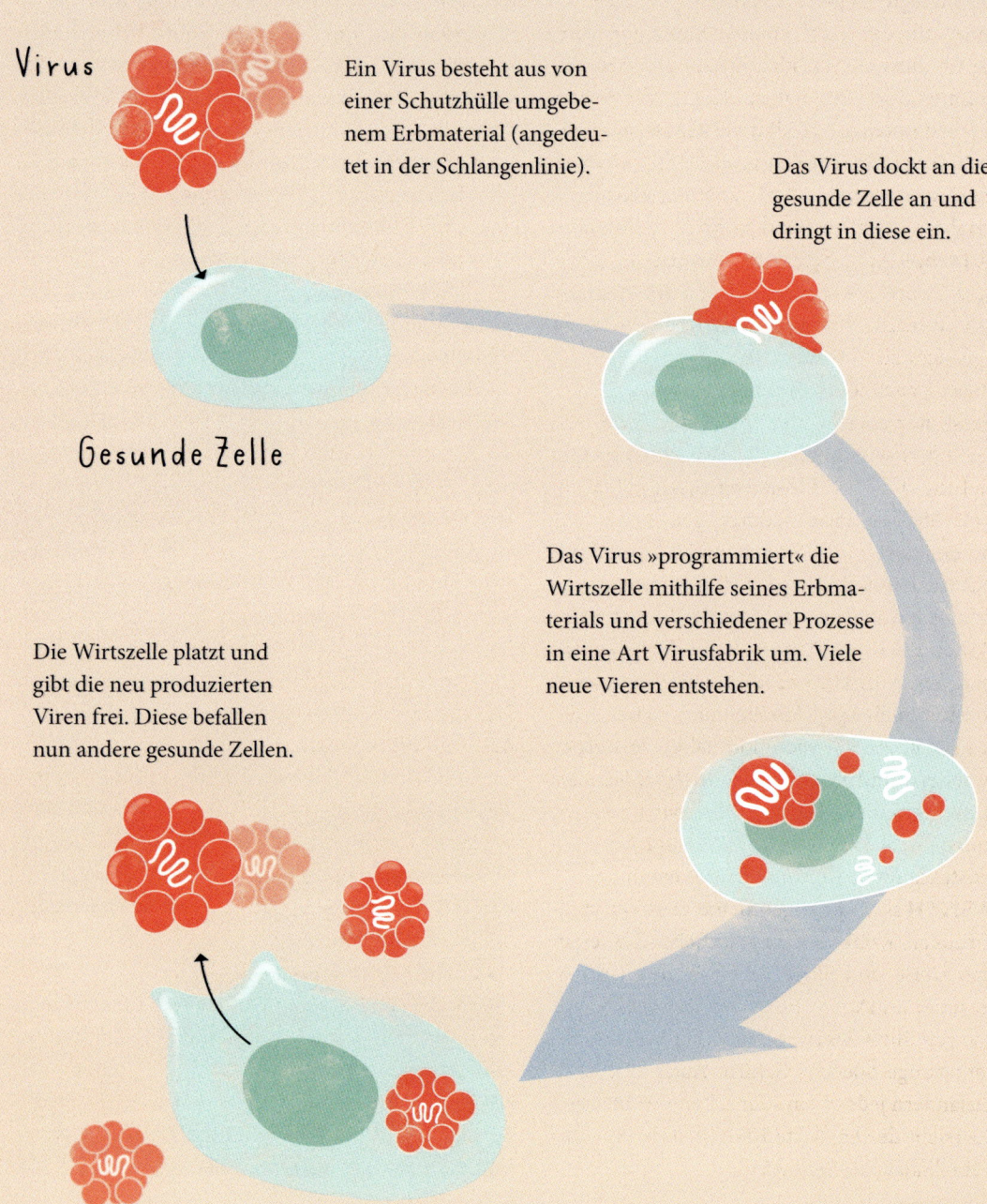

die Bakterien auffressen und abtöten, durch Antikörper markieren oder am Wachstum hindern. Einige Bakterien sind selbst zwar eigentlich harmlos, ihre Ausscheidungen sind jedoch extrem giftig (zum Beispiel die Tetanus-Bakterien). Dagegen hat das Immunsystem keine schnell und zuverlässig funktionierende Strategie. Sogar die »guten« Bakterien im Darm oder auf der Haut können krank machen, wenn das Immunsystem es nicht schafft, sie an ihrem angestammten Platz zu halten. Krank machende Bakterien kann man mit Medikamenten bekämpfen, die mehr oder weniger gezielt in ihren Stoffwechsel eingreifen (Antibiotika). Allerdings haben Bakterien aufgrund ihrer schnellen Teilung und der vielen Mutationen in ihrer Erbsubstanz die Eigenschaft, neue Leistungen zu erwerben. Das bedeutet, dass manche Bakterien gelernt haben, Antibiotika zu »knacken« und so resistent zu werden.

› **PILZE** sind, auch wenn es der Name vielleicht vermuten lässt, nur entfernt mit den Speisepilzen verwandt. Sie leben, wie zum Beispiel Soor und Fußpilz, eher wie Bakterien als einzelne Zellen, die sich allerdings unter den richtigen Bedingungen schnell teilen. Pilze besiedeln meist die Schleimhäute oder die Oberfläche der inneren Organe. Bei schweren Abwehrstörungen dringen sie auch in die Blutbahn ein.

› **PROTOZOEN** sind selbstständige Lebewesen mit recht komplexen Zellen und einem richtigen Zellkern (so wie zum Beispiel Amöben und Malaria). Sie können sich oft gut bewegen und daher im Körper umherwandern und ihr Unwesen treiben. Sie sind für das Abwehrsystem schwer erkennbar und auch nicht einfach zu behandeln. Zum Glück spielen sie in den Industrieländern eine untergeordnete Rolle.

› **PARASITEN** sind »richtige« kleine Tiere verschiedener Gruppen. Krätzemilben zum Beispiel leben in der Haut, Läuse und Flöhe zwischen den Haaren, Würmer meist im Darm. Einige Wurmarten können dabei schwere Infektionen verursachen, etwa in der Leber, der Lunge oder im Gehirn. Auch dies ist in Industrieländern jedoch ein sehr seltenes Problem. Eine Übersicht der häufigste Krankheitserreger finden Sie im Anhang ab Seite 362.

ALLERGIEN

In den letzten Jahrzehnten haben Allergien deutlich zugenommen und sind daher auch im Kindesalter immer häufiger ein Problem. Etwa 10 bis 15 Prozent aller Kinder haben zumindest zeitweise eine Neurodermitis (einschließlich leichterer Formen), etwa 10 Prozent der Kleinkinder haben mindestens einmal eine »spastische« Bronchitis, etwa 5 Prozent der Schulkinder haben Asthma und jeder sechste junge Erwachsene hat Heuschnupfen oder eine andere Allergie. Besonders hoch ist das Risiko, wenn andere Familienmitglieder (Eltern, Geschwister) bereits eine Allergie haben.

Bei einer Allergie reagiert das Immunsystem auf einen eigentlich harmlosen Reiz – zum Beispiel Pollen, getrockneten Tierspeichel oder Erdnüsse, die für den Menschen nichts Gefährliches sind – mit einer heftigen Abwehrreaktion und ruft auf diese Weise Krankheitszeichen hervor. Die Reaktionen können dabei sofort auftreten, wie beim allergischen Asthma (allergische Soforttyp-Reaktion), oder sich erst verzögert äußern, wie zum Beispiel ein Hautausschlag bei »unverträglichem« Schmuck (verzögerte Reaktion oder Ekzemreaktion). Dazu kommen noch einige weitere Reaktionstypen, die sich teils überschneiden. Das zeigt einmal mehr, wie komplex das menschliche Immunsystem ist.

Bei Kindern können sich Allergien auf vielerlei Arten äußern, etwa als …

› **»HEUSCHNUPFEN«** (allergische Rhinitis), wobei der Name insofern irreführend ist, dass Heu eher selten das Problem ist, sondern eher blühendes Gras und viele andere und oft auch ganzjährige Allergene,

› **ROTE AUGEN** (Konjunktivitis), meist kombiniert mit Heuschnupfen,

› **ASTHMA** (siehe auch ab Seite 138),

› **GESICHTSSCHWELLUNG** (Quincke-Ödem), etwa nach dem Genuss bestimmter Nahrungsmittel oder bei Insektenstichen,

› **NESSELSUCHT**; typisch ist hier der plötzliche Beginn und der klar erkennbare Zusammenhang, beispielsweise 20 Minuten nach einem Insektenstich,

> **NEURODERMITIS**, wobei diese Hauterkrankung nicht so oft allergisch ausgelöst wird wie vermutet (siehe auch Seite 190 ff.),
> **BAUCHSCHMERZEN**, die ebenfalls allergisch sein können, sofern sie mit anderen Zeichen kombiniert und innerhalb kurzer Zeit nach bestimmten Nahrungsmitteln auftreten,
> **KONTAKTEKZEME**, jedoch treten diese meist erst ab dem Jugendalter auf.
> Der **ALLERGISCHE SCHOCK** ist die schwerste Form der allergischen Reaktion: Der ganze Körper reagiert sehr schnell und sehr stark auf das Allergen, es kommt zum Kreislaufzusammenbruch, zu Bewusstseinsstörung, Herzrasen und Blutdruckabfall. Eine lebensgefährliche Situation, die schnelles Handeln erfordert (siehe Seite 68).

ALLERGIETESTS

Weil die für eine Allergie typischen Symptome und Krankheiten auch andere Ursachen haben können, muss der Kinderarzt immer im Einzelfall herausfinden, ob überhaupt eine Allergie besteht beziehungsweise wie groß der allergische Anteil am Problem ist. Anhand Ihrer Beobachtungen kann er vermutlich schon sehr gut einschätzen, wie hoch die Wahrscheinlichkeit ist, dass Ihr Kind tatsächlich allergisch ist. Aber erst eine Allergietestung kann seine Vermutung bestätigen. Relevante Testverfahren sind:
> **PRICK-TEST:** Eine Testlösung wird auf den Unterarm getropft und die Haut anschließend mit einer kleinen Lanzette minimal verletzt (es fließt kein Blut!). Ist das Kind auf die Substanz allergisch, bildet sich nach 15 bis 20 Minuten eine kleine Quaddel. Parallel erfolgt ein Test mit Histamin, um zu sehen, ob die Haut normal reagiert. Entsteht mit Histamin keine Quaddel, ist der Test nicht verwertbar. Der Prick-Test geht schnell und ist in jedem Alter möglich. Bei Pollen, Tieren, Schimmelpilzen, Milben und vielen Nahrungsmitteln ist es der beste, zuverlässigste und einfachste Allergietest.
> **EPIKUTAN-TEST:** Dieser Test ist geeignet für Kontaktallergene wie Nickel oder Friseurstoffe, die allergische Ekzeme auslösen. Die Testsubstanzen werden dazu mit einem Spezialpflaster für 24 Stunden aufgeklebt (meist am Rücken). Nach 72 Stunden wird dieser Test »abgelesen«.

WAS IST KEINE ALLERGIE?

Das Wort »Allergie« hat sich im Volksmund breit eingebürgert. Wir sind heute »allergisch« gegen bestimmte Personen, Tätigkeiten oder Speisen, die uns einfach nicht schmecken. Der breite Gebrauch führt dazu, dass viele Reaktionen des Körpers als allergisch angesehen werden, auch wenn ihnen ein ganz anderer Mechanismus zugrunde liegt. Ein typisches Beispiel dafür sind die Laktose- und Fruktoseunverträglichkeit, bei denen der Körper die betreffenden Zucker nicht spalten beziehungsweise aufnehmen kann. Dies ist aber kein allergisches, sondern ein Enzym- beziehungsweise Transportproblem (siehe ab Seite 174). Ein anderes Beispiel: Zöliakie. Die Unverträglichkeit von Klebereiweiß in bestimmten Getreidesorten ist zwar eine Immunreaktion, aber keine Allergie (siehe Seite 177 f.). Bestimmte Pflanzen oder Quallen können heftige Hautreaktionen auslösen, was jedoch durch Reizstoffe bedingt und nicht allergisch ist. Genauso sind viele sogenannte Medikamentallergien mehr oder weniger harmlose Nebenwirkungen der betreffenden Arzneimittel (siehe Seite 69). Auch ADHS, Migräne, rheumatische Erkrankungen oder chronisch-entzündliche Darmerkrankungen haben nichts mit Allergien zu tun. Wenn gleichzeitig beispielsweise eine Pollenallergie besteht, können sie sich zwar auf unspezifische Weise verschlechtern. Dies ist aber kein Beweis für eine allergische Ursache.

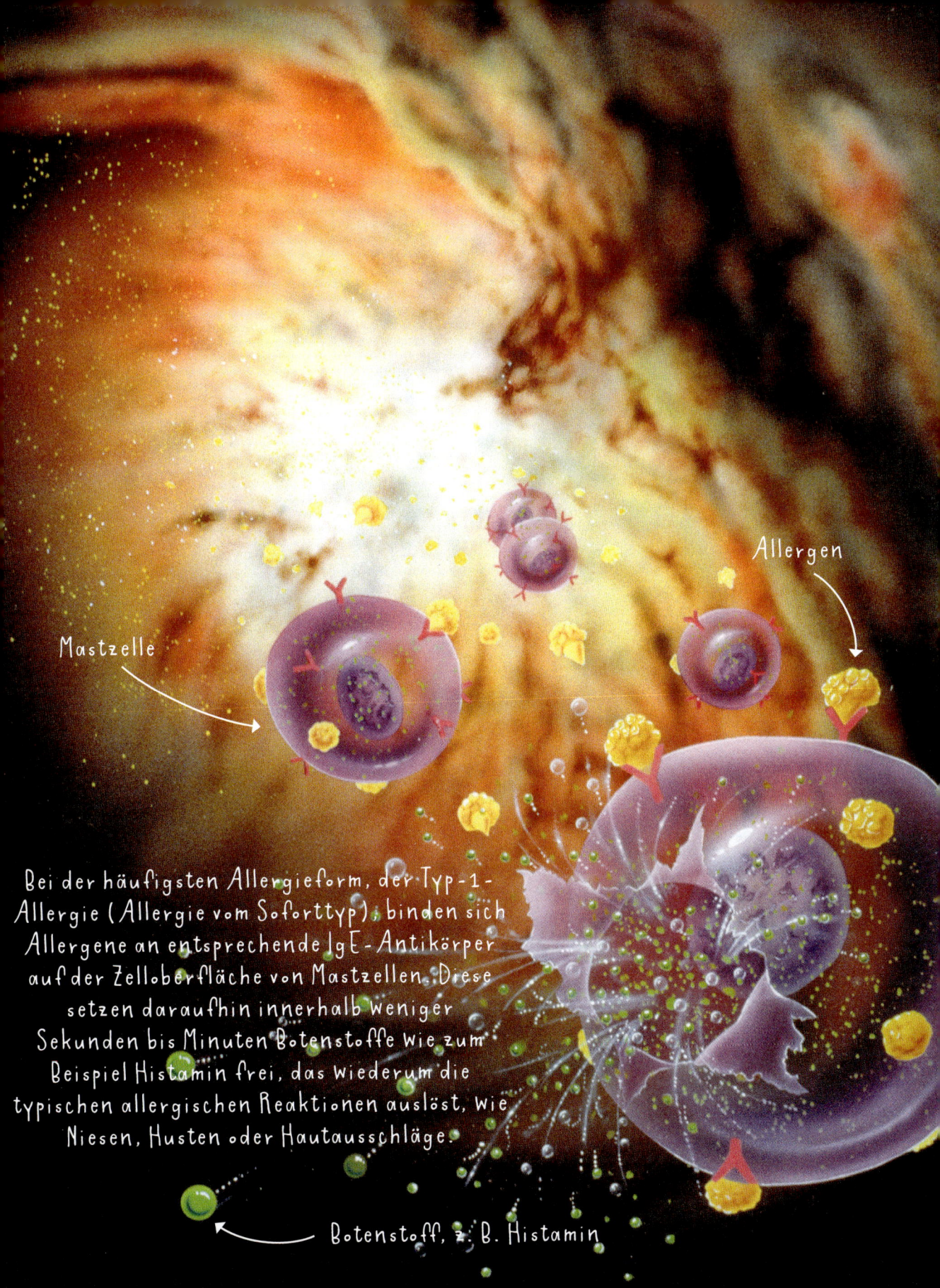

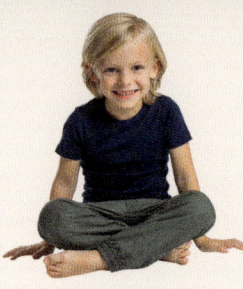

ALLERGIEAUSLÖSER

Es gibt altersspezifische »Hitlisten« für allergische Auslöser: Bei Babys und Kindern in den ersten zwei Lebensjahren stehen auf dieser Liste fast nur Nahrungsmittel, die anderen Allergien entstehen meistens erst später. Die Hitliste für Kindergarten- und Schulkinder sieht in etwa so aus:

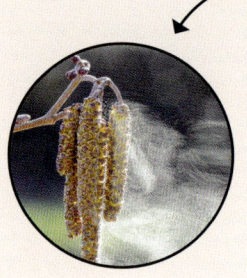

Pollen
Sie spielen die Hauptrolle. Wichtig sind vor allem Birke, Hasel und Gräser, etwas seltener auch Erle, andere Bäume, Wegerich, Brennnessel und Beifuß. Gemeinsamkeit: Sie werden fast nur windbestäubt.

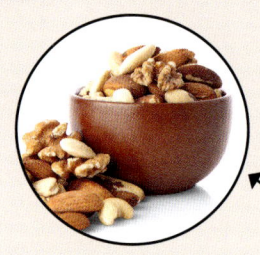

Nahrungsmittel
Neben Milch und Ei spielen vor allem Nüsse, Hülsenfrüchte (vor allem Erdnüsse), Fisch und Schalentiere eine Rolle, seltener Gewürze und Getreide.

Haustiere
Alles, was Federn und Fell hat, kann Probleme bereiten – am häufigsten Katzen, Meerschweinchen und Pferde. Bei Vögeln gibt es manchmal Probleme durch eine direkte Schädigung der Lungen, eine Sonderform der Allergie (*Alveolitis*).

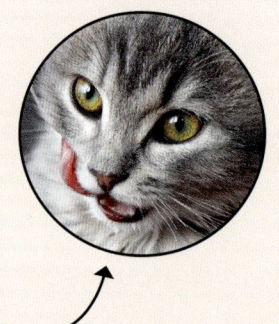

Staubmilben
Leben in jedem Haushalt, vermehrt bei Tierhaltung. Allergisch ist man auf den Kot, der im Feinstaub auftaucht.

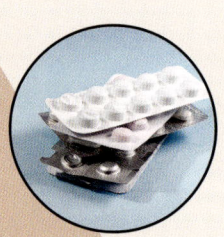

Medikamente
Mehr dazu siehe Seite 69.

Schimmelpilze
Fliegen teilweise wie Pollen in der Luft herum – in freier Natur vor allem während der Getreideernte und im Herbst, im Haus auch ganzjährig.

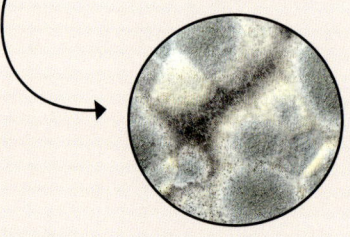

Kontaktallergie
Kosmetika, Haarfärbemittel, Modeschmuck sind bei Jugendlichen gelegentlich Ursache einer Allergie. Bestandteile von Zahnspangen werden oft beschuldigt, sind aber eher sehr selten allergieauslösend.

64 GESUNDHEIT!

KREUZALLERGIEN

Reagiert ein Allergiker auf eine ganze Gruppe von Allergenen, bezeichnet man dies als Kreuzallergie. Am häufigsten kommt es vor, dass Birkenpollenallergiker auch auf Obstsorten reagieren (etwa rohe Äpfel, Pfirsiche und Kiwi; in Einzelfällen sind auch hitzestabile Proteine ein Problem, aber eher bei Hülsenfrüchten). Diese Pflanzen sind biologisch gar nicht so eng miteinander verwandt. Es liegt einfach daran, dass einige Inhaltsstoffe von Pflanzen sehr weit verbreitet sind. Je nachdem, welchen Bestandteil einer Pflanze sich das Immunsystem als Allergen »ausgesucht« hat, gibt es keine, wenige oder viele Kreuzallergien. Wenn Ihr Kind auf eine der weitverbreiteten Substanzen (etwa Profilin) allergisch ist, hat es bei einer Frühblüherpollenallergie viele Probleme mit begleitenden Nahrungsmittelreaktionen, die sehr lästig sein können, zum Glück jedoch meist nicht gefährlich sind. Typische weitere Kreuzallergien sind:
> Beifußpollen und Sellerie, Petersilie, Gewürze und andere,
> Linsen, Erbsen, Erdnuss, Soja,
> Banane und Latex.

> **INTRAKUTAN-TEST:** Die Testlösung wird in die oberste Hautschicht gespritzt, nach etwa 15 Minuten zeigen sich mögliche Reaktionen. Dieser Test wird vorwiegend bei Medikamentallergenen verwendet, in manchen Kliniken auch bei Insektengiftallergie.

> **SPEZIFISCHES IGE (RAST):** Hierbei wird das Blut auf IgE-Antikörpern gegen bestimmte Substanzen untersucht. Bei Pollen und einigen anderen Allergenen funktioniert das recht zuverlässig, bei Nahrungsmitteln kann man ein positives Ergebnis eher als Hinweis werten und nicht als Beweis.

> **PROVOKATIONSTESTUNGEN:** Weil sich durch die einfachen Testverfahren nicht schlüssig klären lässt, ob die Reaktion tatsächlich zu einer Allergie führt, kann man in Zweifelsfällen ausprobieren, was passiert, wenn das Kind das Allergen wirklich inhaliert oder schluckt. Die Methode eignet sich vor allem bei Nahrungsmittelallergien, die sich mit Haut- und Bluttests nicht eindeutig klären lassen. Wichtig ist, dass die Provokationstestungen ausschließlich durch einen Kinderallergologen erfolgen, denn es kann dabei zu erheblichen Reaktionen kommen.
Bluttests auf spezifisches IgG haben bezüglich Allergien keine Aussagekraft.
Es gibt auch Verfahren der alternativmedizinischen Allergietestung, die jedoch nicht wissenschaftlich untersucht und oft mit hohen Kosten verbunden sind, die die Krankenkassen nicht übernehmen.

DIE BEHANDLUNG

Die Behandlung eines allergischen Kindes richtet sich nach dem Schweregrad der Reaktion und der Art der Symptome. Bei leichtem Heuschnupfen braucht man oft gar keine Medikamente. Und auch in anderen Fällen reichen Vermeidung und einfache Maßnahmen häufig aus.
Sehr oft wird mit einem Antihistaminikum behandelt. Medikamente aus dieser Gruppe blockieren die Wirkung des Histamins, also des wichtigsten körpereigenen Allergiemediators, der vor allem bei Heuschnupfen, allergischem Asthma und allen allergischen Sofortreaktionen eine Rolle spielt.
Antihistaminika gibt es als Saft, Tropfen, Tabletten und zur örtlichen Anwendung an Nase und Auge. Sie sind gut verträglich und die aktuellen Substanzen machen auch nicht mehr so müde wie früher.
Je nach individuellen Problemen sind zum Antihistaminikum weitere Medikamente nötig, etwa eine Asthmabehandlung. Und natürlich gehört zur erfolgreichen Therapie auch, dass Sie und Ihre Tochter beziehungsweise Ihr Sohn bezüglich des richtigen Umgangs mit der Allergie und den Medikamenten gut geschult werden – auch was Notfallmedikamente betrifft (mehr dazu auf Seite 68).

Bei ausgeprägten Allergien besteht die Möglichkeit, den Körper gegen Auslöser unempfindlicher zu machen, indem man ihm diesen über einen längeren Zeitraum in kleinen Mengen zuführt. Man bezeichnet dieses Prinzip der Immuntherapie als Hyposensibilisierung oder auch »Allergieimpfung«.

Sinnvoll und gut möglich ist die Hyposensibilisierung vor allem bei einer Pollen- und Milbenallergie, wobei die Behandlung am wirkungsvollsten ist, wenn das gereinigte und standardisierte Allergen unter die Haut gespritzt wird. Alternativ können die Allergene auch als Tropfen oder Tablette verabreicht werden. Dann wird zum Beispiel eine Flüssigkeit unter die Zunge getropft und muss dort bleiben, bis das Kind sie nach einer vom Hersteller angegebenen Zeit wieder ausspuckt.

Erfahrungsgemäß klappt es nur bei einer kleinen Zahl von Familien, eine solche Behandlung über Jahre absolut diszipliniert durchzuführen.

Weitere Informationen zur Vorbeugung beziehungsweise Verhinderung von Allergien finden Sie unter: **www.awmf.org** unter dem Stichwort »Atopieprophylaxe«. Die Empfehlungen werden etwa alle fünf Jahre wissenschaftlich überprüft und die Leitlinie wird entsprechend aktualisiert.

LEBEN MIT ALLERGIE

Natürlich wollen Eltern Schaden von ihrem Kind fernhalten, indem es so wenig wie möglich in Kontakt mit den Allergieauslösern kommt. Doch soll das Kind nicht unnötig ängstlich und bei seinen Aktivitäten eingeschränkt werden. Abgesehen davon, dass die Empfehlung, Allergieauslöser zu vermeiden, einfacher klingt, als es im täglichen Leben wirklich möglich ist. Bestimmte Lebensmittel, wie zum Beispiel Schalentiere, lassen sich leicht vermeiden. Anderen Allergenen kann man kaum ausweichen, zum Beispiel den Birkenpollen.

Versuchen Sie dennoch, die Kontaktmöglichkeiten, soweit es geht und alltagsverträglich ist, zu reduzieren. Hat Ihre Tochter oder Ihr Sohn zum Beispiel eine Pollenallergie, sollten nicht auch noch unnötig viele Pollen ins Haus geholt werden. Schließen Sie daher bei starkem Pollenflug die Fenster und lüften Sie nur kurz – am besten nachts oder in den frühen Morgenstunden. Lange Haare kann man abends waschen, um die Pollen herauszuspülen, oder zumindest feucht durchkämmen. Wäsche muss nicht im Freien trocknen.

Staubmilbenallergie

Als Erstes sollte den Milben die Nahrungsgrundlage entzogen werden: Damit sich weniger Haare, Schup-

---

> **INFO**
>
> **WIE AUSSAGEKRÄFTIG SIND ALLERGIETESTS?**
>
> Mit einem Allergietest lässt sich zwar direkt oder indirekt die Reaktion des Immunsystems auf einen Allergieauslöser nachweisen. Aber auch ein positiver Haut- oder Bluttest sagt nichts Eindeutiges über die Stärke der allergischen Reaktion, die sogenannte klinische Relevanz, aus. Es gibt sogar Kinder, die trotz eines stark positiven Allergietests im »Ernstfall« überhaupt nicht auf das entsprechende Allergen reagieren. Andersherum sind starke allergische Reaktionen ohne positiven Test sehr selten. In so einem Fall ist wahrscheinlich, dass beim Test ein technischer Fehler vorlag oder die richtige Substanz nicht mitgetestet wurde.
>
> Ein Allergietest zeigt also nicht unbedingt an, dass wirklich eine Allergie besteht und dass das Kind auf den getesteten Stoff bei Kontakt auch erkennbar reagiert. Bei vielen »positiven« Tests handelt es sich nur um einen Hinweis auf eine »Allergiebereitschaft« (Sensibilisierung). Und das bedeutet: Möglicherweise reagiert Ihr Kind später einmal richtig allergisch darauf. Genauso gut kann aber sein, dass sein Leben lang überhaupt nichts passiert.

pen und Ähnliches im Bett ansammeln, muss man das Bettzeug häufig waschen. Bei nachgewiesener Allergie verwenden Sie für Matratze und Bettdecke zudem am besten milbendichte Bezüge. Die Kosten dafür werden von den meisten Krankenkassen übernommen. **Wichtig:** Haustiere und besonders Vögel erhöhen die Milbendichte.

Tierallergie

Allergien gegen Haustiere sind vor allem dann ein Problem, wenn die Familie selbst ein Tier hält. Dann gilt abzuwägen, was für das Kind schlimmer ist: die Abschaffung eines geliebten Tieres oder eine Behandlung mit Medikamenten. Es gibt auch Situationen, bei denen Tiere sofort »ausziehen« müssen, etwa wenn das Kind durch Vögel eine lungenzerstörende Sonderform der Allergie entwickelt hat.

Pferde hält man zwar nicht im Haus, aber das Pferdeallergen ist sehr stabil und wird mit Kleidung und Haaren ins Haus getragen. Ein Allergiker reagiert bereits auf Pferde, wenn er sie nur riecht. Die dabei übertragene Allergenmenge reicht aus, um Symptome hervorzurufen.

Es muss gar nicht immer das Tier selbst sein, das Probleme bereitet. Auch Tierfutter, zum Beispiel bei Zierfischen, kann ein starker Allergieauslöser sein. Ähnliches gilt für Heu bei Kaninchen und Co.

Allergie auf Schimmelpilze

Schimmelpilze sind wie Pollen überall verbreitet (noch dazu ganzjährig), sodass sich ein Kontakt eigentlich nicht vermeiden lässt. Beim Rasenmähen, Dreschen, Ernten und Häckseln werden besonders viele Schimmelpilzsporen freigesetzt. Urlaub auf dem Bauernhof, speziell zur Erntezeit, Herumspringen im Heu und Spielen mit Laub sind für Kinder mit einer solchen Allergie daher tabu. Es stimmt zwar, dass Kinder, die schon als Säuglinge regelmäßig in den Stall mitgenommen wurden, also wie früher »mitten« auf dem Bauernhof aufwachsen, ein geringeres Allergierisiko haben. Dieser frühe Schutzeffekt lässt sich später durch Urlaub auf dem Bauernhof oder ähnliche Aktivitäten aber nicht nachholen.

Schimmel in der Wohnung sollte fachgerecht behandelt werden (schwarze Flecken auf der Silikonfuge im Bad sind zu vernachlässigen).

Nahrungsmittelallergien

Bei Nahrungsmitteln lässt sich die Situation immer dann einfach beurteilen, wenn nach dem Verzehr bestimmter Produkte (etwa nach dem Knabbern von Erdnüssen) schwere oder gar bedrohliche Sofortreaktionen vorgekommen sind. Die betreffenden Nahrungsmittel müssen dann zukünftig strengstens vermieden werden. Sagen Sie unbedingt auch im Kindergarten, in der Schule und/oder im Hort Bescheid, wenn Ihre Tochter oder Ihr Sohn etwas Bestimmtes überhaupt nicht essen darf. Ferner braucht das Kind einen lückenlos funktionierenden Notfallplan (siehe Seite 38).

Bei leichteren Reaktionen auf Nahrungsmittel oder Kreuzallergien wird Ihr Kind selbst die Erfahrung machen, dass gar nicht immer Reaktionen auftreten oder der Zusammenhang oft fraglich ist. Es gibt sehr viele Kinder mit solchen leichten und nicht sicheren Nahrungsmittelsensibilisierungen. Und sie würden stark eingeengt, wenn ihre Eltern eine strenge »Diät« einfordern würden. Viele Mütter und Väter entschließen sich daher in solchen Situationen für die

---

INFO

JUGEND UND AUSBILDUNG

Bei jugendlichen Allergikern sollte bei der Berufswahl auf diese Allergien Rücksicht genommen werden. Bei einigen Berufen (zum Beispiel Bäcker und Gärtner) besteht ein hohes Risiko, dass bekannte Allergien gegen Schimmelpilze sich verstärken und zum Problem werden. Hat Ihre Tochter oder Ihr Sohn bereits eine Kontaktallergie (auch Nickel), sollte sie/er einige Berufe ebenfalls besser nicht ergreifen und braucht eine gute arbeitsmedizinische Beratung.

ALLERGIEPROPHYLAXE AUF EINEN BLICK

› Frauen, die in der Schwangerschaft rauchen, erhöhen das Risiko, dass ihre Kinder später eine Allergie haben. Das Immunsystem des Neugeborenen ist dann bereits von Geburt an in Richtung Allergieentstehung programmiert.
› Dasselbe gilt, wenn die Schwangere nennenswert passiv raucht (mehr als fünf Zigaretten pro Tag).
› Auch wenn Ihr Kind auf der Welt ist, erhöht sich das Allergierisiko, wenn in seiner Umgebung regelmäßig geraucht wird.
› Kein vorübergehendes Zufüttern direkt nach der Geburt. Ist dies unvermeidbar, nur Vollhydrolysate verwenden (siehe Seite 107).
› Ausschließliches Stillen bis zum vollendeten vierten Lebensmonat.
› Wird ein Säugling nicht gestillt, sollte bis zum vollendeten vierten Lebensmonat eine hypoallergene Säuglingsnahrung verwendet werden.
› Ab vier Monaten mit der Beikost beginnen und schrittweise eine breite Palette altersgeeigneter Nahrungsmittel einführen (mehr dazu ab Seite 109).
› Keinen Schimmel in der Wohnung.
› Es gibt keine Belege, dass Impfungen das Allergierisiko erhöhen. Im Gegenteil gibt es Hinweise, dass sie dazu beitragen können, dieses zu senken.
› Antibiotika scheinen das Allergierisiko nicht zu erhöhen, Probiotika es nicht zu verringern.
› Gute Informationen und Handlungsanweisungen rund um das Thema Allergien finden Sie unter: www.gpau.de/elternratgeber/

pragmatische Lösung, dass man also »normal« weiterlebt und das Kind nur dann und wann bei bestimmten Dinge maßhält, wenn es ihm irgendwie nicht so gut geht. Dieser Ansatz ist nicht der schlechteste und hilft dem Kind sehr, auch wenn es immer wieder einmal leichtere Symptome hat.
Informationen zu Insektenstichallergien finden Sie auf Seite 202 f.

ALLERGIE-NOTFALLAPOTHEKE

Bei schwer verlaufenden Allergien vom Soforttyp, die innerhalb von Minuten zu Nesselsucht, Gesichtsschwellung, Kreislaufproblemen, Asthma und eventuell weiteren Symptomen führen, schreibt Ihnen der Kinderarzt oder Allergologe Notfallmedikamente für die Selbstbehandlung auf. Ihr Kind sollte diese Notfallmedikamente immer bei sich haben, am besten mit einer »Gebrauchsanweisung« und weiteren Angaben für eventuelle Helfer (Allergieauslöser, Handynummer der Eltern etc.).

In die Notfalltasche gehören:
› **ADRENALIN:** Wirkt sehr schnell und stabilisiert den Kreislauf. Das Hormon muss gespritzt werden, am besten in den Muskel. Dazu gibt es Fertigspritzen in zwei oder drei Stärken. Die Anwendung üben Sie beim Arzt mit einer Übungspatrone ohne Medikament und Nadel (mit etwa sechs bis acht Jahren können Kinder das auch selbst machen). Weil Adrenalin nur kurz wirkt, gibt man meistens zusätzlich noch die anderen Medikamente.
› **ANTIHISTAMINIKUM:** Blockiert den Botenstoff Histamin, der bei allergischen Reaktionen in großer Menge freigesetzt wird. Es gibt verschiedene Substanzen (wie zum Beispiel Cetirizin) in Saft-, Tropfen- oder Tablettenform. Die Wirkung beginnt nach rund 15 bis 30 Minuten.
› **KORTISON:** Blockiert alle an der allergischen Reaktion beteiligten Mechanismen. Es muss dazu in hoher Dosierung gegeben werden (Zäpfchen für Kleinkinder, sonst Saft oder Tabletten). Die Wirkung beginnt nach etwa 30 Minuten und hält mehrere Stunden an. Bei einer einzelnen hohen Dosis ist keine Nebenwirkung zu erwarten.

ALLERGISCHE REAKTIONEN AUF MEDIKAMENTE

Medikamente stehen häufig unter dem Verdacht, Allergien auszulösen – kein Wunder, schließlich findet sich auf beinahe jedem Begleitzettel ein entsprechender Hinweis. Tatsächlich aber sind allergische Reaktionen äußerst selten – zumindest bei den am häufigsten angewendeten Medikamenten (etwa Antibiotika, Fiebermedikamente und Impfstoffe).

ANTIBIOTIKAALLERGIE

Treten im Rahmen einer Antibiotikabehandlung rote Flecken auf, wird sehr häufig eine Penicillinallergie vermutet. Dabei haben diese Ausschläge fast nie einen allergischen Hintergrund, sondern sind meist durch die Krankheit selbst bedingt. Eine echte Antibiotikaallergie ist äußerst selten. Charakteristisch sind dann Ausschlag und weitere Symptome innerhalb der ersten Stunde nach der ersten Gabe. Zudem muss das Kind dasselbe oder ein sehr ähnliches Medikament schon vorher einmal eingenommen haben. Im Fall einer Sofortreaktion sollte man das Medikament natürlich nicht weitergeben und unverzüglich ärztliche Hilfe suchen. **Wichtig:** Manche Eltern geben beim Anamnesegespräch eine »Penicillinallergie« an, damit man ihrem Kind dieses Medikament nicht verordnet. Das kann jedoch dazu führen, dass im Zweifel ein schlechter verträgliches Ersatzantibiotikum verwendet wird.

SCHMERZ- UND FIEBERMEDIKAMENTE

Diese Arzneimittel können in seltenen Fällen eine allergieähnliche Reaktion auslösen. In den ersten zehn bis zwölf Lebensjahren geschieht das allerdings praktisch nie. Betroffene Jugendliche bekommen zum Beispiel nach ASS oder anderen Substanzen meist mit einigen Stunden Abstand rote Flecken, Atemnot und weitere Symptome. Da die Reaktionen im Gegensatz zu echten Allergien nicht durch Antikörper ausgelöst werden, kann kein einfacher Nachweis geführt werden. Man muss stattdessen eine Probedosis unter kontrollierten Bedingungen nehmen.

WEITERE MEDIKAMENTE

In der Klinik beziehungsweise einer spezialisierten Praxis werden eher einmal Medikamente verwendet, die zu Allergien führen können. Dazu zählen:
› Immuntherapeutika, die eigentlich zur Behandlung von Allergien verwendet werden (Hyposensibilisierung). Sie können bei (meist versehentlicher) fehlerhafter Anwendung zu gefährlichen allergischen Reaktionen führen. Daher ist die Überwachung nach der Injektion extrem wichtig. Je erfahrener ein Arzt in der Anwendung dieser Lösungen ist, desto seltener treten unerwünschte Reaktionen auf.
› Zytostatika, die vor allem in der Chemotherapie zum Einsatz kommen, sind zum Teil Eiweißstoffe und werden daher vom Immunsystem als fremd erkannt. In der Kinderonkologie ist man auf solche Reaktionen jedoch gut vorbereitet, sodass den kleinen Patienten nichts passiert.
› Lokalanästhetika für die örtliche Betäubung, etwa beim Zahnarzt, können in seltenen Fällen und meist bei Jugendlichen Allergien auslösen. Die Reaktionen sind in der Regel aber durch (versehentlich) fehlerhafte Injektion bedingt und nicht allergisch.
› Serumbestandteile beziehungsweise Bluttransfusionen lösen zum Teil gefährliche Reaktionen aus, die jedoch nicht allergischer Art sind. Hier ist eine besondere Sorgfalt und gute Überwachung notwendig.
› Kontrastmittel sind nur noch sehr selten Ursache allergischer Reaktionen.

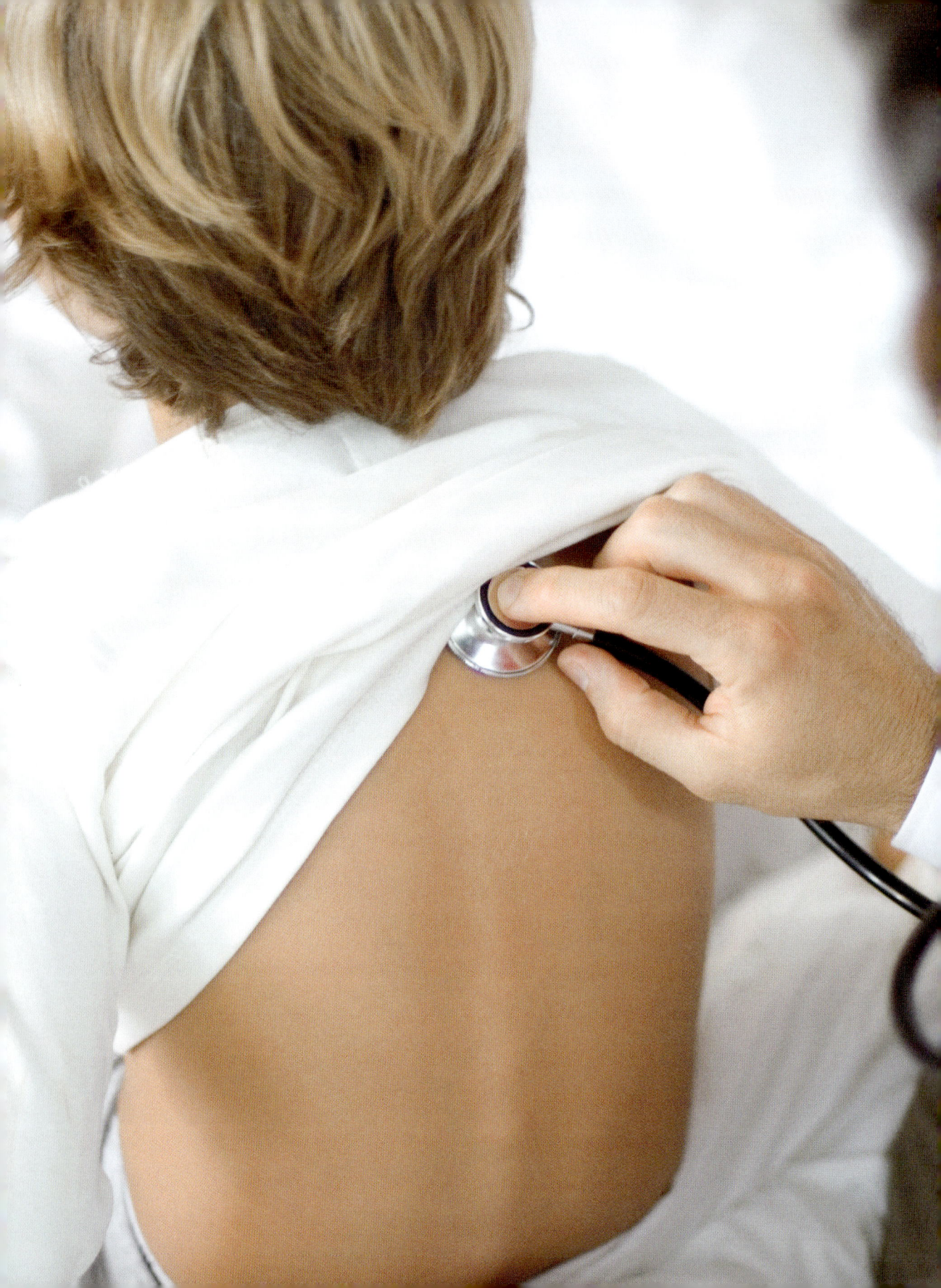

WENN SIE ÄRZTLICHEN RAT BRAUCHEN

Kinder sind nicht einfach kleine Erwachsene. Sie benötigen eine besondere Betreuung und im Notfall auch eine besondere ärztliche Hilfe. Eine Ärztin oder ein Arzt für Kinderheilkunde und Jugendmedizin ist daher bei allen Fragen und Problemen der kompetenteste Ansprechpartner.

Manche Kinder wollen vor dem Arztbesuch gar nicht so genau wissen, ob vielleicht etwas Unangenehmes passieren könnte. Andere legen großen Wert darauf, nicht überrascht zu werden. Sie wissen vermutlich selbst am besten, wie Ihr Kind reagiert, und können es daher entsprechend vorbereiten.

BEIM KINDERARZT

Neugeborene Babys sind noch ganz unbefangen und lächeln den Kinderarzt nach wenigen Minuten wieder an, auch wenn er ihnen Blut abgenommen oder sie geimpft hat. Ob dieser entspannte Umgang miteinander so bleibt, hängt von vielen Faktoren ab. Im zweiten Halbjahr ist das Baby schon skeptischer und im zweiten Lebensjahr gibt es bei schmerzhaften oder unangenehmen Prozeduren oft lauten Protest. Aber Eltern können einiges dazu beitragen, dass der Arztbesuch möglichst entspannt verläuft. Das Wichtigste ist: Wenn Sie selbst nicht wissen, was genau ansteht oder wie eine Untersuchung beziehungsweise Behandlung abläuft, sollten Sie Ihrem Kind nichts Falsches erzählen, wenn es danach fragt. Geben Sie lieber zu, dass Sie es auch nicht wissen und Sie nachher gemeinsam den Kinderarzt fragen. Genauso sollten Sie nichts Falsches versprechen. Wenn eine Blutentnahme nötig ist und Sie Ihrem Kind vorher versprochen haben, dass der Arzt es nicht piksen wird, verliert es das Vertrauen zu Ihnen und zum Kinderarzt. Wissen Sie selbst nicht, was ansteht, sollten Sie Ihrem Kind das genauso sagen.

Auch bei der Untersuchung selbst können Sie mithelfen. Wenn das Kind zum Beispiel beim Impfen etwas abgelenkt und gleichzeitig gut gehalten wird, spürt es fast nichts. Bei einer Blutentnahme halten Sie Ihr Kind richtig fest (vorher zeigen lassen, wie es geht). Die ganze Prozedur tut nämlich umso mehr weh, je länger es dauert und je mehr sich das Kind dabei bewegt. Bei der Untersuchung der Mandeln fühlen sich kleine Kinder ebenfalls oft wohler, wenn sie festgehalten werden – auch wenn sie vermutlich heftig protestieren.

> **INFO**
>
> **HAUSARZT ODER FACHARZT?**
> In einer hausärztlichen Praxis werden die ganz normalen Tätigkeiten des Kinderarztes durchgeführt, wie Vorsorge, Impfungen und Notfallbehandlung. Nebenher gibt es oft eine Spezialsprechstunde.
> In der fachärztlichen Praxis wird nur die Spezialsprechstunde angeboten, wie zum Beispiel beim Kinderkardiologen, der in seiner Praxis nur herzkranke Kinder behandelt, und das meist auch nur auf Überweisung vom »normalen« Kinderarzt.

Jedes Kind ist anders. Manchmal wundert man sich, was geht – und was nicht. Es gibt Kindergartenkinder, die so gut wie nie auch nur mit der Wimper zucken. Und genauso gibt es Jugendliche, die schon bei einem Rachenabstrich regelrecht Panik bekommen.

ALLEIN ZUM KINDERARZT?

Je nach Entwicklungsstand können Kinder schon ab ungefähr zehn Jahren bei einigen Untersuchungen oder Kontrollen allein zum Kinderarzt gehen. Voraussetzung ist, dass sie den Weg kennen und, vor allem, dass sie es auch selbst wollen. Bei zustimmungspflichtigen Eingriffen und Entscheidungen von großer Tragweite darf man sein Kind natürlich nicht allein lassen.

Jugendliche sollten die Möglichkeit nutzen, allein zum Arzt zu gehen, vor allem zur Jugend-Vorsorgeuntersuchung (siehe Seite 23). Nur so kann sich die vertrauensvolle Beziehung weiterentwickeln und die/der Jugendliche lernt, sich mit Gesundheitsfragen auseinanderzusetzen.

Der Kinder- und Jugendarzt hat bei Jugendlichen auch gegenüber den Eltern die Schweigepflicht einzuhalten. Normalerweise klärt er daher mit seinen Patienten, was und in welcher Weise er mit den Eltern (be-)sprechen wird. Eltern sollten dies als positives und wichtiges Angebot sehen und nicht »eifersüchtig« oder misstrauisch sein.

GRUNDSÄTZLICHE BEHANDLUNGSPRINZIPIEN

So wie in allen Gebieten der modernen Medizin gibt es auch in der Kinderheilkunde Standards für die Untersuchung und Behandlung. Vorsorgeuntersuchungen, Prophylaxemaßnahmen, Impfungen und so weiter werden generell nach einem einheitlichen Schema empfohlen und meist auch nach einem solchen durchgeführt. Alle diese Untersuchungen und Maßnahmen entsprechen dem aktuellen wissenschaftlichen Stand und werden laufend aktualisiert. Das gibt dem Kinderarzt Sicherheit, immer auf der Höhe der Zeit zu sein.

Auch für die Behandlung zahlreicher Krankheiten gibt es entsprechende Standards, die meist als »Leitlinie« veröffentlicht werden. Ganz besonders gilt das für schwere oder chronische Erkrankungen. Wird zum Beispiel die Behandlung eines Asthmas oder eines Diabetes nach der Leitlinie durchgeführt, kann nicht viel schiefgehen und das Kind wird sich trotz seines Handicaps gut entwickeln. Für einfache Krankheiten wie zum Beispiel Husten und Schnupfen gibt es dagegen keine verbindlichen Standardempfehlungen. Das liegt einerseits daran, dass diese

---

PRAXISREGELN

- **DOKUMENTE BEREITHALTEN:** Die Versicherungskarte, am besten auch das Vorsorgeheft und der Impfpass sollten immer dabei sein. Ohne Karte darf (!) der Kinderarzt kein Rezept ausstellen, beim ersten Besuch im Quartal muss (!) sie vorgelegt werden.
- **TERMINE EINHALTEN:** Der Zeitplan in einer Arztpraxis ist meist eng getaktet. Versuchen Sie daher, pünktlich zu sein, und geben Sie rechtzeitig Bescheid, wenn Sie einen Termin nicht einhalten können, möglichst schon am Vortag.
- **DAS TEAM INFORMIEREN:** Wenn Ihr Kind einen Infekt hat, sollten Sie vorher kurz telefonisch oder zumindest beim Betreten der Praxis Bescheid sagen. Eventuell können Sie in einem anderen Zimmer warten.
- **ALLGEMEINES:** Im Sprechzimmer (und möglichst auch im Wartezimmer) sollten Sie beziehungsweise Ihr Kind nicht essen (Ausnahme: Babys und Kinder mit Diabetes). Lassen Sie Ihr Kind nicht mit den Gerätschaften und Materialien spielen. Entsorgen Sie, sofern es keinen extra Windeleimer gibt, Windeln zu Hause.

gesundheitlichen Probleme für die Wissenschaft nicht sonderlich interessant sind. Vor allem aber ist es so, dass diese Krankheiten ohne Behandlung genauso ausheilen wie mit. Es gibt ja schließlich die Selbstheilungskräfte der Natur. Zu guter Letzt gibt es viele Probleme, bei der die wissenschaftliche Medizin bisher keine sehr gut definierten und eindeutig wirksamen Behandlungsmaßnahmen anzubieten hat. Es gelten zwar auch hier häufig »Empfehlungen«. Diese haben aber nicht die Qualität der Leitlinien für wissenschaftlich klar definierte Probleme.

Für den Kinderarzt besteht die Kunst darin, im Einzelfall zu entscheiden, wann für die Behandlung eines Kindes die »Leitlinie« wichtig und richtig ist und wann ein individuell abweichender Weg besser ist. In vielen Fällen geht es auch einfach darum, den natürlichen Heilungsprozess zu unterstützen und vor allem nicht zu stören.

NATURHEILKUNDLICHE METHODEN

Sehr viele Eltern wünschen sich eine sanfte Heilkunde ohne Nebenwirkungen. Mit diesem Wunsch haben sie auch fast immer recht und der Kinderarzt wird sie dabei unterstützen. Die meisten Ärzte bieten für verschiedene Krankheiten und Probleme auch Naturheilverfahren an, deren Wirkung durchaus komplex ist. Zu den bewährtesten zählen:
> Phytotherapie (Pflanzenheilkunde),
> Wasseranwendungen – kombiniert mit Verhaltensregeln zum Tagesablauf,
> Bewegungstherapie,
> Ernährungsregeln.

Darüber hinaus sind alternativmedizinische Verfahren wie zum Beispiel Homöopathie, anthroposophische Medizin, Bachblüten und Schüssler-Salze bei Eltern sehr beliebt. Auch wenn es für diese Methoden bisher keine wissenschaftlich überprüften Wirkungsnachweise gibt, sind sie dennoch weitverbreitet – einfach weil viele Menschen das Gefühl haben, dass sie helfen. Und tatsächlich darf man diesen Effekt einer Behandlung nicht unterschätzen. Denn letztlich ist alles hilfreich, was zum Gesundwerden des Kindes beiträgt.

Die breite Anwendung der Osteopathie vor allem bei Säuglingen ist relativ neu. Ihre Wirksamkeit ist bei einigen orthopädischen Problemen anzunehmen und entspricht in Teilen der manuellen Therapie. Ob wirklich alle Kinder, die beim Osteopathen vorgestellt werden, auch von einer Behandlung profitieren, ist jedoch zu bezweifeln. Sie sollten sehr darauf achten, dass der Osteopath fundierte Kenntnisse in der Behandlung von Säuglingen hat.

Die Krankenkassen erstatten manche Maßnahmen. Erkundigen Sie sich bei Interesse.

NOTFALLAMBULANZ

Wenn der Kinderarzt nicht erreichbar ist, zum Beispiel nachts oder am Wochenende, können Sie mit Ihrem kranken Kind direkt in die Notfallambulanz gehen. In den meisten kleinen Kinderkliniken werden solche Notfälle nebenher von den Stationsärzten versorgt, vor allem nachts. In großen Kliniken gibt es oft »eigene« Notfallärzte, die allerdings oft noch andere Aufgaben haben. In vielen Regionen teilen sich auch Praxis und Klinik die Versorgung der Notfälle. Die niedergelassenen Ärzte sind dann stundenweise in den Notfallräumen der Klinik tätig. Einige Kliniken haben gemeinsame Notfallbereiche für Kinderklinik und -chirurgie. Pflegepersonal ist zumindest in großen Kliniken ständig präsent.

In der Notfallambulanz warten oft viele Familien. Die Kinder werden je nach Dringlichkeit versorgt. Die Entscheidung darüber trifft in der Regel das Pflegepersonal. Mithilfe weniger Fragen lässt sich schnell entscheiden, ob
> es sich um einen absoluten Notfall handelt und alle anderen Tätigkeiten unterbrochen werden müssen (etwa bei Bewusstlosigkeit, Krampf, Herzstillstand),
> das Kind schnell versorgt und innerhalb weniger Minuten vom Arzt untersucht werden muss (wie bei Verdacht auf eine Hirnhautentzündung),
> die genauere Untersuchung und Behandlung etwas mehr Zeit haben (wie bei einer Lungenentzündung).

Aus diesem Grund kann es passieren, dass immer wieder neue Kinder vorgezogen werden, während

Sie selbst noch warten. Haben Sie Geduld und bringen Sie genug Zeit mit. Wenn Ihr Kind auf dem Schoß weiterspuckt und immer schlechter aussieht, dürfen Sie sich gern noch einmal bemerkbar machen. Die Einschätzung der Dringlichkeit wird nämlich nach Bedarf immer wieder auch geändert.

IN DER KINDERKLINIK

Manche medizinischen Probleme lassen sich in der Praxis nicht lösen, sodass der junge Patient in die Kinderklinik überwiesen wird, wo eine spezielle Untersuchung oder bei einer chronischen Erkrankung eine spezielle Behandlung erfolgen kann. Die Aufnahme erfolgt also geplant zu einem vorher vereinbarten Termin.

Manchmal startet ein Kinderleben schon in der Klinik, beispielsweise bei Frühgeborenen oder Babys mit angeborenen Fehlbildungen. Dies ist für die Familie eine ganz besondere Herausforderung. Man hat sich ja alles völlig anders vorgestellt und zu den Sorgen um das Wohlergehen des Babys kommen jetzt oft genug noch schwere Entscheidungen. Gibt es schon ältere Geschwister, wird die Situation noch komplizierter, weil sich das Familienleben nur mühsam aufrechterhalten lässt.

In den meisten Fällen kommen Kinder jedoch ungeplant und plötzlich in die Kinderklinik, weil sie akut krank sind oder sich verletzt haben und der Kinderarzt nicht erreichbar ist (zum Beispiel nachts).

WAS IST ZU TUN, WENN DAS KIND IN DIE KLINIK MUSS?

Ist eine stationäre Behandlung nötig, empfiehlt der Kinderarzt für gewöhnlich eine Klinik und überweist Ihre Tochter oder Ihren Sohn dorthin. Im besten Fall ruft er sogar dort an und meldet Ihr Kind an. Das letzte Wort bei der Entscheidung über die Aufnahme hat jedoch die Klinik. Es kommt häufig vor, dass die Ärzte dort einen stationären Aufenthalt nicht für nötig halten und das Kind »nur« ambulant behandeln und dann wieder nach Hause schicken. Auch wenn es schwerfällt: Ruhe zu bewahren ist ganz entscheidend. Nur so können Sie Ihrer Tochter oder Ihrem Sohn die Angst und Unsicherheit nehmen – ganz gleich, wie alt sie/er ist. Babys und sehr kleine Kinder verstehen nicht oder noch nicht richtig, was eigentlich los ist und was passieren wird. Sobald Ihr Kind aber auch nur ansatzweise begreift, dass es nicht zu Hause ist und vielleicht unangenehme Maßnahmen anstehen, können Sie es altersgerecht erklären. Schulkinder fragen meist selbst ziemlich genau, was sie wissen wollen. Oft wissen aber auch die Eltern nicht so recht, was überhaupt alles passieren wird. In so einem Fall dürfen sie keine falschen oder unrealistischen Versprechungen machen, sondern sollten ruhig klarstellen, dass sie auch nichts wissen, aber auf jeden Fall da sind.

Kinderkliniken sind heutzutage sehr offen, was die Mitaufnahme eines Elternteils betrifft. Bei Kleinkindern ist das überhaupt kein Problem. Ab dem Schulalter ist es nicht immer möglich, auch über Nacht zu bleiben. Zum einen hängt dies von der Erkrankung ab. Zum anderen wollen größere Kinder auch nicht unbedingt 24 Stunden rundumbetreut werden.

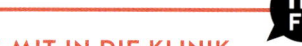

DAS MUSS MIT IN DIE KLINIK

Diese Dinge sollten Sie dabeihaben, wenn Ihr Kind in die Klinik muss:
- Einweisungsschein des Kinderarztes,
- Vorsorgeheft,
- Impfpass,
- eventuell weitere medizinisch wichtige Informationen sowie die bisher gegebenen Medikamente,
- Schlaftier, Kuscheldecke, Bilderbuch (je nach Alter des Kindes); Jugendliche denken meist selbst an ihr Handy und das Ladegerät,
- persönliche Toilettenartikel,
- Wechselkleider,
- »Hotelgepäck«, Buch oder etwas anderes zum Ablenken für Sie selbst.

Auf Intensivstationen können Eltern meist nicht neben dem Kind schlafen.

Ganz wichtig: Haben Sie noch weitere Kinder, brauchen Sie jemanden, der sich um sie kümmert, während Sie mit dem kranken Kind in der Klinik sind. Vergessen Sie auch nicht, gegebenenfalls Ihren Arbeitgeber zu informieren und für sich selbst eine Bescheinigung oder Krankschreibung zu beantragen.

ZUSTIMMUNG ZU OPERATIONEN UND UNTERSUCHUNGEN

Streng juristisch betrachtet sind manche Untersuchungen und vor allem alle Operationen eine Körperverletzung – unabhängig davon, dass sie eine gute Absicht verfolgen und sinnvoll sind. Daher müssen Sie einem solchen Eingriff zustimmen. Kliniken haben in der Regel vorbereitete Aufklärungsformulare. Auf diesen wird vermerkt, welcher Eingriff geplant ist, welche Risiken dabei bestehen und wer aufgeklärt hat. Mit Ihrer Unterschrift bestätigen Sie, dass Sie alles verstanden und keine Fragen mehr haben und mit der Maßnahme einverstanden sind.

Bei Notfalleingriffen genügt es, wenn ein Elternteil anwesend ist und unterschreibt. Bei geplanten Eingriffen von wesentlicher Bedeutung müssen beide Eltern unterschreiben (sofern beide das Sorgerecht haben). Normalerweise ist das kein Problem. Nur wenn sich die Eltern absolut uneinig sind, ob ihr Kind operiert werden soll, oder wenn ein Elternteil nicht erreichbar ist, kommt es gelegentlich zu komplizierten Situationen. Jugendliche werden je nach Entwicklungsstand und Einsichtsvermögen mit einbezogen und dürfen selbst entscheiden. Hier wird es mitunter ebenfalls schwierig, wenn sie und ihre Eltern unterschiedlicher Meinung sind.

Was passiert, wenn man mit der Behandlung nicht einverstanden ist?

Mitunter sind Eltern mit einer Maßnahme nicht einverstanden, etwa weil sie ihr Kind und seine Besonderheiten gut kennen oder meinen und hoffen, dass auch eine weniger eingreifende Behandlung zum Ziel führen könnte. In solchen Fällen hilft meist ein klärendes Gespräch, am besten mit einem der erfahreneren Ärzte der Klinik. Wollen die Eltern einer Operation oder Antibiotikabehandlung immer noch nicht zustimmen, können sie ihr Kind gegen eine Unterschrift wieder mit nach Hause nehmen. Stellen sie zu einem späteren Zeitpunkt fest, dass eine stationäre Behandlung vielleicht doch besser wäre, sollten sie sich im Interesse des Kindes jedoch nicht scheuen, in die Klinik zurückzukehren – auch wenn man sich im Streit getrennt hat.

Besteht eine objektive akute Gefährdung des Kindes, zum Beispiel ein hochgradiger Verdacht auf schwere Kindesmisshandlung, dürfen die Eltern das Kind nicht wieder mitnehmen. Im Notfall kann ihnen auf Betreiben der Klinik sogar das Sorge- und Aufenthaltsbestimmungsrecht vorläufig entzogen werden. Das Kind bleibt dann bis zur weiteren Klärung des Sachverhalts in der Obhut der Klinik.

ZURÜCK NACH HAUSE

Nicht immer ist ein Kind schon wieder ganz gesund, wenn es aus dem Krankenhaus entlassen wird. Ist keine klinische Behandlung und keine Rundumbeobachtung mehr nötig, kann es sich wohlumsorgt aber auch gut zu Hause auskurieren – oft in einem deutlich ruhigeren Umfeld.

Wie bei der Anmeldung gilt es auch bei der Entlassung einiges zu beachten:

› Klären Sie, ob weitere Behandlungen nötig sind – und wenn ja, womit und wie lange. Wo bekommen Sie das Rezept für Medikamente?
› Wann ist die nächste Kontrolle beim Kinderarzt sinnvoll beziehungsweise notwendig? Lassen Sie sich einen (vorläufigen) Bericht für den Kinderarzt mitgeben, gegebenenfalls auch eine Kopie für die eigenen Unterlagen.
› Wie lange soll sich das Kind noch schonen? Wann darf es wieder in die Krippe, den Kindergarten oder die Schule gehen? Ab wann kann es wieder Sport treiben oder anders aktiv sein?
› Vergessen Sie auch nicht, das Vorsorgeheft, den Impfpass und andere mitgebrachte Unterlagen wieder einzufordern.

TYPISCH BABY

BEI NEUGEBORENEN UND BABYS IST VIELES ANDERS ALS BEI ÄLTEREN KINDERN. SIE SIND NICHT NUR KLEINER, SONDERN AUCH EMPFINDLICHER. DAS ABWEHRSYSTEM FUNKTIONIERT NOCH NICHT SO GUT UND AUCH DIE ORGANFUNKTIONEN MÜSSEN SICH ERST AUF DIE SITUATION AUSSERHALB DER GEBÄRMUTTER EINSTELLEN.

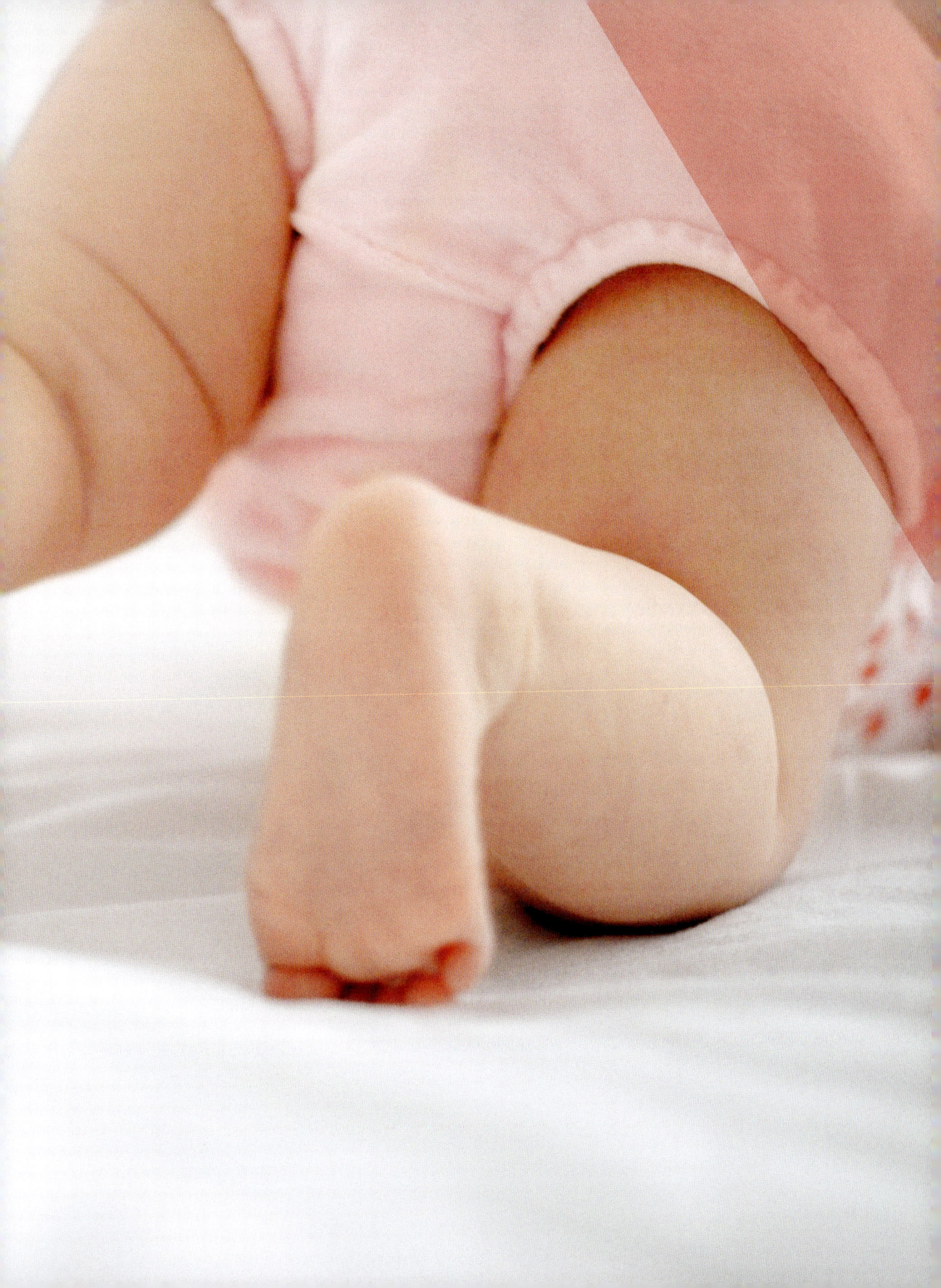

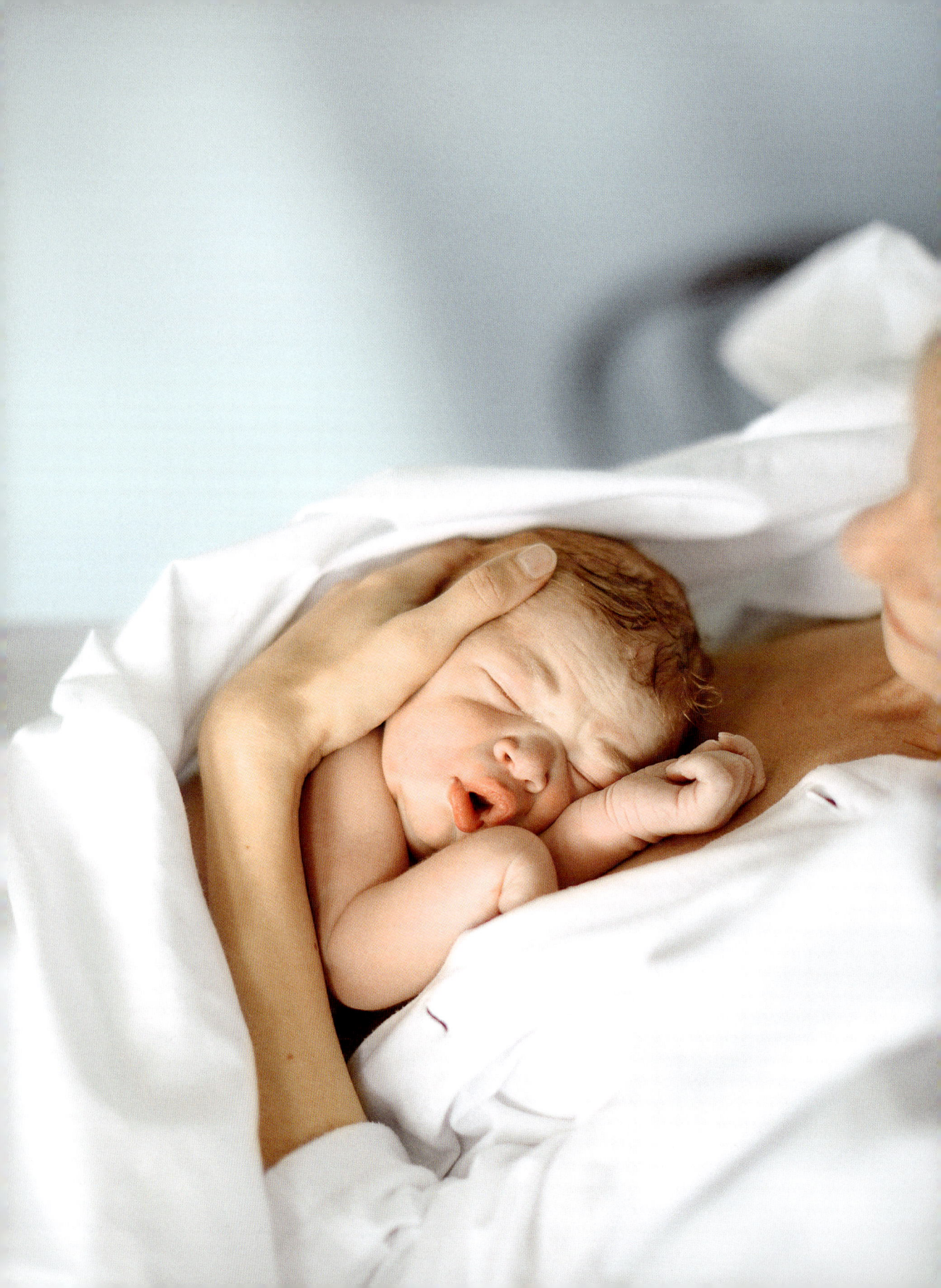

WILLKOMMEN IM LEBEN

Nach der Geburt und am besten, nachdem sich Mutter und Baby ein wenig aneinander gewöhnen konnten, wird das Baby orientierend untersucht, um festzustellen, ob alle wichtigen Systeme in der vorgesehenen Weise funktionieren und ob es Hinweise auf Fehlbildungen gibt.

Die Geburt ist ein wichtiges Ereignis, nicht nur für die frischgebackenen Eltern, sondern auch für das Kind. Niemals wieder müssen sich seine Organsysteme in so kurzer Zeit umstellen: Seine Lungen entfalten sich, bisher zusammengeknäuelte Blutgefäße werden weit, damit sie gut durchblutet werden und Sauerstoff aufnehmen können. Die Nabelgefäße und der Mutterkuchen (Plazenta) verlieren ihre Funktion, das Baby zu versorgen, die Nabelgefäße verschließen sich. Das kann man sogar von außen sehen, weil die Nabelschnur nach ein bis zwei Minuten aufhört zu pulsieren. Die vor der Geburt wichtigen Querverbindungen in Herz und Kreislauf beginnen sich zu schließen. Die Leber nimmt ihre Aufgabe als Ausscheidungsorgan in Angriff, was jedoch einige Tage dauert (siehe auch Seite 84). Die Nieren müssen Abfallstoffe, Wasser und nicht benötigte Salze entsorgen. Sie haben zwar zuvor schon einen Teil des Fruchtwassers gebildet, die eigentliche Entsorgung lief aber über die Plazenta. Typischerweise lassen Neugeborene unmittelbar nach der Geburt schon Urin ab. Bis zum nächsten Mal können dann bis zu 24 Stunden (manchmal noch mehr) vergehen, ohne dass eine Abklärung erfolgen muss.

Der Darm muss seine Verdauungsfunktion einschalten und ebenso muss die Entsorgung von Ballaststoffen in Gang kommen. Die Besiedelung des Darms mit notwendigen und nützlichen Bakterien geschieht ebenfalls bereits in den ersten Lebenstagen. Der erste Stuhl, Kindspech oder Mekonium genannt, wird innerhalb der ersten 24 Stunden entleert werden. Er ist schwarz und enthält alle Bestandteile, die sich in Babys Darm angesammelt haben, wie mit dem Fruchtwasser geschluckte Hautzellen oder Haare.

Ob das Baby vital ist und ob es ihm gut geht, ist in den ersten Lebensminuten von entscheidender Bedeutung. Aus diesem Grund wird mit einer sehr einfachen Methode sein Zustand überprüft. Die Geburtshelfer beobachten Hautfarbe, Atmung, Herztätigkeit, Muskeltonus und Reflexerregbarkeit des Kindes und vergeben pro Kriterium maximal zwei Punkte (Apgar-Test, siehe auch Seite 14). Ist das Baby zu früh geboren, ist es krank, hat es keine guten Vitalzeichen (geringer Apgar-Wert) oder treten andere Probleme auf, wird es gleich vom Kinderarzt (Neonatologen) übernommen, genauer untersucht und entsprechend behandelt.

Am dritten Lebenstag (spätestens am zehnten) erfolgt die wesentlich gründlichere Neugeborenen-Basisuntersuchung (U2, siehe Seite 14–15). Die Umstellungen nach der Geburt sind jetzt normalerweise weitgehend abgeschlossen und der Arzt macht jetzt eine ausführliche Untersuchung und bespricht alles Wichtige mit den Eltern. Gleichzeitig wird das Screening auf Stoffwechselerkrankungen durchgeführt, für das dem Baby an der Ferse einige Tropfen Blut abgenommen werden. Das tut zwar etwas weh, weil der Arzt ein bisschen drücken muss, dafür können aber einige angeborene Erkrankungen sicher erkannt werden, bevor Schäden eintreten. Und wenn Sie Ihr Kind anschließend anlegen, wird es sich sehr schnell wieder beruhigen und die Sache wieder vergessen.

FRÜHGEBORENE

Erblickt ein Baby vor Vollendung der 37. Schwangerschaftswoche das Licht der Welt, was hierzulande bei gut fünf bis zehn Prozent aller Babys der Fall ist, nennt man es »frühgeboren«.

Die Ursachen für eine Frühgeburt können sehr unterschiedlich sein. So können sich beispielsweise Besonderheiten der Gebärmutter oder Plazenta, Krankheiten der Mutter, aber auch Rauchen negativ auswirken. Fehlbildungen beim Kind können ebenfalls zu einer Frühgeburt führen. Genauso kommen Mehrlinge meist vor dem errechneten Geburtstermin zur Welt. Schon Zwillinge sind meist etwas leichter und früher geboren – und je mehr Babys gleichzeitig Platz im Bauch beanspruchen, desto früher werden sie geboren und umso weniger Gewicht haben sie bei der Geburt.

Es macht natürlich viel aus, um wie viel zu früh ein Kind zur Welt kommt. Babys in der 36. Schwangerschaftswoche kann man fast wie reife Kinder beurteilen. Sie sind zwar meist etwas leichter, haben aber in der Regel wenig Komplikationen, weil sie gut selbstständig atmen und trinken können. Dagegen sind Frühgeborene aus der 24. oder 25. Schwangerschaftswoche extrem klein und wiegen erst um die 500 Gramm. Ihre Organe sind sehr unreif, weshalb diese Babys sehr lang intensivmedizinisch behandelt und überwacht werden müssen.

Die Feinstruktur ihrer Lunge reicht noch nicht sicher aus, um den Gasaustausch zu gewährleisten. Daher erhalten sie fast immer Sauerstoff oder werden sogar maschinell beatmet. Die Lungenbläschen entfalten sich bei Frühchen auch deshalb nicht so gut, weil eine Substanz fehlt, die zur Reduktion der Oberflächenspannung dient. Dieser sogenannte Surfactant muss dann künstlich zugeführt werden. Die Gefahr: Durch hohe Mengen Sauerstoff können die Augen geschädigt werden: Gibt man zu viel, sind zwar andere Organe sehr gut versorgt, im inneren Auge bilden sich jedoch Gefäßwucherungen, die bis zur Blindheit führen können. Zu wenig Sauerstoff ist problematisch für viele Organe.

Je unreifer das Gehirn ist, desto mehr fehlt ihm das Stützgewebe. Weil auch die Blutgefäße sehr verletzlich und empfindlich gegenüber Blutdruckschwankungen sind, kommt es sehr leicht zu Hirnblutungen mit entsprechender Gewebeschädigung.

Der unreife Darm kann noch nicht gut verdauen. Und weil die Abwehr ebenfalls noch nicht ausgereift ist, sind Infektionen häufig, manchmal mit Schädigung der Darmschleimhaut.

Aus diesen Gründen ist bei Frühgeborenen die fachgerechte Versorgung ab der ersten Minute besonders wichtig. Gerade bei sehr kleinen Frühchen sollte jeder Stress und auch jeder Transport vermieden werden. Sie werden daher am besten in Perinatalzentren mit einer Neugeborenen-Intensivstation direkt neben dem Kreißsaal geboren. Die Nachbetreuung erfolgt später parallel zum Kinderarzt in sozialpädiatrischen Zentren mit entsprechender Erfahrung.

SO HELFEN SIE IHREM FRÜHGEBORENEN BABY

Frühgeborene, die die Anwesenheit und Nähe ihrer Eltern spüren, entwickeln sich besser und haben weniger Komplikationen. Versuchen Sie deshalb, so viel wie möglich für Ihr Kind da zu sein: In der Kinderklinik wird man Ihnen helfen, Kontakt zu Ihrem Baby aufzunehmen. Ist Ihre Tochter oder Ihr Sohn zu krank oder zu unreif, um selbst zu trinken, lassen Sie sich anleiten, wie Sie Muttermilch abpumpen und wie diese aufbewahrt wird. Sobald das Baby sich erholt hat, dürfen Sie es auf den Arm nehmen oder auf den Bauch legen. Das geht sogar oft auf der Intensivstation, selbst wenn es noch an der Beatmungsmaschine hängt (»Känguru-Methode«). Sorgen Sie aber auch für sich selbst, damit Sie genügend Kraft für diese schwierige Zeit haben.

BESONDERHEITEN BEI NEUGEBORENEN

Fast alle Babys, auch die, die zum errechneten Zeitpunkt geboren werden, haben in den ersten Tagen und Wochen kleine Anpassungsschwierigkeiten. In der Regel sind diese nicht besorgniserregend und verschwinden nach kurzer Zeit ganz von allein wieder, sobald sich der kleine Organismus an die neuen Bedingungen angepasst hat. Dennoch sind Eltern häufig verunsichert, gerade beim ersten Kind. Doch fast immer kann schon die Nachsorgehebamme Entwarnung geben. In Zweifelsfällen können Sie zudem Ihren Kinderarzt um Rat fragen.

GEWICHTSVERLUST

Viele Neugeborene verlieren in den ersten Lebenstagen etwas Gewicht, weil Ausscheidungen und Nahrungsaufnahme noch nicht im Gleichgewicht sind. Ein Verlust von sieben bis zehn Prozent des Geburtsgewichts ist dabei völlig normal (zum Beispiel von 3300 auf 3000 Gramm).

Um den zehnten Lebenstag sollte das Geburtsgewicht wieder erreicht sein und danach geht es mehr oder weniger stetig aufwärts. Braucht Ihr Baby länger zur Gewichtszunahme, fragen Sie zuerst den Kinderarzt oder die Hebamme, bevor Sie selbst etwas unternehmen.

HAUTSCHUPPUNG

In den ersten Lebenstagen schuppt sich die Haut oft, manchmal in richtig großen Fetzen (allerdings mit ganz dünnen Schuppen). Besonders häufig ist dieses Phänomen bei reifen Kindern, die mehr als 40 Schwangerschaftswochen hatten. Die Schuppung ist harmlos, hat für später nichts zu bedeuten und es ist auch keine besondere Pflegemaßnahme nötig.

NEUGEBORENENAKNE UND -AUSSCHLAG

Manche Neugeborenen, Jungen öfter als Mädchen, haben in den ersten Wochen im ganzen Gesicht feine Pickel – fast so wie Jugendliche. Diese Neugeborenenakne wird durch die Hormonumstellung nach der Geburt verursacht. Die Pickel können etwas Talg enthalten, sollten aber auf keinen Fall ausgedrückt oder anderweitig behandelt werden, normale Babycreme zur Hautpflege reicht.

Andere Neugeborenen haben für einige Tage feine weißliche und gelbliche millimetergroße, von einem roten Hof umgebene »Pickel«. Wenn man genau beobachtet, wandern sie und tauchen plötzlich an einer anderen Stelle auf. Beim Neugeborenenausschlag

Neugeborenenakne (links) und -ausschlag (rechts) sind in den ersten Tagen und Wochen nichts Ungewöhnliches und in der Regel nicht behandlungsbedürftig.

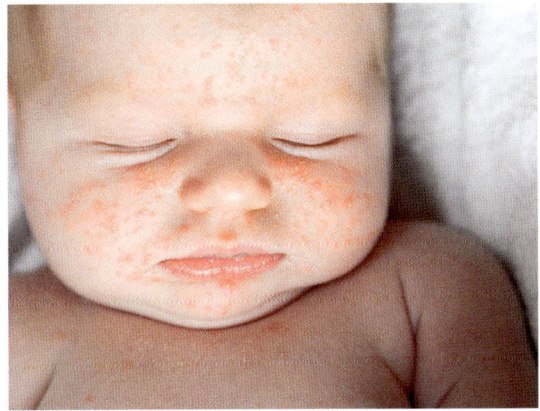
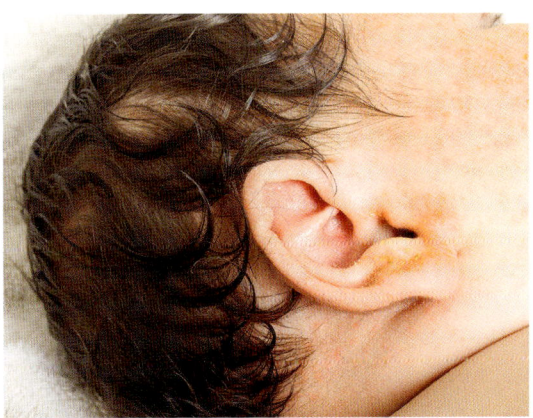

(Erythema toxicum) quillt die Haut lokal begrenzt auf, sodass sie leicht erhaben ist und weiß erscheinen kann. Es tritt jedoch keine Flüssigkeit aus. Eine Behandlung ist nicht möglich und auch nicht nötig, der Ausschlag verschwindet immer ganz von selbst.

Im Gegensatz zu diesen »Pickelchen« rufen sogenannte Milien keine Entzündung in der Umgebung hervor. Die ein bis zwei Millimeter großen gelblichweißen Knötchen enthalten zwar Talg oder Schweiß, haben aber keinen roten Rand. Sie treten etwa bei der Hälfte aller Kinder auf (vorzugsweise im Gesicht und am Rumpf), sind harmlos und verschwinden ohne Zutun von allein wieder.

BRUSTDRÜSENSCHWELLUNG

Meist am Ende der ersten Lebenswoche sind bei vielen neugeborenen Mädchen die Brustdrüsen geschwollen – bei Jungen kommt dies seltener und weniger ausgeprägt vor. Die Schwellung tritt immer beidseitig auf und kann etwa die Größe einer Haselnuss erreichen. Grund dafür sind mütterliche Hormone im Blut des Neugeborenen, die noch einige Tage wirksam sind. Eine Behandlung ist nicht nötig, die Schwellung geht innerhalb weniger Tage von allein zurück. Bis dahin können Sie die Partie mit Watte abpolstern, damit es dem Baby nicht wehtut.

Die Absonderung einzelner Milchtröpfchen (»Hexenmilch«) aus der Brust ist ebenfalls unbedenklich.

Wichtig: Ist die Brust nur auf einer Seite geschwollen, könnte sich eine gefährliche Infektion dahinter verbergen. Gehen Sie umgehend mit Ihrem Kind zum Arzt, damit er sich die Sache anschauen kann.

GENITALBLUTUNGEN

Wegen der Hormonumstellung können neugeborene Mädchen, meist um den dritten bis sechsten Lebenstag herum, aus der Scheide bluten. Diese Blutung entspricht einer »Monatsblutung«. Die bei der Geburt noch vorhandenen mütterlichen Hormone bewirken, dass die Gebärmutter des Neugeborenen größer ist als in der anschließenden hormonellen Ruhephase. Die Blutung ist harmlos, wird nicht behandelt und lässt von selbst wieder nach.

GEBURTSVERLETZUNGEN

Bei der Geburt kann es zu Verletzungen von Weichteilen, Knochen, Muskeln und Nerven, selten auch innerer Organe kommen. Gefährdet sind vor allem sehr große Neugeborene (über vier Kilo Geburtsgewicht), aber auch Komplikationen im Geburtsverlauf, eine untypische Lage in der Gebärmutter und weitere Faktoren können eine Rolle spielen. Viele dieser Ereignisse sind schicksalhaft und lassen sich daher nicht vermeiden. Es macht also keinen Sinn, nach Schuldigen zu suchen. Und zum Glück heilen die meisten Verletzungen ohnehin folgenlos aus.

Die häufigsten Probleme sind:

- **KEPHALHÄMATOM:** Durch Scherkräfte entsteht eine Blutung zwischen einem der Schädelknochen und der Knochenhaut. Es bildet sich ein fast halbkugelförmig erscheinender Bluterguss. Dies ist ungefährlich. Man kann und soll nichts machen, außer bei der Lagerung ein wenig Rücksicht darauf zu nehmen. Die bei fast jedem Neugeborenen vorkommende Geburtsgeschwulst ist dagegen vollkommen harmlos. Es handelt sich um eine Schwellung am Kopf durch das Aufliegen am Rand der Gebärmutter.
- **SCHLÜSSELBEINBRUCH:** Kommt vor allem bei sehr großen Neugeborenen vor. Meist bewegen die Babys den Arm auf der betreffenden Seite weniger, weil es wehtut. Darauf müssen Sie beim An- und Ausziehen Rücksicht nehmen. Der Bruch heilt innerhalb von 10 bis 14 Tagen aus, wobei noch länger ein Knoten zu spüren sein kann. Weitere Knochenbrüche (Schädel, Oberarm) sowie Nervenlähmungen (Gesicht, Arme) und Muskelblutungen sind vergleichsweise selten.

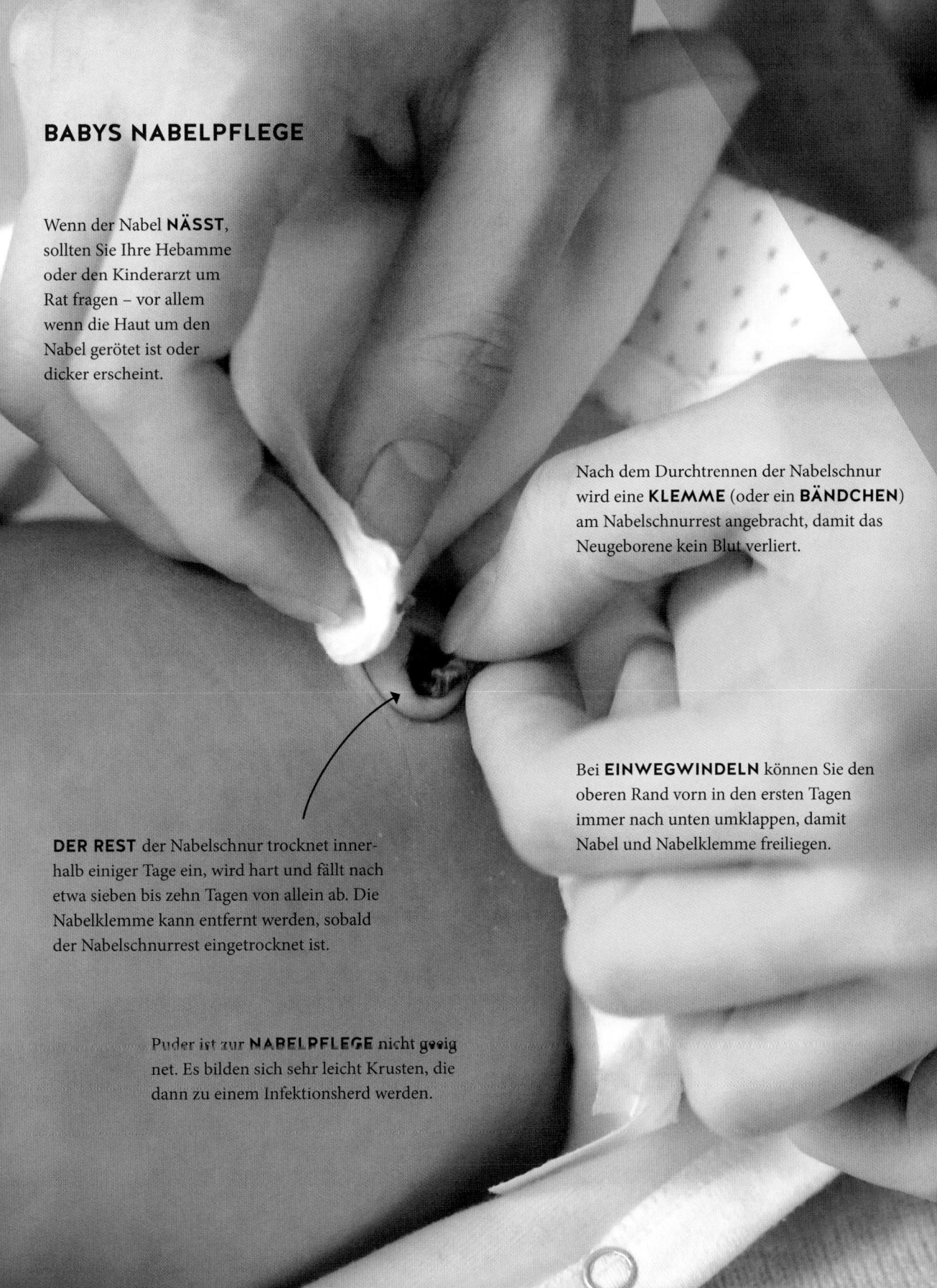

BABYS NABELPFLEGE

Wenn der Nabel **NÄSST**, sollten Sie Ihre Hebamme oder den Kinderarzt um Rat fragen – vor allem wenn die Haut um den Nabel gerötet ist oder dicker erscheint.

Nach dem Durchtrennen der Nabelschnur wird eine **KLEMME** (oder ein **BÄNDCHEN**) am Nabelschnurrest angebracht, damit das Neugeborene kein Blut verliert.

Bei **EINWEGWINDELN** können Sie den oberen Rand vorn in den ersten Tagen immer nach unten umklappen, damit Nabel und Nabelklemme freiliegen.

DER REST der Nabelschnur trocknet innerhalb einiger Tage ein, wird hart und fällt nach etwa sieben bis zehn Tagen von allein ab. Die Nabelklemme kann entfernt werden, sobald der Nabelschnurrest eingetrocknet ist.

Puder ist zur **NABELPFLEGE** nicht geeignet. Es bilden sich sehr leicht Krusten, die dann zu einem Infektionsherd werden.

NEUGEBORENENGELBSUCHT

Nach der Geburt werden besonders viele rote Blutkörperchen abgebaut, weil das fetale Hämoglobin gegen normales Hämoglobin getauscht wird. Dabei entsteht ein Abbauprodukt des Blutfarbstoffs: das Bilirubin. Es muss zunächst in der Leber umgewandelt werden, ehe es mit dem Stuhl aus dem Körper ausgeschieden werden kann. Bis die Umwandlung richtig ins Laufen kommt, dauert es allerdings ein wenig. Daher »staut« sich das Bilirubin im Blut und lagert sich im Gewebe ab. Die Folge: Die Haut und die Augäpfel des Babys verfärben sich gelblich. Dies ist im Prinzip unkritisch, wenn der Bilirubinwert nicht weiter ansteigt.

Kritisch wird es erst, wenn ein bestimmter Grenzwert überschritten wird. Dann kann das Bilirubin fast ungehindert ins Gehirn eindringen und dort bestimmte Bereiche dauerhaft schädigen (»Kernikterus«). Nehmen Sie daher umgehend Kontakt zu Ihrer Hebamme oder zu Ihrem Kinderarzt auf beziehungsweise melden Sie sich in der Geburts- oder Kinderklinik, wenn Sie eines der folgenden Zeichen beobachten:

› (Zunehmende) Gelbfärbung der gesamten Haut (nicht nur am Kopf), vor allem wenn diese in den ersten beiden Lebenstagen sehr schnell auftritt,
› das Baby wirkt apathisch, will nicht mehr aufwachen und schläft sofort wieder ein, auch wenn es eigentlich trinken oder wach werden sollte,
› Trinkschwäche (das Baby schläft nach wenigen Schlucken gleich wieder ein),
› das Neugeborene erbricht (wenn es ausgiebig getrunken hat und etwas Nahrung wieder aus dem Mund läuft, ist das kein Erbrechen).

So unterstützen Sie den Bilirubinabbau

Die Leberfunktion und damit auch die Ausscheidung des Bilirubins kommen am besten in Gang, wenn Ihr Baby Nahrung bekommt. Stillen oder füttern Sie es daher häufig. Nähert sich die Bilirubinmenge der gefährlichen Grenze, muss es auf anderem Weg aus dem Körper gebracht werden. Dazu dient die Bestrahlung mit Blaulicht einer bestimmten Wellenlänge (Fototherapie).

Tageslicht enthält zwar ebenfalls den wirksamen Blauanteil, allerdings nur in sehr geringer Menge, sodass man ein gefährdetes Baby damit nicht aus dem kritischen Bereich bringen kann. Auch UV-Licht ist nicht wirksam und kann dem Baby eher schaden, weil es Sonnenbrand verursachen und den Augenhintergrund schädigen kann. Nehmen Sie daher Abstand von »selbst gemachten« Lichtbehandlungen.

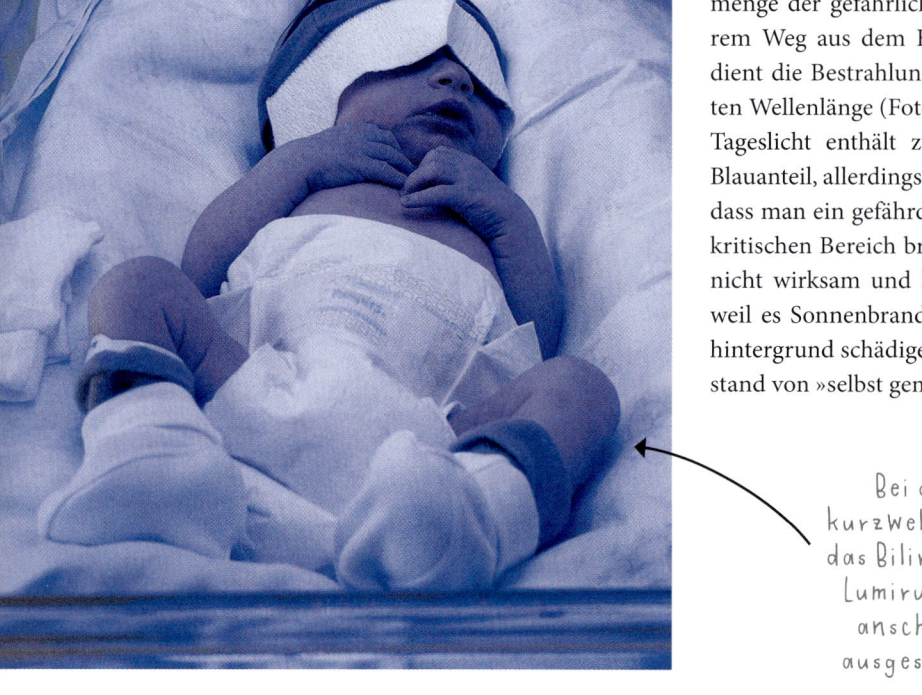

Bei der Fototherapie mit kurzwelligem blauem Licht wird das Bilirubin in wasserlösliches Lumirubin umgewandelt, das anschließend mit dem Urin ausgeschieden werden kann.

WICHTIGE KRANKHEITSZEICHEN BEI NEUGEBORENEN

APATHIE UND UNRUHE

Reagiert das Neugeborene nicht auf Umgebungsreize, lässt es sich nicht wecken und wacht es auch durch Hunger nicht auf, kann dies auf vielerlei Störungen hinweisen. Ist das Baby dagegen sehr unruhig, stecken meist banale Ursachen dahinter, wie Hunger oder ein wunder Po. Lässt sich keine Ursache finden oder schreit das Kind sehr hochfrequent und schrill, ist eine Abklärung nötig.

ATEMNOT UND ATEMPAUSEN

Bekommt das Baby schwer Luft, gibt der noch weiche Brustkorb bei der Einatmung nach (»Einziehungen«). Auch eine stark beschleunigte Atmung (in Ruhe oder im Schlaf) ist ein Alarmzeichen. Normalerweise macht ein Neugeborenes in Ruhe 40 bis 50 Atemzüge in der Minute. Ab und an eine kurze Pause zwischen zwei Atemzügen ist nicht ungewöhnlich. Dauern die Pausen aber über 15 Sekunden oder läuft das Baby blau an, muss es sofort untersucht werden.

BLAUE ODER BLASSE HAUT

Wenn Hände und Füße kalt werden, verfärben sie sich bläulich. Das ist normal. Ist das Baby aber warm und hat einen bläulichen Körper, stimmt meist etwas nicht. Wirkt es auch noch apathisch und mag nicht trinken, ist eine sofortige Untersuchung nötig. Wenn bei einem Baby in wachem Zustand Lippen und Zunge blau aussehen, kann ein Herzfehler dahinter stecken. Ist das Baby auffallend blass oder wirkt es sogar grau, können mehrere, meist ernste Probleme die Ursache dafür sein. Bleiben nach dem Anfassen am Körper länger als drei Sekunden weiße Abdrücke sichtbar, besteht ein ernsthaftes Kreislaufproblem.

BLUTPUNKTE UND AUSSCHLAG

Winzige stecknadelkopfgroße rote Blutpünktchen (*Petechien*), die sich durch Druck auf die Haut nicht verändern, sind Folge einer Blutstauung, etwa bei der Geburt. Treten sie nach einigen Tagen neu auf und ist das Baby auch sonst nicht so richtig gesund, sollte es sofort untersucht werden.
Ausschläge bei Neugeborenen sind meist harmlos. Hat das Baby aber große schlaffe Blasen (ähnlich unseren Druckblasen bei zu engen Schuhen), steckt in den meisten Fällen eine Infektion dahinter, die unverzüglich erkannt und behandelt werden sollte.

ERBRECHEN

Werden ganze Mahlzeiten verdaut oder unverdaut erbrochen (vor allem mehrmals hintereinander), muss die Ursache erforscht werden. Ist Blut dabei und wird das Kind gestillt, kann das Blut auch von der wunden Mutterbrust stammen.

KRAMPFANFALL

Jedes Neugeborene »verkrampft« sich ab und zu, etwa beim Aufwachen oder wenn es Stuhl hat. Bei einem echten Krampfanfall ist meist das Bewusstsein gestört, das heißt, Trinken oder normale Bewegungen werden unterbrochen. Zuckt das Baby mit mindestens zwei Extremitäten ganz rhythmisch und vor allem exakt gleichzeitig, muss die Ursache gesucht werden. Schnelles Zittern kommt bei niedrigem Blutzucker vor, dann will das Baby auch sofort etwas zu trinken bekommen und ist dabei auch ganz gierig. Ein Tipp: Wenn Sie solche Beobachtungen bei Ihrem Baby machen, filmen Sie es mit dem Handy und zeigen Sie die Aufnahme dem Kinderarzt.

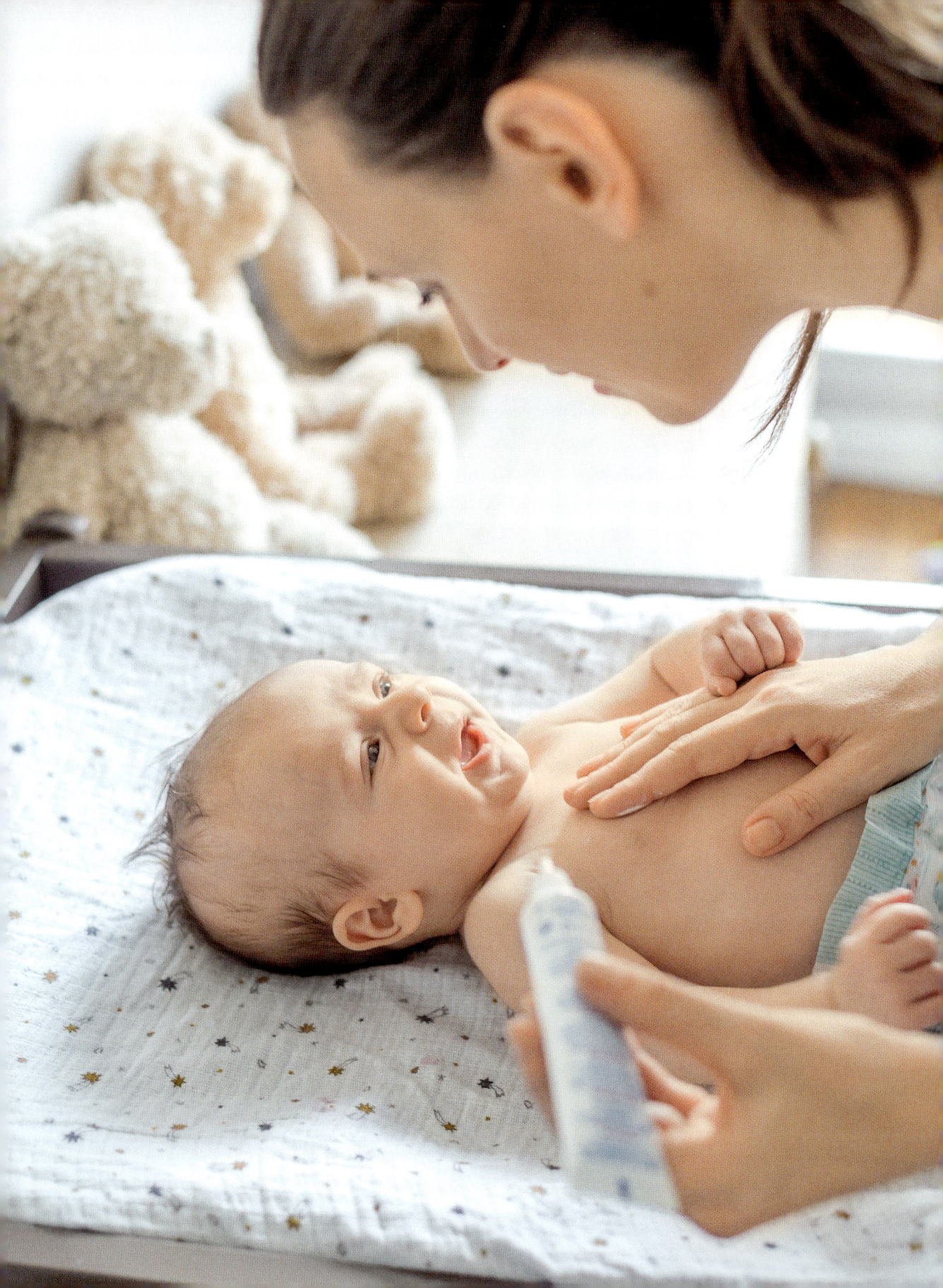

BABYS WELT

Babys sind nicht einfach eine Miniaturausgabe größerer Kinder. Sie brauchen daher auch andere Dinge, damit sie sich wohlfühlen und ihnen die Umstellung vom Mutterleib ans »echte« Leben nicht zu viel Stress bereitet.

Das körpereigene Abwehrsystem funktioniert bei Babys besonders in den ersten Lebenswochen noch nicht sehr gut. Erst nach etwa drei bis sechs Monaten ist das Immunsystem bereit, sich mit einer Vielzahl von Erregern auseinanderzusetzen. Dann beginnt die richtige »Lernphase«. Babys sind daher besonders gefährdet für vielerlei Infektionen, die im späteren Leben kein großes Problem mehr darstellen. Um das Risiko einer Erkrankung möglichst gering zu halten, ist es wichtig, anfangs einige Regeln zu beherzigen und später keine übertriebene Hygiene zu betreiben. Denn das könnte Fehlentwicklungen des Abwehrsystems begünstigen. So gilt in den ersten drei Lebensmonaten:

› Waschen Sie sich vor dem Stillen oder Füttern beziehungsweise dem Zubereiten der Fläschennahrung gründlich die Hände.
› Säuglingsnahrung muss immer frisch zubereitet werden. Wärmen Sie Reste nicht auf.
› Milchflaschen und Sauger müssen nach der Mahlzeit mit heißem Wasser oder in der Spülmaschine gründlich gereinigt werden (siehe auch Seite 107), Schnuller regelmäßig ausgekocht oder noch besser im Babyflaschenreiniger gesäubert werden.
› Vermeiden Sie Körperkontakt, wenn Sie Herpes haben (Mundschutz, gründlichst Hände waschen).
› Neugeborene sollten keinen Kontakt zu (Haus-)Tieren haben. Waschen Sie sich daher immer gründlich die Hände, wenn Sie ein Tier angefasst haben.

Ist das Baby ein bisschen älter, werden die Hygieneregeln deutlich lockerer. Milchersatznahrung sollte dann zwar immer noch frisch zubereitet werden. Herpes und die meisten Haustiere sind aber kein Problem mehr. Und wenn das Kind auf dem Boden krabbelt und dabei einmal von der Blumenerde »probiert«, geht die Welt auch nicht unter.

Bei der Körperpflege lautet die wichtigste Grundregel: So viel wie nötig, so wenig wie möglich.

Die Babyhaut ist deutlich dünner und durchlässiger als bei älteren Kindern und verliert daher mehr Wasser. Auch die Wärmeregulation ist noch nicht voll ausgebildet. Umso wichtiger ist es, die Haut gut zu schützen und nicht zu schädigen. Das klappt am besten, wenn Sie eher weniger tun als mehr.

Auch Babys Wäsche müssen Sie nicht separat waschen oder gar kochen. Sie kann ganz »normal« bei 60 Grad in die Maschine. Verzichten Sie dabei auf Weichspüler und Wäscheparfüms, weil diese Hautirritationen auslösen können.

DESINFEKTIONSMITTEL

Sie sind nur auf der Wochenstation nötig, im Haushalt haben sie nichts zu suchen – abgesehen von wenigen speziellen Ausnahmefällen oder aufgrund einer ärztlichen Empfehlung (zum Beispiel wenn das Neugeborene schwere angeborene Fehlbildungen hat oder operiert wurde). Auch der Wickelplatz und die Babybadewanne müssen nicht mit Desinfektionsmitteln gereinigt werden.

WICKELN

Ein gesundes Neugeborenes sollte möglichst sechs- bis achtmal am Tag gewickelt werden, vielfach auch nachts, und vor allem dann, wenn es eine empfindliche Haut hat. Gewickelt wird meist nach der Mahlzeit. Zum einen, weil es keine Freude macht, ein hungriges Baby zu wickeln. Zum anderen, weil ein voller Magen die Darmperistaltik anregt, sodass kurz nach der Mahlzeit die Windel oft voll ist.

Zur Reinigung empfiehlt sich warmes klares Wasser. Zusätze sind nicht nötig und trocknen die Haut eher aus. Feuchttücher sind für unterwegs praktisch, zu Hause sollten sie eher nicht eingesetzt werden, denn die Inhaltsstoffe können die Haut reizen. Solange die Haut nicht gerötet oder wund ist, muss sie nicht eingecremt werden.

Fahren Sie bei Mädchen mit dem Waschlappen immer von vorn nach hinten, damit keine Keime in die Scheide gelangen. Die Scheide selbst sollte nur vorsichtig äußerlich gereinigt werden. Auch der Penis wird nur äußerlich mit reichlich Wasser gesäubert. Die Vorhaut ist im ersten Lebensjahr noch mit der Eichel verwachsen. Wird sie zurückgeschoben, kann dies zu Verletzungen (und Vernarbungen) führen und eine Vorhautverengung verursachen (siehe auch Seite 222).

Puder hat in der Babypflege keinen Platz mehr. Zum Trocknen sind weiche Tücher besser, zur Wundheilung Salben. Was aber wirklich gefährlich an Puder ist: Immer wieder greifen Babys nach der Puderdose, um damit zu spielen. Wenn sie es dabei schaffen, den Deckel zu öffnen, schütten sie sich den Puder ins Gesicht und atmen ihn ein, was die kleine Lunge nachhaltig schädigt.

Noch ein Wort zu den Windeln: Die meisten Eltern verwenden Einmalwindeln, einfach weil es praktischer ist. Stoffwindeln bedeuten zwar weniger Müll, aber auch mehr Wäsche. Was letztlich umweltfreundlicher ist, kann kaum exakt berechnet werden. Die Kosten sind in beiden Fällen etwa gleich. Für das Baby ist der Unterschied auf jeden Fall nicht relevant. Wichtig ist für das Kind nur, dass die Windel bald gewechselt wird, wenn sie nass ist.

> **INFO**
>
> **WIE OFT HABEN NEUGEBORENE STUHLGANG?**
>
> Voll gestillte Babys können genauso gut täglich mehrere kleine Stuhlportionen absetzen oder auch nur alle ein bis zwei Wochen große Portionen. Beides ist normal, solange das Kind gut trinkt. Flaschenkinder haben meist ein bis zwei Stühle am Tag, die in Aussehen und Konsistenz eher denen älterer Kinder entsprechen. Der Stuhl von Stillbabys dagegen ist eher flüssig bis körnig und meist beige.

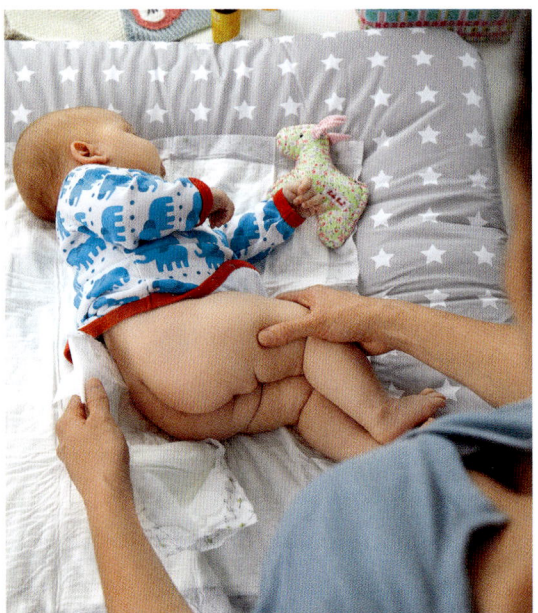

Wenn das Kind Stuhl entleert hat, sollte es bald gewickelt werden, da die Haut schnell gereizt wird.

WUNDER PO

Sehr viele Babys haben in den ersten Lebensmonaten mindestens einmal einen wunden Po (Windeldermatitis). Ursachen dafür sind, neben der empfindlichen Haut, aggressiver Urin und Stuhl und die Tatsache, dass aufgrund der Windeln relativ wenig Luft an diesen Bereich kommt. Auch Infekte fördern Wundsein, weil sich die Stuhlkonsistenz und der pH-Wert ändern, häufiger Stuhl produziert wird und gegebenenfalls der Darm an der Infektion beteiligt ist. Die Ernährung der Mutter spielt bei manchen Stillkindern möglicherweise ebenfalls eine gewisse Rolle. Sie müssen deswegen jedoch nicht von vornherein auf bestimmte Lebensmittel verzichten, denn nicht alle Mutter-Kind-Paare sind in gleicher Weise betroffen. Wenn Sie den Eindruck haben, dass Ihr Baby auf bestimmte Speisen reagiert, können Sie immer noch austesten, ob es besser wird, wenn Sie eine Weile auf sie verzichten.

Babys, die wund sind, haben häufiger Hautinfektionen, meist mit Soorpilzen oder Bakterien. Um das Risiko möglichst gering zu halten, ist häufiges Wickeln Pflicht – vor allem möglichst bald nach dem Stuhlgang. Ist der Po trotzdem wund, wäscht man die betroffenen Bereiche nur vorsichtig mit lauwarmem Wasser ab, auch wenn das dem Baby vielleicht etwas wehtut und es deshalb weint. Seife, Badezusätze und sonstige Pflegemittel schaden eher, genauso wie Feuchttücher. Bewährt haben sich dagegen (ab etwa dem dritten Monat) Umschläge mit Schwarztee auf der gereinigten Haut (eine Anleitung finden Sie auf Seite 193).

Mit das Wichtigste für einen wunden Po ist frische Luft. Lassen Sie Ihr Baby daher ruhig länger als sonst ohne Windel auf dem Wickeltisch liegen – in einem warmen Zimmer und auf einer geeigneten Unterlage kann das Baby auch einige Zeit ohne Windel auf dem Boden verbringen. Man liest in diesem Zusammenhang immer wieder, dass man den Windelbereich auch mit dem Föhn trocken pusten könnte. Dabei besteht jedoch die Gefahr, dass ein Urinstrahl den Föhn trifft, was einen Stromschlag zur Folge hätte. Zudem ist das Risiko groß, dass die Temperatur zu hoch und der Abstand zur Haut zu gering ist, sodass sich das Baby verbrennen könnte.

Bevor Sie eine neue Windel anlegen, können Sie eine dünne Schicht Zinkpaste (aus der Apotheke) auf die wunde Hautpartie auftragen. Sie schützt und wird meist gut vertragen. Wenn die wunden Stellen bluten oder viel Flüssigkeit absondern, ist die kinderärztliche Untersuchung ratsam.

SICHERHEIT GEHT VOR

Stellen Sie alle Dinge, die Sie beim Wickeln benötigen, bereit, bevor Sie Ihr Kind dazuholen. Wenn Ihnen doch noch etwas einfällt, es an der Tür läutet oder Ihr Handy klingelt, dürfen Sie Ihr Baby auf keinen Fall allein auf dem Wickeltisch liegen lassen – auch wenn es (scheinbar) noch nicht mobil ist. Das Risiko, dass es gerade dann »ausprobieren« will, ob es sich schon drehen kann, ist einfach zu groß – und im schlimmsten Fall landet es mit einem Schädelbruch in der Klinik.

Wie ein Sturz vom Wickeltisch lassen sich auch andere Gefahren im Haushalt gut vermeiden – wenn man sie kennt. So üben zum Beispiel Steckdosen eine magische Anziehungskraft aus, genauso wie Regale, an denen man sich wunderbar festhalten und hochziehen kann. Auch der Herd ist immer interessant, vor allem wenn Töpfe daraufstehen. Wie Sie Haus und Wohnung babysicher machen, erfahren Sie in einer Broschüre der Bundeszentrale für gesundheitliche Aufklärung, die Sie als pdf herunterladen können unter: www.bzga.de/botmed_11050000.html. Mehr zum Thema Sicherheit im Haushalt finden Sie außerdem unter: www.kindergesundheit-info.de/themen/sicher-aufwachsen/sicherheit-im-alltag/zu-hause/.

BADEN

Ein Neugeborenes muss nicht täglich in die Wanne. Im Gegenteil: Durch übertriebenes Baden wird das Hautmilieu verändert, die Haut trocknet aus und entzündet sich leichter. Weil Neugeborene auch praktisch nicht schwitzen, genügt es zwischendurch völlig, das Gesicht nach dem Essen oder wenn das Baby gespuckt hat, mit einem feuchten Waschlappen vorsichtig abzuwischen.

Zum Baden und Waschen reicht klares Wasser aus. Die Wassertemperatur sollte ungefähr 37 Grad betragen. Haben Sie kein Badethermometer zur Hand, prüfen Sie das Wasser mit dem Ellbogen. Er ist ein besserer Temperaturfühler als die Hand.

Wer möchte, kann einen rückfettenden, für die Säuglingspflege geeigneten Badezusatz verwenden. Ölbäder dagegen sollten Sie sehr sparsam dosieren. Entgegen einer oft gehörten Empfehlung ist auch Muttermilch kein geeigneter Badezusatz, genauso wenig wie die früher oft üblichen »natürlichen« Bäder mit Kuhmilch und Olivenöl. Sie führen relativ häufig zu Allergien. Seife ist praktisch nie nötig, und wenn, sollte es eine nicht alkalische »Babyseife« sein, die wenig entfettend wirkt.

Um das Baby sicher zu halten, führen Sie einen Arm unter seinen Schultern hindurch und fassen mit der Hand seinen Oberarm. So haben Sie die andere Hand frei, um es zu waschen, zu streicheln und oder mit ihm zu spielen. **Ganz wichtig:** Lassen Sie Ihr Baby nie allein in der Wanne, etwa um schnell ein Handtuch zu holen. Selbst wenn das Wasser nur einige Zentimeter hoch steht, genügt dies, dass es in einem unbeaufsichtigten Moment ertrinkt.

Das Bad sollte nicht zu lang dauern, fünf Minuten reichen völlig, zumal das Wasser schnell abkühlt. Achten Sie darauf, dass der Raum nicht zu kalt ist und Ihr Nackedei nicht der Zugluft ausgesetzt ist.

HAARE WASCHEN

Die Haare müssen nur dann mit einem (Baby-)Shampoo gewaschen werden, wenn sie verschmutzt sind. Ansonsten reicht auch hier, das Köpfchen mit einem Waschlappen und klarem Wasser vorsichtig abzureiben – am besten gegen Ende des Bades, weil das Kind über den feuchten Kopf rasch auskühlt. Kopfschuppen (Kopfgneis) lassen sich durch Haarewaschen nicht gut entfernen. Besser ist es, sie mit etwas Babyöl einzuweichen und nach einigen Minuten mit einer weichen Babybürste vorsichtig herauszukämmen. Bei hartnäckigeren Schuppen lässt man das Öl über Nacht einwirken.

NACH DEM BADEN

Wickeln Sie Ihr Baby in ein vorgewärmtes Handtuch und trocknen Sie es gut ab. Creme und Öl sind im Normalfall nicht nötig. Bei hautempfindlichen Kindern mit sehr trockener Haut kann eine Pflege verwendet werden. Sie sollte dann auf die noch minimal feuchte Haut aufgetragen und verteilt werden, weil sie dann am besten einzieht. Sogenannte Öl-in-Wasser-Emulsionen (Cremes und Lotionen) sind dazu besser geeignet als Wasser-in-Öl-Emulsionen (Salbe), weil sie sich leichter verteilen lassen.

Duft-, Farb- und andere Zusatzstoffe in Pflegeprodukten sind nicht nur unnötig, sondern können zu Hautreizungen führen. Dies gilt nicht nur für chemische Stoffe, sondern auch für Naturprodukte wie Wollwachs und manche Pflanzen (gerade Kamille).

INFO

BESONDERS EMPFINDLICHE HAUT

Normalerweise merkt man recht schnell, wenn ein Baby besonders hautempfindlich ist und später vielleicht eine Atopie (Neurodermitis) entwickelt. Dann ist es sinnvoll, frühzeitig und konsequent mit der regelmäßigen Hautpflege zu beginnen und das Kind ein- bis zweimal am Tag einzucremen. Manche Eltern befürchten, dass dadurch die Haut selbst gar kein Fett mehr bildet. Diese Sorge ist jedoch unbegründet (mehr zum Thema ab Seite 190).

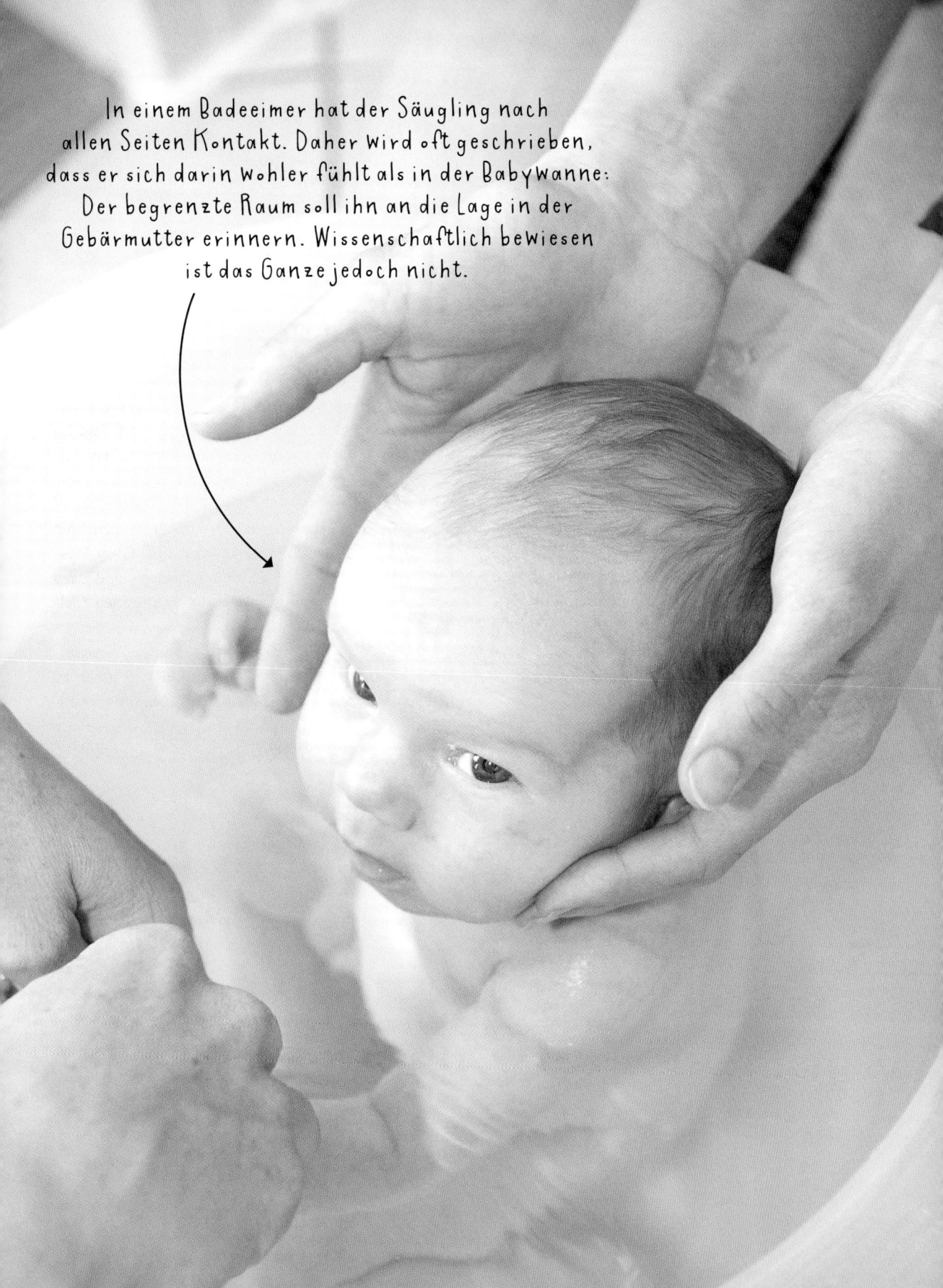

In einem Badeeimer hat der Säugling nach allen Seiten Kontakt. Daher wird oft geschrieben, dass er sich darin wohler fühlt als in der Babywanne: Der begrenzte Raum soll ihn an die Lage in der Gebärmutter erinnern. Wissenschaftlich bewiesen ist das Ganze jedoch nicht.

KLEIDUNG

Die Kleidung soll das Baby in erster Linie vor Wärmeverlust schützen – und natürlich auch vor anderen ungewünschten Einflüssen der Umgebung. Sie sollte außerdem vor allem praktisch sein und sich unkompliziert öffnen lassen, damit das Wickeln, An- und Ausziehen schnell vonstattengehen kann und das Baby trotz allem gut geschützt ist.

Die körpernahe Kleidung besteht am besten aus Baumwolle oder Mischgewebe. Wolle wird von Babys mit empfindlicher Haut schlecht vertragen und ist daher für den direkten Körperkontakt weniger geeignet. Haben die Kleidungsstücke eine relativ glatte Oberfläche, kratzt nichts die zarte Haut oder reibt an ihr. Um das zu vermeiden, darf die Kleidung auch nicht zu eng anliegen. Empfindliche Babys können sogar auf eingenähte Schildchen mit Hautausschlägen reagieren. In so einem Fall trennen Sie die Etiketten einfach heraus.

Bei der zweiten »Schicht«, in der Regel durchgehende Strampelanzüge, ist das Material im Vergleich weniger wichtig.

Kinder bewegen sich viel mehr als Erwachsene und frieren deshalb auch nicht so leicht, wie man vielleicht denkt. Ziehen Sie Ihr Baby daher nicht zu dick an. Auch eine Mütze braucht Ihr Baby eigentlich nur außerhalb der Wohnung – im Winter wegen der Kälte und im Sommer als Sonnenschutz. Drinnen und vor allem im Bett kann die Mütze zu einem gefährlichen Wärmestau führen (siehe auch Seite 97).

Waschen Sie neue Kleidung vor dem ersten Tragen, um mögliche Schadstoffe zu entfernen. Tipp: Secondhand-Babymode wurde schon viele Male gewaschen, daher können Sie relativ sicher sein, dass keine leicht löslichen Stoffe mehr enthalten sind.

Bewahren Sie die Babykleidung am besten direkt am Wickelplatz auf. Dann können Sie bei Bedarf auch mal schnell etwas austauschen, ohne eine Hand vom Baby zu lassen und so einen Unfall zu riskieren.

Über den Kopf verliert ein Baby viel Wärme. Wenn es nach draußen geht und kühl ist, ist daher ein Mützchen wichtig.

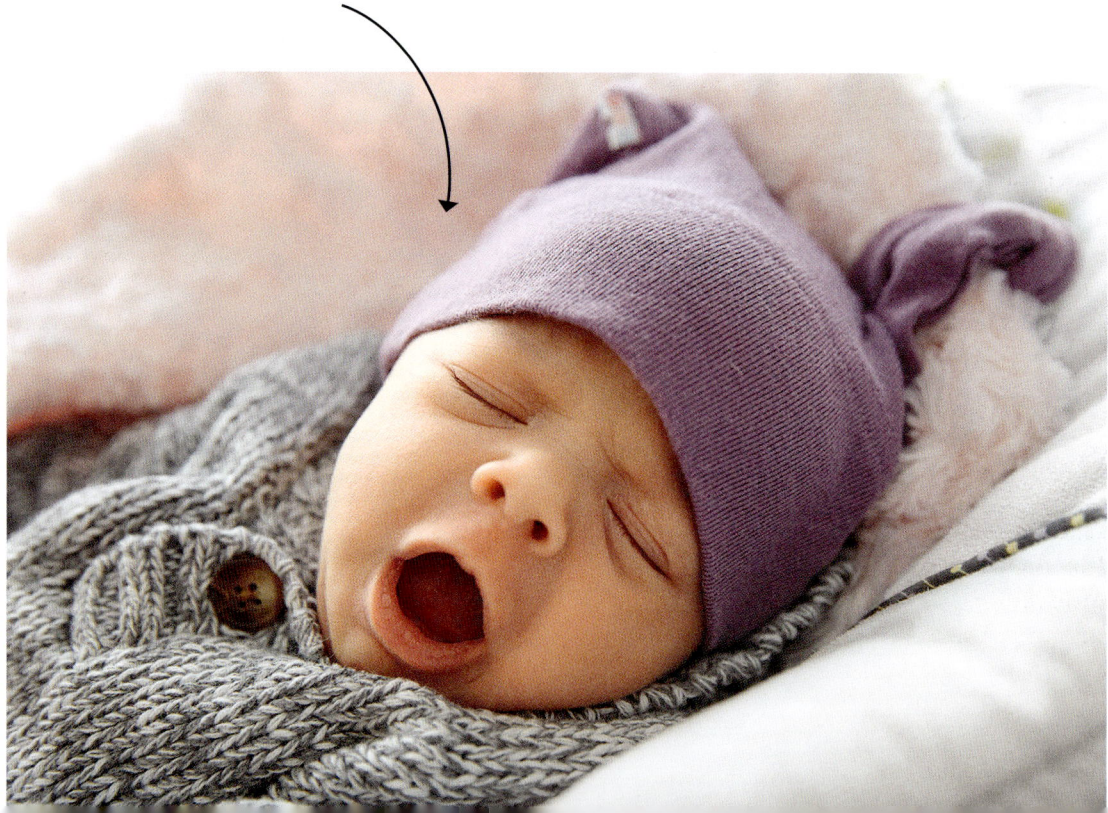

MIT DEM BABY UNTERWEGS

Die ersten Tage nach der Geburt werden Mutter und Kind fast ausschließlich im Bett verbringen – und diese Zeit sollte die Frau auch genießen. Irgendwann aber möchte man dann auch wieder aufstehen und mit dem Baby nach draußen gehen.

Bei jungen Babys ist es besonders wichtig, dass der Kinderwagen gut gefedert und mit einer stabilen Babywanne mit Matratze ausgestattet ist, die der weichen Säuglingswirbelsäule genug Halt bietet.

TRAGETUCH UND TRAGEHILFE

Tragetücher und Tragehilfen sind als Alternative zum Kinderwagen sehr beliebt. Kein Wunder, das Baby hat so permanenten Körperkontakt. Das liebt es! Die Eltern haben die Hände frei und sind unterwegs weniger eingeschränkt als mit dem Kinderwagen (zum Beispiel in öffentlichen Verkehrsmitteln). Wichtig ist jedoch, die Anleitung genau zu beachten, damit die kleine Wirbelsäule gut gehalten und der Kopf unterstützt ist. Die Beine sollten nicht baumeln, die Oberschenkel besser abgespreizt sein. Diese Spreiz-Anhock-Haltung unterstützt die Entwicklung der kindlichen Hüften.

Tragetücher lassen sich auf vielseitige Art binden und so individuell an das Alter des Kindes und die Statur der Eltern anpassen. Allerdings erfordert das Binden eine gewisse Übung. Ihre Hebamme zeigt Ihnen sicher gerne, welche Tragetechnik sich für die ersten Wochen eignet, oder kann Ihnen einen Kurs in der Nähe empfehlen, in dem Sie verschiedene Wickeltechniken erlernen.

Fertige Tragehilfen sind praktisch, weil das Baby darin auch ohne Übung schnell gesichert ist. Beachten Sie beim Kauf, dass Ihr Kind wie in einem Tragetuch gut gestützt wird. Und für Sie selbst muss die Tragehilfe natürlich auch bequem sein. **Wichtig:** Egal ob Tuch oder fertige Tragehilfe: In den ersten Monaten sollte das Baby immer Bauch an Bauch getragen werden, sein Gesicht also dem Ihren zugewandt sein.

Wenn Ihr Kind selbstständig sitzen kann – das ist in der Regel zwischen dem siebten und neunten Monat der Fall –, dürfen Sie es auch in einer Kraxe tragen. Längere Wanderungen oder Joggen sind darin jedoch nicht günstig, weil sie die Wirbelsäule des Kindes zu sehr belasten würden.

Auf keinen Fall sollten Sie Ihr Baby beim Rad- oder Skifahren auf dem Rücken tragen, auch wenn es dabei einen Helm trägt. Das Risiko, dass es sich bei einem Sturz schwer verletzt, ist viel zu hoch.

IM AUTO

Neugeborene und Babys, die noch nicht (längere Zeit) selbstständig sitzen können, werden auf Autofahrten in der Liegeschale transportiert. Viele Eltern finden es praktisch, den Kindersitz auch in der Wohnung als »Schaukelstuhl« zu verwenden. Weil das Baby in der Schale aber sehr gekrümmt liegt und sich nicht richtig bewegen kann, ist dies nicht zu empfehlen. Um Haltungsschäden zu vermeiden, sollten Babys immer nur möglichst kurz in der Babyschale liegen. Aus diesem Grund sind sie auch in Kombination mit rollbarem Untersatz kein adäquater Ersatz für den Kinderwagen. Auf längeren Reisen sollten Sie alle zwei bis drei Stunden eine Pause einlegen, in der das Baby flach liegen und herumstrampeln kann.

Sobald Ihr Kind richtig sitzen kann, fahren Sie in einem gut gesicherten Kindersitz mit »Hosenträgergurt«. **Wichtig:** Babyschale und Kindersitz müssen mithilfe der Gurte oder noch besser durch spezielle Verankerungen sicher befestigt sein. Wird das Baby auf dem Beifahrersitz transportiert, muss der Airbag deaktiviert sein.

Zeigen Sie Ihrem Kind von Anfang an, dass man nur dann Autofahren kann, wenn alle angeschnallt sind. Ein Kind auf dem Schoß zu transportieren ist, auch wenn man selbst angeschnallt ist, grob fahrlässig. Selbst kräftige Erwachsene können bei einem Unfall ein Kind so nicht ausreichend schützen.

Fahren Sie mit Ihrem Neugeborenen nicht öfter Auto als unbedingt nötig. Vor allem aber: Fahren Sie sehr vorsichtig. In den ersten Lebenswochen ist das Risiko für Hirnblutungen ziemlich hoch, zum Beispiel wenn Sie Schwellen, Schlaglöcher oder Kopfsteinpflaster zu schnell passieren.

BETT UND SCHLAFUMGEBUNG

In den ersten Lebensmonaten schlafen die meisten Babys im Zimmer ihrer Eltern. Dort spüren und hören sie, dass Mama und Papa ganz in der Nähe sind, und fühlen sich daher sicher und geborgen. Die Eltern wiederum können im gemeinsamen Schlafzimmer schneller auf das Baby reagieren, wenn es aufwacht oder Hunger hat.

Wenn sich Ihr Kind allerdings sehr leicht stören lässt und bei jedem kleinen Geräusch aufwacht (dasselbe gilt übrigens auch für die Eltern), sollten Sie überlegen, ob es nicht besser in sein eigenes Zimmer »umziehen« sollte, wo es mehr Ruhe findet. Stört man sich nämlich nachts immer wieder gegenseitig, entstehen sehr oft Durchschlafprobleme, die schnell die ganze Familie belasten. Auch Eltern brauchen genug Schlaf, um die neuen Anforderungen stemmen zu können. Schlafmittel oder selbst verordnete Beruhigungsmittel lösen das Problem nicht.

DAS BABYBETT

Am sichersten für Ihr Baby ist es, wenn es in seinem eigenen Bettchen schlafen darf. Achten Sie beim Bett auf eine feste Matratze – nicht nur weil sie die weiche Wirbelsäule gut stützt, sondern vor allem weil das Baby darin nicht einsinken und seine Atmung nicht behindert werden kann. Die Gitterstäbe sollten einen Abstand von 4,5 bis 7,5 Zentimetern haben, damit das Kind nicht seinen Kopf hindurchstecken kann. Bis sich Ihr Baby allein drehen kann, sollte es immer auf dem Rücken schlafen. Die Rückenlage hat sich als das sicherste Mittel gegen den plötzlichen Kindstod erwiesen (siehe Seite 97). Ist Ihr Kind mobil genug, sich umzudrehen und die Schlaflage selbst zu wählen, darf es das auch.

Am Anfang können Sie den Lattenrost ruhig auf der höchsten Position anbringen. Das ist für Ihren Rücken angenehmer, wenn Sie Ihr Baby ins Bett legen oder es herausheben. Sobald das Kind mobil wird, sollten Sie den Lattenrost jedoch tiefer legen, damit es sich nicht in einem unbemerkten Moment an den Stangen hochzieht und vornüber aus dem Bett kippt. Schnüre (auch Schnullerkette, Mobile und Spieluhr) im Bett sind gefährlich, weil das Baby sich damit versehentlich strangulieren kann. Große Stofftiere, lange Vorhänge, weiche Unterlagen und Kissen können die Atmung ebenfalls behindern, wenn sie sich zu dicht an Babys Gesicht befinden beziehungsweise aufs Baby kippen. Am besten verwenden Sie daher auch einen Schlafsack anstatt einer Decke, unter den kann es nicht hinunterrutschen.

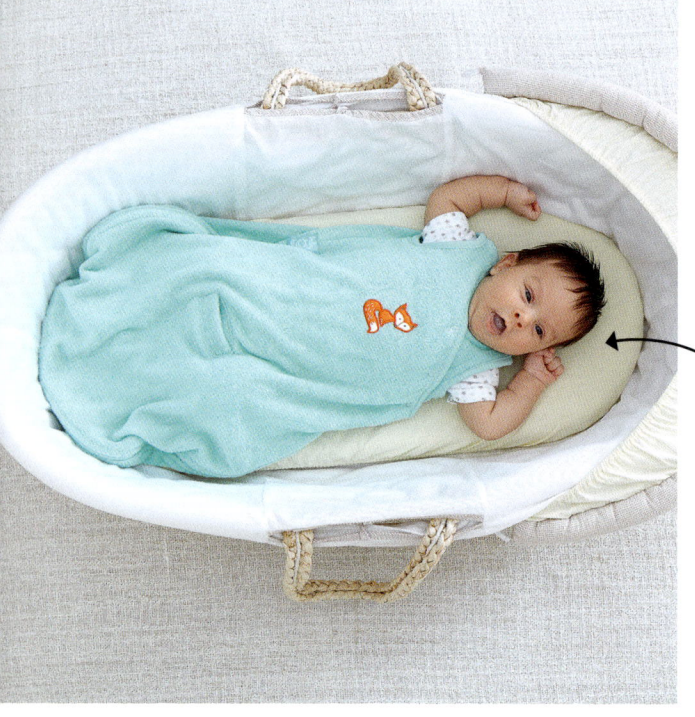

Schlafen in der Rückenlage ist für Babys das Sicherste. Ein Schlafsack verhindert Überwärmung und Atemprobleme.

Schläft das Baby im Bett der Eltern, kommt es leicht zum Hitzestau. Es darf daher nicht mit Mama oder Papa unter einer Decke liegen, sondern sollte auch hier im Schlafsack schlafen. Damit es nicht aus dem Bett fällt, muss es in der Mitte schlafen. **Wichtig:** Wenn ein Elternteil raucht und/oder wenn einer der beiden Alkohol getrunken oder Medikamente genommen hat, die müde machen, sollte das Baby nicht im Familienbett schlafen.

Es gibt auch extra Beistellbetten, die direkt am Elternbett befestigt werden, sodass das Baby ganz nah bei Mama oder Papa schlafen kann, aber dennoch in seinem eigenen Bettchen liegt.

WIE BABYS SCHLAFEN

Wenn ein Kind auf die Welt kommt, hat es noch keinen Tag-Nacht-Rhythmus. Es schläft, wenn es müde ist, egal ob es draußen hell oder dunkel ist. Die Wachphasen sind anfangs relativ kurz und das Kind nützt sie hauptsächlich, um zu trinken.

Durch den fehlenden Tag-Nacht-Rhythmus und weil sie häufig Hunger haben, schlafen Babys in den ersten Lebenswochen fast nie durch. Für die Eltern ist dies eine echte Herausforderung, weil auch sie mehrmals in der Nacht geweckt werden und aufstehen müssen, um ihr Kind zu versorgen – auch wenn es danach meistens schnell wieder einschläft. Naturgemäß trifft es die Mütter besonders, weil sie stillen. Umso wichtiger ist es, dass sie tagsüber die Schlafphasen ihres Babys nutzen, um sich selbst hinzulegen. Schlaf nachzuholen und Kraft zu schöpfen ist momentan viel wichtiger als zum Beispiel ein perfekter Haushalt.

Innerhalb von vier bis sechs Wochen schaffen es die meisten Babys, einen relativ stabilen Mahlzeitenrhythmus zu entwickeln, und wachen dann immer wieder ungefähr um dieselbe Zeit auf. Darauf kann man sich schon besser einstellen.

In den ersten Monaten schlafen Babys generell relativ leicht und wachen entsprechend immer wieder mal auf. Viele Babys brauchen bis in den vierten bis sechsten Monat hinein zudem noch eine nächtliche Mahlzeit. Es ist also ganz normal, wenn Ihr Baby sich auch in diesem Alter nachts noch »meldet«. Mit etwa einem halben Jahr schaffen es aber dann die meisten, acht Stunden am Stück durchzuschlafen.

BABYS SCHLAFDAUER

Alter in Monaten	Durchschnittliche Schlafdauer in Stunden	min.*	max.*	Besonderheiten
1 Monat	18	16	20	Kein Tag-Nacht-Rhythmus; 1- bis 4-stündige Schlafphasen wechseln sich mit 1- bis 2-stündigen Wachphasen ab
4 Monate	14	13	15	
6 Monate	13	12	14	Die meisten Babys schlafen nachts etwa acht Stunden am Stück; mehrere Tagschlafepisoden
12 Monate	11	9	13	Nachts schläft das Baby jetzt durchschnittlich 9 Stunden, dazu zusätzlich ein Mittagsschlaf 1 bis 3 Stunden

*Circa-Werte

Im Idealfall lässt das Baby irgendwann plötzlich die nächtliche Mahlzeit aus und schläft durch. Die Realität sieht aber oft anders aus und manche Babys scheinen den Rhythmus einfach nicht zu finden. Das kann daran liegen, dass ihr Tag nicht klar genug strukturiert ist und das Kind deshalb keine Regelmäßigkeit erkennen kann. Andere Babys sind sehr unruhig und können sich daher nur schwer entspannen. Dies ist umso problematischer, weil dadurch schnell auch die Eltern nervös werden. Und deren Befinden überträgt sich dann wiederum auf das Kind … Auf diese Weise gerät man schnell in einen Kreislauf, der sich nur schwer durchbrechen lässt.

Oft passiert es auch, dass ein Baby nachts kurz aufwacht und dann eigentlich gleich wieder weiterschlafen möchte. Aber weil es die Eltern sofort aus dem Bett heben, wird es richtig wach und kann dann nicht mehr gut einschlafen.

SCHLAFRITUALE

Es ist sehr wichtig, dass Sie Ihrem Baby beibringen, allein einzuschlafen. Sobald Ihr Baby beginnt, einen Tag-Nacht-Rhythmus zu entwickeln, sollten Sie es daher dabei unterstützen, indem Sie ein festes »Abendritual« einführen. Es darf dazu zum Beispiel nach dem Stillen oder Füttern im Bettchen liegen – mit oder ohne Musik. Die meisten Babys fühlen sich wohler, wenn Mama und/oder Papa in der Nähe sind. Sie müssen gar nicht unbedingt singen oder Musik machen. Auch die normalen Geräusche in der Wohnung sind offenbar eher beruhigend als störend. Lassen Sie also die Tür ruhig offen.

Je älter das Baby wird, desto wichtiger werden Einschlafrituale. Spätestens mit etwa sechs Monaten erwarten fast alle Babys klare Zeichen, dass jetzt Schlafenszeit ist. Es kehrt eine gewisse Ruhe ein, im Zimmer wird es dunkler, Sie singen etwas vor oder eine bestimmte Spieluhr läuft … Ansonsten gibt es kein »Programm« mehr. Wenn Sie täglich baden, kann auch das den Abend einläuten.

Schafft es Ihr Baby, abends allein einzuschlafen, steigt auch die Chance aufs »Durchschlafen«. Das Baby findet dann auch nachts, wenn es zwischendurch kurz aufwacht, leichter allein zurück in den Schlaf. Es hat dann schon gelernt, dass es Sie dazu nicht braucht, sondern es aus eigener Kraft schafft.

TAG IST TAG UND NACHT IST NACHT

Ihr Baby erkennt viel besser, dass es nachts schlafen soll, wenn Sie ihm zeigen, dass es in diesen Stunden nichts verpasst. Das bedeutet: Machen Sie die Nacht nicht zum Tag, wenn es nachts aufwacht und nicht von allein wieder einschlafen kann oder Hunger hat. Dimmen Sie das Licht herunter, sprechen Sie wenig und leise, heben Sie es nicht sofort aus dem Bett, tragen Sie es nicht in der Wohnung herum. Je ruhiger alles um das Kind herum geschieht, umso leichter schläft es wieder ein.

Genauso gilt, dass Sie Ihr Baby schlafen lassen sollten, wenn es schlafen will. Wecken Sie es nicht nachts, um es zu füttern und/oder zu wickeln – bloß weil es vielleicht bisher danach verlangt hat. Seine Bedürfnisse ändern sich. Das ist ganz normal.

Infos rund um das Schlafverhalten von Babys und Kindern sowie Schlafstörungen finden Sie unter: **www.kindergesundheit-info.de/themen/schlafen**.

> **SENSIBLES GLEICHGEWICHT**
>
> Auch wenn Ihr Kind schon ganz gut ein- und durchschläft: Bei Infekten, auf Reisen oder ähnlichen »Störfaktoren« kann der empfindliche Rhythmus ziemlich schnell wieder aus dem Takt geraten. Genauso natürlich ist es, dass kranke Babys besondere Aufmerksamkeit und Fürsorge benötigen. Es gelten daher vielleicht auch andere Regeln als normalerweise. Umso wichtiger ist es, dass Sie Ihr Kind, wenn es wieder gesund ist, möglichst schnell wieder an den üblichen Abendablauf »erinnern«. Je länger Sie damit warten, umso schwieriger wird es für Ihr Kind, sich wieder umzugewöhnen.

PLÖTZLICHER KINDSTOD

Eines der schlimmsten Ereignisse für Eltern ist es, sein Baby nicht atmend im Bett vorzufinden. Oft hat man sich zum Glück nur getäuscht und das Kind atmet nur sehr flach. Immer wieder kommt es auch vor, dass Eltern gerade noch zum richtigen Zeitpunkt kommen und die Atmung wieder einsetzt, sobald sie das Baby anfassen, kneifen oder anderweitig stimulieren. Manchmal aber kommt jede Hilfe zu spät.

URSACHEN UND RISIKOFAKTOREN

Warum ein Baby plötzlich aufhört zu atmen, kann verschiedene Ursachen haben. In einigen Fällen führen gesundheitliche Störungen oder Fehlbildungen dazu, wie Infektionen (Hirnhautentzündung, Sepsis), Keuchhusten (deswegen sollten alle Kontaktpersonen von Neugeborenen dagegen geimpft sein), Herzrhythmusstörungen (etwa durch eine Fehlbildung in der Reizleitung) oder bestimmte Stoffwechseldefekte. Oft gibt es aber trotz ausführlicher Untersuchung keinen Hinweis, warum die Atmung versagt hat. Dann spricht man vom plötzlichen Kindstod oder SIDS (sudden infant death syndrome).

Der plötzliche Kindstod kommt immer wieder schicksalhaft vor und wird sich wohl auch in Zukunft nie ganz verhindern lassen. Auch wenn man alles richtig macht, kann nicht jede Familie vor einem solchen Schicksalsschlag bewahrt werden. Durch gute Forschungsprojekte ist es in den letzten Jahrzehnten jedoch gelungen, Risikofaktoren zu erkennen und durch entsprechende Ratschläge an die Eltern die Häufigkeit von SIDS auf weniger als die Hälfte zu reduzieren. Heute stirbt nur noch etwa eines von 1500 Babys daran.

Die gefährlichsten Risikofaktoren sind:
› Schlafen in Bauchlage,
› passives Rauchen,
› ungünstige Schlafumgebung (zu weich, zu warm).

Zudem tragen Frühgeborene, untergewichtige Neugeborene und Zwillinge ein erhöhtes Risiko, genauso wie nicht gestillte Babys oder Kinder aus schwierigen sozialen Verhältnissen.

RISIKEN MINDERN

Aufgrund zahlreicher Untersuchungen und Beobachtungen haben Kinderärzte die folgenden, gut umzusetzenden Empfehlungen erarbeitet, die das Risiko für den plötzlichen Kindstod drastisch mindern:
› Stillen Sie Ihr Baby die ersten vier (bis sechs) Monat ausschließlich.
› Eine rauchfreie Umgebung ist wichtig, auch zur Vorbeugung von Atemwegserkrankungen (selbst Zigarettengeruch in Möbeln, Kleidern und anderem ist schädlich).
› Legen Sie Ihr Baby, solange es sich noch nicht allein drehen kann, immer in der Rückenlage zum Schlafen. Wenn es wach ist und Sie bei ihm sind, kann es tagsüber immer wieder auch auf dem Bauch liegen. Das ist sogar wichtig, um die Muskeln zu fördern, die es später zum Krabbeln braucht.
› Verzichten Sie auf Kopfkissen im Babybett. Achten Sie auf eine bequeme, aber feste Unterlage.
› Bringen Sie keine Gegenstände am Bett an, die die Atmung behindern könnten, wie Nestchen, lange Betthimmel oder große Kuscheltiere.
› Damit Ihr Kind im Schlaf nicht versehentlich unter die Decke rutscht, sollte es gegen die Kälte besser einen Schlafsack tragen – im Sommer dünn, im Winter ein bisschen dicker.
› Die Raumtemperatur sollte (auch in der Heizperiode) nicht über 18 Grad liegen – lieber etwas darunter, um eine Überwärmung zu vermeiden. Ziehen Sie Ihrem Baby beim Schlafen auch keine Mütze an.
› Lassen Sie Ihr Kind in Ihrem Zimmer schlafen, aber in seinem eigenen Bettchen.
› Haustiere dürfen nichts ans/ins Babybettchen.

SCHREIBABYS

Es gibt viele mögliche Ursachen, warum Babys scheinbar grundlos schreien – manchmal stundenlang und oft in der Nacht. Die wenigsten dieser Kinder sind krank, sodass bei der kinderärztlichen Untersuchung auch nichts gefunden wird.

Je jünger ein Kind ist, umso weniger kann es sich verständlich machen und umso mehr ist man auf Vermutungen angewiesen. Beobachten Sie daher Ihr Kind genau: In welchen Situationen weint es besonders viel? Wann gelingt es ihm überhaupt nicht, sich zu beruhigen und einzuschlafen?

Manche Babys finden nicht in den Schlaf, weil …
> sie nicht richtig müde sind,
> sie zu viele Eindrücke verarbeiten müssen,
> rundherum zu viel Unruhe herrscht (wobei es Babys gibt, die der größte Tumult nicht am Schlafen hindert, während andere sich sehr leicht durcheinanderbringen lassen),
> der Schlaf-Wach-Rhythmus (noch) nicht richtig etabliert ist beziehungsweise durch Krankheit, Reisen oder andere Ereignisse gestört wurde,
> sie durch die Ausreifung des Abwehrsystems und die dabei stark wachsenden Lymphknoten in der Darmwand Verdauungsprobleme und wohl auch Bauchschmerzen haben (»Dreimonatskoliken«),
> sie einfach vom Temperament her »schwierig« sind (oft waren es ihre Eltern auch). Diese Kinder brauchen besonders viel Sicherheit und Gleichmäßigkeit, um sich regulieren zu können.
> sie zu spüren scheinen, dass ihre Eltern gesundheitliche oder psychische Probleme haben. Sie schreien dann vermehrt.
> Einige Babys sind tatsächlich akut krank.

WAS IST NOCH »NORMAL«?

Babys schreien nun mal einfach, vor allem in den ersten Lebenswochen – und im Durchschnitt nimmt das Schreien bis zur sechsten Woche stetig zu. Zusammengezählt kommen so schon mal zwei bis drei Stunden am Tag zusammen. Danach nimmt die Schreihäufigkeit jedoch in der Regel wieder ab: Babys, die älter als drei bis vier Monate sind, schreien am Tag im Durchschnitt nur noch eine Stunde.

Als übermäßiges Schreien bezeichnet man, wenn ein Baby an mehr als drei Tagen pro Woche mehr als drei Stunden am Tag schreit – und das über mehr als drei Wochen am Stück hinweg.

DAS HILFT IHREM KIND

Wenn ein Baby so viel schreit, ist das für alle Familienmitglieder überaus anstrengend und belastend. Umso mehr sollten die Eltern versuchen, ruhig und gelassen zu bleiben und sich nicht von Ihrem unruhigen Baby »anstecken« zu lassen. Auch wenn das schwerfällt. Ihre Verfassung spiegelt sich in Ihrem Kind wider. Wenn Sie selbst angespannt, nervös, verzweifelt oder gar wütend sind, verstärkt das die innere Unruhe Ihres Babys nur noch mehr. Wenn Sie jedoch geduldig bleiben, helfen Sie ihm, sich zu regulieren. Das gelingt zwar nicht von einem Moment auf den andern. Aber das Baby spürt, dass Sie für es da sind und es sich bei Ihnen sicher und geborgen fühlen darf. Dadurch kann es mit der Zeit eine eigene innere Sicherheit entwickeln.

Versuchen Sie, Ihr Kind durch sanftes Zureden, Vorsingen, Körperkontakt oder sanfte Massagen zu beruhigen. Vermeiden Sie aber unbedingt »hektische« Beruhigungsversuche, wie den dauernden Wechsel zwischen Hinlegen und Getragenwerden, Schaukeln, »Fliegergriff« etc. Dadurch wird das Kind überreizt und noch unruhiger.

Hat sich das Kind bereits »eingeschrien«, kann ein Umgebungswechsel oder ein kurzer Spaziergang an der frischen Luft guttun. Manche Babys mögen es, wenn man sie zum Schlafen fest einwickelt (»Pucken«), sie schreien dann weniger. Wickeln Sie es aber nicht zu fest ein, damit sich die Wärme nicht staut – vor allem wenn es im Raum ohnehin schon recht warm ist.

Hört Ihr Baby auch nach längerer Zeit nicht auf zu schreien und sind Sie mit den Nerven völlig fertig, sollte möglichst eine andere Person einspringen und weitermachen. Sind Sie allein mit dem Baby und merken, dass das Schreien unerträglich wird, legen

Sie Ihre Tochter oder Ihren Sohn ins Bettchen und verlassen Sie den Raum, damit Sie sich erst einmal selbst beruhigen können und nichts Unüberlegtes tun. Gehen Sie dann nach einer Weile gestärkt zurück zu Ihrem Kind.

WENN GAR NICHTS HILFT
Manchmal zerrt das Geschrei derart an den eigenen Nerven, dass man regelrecht wütend auf sein Baby wird. Dieses Gefühl darf man sich zwar ruhig eingestehen, handeln darf man niemals danach. Wenn man gar keinen Ausweg mehr sieht, finden sich sicher Familienmitglieder oder Freunde, die sofort Hilfe anbieten. Zur Not können Sie zum Kinderarzt oder in die nächste Kinderklinik fahren. Dort wird man Ihr Baby untersuchen – und wenn die Situation eskaliert ist, vorübergehend stationär aufnehmen. Wenn wieder Ruhe eingekehrt ist und Sie eine solche Situation nicht noch einmal erleben wollen, wenden Sie sich am besten an ein sozialpädiatrisches Zentrum (meist an Kinderkliniken). Diese Einrichtungen bieten spezielle Sprechstunden für Schreibabys und ihre Familien an (Baby-Sprechzeit, Schreiambulanz etc.). Dort finden Sie Verständnis und Hilfe. Sie werden auch sehen, dass Sie mit dem Problem nicht allein dastehen. Vielen Eltern geht es genauso.

Die meisten Probleme mit schreienden Babys gibt es in den ersten drei Monaten. Bis zum sechsten Monat ist das Problem fast immer verschwunden. Seien Sie also zuversichtlich, dass diese anstrengende Phase vorübergeht und irgendwann plötzlich vorbei ist – auch wenn Sie sich das momentan vielleicht nicht vorstellen können. Hilfe finden Sie auch unter: **www.kindergesundheit-info.de/themen/**.

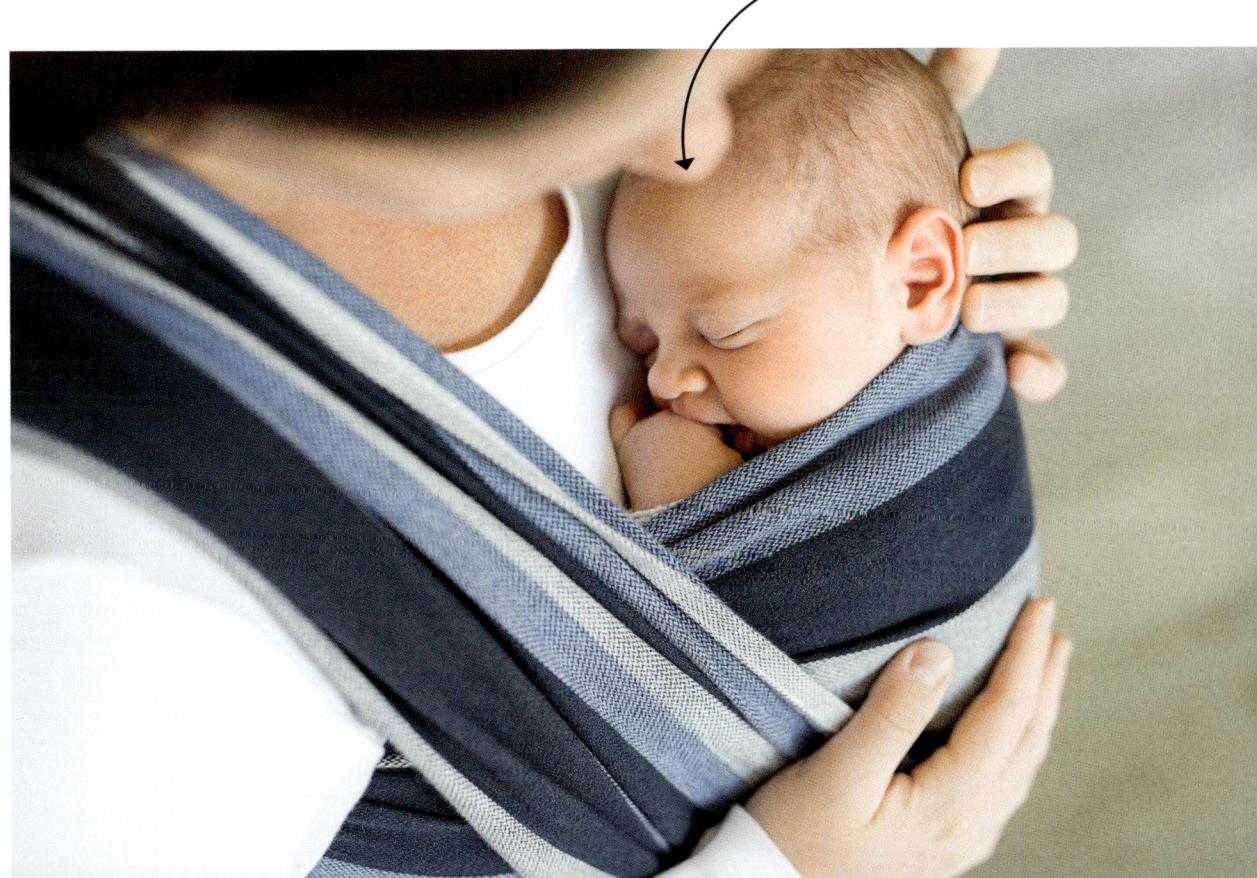

Gehaltenwerden und ständiger Körperkontakt wirken beruhigend auf unruhige Kinder. Es reduziert zwar nicht die Schreidauer, hilft dem Baby aber, sich zu regulieren.

SPRACHENTWICKLUNG

Sprechenlernen ist ein komplexer Vorgang, der reichlich Übung braucht und sich über mehrere Jahre hinzieht. Kinder brauchen ständig ältere Vorbilder, von denen sie sich etwas abschauen beziehungsweise abhören können.

SPRACHE IST EIN PROZESS

Babys können zwar in den ersten Lebensmonaten scheinbar nur schreien und andere undifferenzierte Laute von sich geben. Trotzdem ist schon in dieser Zeit eine wechselseitige Kommunikation wichtig. Wenn man Babys anspricht, »verstehen« sie anhand der Satzmelodie, der Betonung und des Kontextes wahrscheinlich viel mehr, als wir Erwachsenen gemeinhin denken. Etwa in der Mitte des ersten Lebensjahres bilden sich dann erste Silben heraus, die häufig wiederholt werden (»la-la«). Man bezeichnet dies meist als Babysprache. Indem es Mama, Papa und andere nahestehende Menschen nachahmt, bildet das Baby im Laufe des zweiten Halbjahres dann die ersten verständlichen Wörter. Es versteht jetzt schon ziemlich viel, sein Wortverständnis ist ungleich größer als sein aktiver Wortschatz.

Meist nach dem ersten Geburtstag gelingt es dem Kind schließlich, die ersten Personen und Dinge richtig zu benennen (Wortproduktion). Mit ungefähr eineinhalb Jahren spricht es rund 20 bis 50 Wörter – und täglich kommen neue dazu. Ein wahrer Wortschatzspurt. Mit zwei Jahren dann bilden Kinder erste kurze Sätze, wie: »Mama essen« (Wortkombination). Von diesem Moment an entwickelt sich die Sprache meist sehr schnell weiter. Mit vier Jahren hat ein Kind einen großen Wortschatz und spricht meist grammatikalisch richtig.

Als Eltern können Sie viel zur guten Sprachentwicklung beitragen. In den seltensten Fällen bedarf es einer extra Förderung. Mütter und Väter machen normalerweise vom Gefühl her alles richtig. Sie …

> hören dem Kind zu, wenn es sich bemerkbar macht, und antworten ihm,
> geben dem Kind Zeit zum Antworten – dann wird es dies auch tun,
> versuchen, den Äußerungen ihres Babys einen Sinn zu geben, und diesen anschließend noch einmal in Worten auszudrücken,
> verwenden zu Beginn der Sprachentwicklung kurze, einfache (grammatikalisch richtige) Sätze,
> lesen ihrem Kind viel vor,
> »üben« mit ihm Verse und Abzählreime und singen ihm vor.

JEDER LERNT IN SEINEM TEMPO

Auch wenn alle Kinder nach demselben »Schema« sprechen lernen, ist die Variationsbreite doch sehr groß. Manche Kinder sprechen schon mit elf Monaten richtige Worte. Andere sind einfach bequem und »dirigieren« ihre Mitmenschen recht lang mit Gesten. Erst wenn das nicht mehr geht, zum Beispiel im Kindergarten, »explodieren« plötzlich die sprachlichen Fähigkeiten.

Für Eltern ist es daher wichtig, das richtige Maß zwischen Gelassenheit und Sorgfalt zu finden. Kinder sind bezüglich der Sprachentwicklung sehr variabel und machen manchmal vorübergehend »Rückschritte«, etwa wenn sie die Babysprache des jüngeren Geschwisterkindes imitieren. Nur wenn Sie den Eindruck haben, dass die Rückschritte keine vorübergehende Nachahmung sind, die Sprache unverständlicher wird, sich Ihr Kind beim Sprechen verkrampft und/oder es regelmäßig Wörter und Silben verschluckt, sollten Sie den Kinderarzt ansprechen. Wie immer bei der Entwicklung gibt es auch bei der Sprachentwicklung »Meilensteine«, die bei den Vorsorgeuntersuchungen erfragt beziehungsweise beobachtet werden. Erkennt der Kinderarzt, dass es Probleme geben könnte oder weitere Untersuchungen nötig wären, macht er Sie von sich aus darauf aufmerksam. Haben Sie zwischen den Vorsorgeterminen Zweifel, was die Sprachentwicklung Ihres Kindes betrifft, vereinbaren Sie einen Extratermin beim Kinderarzt. Er unterhält sich mit Ihrem Kind, führt einen Hörtest durch und veranlasst gegebenenfalls weitere Untersuchungen. Entdeckt er eine Hörstörung, wird dem natürlich sofort auf den Grund gegangen. Ansonsten reicht es aus, die Entwicklung in kürzeren Abständen zu beobachten – also auch zwischen den Vorsorgeuntersuchungen. In einigen Fällen ist eine logopädische Untersuchung beziehungsweise Behandlung sinnvoll oder es stehen weitere Maßnahmen zur Sprachrehabilitation an.

Logopäden befassen sich ausschließlich mit Sprach-, Sprech-, Stimm-, Schluck- und Hörstörungen. Ihre Therapie besteht im Prinzip aus spezifischen Übungen, die sich am Problem, am Alter und am Entwicklungsstand des Kindes orientieren. Ganz wichtig sind die begleitende Aufklärung der Eltern sowie die Anleitung zum selbstständigen Üben. Denn eine Therapie kann nur bei regelmäßigem und häufigem Üben erfolgreich sein.

WELCHE SPRACHSTÖRUNGEN GIBT ES?

Probleme bei der Sprachentwicklung können ganz unterschiedliche Ursachen haben und erfordern entsprechend individuelle Therapien.

› **WORTSCHATZDEFIZITE UND GRAMMATIKPROBLEME:** Ist der Spracherwerb stark verzögert oder unvollständig, kann dies unter anderem an Hörstörungen, unzureichender Förderung oder an einer geistigen Behinderung liegen.

› **ARTIKULATIONSSTÖRUNGEN:** Das Kind bildet Buchstaben falsch beziehungsweise verwechselt sie (etwa T und K). Bei Kindern bis zum dritten oder vierten Lebensjahr ist dies nicht ungewöhnlich, Sie müssen daher nicht unbedingt sofort reagieren. Allerdings ist eine Hörtestung immer sinnvoll. Zeigt sich keine Tendenz in Richtung normaler Lautgebrauch, müssen Sie das Thema mit dem Kinderarzt angehen.

› **NÄSELN**: Liegt am häufigsten an einer vergrößerten Rachenmandel (*Adenoide*) oder anderen Hindernissen in der Nase. Kinderarzt und HNO-Arzt werden die Ursache finden.

› **STOTTERN:** Der Redefluss ist durch Wiederholungen (»I-i-i-ich«) oder Blockierungen (Unterbrechung in Wort oder Satz) gestört. Manchmal wird die Atmung unterbrochen oder ist unkoordiniert.

› **POLTERN:** Hastige, oft schwer verständliche Sprache. Das Kind verschluckt Silben und Laute, manchmal auch ganze Wörter oder es zieht einzelne Wörter zusammen.

MEHRSPRACHIGE KINDER

Immer öfter wachsen Kinder in einer Umgebung auf, in der mehrere Sprachen gesprochen werden, weil die Eltern unterschiedliche Muttersprachen haben. In so einem Fall ist es ohne Weiteres möglich, dass Kinder mehrsprachig aufwachsen. Kleinkinder lernen Sprachen ganz anders als Schüler, sodass sie es im Grunde viel einfacher haben. Zwar kommen bei mehrsprachigen Kindern Grammatikfehler und Sprachvermischungen etwas häufiger vor, sie verlieren sich aber im Laufe der Jahre.

Mehrsprachigkeit gelingt vor allem dann erfolgreich, wenn man sich an einige erprobte Regeln hält:

› Personen sollten immer in derselben Sprache mit dem Kind sprechen (»Mamasprache« zum Beispiel Portugiesisch, »Papasprache« Deutsch).

› Beide Eltern sollten die Muttersprache wirklich gut beherrschen und nicht versuchen, in einer für sie fremden Sprache mit dem Kind zu kommunizieren. Ehrgeizige Eltern, die in mittelgutem Englisch mit ihrem Kind sprechen, damit es dies gleich von Anfang an kann, tun ihrem Kind meist nichts Gutes.

› Beide Sprachen sollten mit dem Kind ausreichend häufig gesprochen werden, am besten täglich. Ein schneller Wechsel überfordert das Kind dabei nicht.

› Es ist praktisch, bei Gesprächen mit allen Familienmitgliedern eine »Familiensprache« zu benutzen.

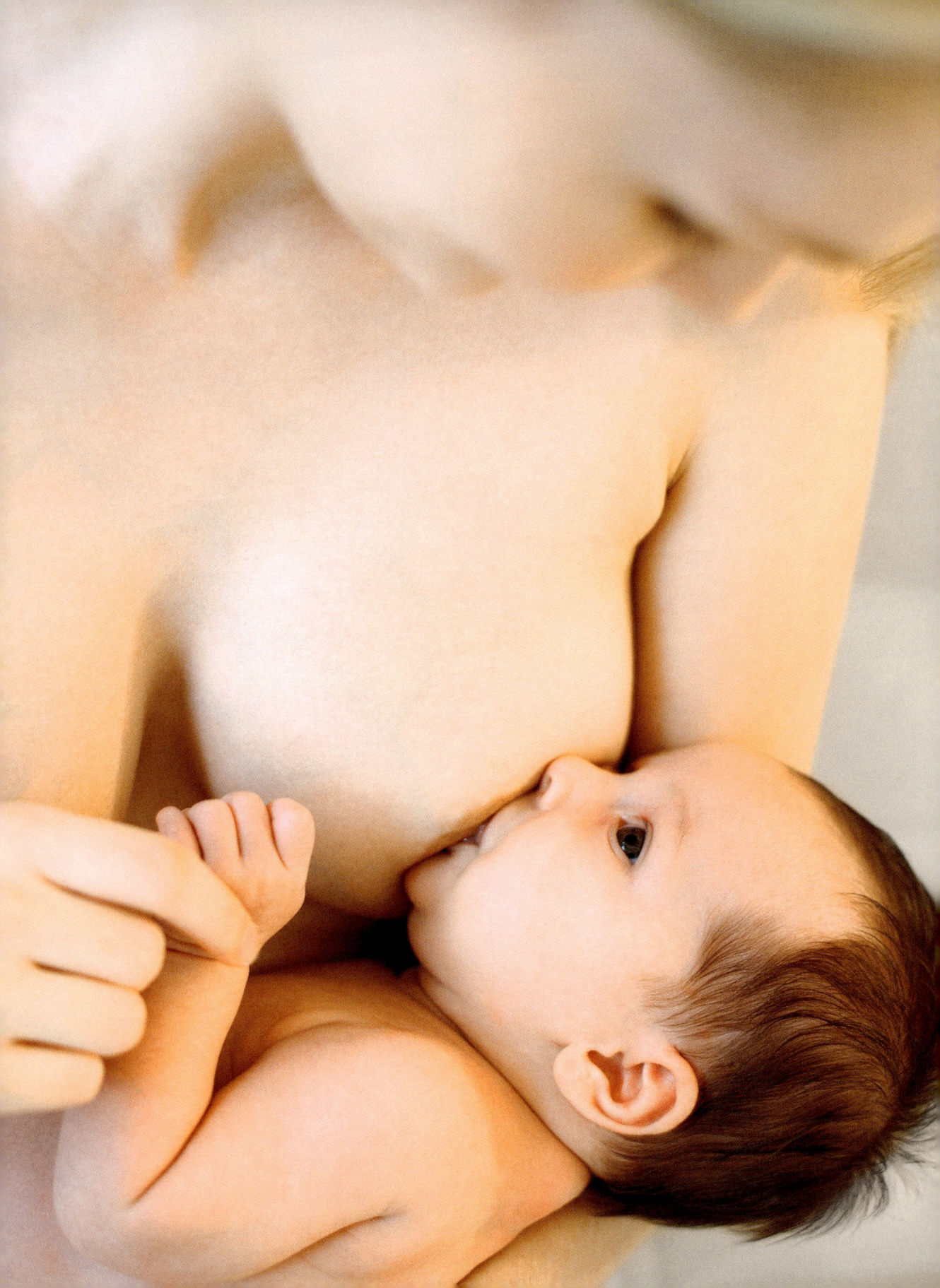

DIE ERNÄHRUNG IM ERSTEN LEBENSJAHR

Vor der Geburt mussten Sie im Grunde nicht mehr tun, als selbst ausgewogen und gesund zu essen, um das Baby in Ihrem Bauch mit allen wichtigen Nährstoffen zu versorgen. Doch das ändert sich, sobald Ihre Tochter oder Ihr Sohn das Licht der Welt erblickt hat.

Die Ernährung spielt für die Entwicklung eines Kindes eine große Rolle. Es braucht von Anfang an regelmäßig Energie, um wachsen und gedeihen zu können. In den ersten Monaten trinkt das Baby ausschließlich (Mutter-)Milch, dann kommen nach und nach andere Nahrungsmittel dazu, bis das Kind – etwa um den ersten Geburtstag herum – am »normalen« Familienessen teilhaben kann.

DIE PERFEKTE MISCHUNG: MUTTERMILCH

Die beste Nahrung für das Baby ist in den ersten Lebensmonaten die Milch der eigenen Mutter. Sie enthält alle für die gesunde Entwicklung wichtigen Nährstoffe in genau den richtigen Anteilen:

> **WASSER:** Die Wassermenge in der Muttermilch reicht in aller Regel aus, um den Flüssigkeitsbedarf des Säuglings zu decken.
> **EIWEISS:** Ihre leicht verdaulichen Milcheiweiße enthalten alle essenziellen Baustoffe (Aminosäuren), die für den Aufbau der Körperstrukturen notwendig sind. Zu den Eiweißen zählen ferner auch Immunglobuline und Enzyme, die vor allem in den ersten vier bis sechs Monaten für die Immunfunktionen zuständig sind.
> **FETT:** Rund die Hälfte des Nährwertes der Muttermilch stammt aus Fett, dem wichtigsten Energielieferanten. Es wird in erster Linie für den Unterhalt des Stoffwechsels benötigt, aber auch für den Aufbau der Körperstrukturen, etwa im Nervensystem.
> **KOHLENHYDRATE:** Der zweitwichtigste Energielieferant für das Kind ist Milchzucker (Laktose).
> **MINERALSTOFFE:** Muttermilch enthält im Vergleich zu den meisten Tiermilchen relativ wenig Mineralstoffe (beispielsweise Kochsalz, Kalium, Magnesium). Das liegt daran, dass der Knochenaufbau beim Menschen langsamer erfolgt als bei Tieren, die von Geburt an laufen müssen.

INFO

VORTEILE DER MUTTERMILCH

> Sie ist in ihrer Zusammensetzung einzigartig und genauestens auf die Bedürfnisse des Babys abgestimmt.
> Sie enthält wenig Bakterien und steht jederzeit in der richtigen Temperatur und (meist auch) in der richtigen Menge zur Verfügung.
> Sie ist rund um die Uhr verfügbar, muss nicht extra zubereitet werden und kostet nichts.
> Sie ist reich an langkettigen mehrfach ungesättigten Fettsäuren, die für die optimale Entwicklung des zentralen Nervensystems sorgen.

> **VITAMINE:** Bis auf Vitamin K sind alle Vitamine in ausreichender und leicht resorbierbarer Form enthalten. Daher wird Vitamin K in den ersten drei Vorsorgeuntersuchungen zugeführt.

> **EISEN:** Dieses Spurenelement ist für die Bildung von Blut und Muskeln wichtig. Es wird durch Laktoferrin, ein Protein in der Muttermilch, gebunden und ist daher gut resorbierbar. Das bedeutet, der Körper des Babys kann das Eisen zu einem wesentlich höheren Prozentsatz verwerten, als wenn es anderweitig zugeführt würde.

Im Laufe der Stillzeit verändert sich die Zusammensetzung der Muttermilch:

> In den ersten Tagen nach der Geburt wird das sehr gehaltvolle Kolostrum (Vormilch) gebildet. Es enthält viele Abwehrstoffe, die vor allem auf den Schleimhäuten wirksam werden und das Eindringen von Keimen in den Körper des Neugeborenen verhindern sollen. Kolostrum ist reich an Eiweiß und Mineralstoffen, enthält aber wenig Zucker und Fett und ist daher für das Neugeborene leicht verdaulich.

> Die Übergangsmilch enthält weniger Eiweiß, dafür mehr Fett und Kohlenhydrate.

> Etwa ab dem zehnten Tag bildet der Körper schließlich die »reife« Muttermilch. Sie versorgt Ihr Baby in den ersten vier bis sechs Lebensmonaten mit allem, was es zum Wachsen braucht.

RUND UMS STILLEN

An der Brust wird ein Baby aber nicht nur mit allen Nährstoffen versorgt. Stillen …
> fördert die Mutter-Kind-Bindung,
> verringert die Häufigkeit allergischer Erkrankungen (sofern das Baby in den ersten vier Lebensmonaten ausschließlich Muttermilch trinkt),
> wirkt sich positiv auf Zahn- und Kieferstellung aus,
> verringert im ersten Lebensjahr die Anfälligkeit für Infektionskrankheiten der oberen Luftwege, der Ohren und des Magen-Darm-Trakts,
> reduziert das Risiko des plötzlichen Kindstods,
> minimiert das Risiko für Übergewicht, Diabetes und wohl auch für andere Erkrankungen wie zum Beispiel Bluthochdruck.

Stillen hat für ein Baby also nur Vorteile! Nachteile gibt es nicht. Der Schadstoffgehalt der Muttermilch ist in den letzten Jahrzehnten durch die bessere Kontrolle aller Nahrungsmittel rückläufig und bei normaler Stilldauer unerheblich.

Auch die Mutter profitiert vom Stillen. Häufiges Anlegen in den ersten Tagen fördert zum Beispiel die Rückbildung der Gebärmutter. Stillenden Frauen

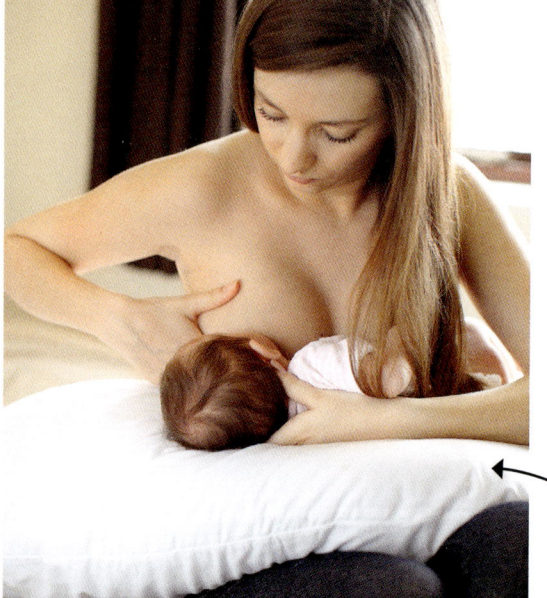

Der sogenannte C-Griff hilft dem Baby beim »Andocken«: Nehmen Sie mit der freien Hand die Brust so, dass der Daumen und die anderen Finger den Warzenhof umschließen. Wenn Sie den Warzenhof nun leicht zusammendrücken, kann Babys Mund ihn gut erfassen.

fällt es zudem leichter, nach der Schwangerschaft wieder zu ihrem normalen Gewicht zurückzufinden. Und langfristig senkt Stillen das Risiko für Osteoporose und Brustkrebs.

DAS ERSTE MAL

Obwohl Stillen die natürlichste Sache der Welt ist, klappt es nicht immer gleich von Anfang an problemlos. Damit es gut funktioniert, sollten Sie mit dem ersten Mal nicht zu lang warten, sondern Ihr Baby möglichst früh anlegen. Innerhalb der ersten Lebensstunde ist das Baby besonders wach und sucht in der Regel von sich aus die mütterliche Brust. Wird es jetzt gleich angelegt, ist der Weg zum erfolgreichen Stillen gebahnt.

Darüber hinaus brauchen die meisten Mütter aber ganz praktische Stillhilfe. Im Idealfall zeigt Ihnen schon die Hebamme, die die Geburt betreut, wie Sie Ihr Baby richtig anlegen. Und die Nachsorgehebamme erklärt, wie Sie Ihre Milchproduktion steigern und aufrechterhalten können.

WIE OFT STILLEN?

Ein Stillkind sollte nach Bedarf gestillt werden, also immer dann angelegt werden, wenn es Hunger hat, und so lange, bis es satt ist. Es gibt keinen Mindestabstand zwischen zwei Mahlzeiten und auch keinen starren Zeitplan. Je kleiner das Baby ist, desto öfter will es trinken. Acht- bis zwölfmaliges Stillen innerhalb von 24 Stunden ist in den ersten Tagen normal. Häufiges Anlegen fördert auch die Milchbildung.

Bei den meisten Babys entwickelt sich innerhalb der ersten zwei bis vier Wochen ein relativ stabiler Zeitrhythmus, meist mit sechs bis sieben Mahlzeiten – verteilt über Tag und Nacht.

WIE LANGE STILLEN?

Empfohlen wird, Kinder bis zum Ende des vierten Lebensmonats voll zu stillen und dann spätestens bis zum Ende des sechsten Monats mit dem Zufüttern zu beginnen. Ab dann wird die Muttermilch schrittweise durch mehr und mehr feste Kost ersetzt (siehe ab Seite 109).

Weil nicht mehr als eine Brustmahlzeit pro Woche durch andere Nahrung ersetzt werden sollte, erfolgt die Entwöhnung nicht von einem Tag auf den anderen. Vielmehr zieht sie sich über mehrere Wochen bis Monate hin. Die Milchmenge reduziert sich dabei durch die geringere Nachfrage von allein. Plötzliches Abstillen dagegen kann zu Milchstau oder einer Brustentzündung führen.

Über das erste Lebensjahr hinaus zu stillen hat für das Kind keine Vorteile – zumindest nicht in den Industrienationen. Wann aber tatsächlich das Ende der Stillzeit erreicht ist, dürfen Mutter und Kind selbst bestimmen. Wenn Kind oder Mutter nicht mehr wollen, ist die Stillzeit vorüber. Wenn Sie und Ihre Tochter beziehungsweise Ihr Sohn sich dabei wohlfühlen, ist auch eine längere Stillzeit kein Problem.

FLASCHENNAHRUNG

Stillen funktioniert in fast allen Fällen, auch wenn ein Baby nach der Geburt krank ist oder operiert werden musste, es zu früh auf die Welt kam oder andere Schwierigkeiten einen sanften Start ins Leben verhinderten. In solchen Fällen benötigt die stillende Mama allerdings viel Unterstützung durch Hebammen oder Stillberaterinnen. Informationen und An-

---

ALLHEILMITTEL MUTTERMILCH?

Muttermilch ist ein Nahrungsmittel und kein Heilmittel. Sie sollte daher weder für die Nabelpflege noch für entzündete Augen oder andere Zwecke verwendet werden. Die »magische« Wirkung ist zwar unbestritten, aber mit der Muttermilch können auch Bakterien an ungeeignete Stellen verschleppt werden. Außerdem wirkt das in der Muttermilch vorhandene Immunglobulin A (IgA) nur auf der Darmschleimhaut optimal und ist ansonsten kein Ersatz für Antibiotika und Co.

sprechpartnerinnen finden Sie zum Beispiel unter: **www.bdl-stillen.de**.

Nur in sehr seltenen Fällen können Frauen tatsächlich nicht stillen oder müssen das Stillen aus medizinischen Gründen vorübergehend unterbrechen. Sie sind keine schlechte Mutter, wenn Sie nicht stillen können oder wollen. Es gibt keinen Stillzwang! Und weil Fertigmilchnahrung der Muttermilch sehr nahe kommt, fehlt es Ihrem Baby an nichts.

VON PRE-NAHRUNG ZUR FOLGEMILCH

Grundsätzlich wird bei Säuglingsnahrung entsprechend einer EU-einheitlichen Richtlinie zwischen Anfangsnahrung (meist als »pre« oder »1« bezeichnet) und Folgenahrung (»2«) unterschieden.

Die Vorschriften für die Zusammensetzung der Anfangs- und vor allem der Pre-Nahrungen sind besonders eng gefasst. Deshalb unterscheiden sich die 1er-Nahrungen verschiedener Hersteller nur gering. Größere Unterschiede gibt es bei den Folgenahrungen, weil der Gesetzgeber dort mehr Spielraum lässt. Insgesamt werden industriell hergestellte Säuglingsnahrungen sehr streng überwacht, sodass man nicht viel falsch machen kann.

Die einzelnen Nahrungen sind dabei bezüglich der Inhaltsstoffe folgendermaßen definiert:

› **PRE-NAHRUNG** ist eine Anfangsnahrung für die ersten vier Monate, die als einziges Kohlenhydrat Milchzucker enthält und in ihrer Zusammensetzung der Muttermilch am nächsten kommt. Daher ist sie prinzipiell zu bevorzugen.

› **SÄUGLINGSANFANGSNAHRUNG** ist die Bezeichnung für alle Produkte, die für die Ernährung in den ersten sechs Lebensmonaten bestimmt sind. Diese Produkte können neben Milchzucker auch andere Kohlenhydrate enthalten und sind daher der Muttermilch nicht ganz so ähnlich wie Pre-Nahrungen, dafür aber billiger.

› **FOLGENAHRUNG** sind alle Lebensmittel, die für Säuglinge ab dem vollendeten vierten Monat bestimmt sind und eine flüssige Konsistenz haben. Sie enthält meist mehr Kohlenhydrate in Form von Stärke und weniger Milchzucker.

› **FOLGEMILCH** ist die in Deutschland übliche Bezeichnung für Folgenahrungen, die ausschließlich auf der Basis von Kuhmilch hergestellt werden.

› **HA-MILCH** ist eine hypoallergene Fertignahrung, die vor Allergien schützen soll. Sie wird empfohlen für Säuglinge mit erhöhtem Allergierisiko in den ersten vier Lebensmonaten, sofern das Baby nicht gestillt werden kann.

Hypoallergene Nahrungen lassen sich in zwei Gruppen einteilen: Bei Teilhydrolysaten sind die Milcheiweißbestandteile durch eine enzymatische Aufspaltung für das Immunsystem zwar nicht mehr so gut erkennbar, Reste sind aber noch enthalten. Daher kann es vorkommen, dass ein Kind auf eine solche Nahrung genauso allergisch reagiert wie auf Standardmilchnahrung. Bei Vollhydrolysaten (extensive Hydrolysate) sind die Eiweißbestandteile so

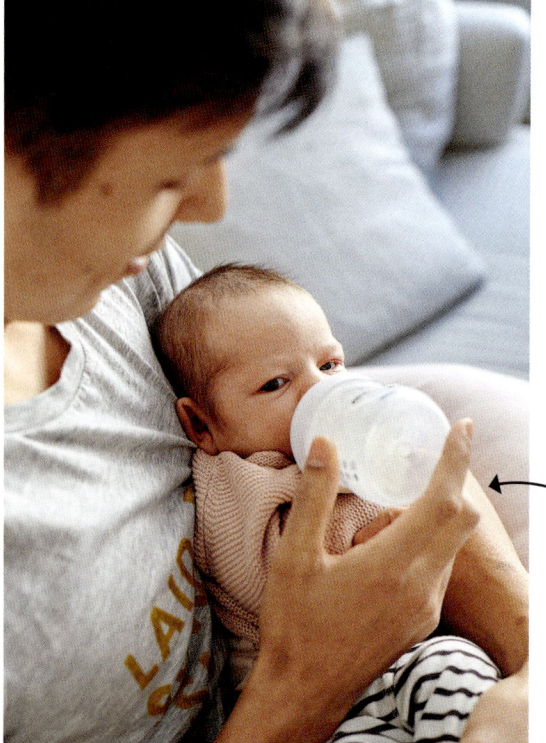

Auch beim Fläschchentrinken kann ein Baby reichlich Geborgenheit und Liebe »tanken«.

stark aufgespalten, dass das Immunsystem sie nicht mehr als fremd erkennen kann.

Bei einer genetischen Neigung zu sogenannten atopischen Erkrankungen wie Neurodermitis oder Asthma scheinen zur Prophylaxe Teilhydrolysate auszureichen. Sicherer sind Vollhydrolysate. Wenn bereits eine Allergie auf Kuhmilch besteht, muss ein Vollhydrolysat verwendet werden.

Da zur Entstehung einer Atopie neben der Ernährung auch andere Faktoren von Bedeutung sind, hat eine solche Spezialernährung keinen wesentlichen Einfluss über das zweite bis dritte Lebensjahr hinaus. Die Allergiehäufigkeit bei Klein- und Schulkindern ist also mehr von anderen Umgebungsfaktoren abhängig als von der Säuglingsernährung.

ZUBEREITUNG EINES FLÄSCHCHENS

Die Zubereitung ist bei allen Säuglingsnahrungen gleich. Das Pulver wird bei Bedarf mit Leitungswasser immer frisch angerührt. Dabei genügt es, das Wasser auf etwa Körpertemperatur zu erwärmen, im Zweifel eher kälter als zu heiß. Abkochen wird nicht mehr empfohlen. Einfach warmes Wasser aus der Leitung zu zapfen ist jedoch wenig ratsam. Entnehmen Sie lieber kaltes Wasser und erwärmen Sie es auf dem Herd auf die gewünschte Temperatur. Die Mikrowelle zum Erwärmen von Flaschennahrung ist ebenfalls problematisch: Die Flasche fühlt sich kälter an, als der Inhalt ist. Dadurch kann es zu Verbrennungen im Mund kommen. Hat das Leitungswasser keine Trinkqualität, beispielsweise im Urlaub, bereiten Sie die Fertignahrung mit Mineralwasser mit dem Zusatz »für die Zubereitung von Säuglingsnahrung geeignet« zu.

Verwenden Sie bei jedem Pulver den jeweils dazugehörenden Dosierlöffel. Da die Pulver sehr unterschiedlich hergestellt werden, kann man die Löffel nicht austauschen, ohne zu riskieren, dass dadurch die Nahrung zu konzentriert oder zu dünn wird. Halten Sie sich außerdem genau an die Mengenangaben auf der Verpackung. Wenn Sie zu wenig Milchpulver verwenden, bekommt Ihr Baby auch zu wenig Nährstoffe. Wenn Sie zu viel verwenden, kann das Verdauungsprobleme nach sich ziehen. Außerdem werden die Nieren zu stark belastet.

Damit keine Klümpchen entstehen, geben Sie erst das Wasser in die Flasche, dann das Milchpulver. Sacht schütteln und schwenken, damit sich das Pulver löst, der Inhalt aber nicht zu stark aufgeschäumt wird. Sonst schluckt das Baby zu viel Luft.

Nicht getrunkene Reste dürfen Sie nicht aufheben, weil die immer vorhandenen Bakterien sich schnell vermehren (selbst nicht angetrunkene Milchflaschen sollten Sie nicht aufheben). Aus demselben Grund sollten Sie Flaschen und Sauger auch immer direkt nach Gebrauch mit einer Flaschenbürste und heißem Wasser gründlich reinigen. Selbst wenn Sie die Flasche in die Geschirrspülmaschine geben, empfiehlt sich eine Vorabreinigung mit der Bürste, weil in der Maschine nicht immer alle Reste entfernt werden. Grund: der enge Flaschenhals.

Latexsauger sollte man gelegentlich auskochen, da sie mit der Zeit porös werden und sich Bakterien ansiedeln. Etwa alle vier Wochen sollte so ein Sauger daher komplett ausgetauscht werden. Bei Silikonsaugern genügt ein Austausch alle sechs Wochen. Allerdings können Babys dieses Material ankauen, wenn die ersten Zähne da sind. In so einem Fall muss der Silikonsauger früher ersetzt werden.

NICHT SELBST MACHEN
Milchnahrungen für die ersten Monate sollte man auf keinen Fall selbst zubereiten. Tiermilch, egal ob von Kuh, Schaf, Ziege oder Pferd, unterscheidet sich deutlich von Muttermilch und führt deswegen oft zu ernährungsbedingten Schäden. Pflanzlicher Milchersatz aus Mandel-, Reis- oder Sojadrink sieht zwar aus wie Milch, ist für Babys aber definitiv nicht geeignet. Denn es fehlen viele sehr wichtige Nährstoffe, was zu schweren, teils bleibenden Schäden führen kann.

VITAMINPROPHYLAXE

Sowohl in der Muttermilch als auch den künstlichen Babynahrungen sind (fast) alle wichtigen Vitamine in ausreichender Menge vorhanden. Egal, ob Sie Ihr Baby stillen oder ihm das Fläschchen geben, wird es also bestens versorgt – mit zwei Ausnahmen.

VITAMIN K

Dieses fettlösliche Vitamin ist für die Bildung von Gerinnungsfaktoren in der Leber notwendig. Vitamin K wird nicht über die Nabelschnur transportiert und vor der Geburt nur in relativ geringer Menge gebildet, sodass die Vorräte bei der Geburt gering sind. Pflanzliche Nahrungsmittel sind für die Vitamin-K-Versorgung wichtig und teilweise wird es auch von Darmbakterien gebildet. Dies funktioniert jedoch bei Neugeborenen und jungen Säuglingen nicht gut – auch wegen der anderen Darmflora während der Stillzeit. Weil der Säugling auch über die Muttermilch nur sehr knapp mit Vitamin K versorgt wird, haben gestillte Kinder ein höheres Risiko, innerhalb der ersten drei Monate eine Vitamin-K-Mangelblutung zu erleiden. Aus diesem Grund erhalten Neugeborene direkt nach der Geburt sowie bei der U2 und der U3 jeweils zwei Milligramm beziehungsweise zwei Tropfen Vitamin K. Damit lässt sich das Risiko von schweren Blutungen, insbesondere Hirnblutungen, erheblich verringern.

VITAMIN D

Vitamin D spielt eine wichtige Rolle im Kalziumstoffwechsel und wird zum Aufbau einer gesunden stabilen Knochensubstanz benötigt. Es wird zum großen Teil nicht über die Nahrung aufgenommen, sondern aus Vorstufen im Körper selbst hergestellt, wobei für einen entscheidenden Schritt Sonnenlicht auf unbedeckter Haut benötigt wird. Daher besteht in unserem mitteleuropäischen Klima und bei der typischen Lebensweise in industrialisierten Ländern ein erhöhtes Risiko für einen Vitamin-D-Mangel – nicht nur im Säuglingsalter.

Zur Prophylaxe erhalten Kinder in den ersten ein bis eineinhalb Jahren täglich 500 IE Vitamin D. Diese Menge deckt den normalen Tagesbedarf auch dann noch ab, wenn die Tablette ab und zu vergessen wird. Vergiftungen mit Vitamin D kommen nur bei extrem hohen Dosen vor. Der immer wieder behauptete vorzeitige Fontanellenschluss und die dadurch ausgelöste Entwicklungsstörung durch Vitamin D gehören ins Reich der Legenden.

Jenseits des ersten Lebensalter sind Kinder und Jugendliche für einen Vitamin-D-Mangel besonders gefährdet, wenn sie …

› sich wenig oder gar nicht im Freien aufhalten,
› sich aus kulturellen Gründen im Freien mit (fast) ganz verhülltem Körper aufhalten,
› eine dunkle Hautfarbe haben (je dunkler die Haut, desto weniger Vitamin D wird gebildet, was in äquatornahen Ländern durch die intensivere Sonnenstrahlung ausgeglichen wird, hierzulande nicht).

FLUORIDPROPHYLAXE

Fluorid ist ein Spurenelement. In den meisten Regionen ist im Trinkwasser zu wenig davon enthalten, um den Bedarf zu decken. Zahnschmelz kann jedoch nur reifen, wenn genügend Fluorid zur Verfügung steht. Daher wird es zunächst gleichzeitig mit Vitamin D in einer täglichen Tablette zugeführt und später als reine Fluoridtablette (bis zum Ende des dritten Lebensjahres). Erst dann kann damit gerechnet werden, dass der Bedarf über Speisesalz und Zahnpasta ausreichend gedeckt wird. Wenn Kinder die Tablette lutschen, ist sie besser wirksam, als wenn sie geschluckt wird. Die Fluoridtablette ist in der empfohlenen Menge ungefährlich. Relevante Nebenwirkungen sind nicht bekannt.

BEIKOST

Mit dem fünften Monat kann die Beikost beginnen. Allerdings interessieren sich in diesem Alter noch nicht alle Babys schon für anderes Essen. Gehört auch Ihre Tochter oder Ihr Sohn zu dieser Gruppe, können Sie gut noch ein bis zwei Monate voll weiterstillen oder Milch füttern.

Spätestens mit sechs Monaten reicht die (Mutter-)Milch allein dann aber nicht mehr aus, um die steigenden Bedürfnisse des Babys zu decken. Zudem verstärkt die sehr späte Beikosteinführung (nach dem sechsten Monat) genauso wie die Beschränkung auf eine kleine Palette an Nahrungsmitteln das spätere Allergierisiko. Es ist daher besser, nicht zu lang zu warten und altersadäquat auch möglichst viele verschiedene Lebensmittel zu füttern. Die meisten Kinder entwickeln um die fünf Monate herum ohnehin ein größeres Interesse an der Nahrung Ihrer Eltern und sind gerne dazu bereit, Neues auszuprobieren. Das sollte man unterstützen.

SCHRITT FÜR SCHRITT UMSTELLEN

Die Ernährungsumstellung erfolgt einfühlsam und langsam, schließlich kennt Ihr Kind bisher nur (Mutter-)Milch und muss sich erst an die neue Konsistenz und den ungewohnten Geschmack gewöhnen. Zunächst bieten Sie Ihrer Tochter oder Ihrem Sohn mittags nach der Brust- oder Flaschenmahlzeit ein paar Löffelchen reinen Gemüsebrei (zum Beispiel Möhre oder Pastinake) zum Kennenlernen und Ausprobieren an. Wenn es schmeckt, erhöhen Sie diese Portion Tag für Tag – erst gibt es dann ein paar Löffelchen Brei, anschließend noch Milch zum Sattwerden. Haben Sie dabei Geduld: Es dauert seine Zeit, bis Ihr Baby lernt, den Brei nicht mehr mit der Zunge aus dem Mund zu schieben, sondern zu schlucken. Bleiben Sie liebevoll und zwingen Sie es zu nichts.

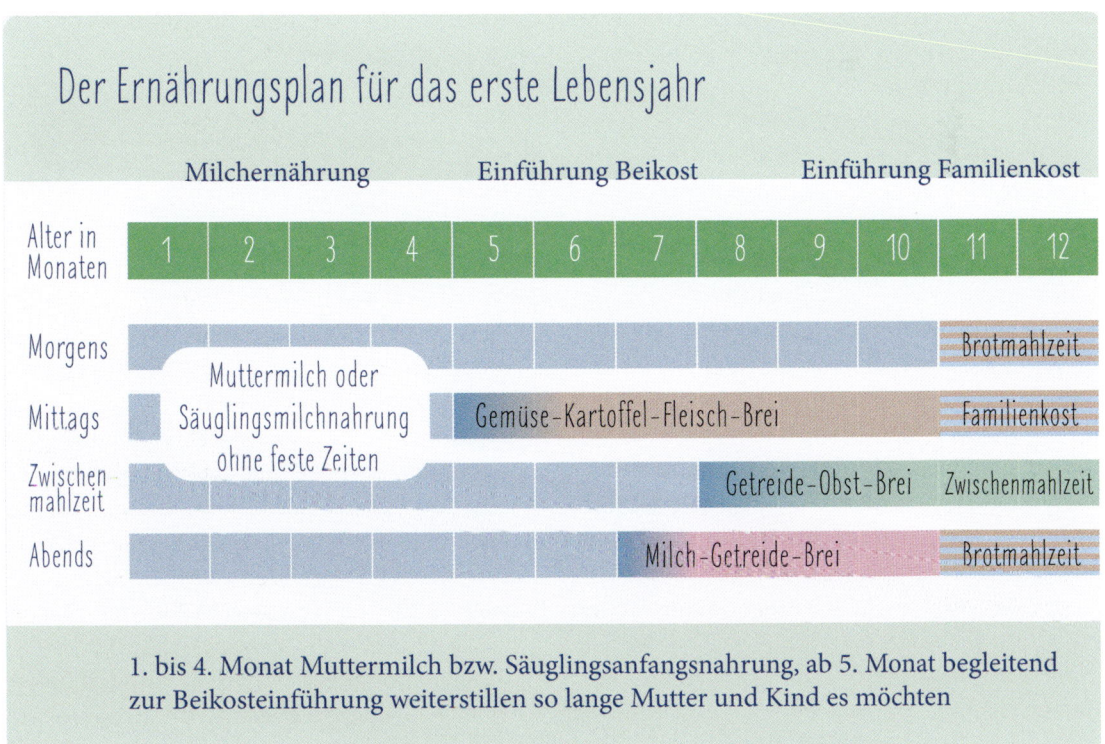

1. bis 4. Monat Muttermilch bzw. Säuglingsanfangsnahrung, ab 5. Monat begleitend zur Beikosteinführung weiterstillen so lange Mutter und Kind es möchten

Sobald Ihr Baby das Prinzip verstanden hat, mischen Sie ein bisschen Kartoffeln und Öl unter das Gemüse, ein paar Tage später kommt dann noch Fleisch dazu – am besten Rind oder Lamm, weil diese besonders viel Eisen liefern. Insgesamt sollte Ihr Baby an drei Tagen in der Woche Fleisch essen, einmal auch Fisch. Eine rein vegetarische Ernährung ist für Babys nicht zu empfehlen. Das Forschungsinstitut für Kinderernährung (FKE) rät zu einer ausgewogenen Mischkost mit Fleisch und Fisch für die Eisen- und Jodversorgung. Die frühe Gewöhnung an Fisch kann zudem helfen, Allergien vorzubeugen.

Haben Sie die Mittagmilchmahlzeit irgendwann komplett durch eine Breimahlzeit ersetzt, können Sie als Nächstes abends einen Milch-Getreide-Brei einführen. Dazu lassen Sie zunächst feine Reis-, Grieß-, Dinkel- und Haferflocken in heißer Milch oder Milchfertignahrung kurz quellen. Anschließend kommt noch ein Löffel Fruchtmus, etwas zerdrückte Banane oder geriebener Apfel dazu. Die Umstellung geht jetzt vermutlich deutlich schneller, weil Ihr Baby schon weiß, wie das Gefüttertwerden funktioniert. Trotzdem: An den neuen Geschmack muss es sich noch gewöhnen.

Als Nächstes ist der Obst-Getreide-Brei am Nachmittag an der Reihe. Für diesen rühren Sie die Flocken statt mit Milch mit Wasser an und geben dafür etwas Öl dazu – für die fettlöslichen Vitamine.

Die morgendliche Milchmahlzeit wird schließlich als Letztes ersetzt. Viele Mutter-Kind-Paare warten damit aber noch ein bisschen, selbst wenn das Kind ansonsten gern und gut Brei isst.

FERTIGKOST ODER SELBST GEKOCHT?

Sie brauchen kein schlechtes Gewissen zu haben, wenn Sie auf die im Handel erhältlichen Fertignahrungsmittel im Glas zurückgreifen. Im Gegenteil: Hinsichtlich des Gehalts an Schadstoffen und Verunreinigungen sind es die am besten kontrollierten Nahrungsmittel. Und das gilt nicht nur für Bioprodukte. Auch konventionelle Kost wird streng überwacht. Babykost aus dem Gläschen ist praktisch, spart Zeit und ist hygienisch einwandfrei. Manche Produkte enthalten jedoch Dinge, die in Babynahrung eigentlich nichts zu suchen haben, wie Zucker oder Aromastoffe. Und noch etwas ist unbestritten: Die Palette an unterschiedlichen Geschmacksrichtungen ist ungleich größer, wenn man die Nahrungsmittel selbst auswählt und zubereitet. Das wirkt sich positiv auf die dauerhafte Geschmacksgewöhnung und das spätere Essverhalten aus.

Allerdings gehören zum Selberkochen gute Kenntnisse für den Bedarf eines so jungen Kindes. Für den Nachmittagsbrei etwas frisches Obst zu pürieren und Flocken anzurühren ist einfach. Dabei kann nicht viel schiefgehen. Bei Gemüse und Fleisch aber muss man darauf achten, Gewürze (auch Salz) nur zurückhaltend einzusetzen – wenn überhaupt. Zudem sollte Gemüse nicht zu lang gekocht werden, da sonst der Großteil an Vitalstoffen verloren geht. Für einige Babys ist es ein Problem, dass selbst gemachter Brei nicht ganz so fein püriert ist wie der aus dem Glas. Erst etwa ab dem achten Monat kann der Brei dann ruhig stückiger sein. Die unterschiedliche Konsistenz fördert die Lust am Entdecken und unterstützt das Kauenlernen.

ANGEBROCHENE GLÄSCHEN

Füttern Sie nicht direkt aus dem Glas, dann können Sie angebrochene Gläschen etwa noch drei Tage im Kühlschrank aufheben (siehe Packungshinweis). War der Löffel schon drin, wachsen zu viele Bakterien. Wärmen Sie, solange Ihr Baby noch wenig isst, aus diesem Grund nie das ganze Glas auf, sondern nur die benötigte Menge.

Auch Selbstgekochtes sollte immer frisch zubereitet werden. Fleisch können Sie in einer größeren Menge garen, dann pürieren und in 30-Gramm-Portionen einfrieren. Bei Bedarf lassen Sie eine Portion langsam im Gemüse auftauen.

FINGERFOOD

An einem Stück Brot, einer Reiswaffel oder einem Vollkornkeks herumzulutschen und zu nagen finden Babys nicht nur spannend. Sie trainieren damit auch ihre Zunge sowie die Kaumuskulatur und fördern ganz allgemein die Mundmotorik. Mit der Zeit kann daher weiteres Fingerfood als Snack dazukommen, wie ein klein gewürfeltes Butterbrot, weiches (eventuell gegartes) Obst und Gemüse, Nudeln oder Kartoffeln – zum Beispiel um die Zeit zwischen der morgendlichen Milchmahlzeit und dem Mittagsbrei zu überbrücken.

Kleine runde Lebensmittel, vor allem Nüsse, können sehr leicht verschluckt werden und dabei auch in die Luftröhre rutschen. Gelangen sie in die Lunge, müssen sie in der Klinik wieder entfernt werden. Dasselbe gilt für rohe Möhren und auch Äpfel: Babys können sie noch nicht kauen, mit den Schneidezähnen aber Stücke »abschaben«.

Geben Sie Nüsse in den ersten Lebensjahren daher nur zerkleinert oder gemahlen, zum Beispiel in Gebäck. Möhren sollten immer schön weich gegart werden. Und wenn Ihr Kind schon laufen kann: Lassen Sie es nicht im Laufen essen, dabei verschluckt es sich besonders leicht einmal – vor allem wenn es stolpert oder erschrickt.

TRINKEN NICHT VERGESSEN

Sobald Sie nicht mehr nur stillen, braucht Ihr Baby zusätzlich Flüssigkeit. Bieten Sie ihm daher zwischendurch immer wieder ein Schlückchen Wasser an. Das Leitungswasser ist hierzulande fast überall qualitativ sehr gut. Wenn Sie unsicher sind, weil Sie zum Beispiel uralte (Blei-)Rohre im Haus haben, steigen Sie besser auf stilles Mineralwasser um. Auch ungesüßte milde Früchte- und Kräutertees wie Fenchel oder Malve schmecken den meisten Babys. Achtung bei Teegranulat: Es enthält fast immer Zucker beziehungsweise Zuckeraustauschstoffe. Diese sind für Zähne genauso problematisch wie echter Zucker, auch wenn sie nicht als Nährstoffe eingestuft sind.

Ihr Baby kann das Wasser aus dem Fläschchen trinken. Besser ist es jedoch, es gleich an eine (Schnabel-)Tasse zu gewöhnen. Anfangs geht zwar vermutlich einiges daneben. Dafür ist das Risiko geringer, dass das Trinkgefäß zum ständigen Begleiter wird. Denn Dauernuckeln schadet den Zähnen ebenfalls, auch wenn das Fläschchen nur Wasser enthält.

Viele weitere Informationen rund um die Ernährung von Babys und Kleinkindern erhalten Sie unter: **www.gesund-ins-leben.de/fuer-familien**.

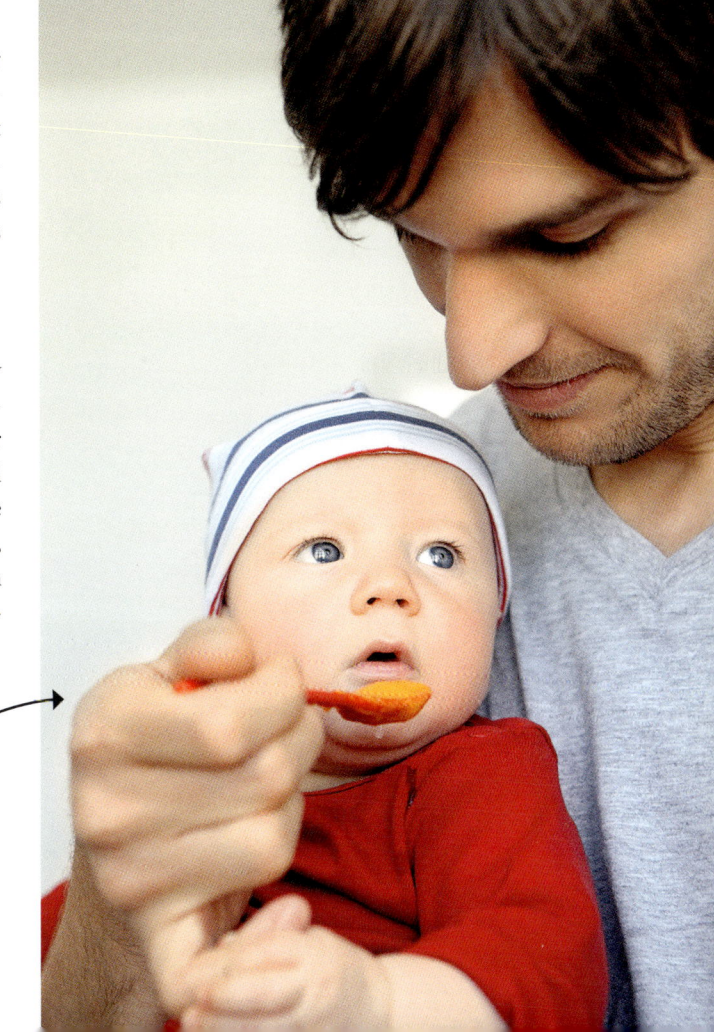

Auch beim Gefüttertwerden ist wichtig, dass Eltern und Kind in direktem Kontakt zueinander stehen.

ERNÄHRUNGSPROBLEME

Beim ersten Kind und/oder durch krankheitsbedingte Störungen kann es sein, dass es mit dem Stillen nicht reibungslos klappt. Fast alle Probleme lassen sich mithilfe der Hebamme oder einer Stillberaterin jedoch lösen. Bemerken Sie, dass Ihr Baby trotz allem nicht recht satt zu werden scheint oder dass es nicht ausreichend zunimmt, kommt zur Stillberatung noch die ärztliche Untersuchung dazu.

WENN DAS BABY NICHT ESSEN WILL

Es passiert immer wieder, dass Babys die Nahrungsaufnahme verweigern. Das kann daran liegen, dass der Abstand zur letzten Mahlzeit zu kurz ist oder dass sie akut krank sind. Beides ist verständlich und

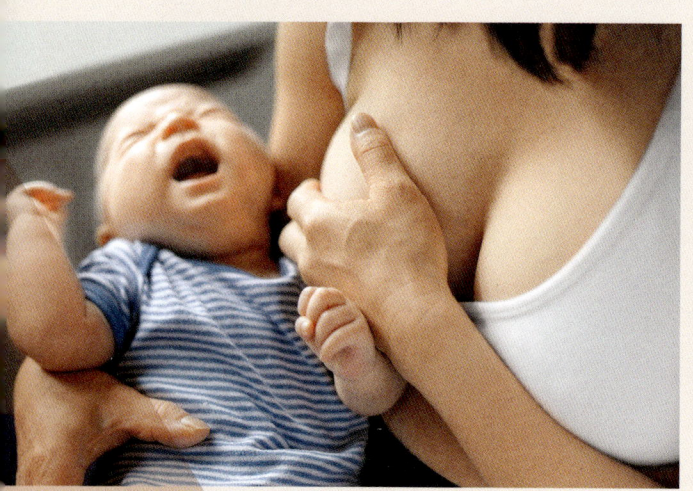

auch kein dauerhaftes Problem. In den ersten sechs Lebensmonaten ist es allerdings schon wichtig, dass ein Baby regelmäßig seine Mahlzeiten bekommt. Wenn zwei Mahlzeiten nacheinander ausgelassen werden oder das Baby fiebert, schlapp ist oder sich sonst ungewohnt verhält, ist daher eine sofortige Untersuchung durch den Kinderarzt nötig.

Herzfehler oder Erkrankungen des Nervensystems, des Magen-Darm-Trakts und anderer Organe können das Essverhalten maßgeblich beeinflussen. Trinkt beziehungsweise isst ein Baby schlecht, kann das aber auch daran liegen, dass es beim Füttern nicht richtig wach ist (daher das Baby nachts nicht wecken, wenn es nicht will).

NICHT GESTILLTE BABYS

Müssen oder wollen Sie auf Industrienahrung umstellen, weigert sich Ihr Baby am Anfang eventuell, genug zu trinken, weil es den neuen Geschmack nicht kennt. Stellen Sie dann erneut auf eine andere Nahrung um, kann sich das Problem verstärken. Am Ende sind alle ziemlich durcheinander. Wenn Sie

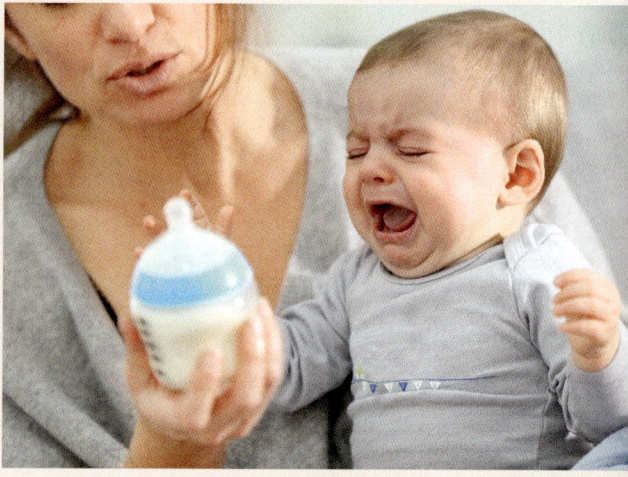

nicht stillen können oder möchten, sollten Sie daher die Nahrung nicht ohne Not wechseln.
Trinkprobleme können auch durch ungeeignete Sauger entstehen. Form, Länge und Lochgröße haben einen großen Einfluss darauf, ob sich Ihr Kind mit der Flasche wohlfühlt. Auch hier können und sollten Sie sich Hilfe suchen.

Umgekehrt gibt es auch Babys, die sehr viel trinken und dadurch sehr schnell zunehmen. Bei gestillten Kindern ist das nicht weiter problematisch. Sie nehmen in den ersten Monaten oft stark zu, folgen dann aber gegen Ende des ersten Lebensjahres den »Normkurven«. Bei Flaschenkindern kommt es häufiger zu einer kontinuierlich zu starken Gewichtszunahme. Das kann an der Zubereitung liegen (zu viel Pulver, Zusätze wie Kekse) oder an zu vielen Mahlzeiten, etwa weil das Kind jedes Mal eine Flasche bekommt, wenn es unruhig ist – auch wenn es gar keinen Hunger hat.

UMSTELLUNG AUF BEIKOST

Zu Beginn der Beikosteinführung streiken einige Babys und wollen erst mal nicht essen. Beharrliches Probieren führt hier zum Ziel, irgendwann klappt es. Es wird zwar immer wieder Nahrungsmittel geben, die Ihr Kind partout nicht essen mag. In dieser Lebensphase wird aber der Geschmack geprägt. Verwendet man fast nur gesüßte Industrieprodukte, will das Kind auch später immer wieder diesen Grundgeschmack. Gewöhnt man sein Kind eher an einheimische mehr oder weniger naturbelassene und saisonale Nahrungsmittel und bereitet diese häufig auch selbst zu, wird es sich auch daran gewöhnen. Geben Sie daher nicht gleich auf, wenn Ihr Baby etwas nicht zu mögen scheint. Der Geschmackssinn braucht Zeit, um sich an neue Aromen zu gewöhnen. Bieten Sie daher ein Lebensmittel immer mehrere Male an.

NAHRUNGSUNVERTRÄGLICHKEITEN UND ALLERGIEN

Echte und gar gefährliche Nahrungsmittelunverträglichkeiten gibt es im Babyalter selten. Allergien auf bestimmte Lebensmittel äußern sich durch rote Nesselflecken, Unruhe, Erbrechen oder auch Durchfall innerhalb weniger Minuten nach dem Kontakt.

Manche Stillbabys haben im Laufe der Stillzeit plötzlich blutigen Stuhlgang. Das kann an einer Kuhmilchproteinintoleranz liegen, einer speziellen allergieähnlichen Abwehrreaktion auf Nahrungsbestandteile aus der Milch, die die Mutter zu sich genommen hat und die sich im Dickdarm des Babys abspielt. Verzichtet die Mutter auf den Genuss von Kuhmilch und Kuhmilchprodukten, hören die Blutungen beim Baby auf. In fast allen Fällen verträgt es später Milch und Milchprodukte ohne Probleme.

Sehr selten kommen Stoffwechselerkrankungen vor, bei denen bestimmte Nahrungsmittel oder Bestandteile schon im Babyalter vermieden werden müssen. Babys mit erhöhtem Allergierisiko sollten vier Monate voll gestillt werden oder hypoallergene Säuglingsnahrung trinken und anschließend schrittweise eine breite Palette altersgeeigneter Nahrungsmittel kennenlernen. Eine allgemeine Diät zur Allergieprävention kann nicht empfohlen werden. Genauso steigert das häufig noch empfohlene ausschließliche Stillen bis zum Ende des sechsten Lebensmonats und das langsame Einführen anderer Nahrungsmittel die Anzahl der Allergien eher, als sie zu senken.

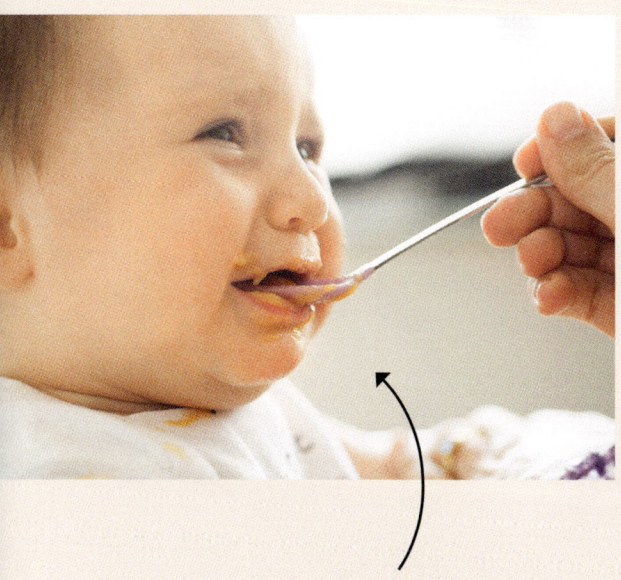

Wenn ein Baby nicht trinken oder essen mag, kann dies für die Eltern sehr frustrierend und belastend sein.

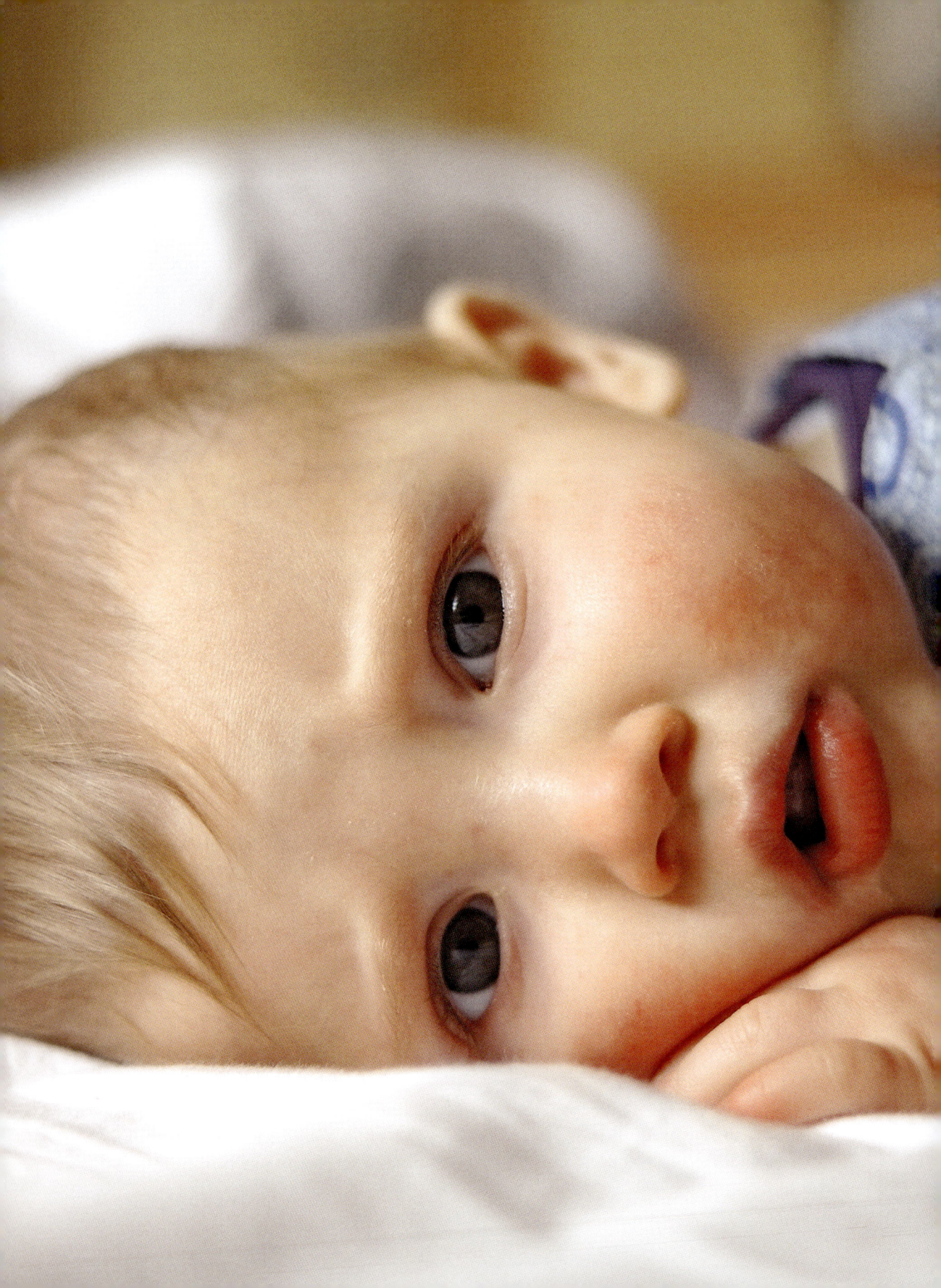

KRANKES BABY

Schon sehr kleine Kinder können einen Infekt bekommen. Im Babyalter stehen dabei Durchfallerkrankungen im Vordergrund, teils begleitet von Erbrechen. Auch Atemwegsinfekte sind häufig. Dazu kommen einige typische Babykrankheiten.

In den ersten Wochen nach der Geburt haben Babys einen sogenannten Nestschutz, weil sich in ihrem Blut noch Antikörper der Mutter befinden, die Krankheitserreger abwehren. Durch diese von der Mutter »geliehenen« Abwehrstoffe – bei gestillten Babys kommen dazu noch die Abwehrstoffe in der Muttermilch – ist das junge Baby relativ gut gegen Infekte geschützt, insbesondere gegen Virusinfekte.

DIE ERSTEN INFEKTE

Mit der Zeit sinkt der Nestschutz stetig. Das Immunsystem des Babys muss jetzt eine eigene Abwehr entwickeln. Das »Kennenlernen« der verschiedenen Bakterien und Viren bedeutet in vielen Fällen gleichzeitig, dass das Baby krank wird. Anders kann das Immunsystem auch gar nicht aufgebaut werden.
Wann das passiert und welche Infekte dann im Vordergrund stehen, hängt stark von der Umgebung ab. Haben Sie bereits ein älteres Kind, bringt es viele Infekte aus dem Kindergarten oder aus der Schule mit nach Hause. Auch wenn das Baby bei einer Tagesmutter oder in der Kinderkrippe ist, kommt es automatisch mit Krankheitserregern in Kontakt. Doch selbst wenn Ihr Baby ein Einzelkind ist und Sie das erste Jahr mit ihm zu Hause bleiben, werden Sie es nicht davor beschützen können, sich irgendwo anzustecken – sei es bei einer verschnupften Freundin, im Supermarkt oder in der U-Bahn.
Das Problem ist: Infekte verlaufen bei Neugeborenen wegen des unreifen Abwehrsystems oft atypisch, die sonst üblichen Krankheitszeichen bleiben also aus.

MAGEN-DARM-INFEKTIONEN

Bei den »klassischen« Magen-Darm-Viren wie den Rota- oder Noroviren reicht bereits eine geringe Zahl von Erregern aus, um sich anzustecken. Sie werden durch Stuhlkontakte, Noroviren auch durch Erbrochenes übertragen. Gegen Rotaviren gibt es zwar eine Impfung, allerdings schützt diese das Kind nicht vollständig. Der wichtigste Schutz für Ihr Baby ist Hygiene. Wenn ein Familienmitglied Durchfall hat, müssen sich daher alle (!) nach dem Toilettengang gründlich die Hände waschen.
Weil der Dickdarm in den ersten Lebensjahren noch nicht ganz so viel Wasser wieder aufnehmen kann wie im späteren Leben, gerät der Wasserhaushalt vor allem im ersten Lebensjahr leicht aus dem Lot und Durchfall führt relativ schnell zu einem ausgeprägten Flüssigkeitsverlust. Hand in Hand damit gehen Gewichtsverlust und Austrocknung, auch die Blutsalze können sich stark verändern. Babys benötigen daher viel häufiger als ältere Kinder eine frühzeitige Behandlung, eventuell auch eine Infusionstherapie.
Sobald Sie bemerken, dass der Stuhl Ihres Babys dünner ist als sonst oder es Durchfall bekommt, müssen Sie ihm ausreichend zu trinken geben. Legen Sie es öfter, dafür kürzer an beziehungsweise geben Sie öfter ein kleines Fläschchen.
Wenn Sie stillen, braucht das Baby ansonsten erst mal keine weitere Flüssigkeit. Bei Flaschenkindern ist das anders: Trinken sie die normale Nahrung nicht gern oder nicht in ausreichenden Mengen, geben Sie zusätzlich gesüßten und etwas gesalzenen Kindertee. Noch besser ist die »WHO-Lösung«, eine

Mischung aus Zucker und Salz, die in dieser Kombination besonders wirksam ist, um Austrocknung zu verhindern. Man bekommt sie rezeptfrei als portioniertes Pulver unter verschiedenen Handelsnamen, mit und ohne Aroma, in der Apotheke. Empfohlen werden etwa drei bis fünf Beutel am Tag, je nach Intensität des Durchfalls.

Über das WHO-Pulver hinaus sind Heil- oder Aufbaunahrungen genauso überflüssig wie die früher empfohlenen Nahrungspausen. Die Darmschleimhaut erholt sich am schnellsten, wenn sie ganz normal »gefüttert« wird. Wichtig ist jedoch, dass Sie die Windeln häufig wechseln, damit der empfindliche Po nicht wund wird.

Reichen diese Maßnahmen nicht aus, erbricht das Baby häufig, verliert es weiter an Gewicht oder wird es gar apathisch, ist eine zügige Untersuchung durch den Kinderarzt nötig. Man kann dann zunächst versuchen, die nötige Flüssigkeit über eine Magensonde zuzuführen, ansonsten ist eine Infusionsbehandlung notwendig. In den allermeisten Fällen reichen dafür ein bis zwei Tage aus, dann trinkt das Baby wieder ausreichend und der Durchfall lässt nach.

ATEMWEGSINFEKTE

Infekte der Atemwege – Nase, Rachenraum, Bronchien und Lunge – werden bei Babys in erster Linie durch Viren hervorgerufen. Bakterien spielen in diesem Alter als Auslöser eher eine untergeordnete Rolle. Nur wenn das Sekret sich bakteriell infiziert, werden sie im Verlauf der Krankheit zum Problem.

Die freie Nase ist bei Babys besonders wichtig, denn sie können schlechter durch den Mund atmen als ältere Kinder. Schon ein leichter Schnupfen führt daher zu Atemschwierigkeiten. Das größte Problem ist die damit einhergehende Trinkschwäche. Denn weil sie während des Trinkens schlecht Luft bekommen, verweigern viele verschnupfte Babys Brust und Flasche – und nehmen nicht mehr ausreichend Flüssigkeit und Nahrung zu sich.

Die Bronchien eines Babys sind nicht nur viel kleiner als bei größeren Kindern, sie »funktionieren« auch etwas anders, weil die Bronchialmuskulatur noch nicht ausgereift ist. Bei Infekten schwillt die Schleimhaut an und die dünnen, feinen Atemwege sind nur noch sehr schwer durchgängig. Babys bekommen bei einer Bronchitis daher sehr schnell Atemnot. Sie versuchen, den Widerstand in den Atemwegen durch schnellere Atmung auszugleichen, was jedoch sehr anstrengend ist und viel Energie verbraucht. Außerdem sieht man, dass der Brustkorb beim Einatmen nachgibt (»Einziehungen«). Beides kann dazu führen, dass die Kraft zum Trinken fehlt. Einige Infekte (in erster Linie RS-Viren) können die Schleimhäute sogar so stark anschwellen lassen, dass akute Lebensgefahr besteht (Bronchiolitis, siehe Seite 135). Babys husten auch weniger effektiv. Normalerweise dient

SPUCKEN UND ERBRECHEN

Sehr viele Babys lassen nach dem Trinken kleinere Mengen Nahrung wieder aus dem Mund laufen, vor allem im Liegen. Das ist mehr oder weniger normal und hat nichts mit Erbrechen zu tun. Erbrechen bedeutet, dass mehr oder weniger die komplette Mahlzeit wieder erscheint, meist schon teilweise verdaut beziehungsweise mit Magensaft vermischt.

Hat das Kind erbrochen, weint es häufig für einige Minuten, auch weil die Magensäure brennt und der Geschmack unangenehm ist. Versuchen Sie, ihm einen Schluck Wasser oder Tee zu geben, damit das unangenehme Gefühl vorübergeht.

In der ersten Stunde nach dem Erbrechen ist der Magen meist nicht bereit, neue Nahrung oder nennenswerte Flüssigkeitsmengen aufzunehmen. Fangen Sie daher an, schluckweise Flüssigkeit und später auch Nahrung zu geben. Schon kleine Kinder wissen fast immer, was ihnen guttut, verlassen Sie sich auf Ihr Gefühl und die Reaktionen des Kindes.

Husten dazu, Sekret oder Staub durch eine krampfartige plötzliche Aktion der Atemmuskeln aus den Bronchien herauszuschleudern. Vor allem junge Babys in den ersten Monaten können diesen Mechanismus jedoch noch nicht effektiv benutzen, weil ihre Bronchien so klein und der Brustkorb so weich ist. Leider gelingt es trotz aller Vorsicht nicht immer, Babys vor Krankheitserregern zu schützen – vor allem wenn es Sie selbst erwischt hat. Dennoch sollten Sie dann versuchen, Abstand zu halten. Tragen Sie einen Mund-Nasen-Schutz und achten Sie auf eine gründliche Handhygiene, weil sich die Erreger durch Tröpfchen- oder Schmierinfektion ausbreiten. Wenn Sie es schaffen, dass sich das Baby nicht ansteckt, ist schon viel gewonnen. Ab dem zweiten Lebensjahr verlaufen die meisten Infekte weniger kritisch, dann wird das Immunsystem auch besser damit fertig.

Hat Ihr Baby doch einen Schnupfen bekommen, können Sie versuchen, die Nase mit Kochsalz-Nasentropfen frei zu bekommen (0,9 Prozent, rezeptfrei in der Apotheke erhältlich). Notfalls können Sie in Absprache mit dem Kinderarzt für einige Tage auch abschwellende Nasentropfen geben. Verwenden Sie dabei unbedingt ein Produkt speziell für Babys. Nasentropfen für ältere Kinder enthalten fünfmal so viel Wirkstoff.

Bieten Sie Ihrer Tochter oder Ihrem Sohn immer wieder etwas zu trinken an – mehrere kleinere Mengen sind besser als wenige größere. Zusätzlich zur Milch können Sie gerne auch Tee reichen.

Haben Sie das Gefühl, dass sich nichts verändert oder es Ihrem Kind sogar zunehmend schlechter geht, sollten Sie mit ihm zum Kinderarzt gehen. Sofern eine bakterielle Infektion dazugekommen ist, verschreibt er ein Antibiotikum. Bei ältern Babys kann zudem eine Inhalationsbehandlung mit einem abschwellenden Medikament sinnvoll sein. Dann ist auch der Einsatz von Kortison (zur Inhalation oder als Zäpfchen) zu erwägen, um die Schleimhaut abschwellen zu lassen.

Wenn die Erschöpfung droht und das Baby nicht mehr trinken kann, wird es in der Kinderklinik aufgenommen. Es erhält dann Flüssigkeit über eine Infusion und falls die Sauerstoffsättigung im Blut zu gering ist, auch Sauerstoff. In der Klinik wird man auch das Sekret aus der Nase absaugen, falls dies sinnvoll erscheint. Nach wenigen Tagen ist der kritische Zustand meist überwunden.

> **INFO**
>
> **WANN WIRD ES KRITISCH?**
> Gehen Sie unbedingt zum Kinderarzt, wenn Ihr Baby …
> › nicht mehr ausreichend trinken kann,
> › der Husten stark zunimmt,
> › Fieber dazukommt.
> Alarmzeichen für einen akut bedrohlichen Zustand, bei denen das Baby sofort zum Arzt oder in die Notfallambulanz muss:
> › mehr als 60 Atemzüge in der Minute,
> › Apathie,
> › eine bläuliche Verfärbung der Lippen.

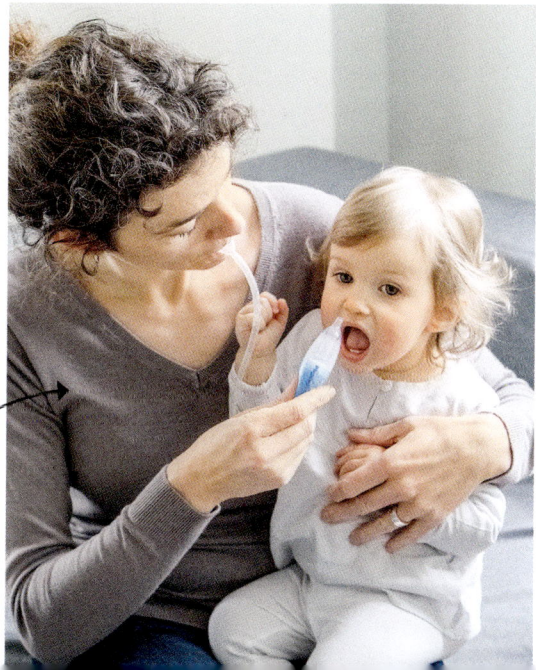

Babys können sich noch nicht schnäuzen. Ein Nasensekretabsauger hilft, die Atemwege zu befreien.

ERKRANKUNGEN, DIE (FAST) NUR BEI BABYS VORKOMMEN

Einige Erkrankungen und Probleme treten vor allem oder ausschließlich im Babyalter auf. Die meisten dieser Probleme sind gut lösbar, vor allem wenn sie rechtzeitig erkannt werden.

NABELBRUCH

Bei manchen Babys kann sich die Bauchwand im Nabelbereich beulenartig vorwölben, manchmal spürt man sogar eine Lücke, durch die der Bauchinhalt unter die Haut treten kann. Bei diesen Kindern ist der bindegewebige Nabelring wenig stabil, sodass vor allem beim Schreien oder Pressen der Bauchinhalt vordringt. Dieser Nabelbruch hat keine besondere Ursache und kann daher auch nicht verhindert werden. Gefahren wie beim Leistenbruch drohen praktisch nie, sodass man abwarten kann, bis die Bauchwand irgendwann stabil genug ist. Bruchbinden, -pflaster und Ähnliches sind wirkungslos, sodass man dem Baby die Prozedur ersparen kann.

HODENHOCHSTAND

Während der Schwangerschaft liegen die Hoden eines männlichen Fötus in seinem Bauch. Sie wandern bis zur Geburt in den Hodensack. Bei den meisten Babys bleiben sie auch dort. Allerdings bewegen sie sich oft deutlich hinauf und hinunter, da ein Muskel sie Richtung Bauchhaut ziehen kann. Wenn der Hoden Ihres Sohns mal weiter oben, dann aber auch wieder unten ist, brauchen Sie dem keine Bedeutung zukommen lassen. Auch bei Kälte wandern sie eher nach oben. Bestehen Zweifel, ob der Hoden von selbst nach unten wandert, oder befand er sich beim Kinderarzt während der Untersuchung oben? Während des Badens können Sie nachschauen, ob er im warmen Wasser nicht doch nach unten wandert, was recht häufig der Fall ist.

Bei manchen neugeborenen Jungen ist die »Hodenwanderung« jedoch noch nicht ganz vollendet, sodass einer oder beide Hoden noch recht hoch liegen, etwa in der Leistengegend (Abbildung Seite 221).

Sind die Hoden dauerhaft nicht zu sehen beziehungsweise zu fühlen oder liegen sie immer sehr hoch in der Leiste, ist das nicht normal und kann auf Dauer zum Problem werden. So reduziert sich beispielsweise die spätere Zeugungsfähigkeit. Verbleiben die Hoden ganz in der Bauchhöhle, können sie sogar leichter bösartig entarten.

Ein Hodenhochstand ist zwar kein Notfall, ewig warten sollten Sie aber auch nicht. Bei den Vorsorgeuntersuchungen wird daher jedes Mal auch nach den Hoden geschaut und der Kinderarzt wird entsprechende Untersuchungen und Behandlungen einleiten, wenn es notwendig ist. Verändert sich im Lauf der ersten sechs Lebensmonate nichts, gibt es zwei prinzipielle Methoden: Die eine ist, die Hoden durch die Gabe des Hormons ß-HCG zum Wandern zu bewegen. Dazu wird das Medikament regelmäßig als

Beim Nabelbruch tritt Bindegewebe durch eine Lücke am Nabelring. Dadurch bildet sich am Bauch eine etwa kirschgroße Beule.

Nasenspray verabreicht. Tut sich auch daraufhin nichts, wird der Hoden in einem chirurgischen Eingriff in den Hodensack verlagert und dort fixiert. Im Normalfall handelt es sich dabei um einen relativ kleinen Eingriff, der bei entsprechenden Voraussetzungen ambulant durchgeführt werden kann. Ziel ist, dass die Hoden ungefähr am ersten Geburtstag im Hodensack liegen – egal mit welcher Methode.

Achtung: Wenn Sie plötzlich einen deutlichen Unterschied zwischen den Hoden bemerken, sollten Sie diese umgehend vom Kinderarzt untersuchen lassen. Es könnte eine Wasseransammlung *(Hydrocele)* in der Hodenhülle oder dem Gang zwischen Bauchfell und Hoden dahinterstecken. Eventuell ist hier ein kleiner operativer Eingriff nötig.

LEISTENBRUCH

Der Hoden nimmt auf dem Weg aus der Bauchhöhle ein Stück Bauchfell mit, das zur Hodenhülle wird. Wenn der Kanal auf diesem Weg offen bleibt, können auch Organe des Bauches, in erster Linie Darmschlingen, in die Leiste »wandern«. Dann zeigt sich in der Leiste in Richtung zum Hoden eine Schwellung. Normalerweise kann die Darmschlinge gut wieder zurückrutschen. Trotzdem sollten Sie Ihr Baby dem Kinderarzt oder -chirurgen zeigen. Denn in seltenen Fällen klemmt die Darmschlinge ein. Dann besteht akute Gefahr, weil der Darm nicht gut durchblutet ist. Diese Art Leistenbruch tritt rechts häufiger auf als links und kommt vor allem im ersten Lebensjahr vor. Bei Mädchen im Babyalter ist ein Leistenbruch viel seltener. Er kann aber vorkommen und ist besonders kritisch, wenn sich einer der Eierstöcke im Bruch befindet und dadurch geschädigt werden kann. Das sieht auf den ersten Blick so aus, als ob ein Lymphknoten in der Leiste wäre.

VERKLEBUNG DER KLEINEN SCHAMLIPPEN

Bei einigen Babys und kleinen Mädchen kommt es vor, dass die kleinen Schamlippen relativ weit nach hinten zusammengewachsen sind *(Labiensynechie)*. Dies kann zu einem Problem werden, wenn die Harnröhrenöffnung verdeckt ist und der Urin dadurch nach hinten abgelenkt wird. Denn dabei gelangt beim Urinieren Harn in die Scheide. Dies ist zwar nicht gefährlich, führt aber dazu, dass dieser Urin nach dem Toilettengang über einige Minuten tropfenweise wieder abgeht. Durch dieses Nachtröpfeln ist die Unterhose immer feucht.

Früher hat man die »Verklebung« gewaltsam gelöst, was nicht nur sehr schmerzhaft ist, sondern durch Vernarbung und erneutes Zusammenwachsen eher zu einer Verschlechterung führt. Die Labiensynechie wird mit einer hormonhaltigen Creme behandelt, die über einige Wochen täglich angewendet wird und zu einer vorübergehenden »Ausreifung« der Schleimhaut und damit zur Trennung der Schamlippen führt. Diese Methode funktioniert fast immer, sodass nur noch selten ein kleiner chirurgischer Eingriff nötig ist.

MAGENPFÖRTNERKRAMPF

Bei einigen Babys – Jungen sind häufiger betroffen als Mädchen – ist der Ausgang des Magens schlecht durchgängig, weil der Schließmuskel am Magenausgang zu lang und zu kräftig ist *(Pylorusstenose)*. Dadurch kann die Nahrung nicht gut aus dem Magen abfließen und sammelt sich dort an. Wird der Druck zu groß, erbricht das Baby den Mageninhalt im großen Schwall.

Da viel erbrochen und wenig verdaut wird, kann das Baby nicht gut zunehmen, ist unruhig und unleidlich. Und weil das Kind beim Spucken nicht nur Flüssigkeit und Nährstoffe verliert, sondern auch Magensäure, kommt es auch noch zu einem Säuremangel, was den Stoffwechsel durcheinanderbringt. Man kann den vergrößerten Muskelwulst am Magenpförtner sehr gut im Ultraschall sehen. In einem kleinen chirurgischen Eingriff wird er längs gespalten – und dann beginnt das normale Leben.

HÜFTDYSPLASIE

Bei einigen Babys ist das Hüftgelenk nicht ausreichend stabil, weil die knorpeligen Anteile der Hüftpfanne den Hüftkopf nicht sicher halten können. Die Muskeln des Oberschenkels und der Hüfte halten

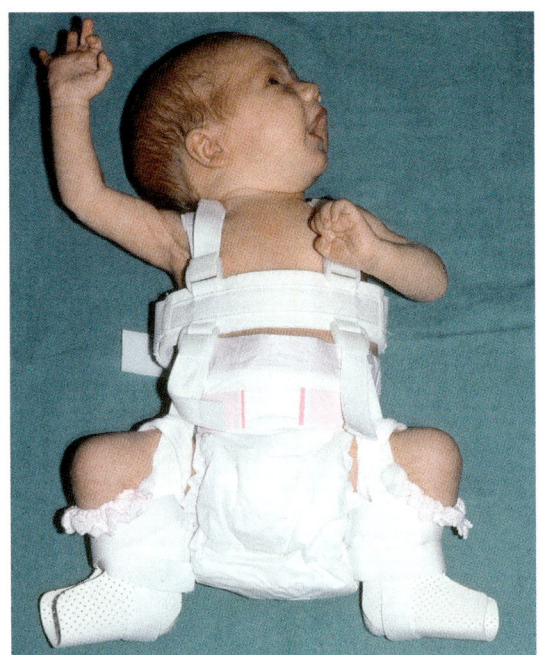

Mit der Tübinger Schiene kann die Fehlstellung der Hüfte in den meisten Fällen korrigiert werden.

Wird das Problem rechtzeitig erkannt, kann durch eine Hüftbeugeschiene (»Tübinger Schiene«) eine Operation fast immer vermieden werden. Derzeit besteht eher die Gefahr, dass leichte und nicht relevante Veränderungen zu intensiv behandelt werden, was Eltern und Kind unnötig belastet.

BLUTSCHWÄMMCHEN UND FEUERMALE

Blutschwämmchen *(Hämangiome)* sind gutartige Gefäßwucherungen, die oft bereits bei Geburt als kleiner Punkt oder Fleck zu sehen waren. Im Laufe des ersten Lebensjahres wachsen sie zu manchmal halbkugeligen oder beerenähnlichen Gebilden unterschiedlicher Größe heran. Normalerweise entwickeln sie sich innerhalb einiger Jahre von allein wieder zurück und es bleibt nur ein weißer oder heller Fleck mit etwas unregelmäßiger Haut zurück. Nur sehr selten werden Blutschwämmchen zu einem großen oder bedrohlichen Problem. Sie können jedoch gerade im Gesicht stark entstellend wirken, manchmal behindern sie auch die Sicht oder Atmung. An anderen Stellen neigen sie dazu, sich zu infizieren (etwa im Windelbereich), oder sind Verletzungen ausgesetzt. Daher muss im Einzelfall entschieden werden, ob man sie mit Medikamenten am Wachstum hindert oder sie chirurgisch beziehungsweise mit dem Laser entfernt.

Feuermale entstehen durch eine sehr starke Durchblutung feinster Gefäße in der Haut, wuchern aber nicht. Manche Kinder mit Feuermalen haben begleitend innere Fehlbildungen.

das Bein und ziehen es nach oben. Wenn die obere Begrenzung der Hüftpfanne zu schwach ist, kann es passieren, dass der Hüftkopf nach oben aus dem Gelenk herausrutscht. Bemerkt man das nicht im Babyalter, bildet sich eine Art Ersatzgelenk. Dies hat zur Folge, dass das betroffene Bein kürzer scheint und das Kind später beim Laufen hinkt.

Das Erkennen einer Hüftdysplasie ist ein wichtiger Punkt bei der dritten Vorsorge. Der Kinderarzt überprüft dazu die richtige Lage und die Beweglichkeit des Gelenks. Mittels Ultraschall kann er sehr gut feststellen, ob und wie stark eine Instabilität droht oder ob der Hüftkopf gar schon ausgewandert ist.

Blutschwämmchen sind gutartige Tumoren und in den meisten Fällen nicht mehr als zwei Zentimeter groß.

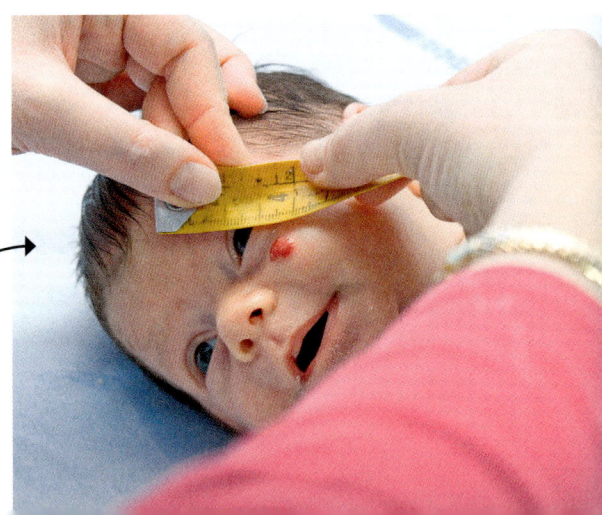

Die Minimalform des Feuermals ist der sehr häufige, aber völlig harmlose sogenannte Storchenbiss: In der Mitte der Stirn, im Nacken oder am Hinterhaupt, manchmal auch über dem Kreuzbein und an den Augenlidern finden sich ab der Geburt gerötete Stellen. Meist verschwinden sie innerhalb des ersten Lebensjahres und die Haut ist dann gleichmäßig rosig. Vor allem im Nacken und über dem Kreuzbein können Storchenbisse aber auch lange sichtbar bleiben.

Die allermeisten Leberflecken (Naevi) sind völlig harmlos (siehe auch Seite 206 und 207). Wenn sie in sehr großer Anzahl (mehr als acht) vorhanden oder größer als die Hand des Babys sind, kann dies aber auch ein Hinweis auf eine Erkrankung sein. Die Flecken werden daher im Rahmen der Vorsorge beim Kinderarzt genauer betrachtet beziehungsweise untersucht.

DIE ERSTEN ZÄHNE

Ganz selten kommt ein Baby bereits mit einem oder mehreren Zähnen zur Welt; in diesem Fall ist das Stillen etwas mühsam. Normalerweise erscheinen die ersten Zähne, wenn das Kind etwa fünf bis acht Monate alt ist. Um den ersten Geburtstag herum haben die meisten Babys dann sechs bis acht Zähne. Mit zwei bis zweieinhalb Jahren ist das Milchgebiss mit 20 Zähnen komplett.

Der Zahndurchbruch ist häufig mit unangenehmen Gefühlen oder Schmerzen verknüpft. Das Baby schreit daher oft und produziert unglaublich große Mengen an Speichel. Viele Babys haben in dieser Zeit Fieber, Infekte oder Durchfall, was immer wieder mit dem Zahnen in Zusammenhang gebracht wird, aber eher zufällig zum selben Zeitpunkt auftritt.

Wenn Ihr Baby Zähne bekommt, will und braucht es etwas zu beißen. Daher nagt es alles an, was es in den Mund bekommt. Ein Beißring (eventuell vorher im Kühlschrank kühlen) oder ein feuchter Waschlappen zum Draufherumkauen lindern die Beschwerden zumindest ein wenig. Sie können das Zahnfleisch zwischendurch auch immer wieder mit Ihrem sauberen Finger sanft massieren.

KARIESPROPHYLAXE

Ab dem Moment, wenn die ersten Zähne durchbrechen, beginnt die regelmäßige Zahnpflege. Verwenden Sie dazu eine weiche Babyzahnbürste – anfangs erst einmal spielerisch, damit sich Ihr Baby ans Zähneputzen gewöhnt. Putzen Sie von Anfang an mit fluoridhaltiger Kinderzahnpasta. Verwenden Sie aber nur sehr kleine Mengen – gerade so viel, dass die Zahnpasta zwischen den Borsten ein kleines Depot bildet. Ein Klecks ist schon zu viel.

Durch die Fluoridprophylaxe ist die Zahngesundheit bedeutend angestiegen. Leider wird dieser Erfolg durch unkontrolliertes, ständiges Trinken teilweise wieder zunichtegemacht. Werden die Zähne laufend umspült, entwickelt sich sehr schnell eine Karies. Gesüßte Kindertees sind dabei genauso gefährlich wie verdünnter Apfelsaft. Die Kariesbakterien unterscheiden nicht zwischen verschiedenen Zuckerarten. Kinder sollten daher nur trinken, wenn sie durstig sind. Sogar reines Wasser kann durch Dauernuckeln schaden, weil es den zahnschützenden Speichel verdünnt und so Kariesbakterien leichteres Spiel haben.

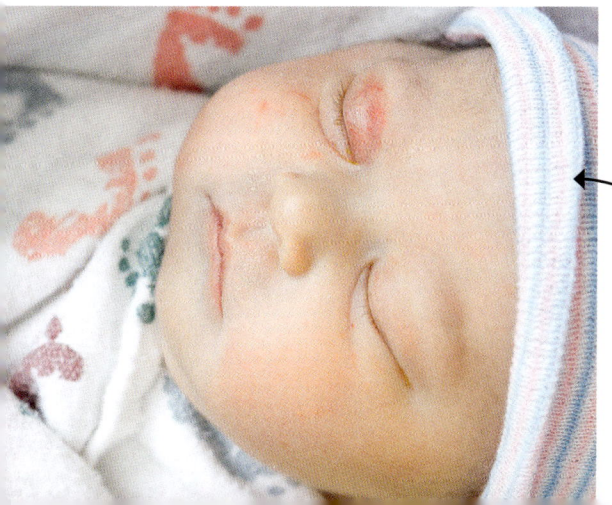

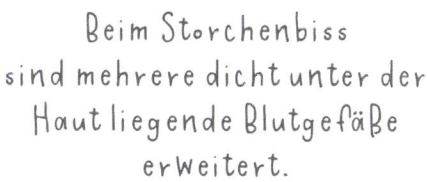

Beim Storchenbiss sind mehrere dicht unter der Haut liegende Blutgefäße erweitert.

ZAHNDURCHBRUCH IN VERSCHIEDENEN ALTERSSTUFEN

DURCHBRUCH DER ERSTEN ZÄHNE (MILCHZÄHNE)
Alter in Monaten

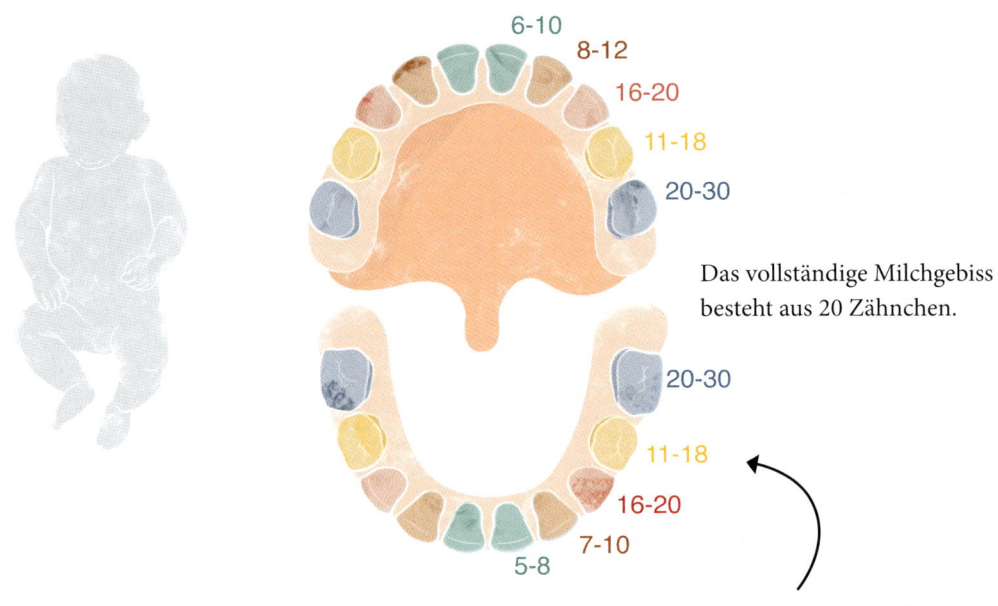

Das vollständige Milchgebiss besteht aus 20 Zähnchen.

Die Zeiten von Zahndurchbruch und Zahnwechsel variieren teilweise stark. Angegeben sind hier Mittelwerte.

DURCHBRUCH DER BLEIBENDEN ZÄHNE
Alter in Jahren

Das vollständige Gebiss besteht aus 32 Zähnen.

BINDUNGSSTÖRUNGEN

Direkt nach der Geburt müssen das Neugeborene und die Mutter (beziehungsweise beide Eltern) sich erst einmal kennenlernen und eine Bindung aufbauen, die auf Liebe und Vertrauen beruht. Dieser Prozess wird in der Literatur als »Bonding« bezeichnet. Ein gelungenes Bonding ist Grundlage für eine gesunde psychische und soziale Entwicklung.

In Familien, die ihr Baby liebevoll pflegen und aufziehen, kommt es nur sehr selten zu Störungen der familiären Bindung. Es gibt aber manchmal Situationen, in denen ein Elternteil oder beide Eltern ihrem Kind nicht geben kann/können, was es braucht. Genauso gibt es Babys, die aufgrund von schweren Erkrankungen nicht gelernt haben, eine normale soziale Beziehung und Bindung aufzubauen.

Spätestens um den ersten Geburtstag des Kindes herum lässt sich an bestimmten Zeichen erkennen, dass es bei der sozialen Interaktion Probleme gibt. Ein solcher Hinweis kann sein, dass ein Kind …

› sich in angsterzeugenden Situationen nicht an seine Eltern, sondern an Dritte wendet,
› zwar seine Ängste äußert, aber nicht von seinen Eltern getröstet werden will,
› Dritten gegenüber keinerlei Scheu hat beziehungsweise Distanz wahrt und sich selbst bei völlig Fremden auf den Schoß setzt,
› sich in vergleichbaren Situationen immer wieder anders beziehungsweise unberechenbar verhält.

MÖGLICHE RISIKOFAKTOREN

Die Risikofaktoren für Bindungsstörungen sind äußerst vielfältig. Die Eltern können zum Beispiel selbst schwer traumatisiert sein und sich deshalb im Umgang mit dem Kind (wie mit anderen Menschen) eher ängstlich oder beängstigend verhalten. Wenn Eltern keine Strukturen haben oder vorgeben und sich »chaotisch« verhalten, kann das Kind Reaktionen und Signale nicht oder nur schwer deuten.

Auch wenn die Eltern an einer (unbehandelten) psychischen Erkrankung leiden, entwickelt sich nur schwer eine gute Bindung. Die größten Schwierigkeiten gibt es dabei bei einer Depression der Mutter. Mütter und Väter, die wenig belastbar, unsicher, gehemmt, ängstlich und verschlossen sind, vermitteln ihrem Kind, dass sie Angst vor ihm und seinen Ansprüchen haben. Kinder sind dann nach außen hin oft sehr feindselig und anderen gegenüber bestimmend (zum Beispiel im Kindergarten). Denn nur so können sie die eigene Unsicherheit ertragen.

Vernachlässigung, Misshandlung, Missbrauch sind ebenfalls Risikofaktoren, wie soziale Probleme (Armut, Gewalt, Obdachlosigkeit, Sucht etc.), vor allem wenn Eltern dadurch ihrem Kind gegenüber feindselige Gefühle entwickeln. Auch häufige abrupte und für das Kind unverständliche Wechsel der Beziehungsperson(en) stehen einer guten Bindung im Weg. Emotionale Vernachlässigung ist dabei kein Problem bestimmter sozialer Gesellschaftsschichten, sondern kann alle Kinder betreffen.

HILFE IST WICHTIG

Wenn Eltern das Gefühl haben, ihrem Kind nicht die Zuwendung geben zu können, die es braucht, ist der erste Schritt ein offenes Gespräch mit dem Kinderarzt. Er kann in vielen Fällen die Sorgen nehmen: Die meisten Mütter und Väter machen viel weniger falsch, als sie befürchten – vor allem wenn sie unsicher sind. Andererseits weiß der Kinderarzt nach einem solchen Gespräch, welche Sorgen sie sich machen, und kann in Zukunft sehr viel genauer darauf achten und entsprechende Hilfsangebote planen. Vor allem wird er raten, gut für sich selbst zu sorgen. Wenn sich die eigene psychische Situation durch entsprechende Maßnahmen verbessert, geht es auch dem Kind besser. Weitere Informationen finden Sie unter anderem unter: **www.safe-programm.de**.

KINDER-KRANK-HEITEN

IN DIESEM KAPITEL FINDEN SIE DIE WICHTIGSTEN ERKRANKUNGEN IM KINDES- UND JUGENDALTER – GEGLIEDERT NACH VERSCHIEDENEN KÖRPER- UND ORGANBEREICHEN.

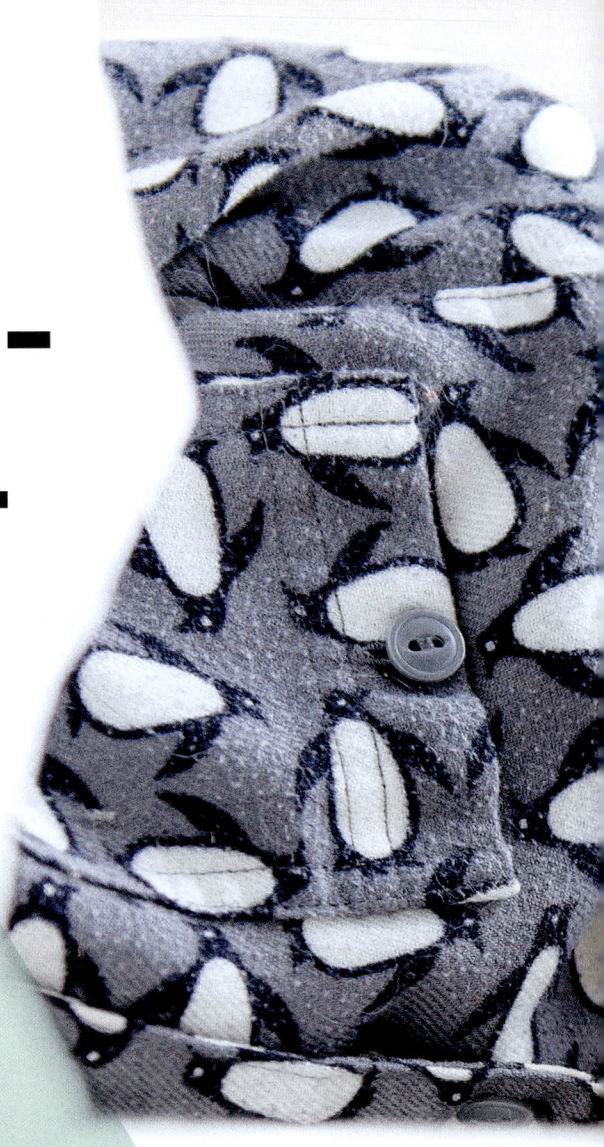

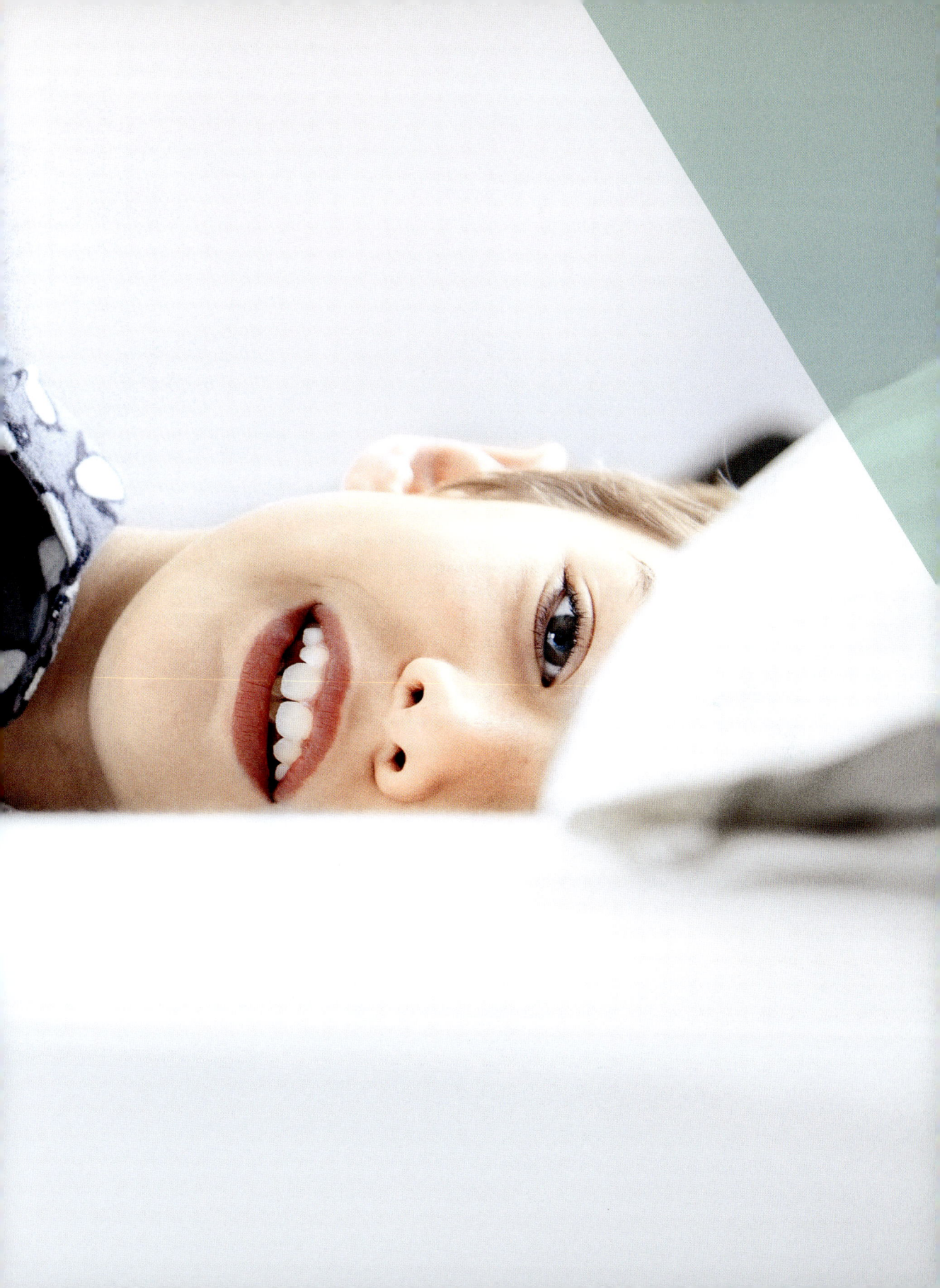

ATEMWEGE UND HALS, NASE, OHREN

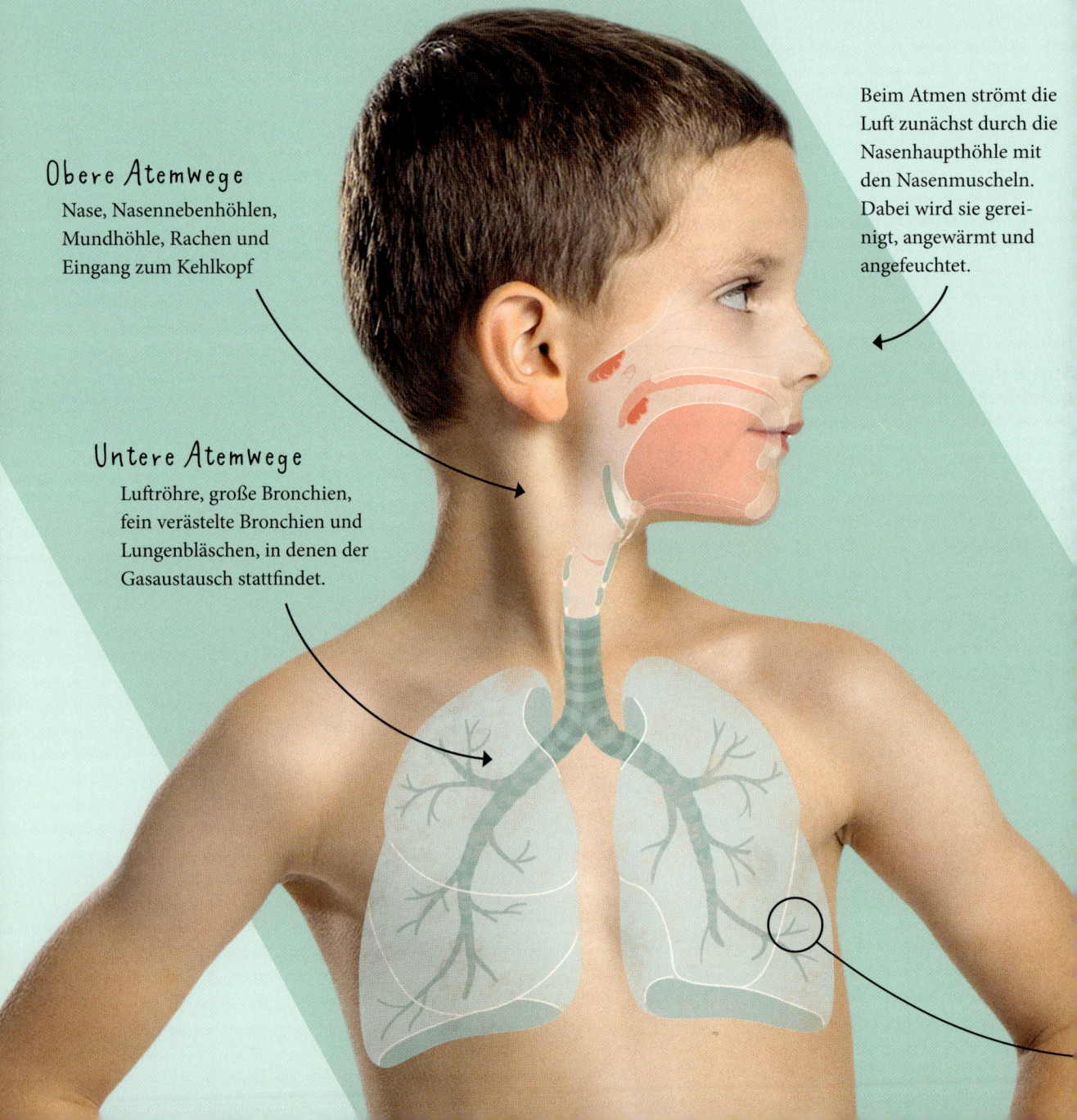

Obere Atemwege
Nase, Nasennebenhöhlen, Mundhöhle, Rachen und Eingang zum Kehlkopf

Untere Atemwege
Luftröhre, große Bronchien, fein verästelte Bronchien und Lungenbläschen, in denen der Gasaustausch stattfindet.

Beim Atmen strömt die Luft zunächst durch die Nasenhaupthöhle mit den Nasenmuscheln. Dabei wird sie gereinigt, angewärmt und angefeuchtet.

Normalerweise ist die Atmung gleichmäßig und ruhig, vor allem im Schlaf. Bei Erkrankungen hört man jedoch mitunter

ungewöhnliche Atemgeräusche:

tsssss ...

> **PFEIFEN BEIM EINATMEN**, das durch eine Einengung der Atemwege im Kehlkopfbereich entsteht (*Stridor*). Bei Babys kann auch eine noch weiche Luftröhre das Pfeifen verursachen.
> **RASSELN UND KNISTERN** wie kleine Blasen, wenn das Kind viel Sekret bildet.
> **PFEIFEN BEIM AUSATMEN**, als würden viele kleine Pfeifchen verschiedenste Töne produzieren, zum Beispiel bei Asthma (Giemen).
> **LAUT SCHNARCHEN** können schon sehr kleine Kinder. Bei Infekten kann dies für einige Nächte normal sein, bei andauerndem Schnarchen sollte die Rachenmandel untersucht werden.
> **KURZE ATEMPAUSEN** von weniger als drei Sekunden sind meist harmlos. Kommen sie häufiger vor oder dauern sie länger, am besten mit Handyvideo aufzeichnen und dem Kinderarzt zeigen.

Da die eingeatmete Luft **STAUB**, **SCHADSTOFFE** und **BAKTERIEN** enthält, braucht die Lunge ein gutes Reinigungssystem. In den Bronchien gibt es die **FLIMMERHÄRCHEN** (*Zilien*). Die winzig kleinen beweglichen Fortsätze an der Zelloberfläche schlagen wellenartig koordiniert immer in Richtung »Ausgang« und befördern so Staub und Bakterien nach außen.

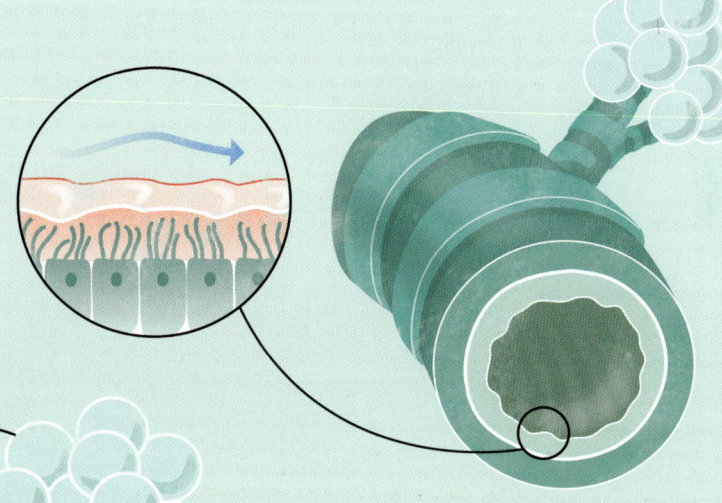

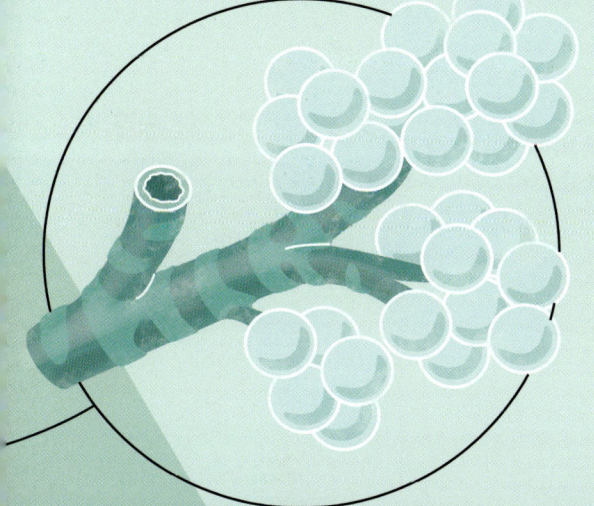

Die Lunge ist wie ein umgedrehter Baum aufgebaut: Über die **LUFTRÖHRE** gelangt die Luft in die beiden **HAUPTBRONCHIEN**, die jeweils einen Lungenflügel versorgen. Dort gabeln sie sich erst zu **BRONCHIEN** und weiter zu **BRONCHIOLEN** auf, bis sie schließlich in den winzigen **LUNGENBLÄSCHEN** enden, deren Zahl im Lauf der Kindheit immer weiter zunimmt.

SCHNUPFEN

SYMPTOME
> Anfangs Niesreiz und empfindliche Nasenschleimhaut
> Wässriges Nasensekret
> Verstopfte Nase
> Später eingedicktes, teils eitriges Sekret

Jedes Kind (und übrigens auch fast jeder Erwachsene) hat mindestens einmal im Jahr Schnupfen. Warum so oft? Zum einen werden die verantwortlichen Viren sehr leicht durch Tröpfcheninfektion übertragen. Zum anderen bildet der Körper keine dauerhafte Abwehr gegen die Viren, sodass man sich leider immer wieder aufs Neue anstecken kann.

Der typische Ablauf kann je nach Person und je nach Erreger anders sein, aber im Grunde folgt er immer demselben Muster: Es beginnt mit Unwohlsein und eventuell leichtem Fieber. Es kratzt ein bis zwei Tage im Hals, unter Umständen ist die Stimme heiser. Dann beginnt die Nasenschleimhaut anzuschwellen, das Atmen fällt schwerer und die Stimme verändert sich. Es folgt flüssiger Schnupfen, oft in großen Mengen, der später in »eitrigen« Schnupfen mit festerem Sekret in geringerer Menge übergeht – bis sich nach rund einer Woche wieder alles normalisiert.

Manchmal kann es jedoch auch zu einer weitergehenden Infektion kommen. Dann entwickelt sich zum Beispiel eine Bronchitis oder ab dem Schulalter eine Nebenhöhlenentzündung.

DAS KÖNNEN SIE SELBST TUN

Die wichtigste Behandlungsmaßnahme ist eine ausreichende Flüssigkeitszufuhr, vor allem in den ersten Lebensjahren. Es gibt immer wieder Eltern, die den Schnupfen »austrocknen« wollen, indem sie ihrem Kind wenig zu trinken geben. Das funktioniert aber nicht, sondern macht das Ganze eher noch schlimmer, weil die Schleimhäute austrocknen und sich die Viren so noch besser vermehren können.

Bei Babys ist es wichtig, die Nase freizuhalten, weil sie noch nicht so gut durch den Mund atmen können. Zunächst sollten Sie dafür zu 0,9-prozentigen Kochsalz-Nasentropfen greifen. Reichen diese nicht aus, können Sie für einige Tage abschwellende Nasentropfen verwenden – unbedingt die für Babys, weil Nasentropfen/-sprays für andere Altersgruppen viel zu hoch konzentriert und daher gefährlich sind.

Bei älteren Kindern haben sich auch Inhalationen bewährt, zum Beispiel ein Kamillendampfbad über einer Schüssel mit heißem Wasser. Dazu übergießen Sie eine Handvoll Kamillenblüten oder vier Beutel Kamillentee mit kochend heißem Wasser und lassen dieses kurz abkühlen. Mit dem Kopf unter einem großen Handtuch atmet das Kind dann fünf bis zehn Minuten den aufsteigenden Dampf. Lassen Sie es nie unbeaufsichtigt, damit es sich nicht versehentlich verbrüht. Halten Sie am besten auch seine Hände fest. Sicherer ist ein einfaches Inhaliergefäß aus der Apotheke. Hier rechnen Sie einen Esslöffel Kamillenblüten auf eine Tasse Wasser.

In jeder Familie gibt es darüber hinaus einige persönliche Hausmittel, die sich meist alle gut bewährt haben. Mit das wichtigste Heilmittel sind übrigens Ihre liebevolle Zuwendung und Fürsorge. Sie spielen nicht nur im Hinblick auf die Wirkung einer Heilmethode, sondern auch beim Gesundwerden insgesamt eine zentrale Rolle.

Nicht zu vergessen: Wie man mit solchen einfachen Infekten umgeht, lernt ein Kind von seinen Eltern. Wenn die aus jedem Schnupfen ein wahres Drama machen inklusive Termin beim Arzt, einem Medikamentenrundumschlag und möglichst vielen zusätzlichen Spezialmaßnahmen, wird auch das Kind später wahrscheinlich auf ganz normale Infekte viel vorsichtiger und ängstlicher reagieren als nötig.

SO HILFT DER ARZT

Wegen eines Schnupfens muss man eigentlich nicht zum Arzt. Denn wie heißt es nicht zu Unrecht so schön? Ohne Arzt dauert ein Schnupfen eine Woche, mit Arzt sieben Tage. Eine Ausnahme gilt lediglich für Babys in den ersten Lebensmonaten, vor allem wenn sie nicht ausreichend trinken, sowie für Kinder mit Störungen der Immunabwehr.

Wenn Ihre Tochter oder Ihr Sohn wegen der Schmerzen oder der Atembehinderung nicht richtig trinken kann oder sehr unruhig ist, können Sie ihr/ihm für einen oder zwei Tage ein Schmerz- beziehungsweise Fiebermedikament geben. Andere Arzneimittel werden zwar von Eltern häufig gewünscht und dann meist auch verschrieben. Eigentlich weiß aber jeder, dass sie nicht viel ausrichten.

LASSEN SICH INFEKTE VERHINDERN?

Jedes Kind muss Infekte durchmachen, schließlich muss das Immunsystem noch »trainieren«. Und das kann es am harmlosesten mit einfachen Infekten (gegen einige gefährliche Infekte ist das Kind ja geimpft). Anzahl und Ablauf des Infekts können Sie durch einige Verhaltensweisen und Maßnahmen dennoch minimieren beziehungsweise abmildern.

› **Rauchfreie Umgebung:** Passivrauchen erhöht schon im ersten Lebensjahr die Infekthäufigkeit, vor allem aber die Zahl der Komplikationen.

› **Vorsicht, Schimmel!** Manche Arten schädigen die Schleimhaut ähnlich wie Passivrauchen.

› **Frische Luft:** Lüften Sie regelmäßig und drehen Sie die Heizung nicht zu hoch, sonst wird die Luft sehr trocken. Das reizt die Schleimhäute zusätzlich. Hat Ihr Kind kein Fieber und fühlt es sich einigermaßen wohl, sollte es trotz Schnupfen an die frische Luft.

»Abhärten« dagegen bringt wenig. Kinder in sehr kalten Klimaregionen erkranken – so heißt es – zwar weniger häufig an Infekten. Sie wohnen jedoch oft weit auseinander und stecken sich deswegen nicht gegenseitig an. Die geringere Zahl an Infekten liegt also nicht an der Witterung.

Sogenannte immunstärkende Mittel zeigen ebenfalls keine Wirkung. Das Immunsystem ist viel zu komplex und eine undifferenziert »gestärkte« Abwehr könnte sogar krank machen, weil dadurch nur das natürliche Gleichgewicht anstoßender und hemmender Immunfunktionen gestört wird.

RICHTIG NASE PUTZEN

Babys und kleine Kinder können sich noch nicht allein schnäuzen. Daher müssen die Eltern ihnen das Sekret abwischen.

Später kann man dann gemeinsam das richtige Schnäuzen lernen. Dabei ist wichtig, es ohne hohen Druck zu machen. Oft wird nämlich sehr heftig und laut gegen die geschlossene Nase geschnäuzt, wodurch das Sekret jedoch nicht hinaus-, sondern eher zurückgedrückt wird. Besser ist, man hält nur ein Nasenloch zu und lässt das Kind aus dem anderen Nasenloch fest ausatmen.

Nach dem Naseputzen Händewaschen nicht vergessen, weil die Viren durch Tröpfcheninfektion übertragen werden.

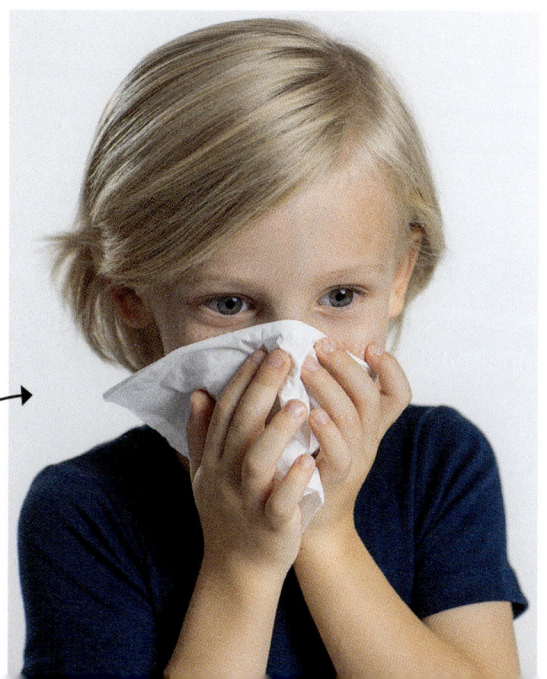

HUSTEN

SYMPTOME
> Trockener oder feuchter Husten
> Brennen in der Brust
> Häufig ein generelles Krankheitsgefühl

Husten ist eine vollkommen natürliche Reaktion des Körpers: Sobald die Schleimhaut der Luftröhre oder der großen Bronchien Fremdkörper spürt (beispielsweise inhalierte Partikel), versucht der Körper, sie durch Husten herauszuschleudern. Dazu wird Luft an dem störenden Objekt vorbei eingeatmet und anschließend durch Schluss der Stimmritze hoher Druck aufgebaut. Das plötzliche Öffnen des Kehlkopfs führt zu einem kurzen, schnellen Luftstrom, der das Hindernis aus der Lunge oder Luftröhre hinausschleudert – das ist der Hustenstoß.

Husten ist vor allem dann sinnvoll, wenn sich in den Lungen oder im Bronchialsystem sehr viel Sekret gebildet hat, das auf diese Weise entfernt werden soll (feuchter Husten). Sind die Schleimhäute stark gereizt, ist aber kaum Sekret vorhanden, entsteht dagegen ein quälender trockener Husten (Reizhusten). Er lässt sich nur schwer unterdrücken und wird durch die Reizung der Nervenfasern, die fälschlich einen Fremdkörper melden, sehr intensiv und dauerhaft.

Husten ist lästig und bisweilen auch unangenehm. Sie müssen sich aber keine Sorgen machen, wenn …
> der Husten im Rahmen eines Infektes (Schnupfen) allmählich beginnt,
> er weniger als eine Woche andauert,
> Ihr Kind beim Husten nicht unter Atemnot leidet,
> es kein hohes Fieber hat.

Ein einfacher Husten mit etwas Sekret bedarf keiner großen Maßnahmen. Abwarten und Hausmittel reichen in der Regel aus.

DAS KÖNNEN SIE SELBST TUN

Flüssigkeit ist wie bei allen Infekten der beste Schleimlöser, daher muss Ihr Kind viel trinken. Inhalationen sind ebenfalls häufig hilfreich, heißer Dampf jedoch nicht. Die Lösung ist ein Inhaliergerät (Druckvernebler), das Sie in der Apotheke ausleihen können. Dort weist man Sie auch in den genauen Gebrauch ein.

Es gibt zudem sehr viele naturheilkundliche Medikamente gegen Husten. Arzneimittel mit Efeu, Primel oder Thymian haben einen wissenschaftlich nachgewiesenen Effekt, fördern die Schleimproduktion und lindern Hustenreiz. Schleimlöser werden oft und gern eingesetzt, selbst wenn sie keinen nennenswerten Effekt haben. Trotzdem schwören viele Eltern und auch manche Ärzte darauf.

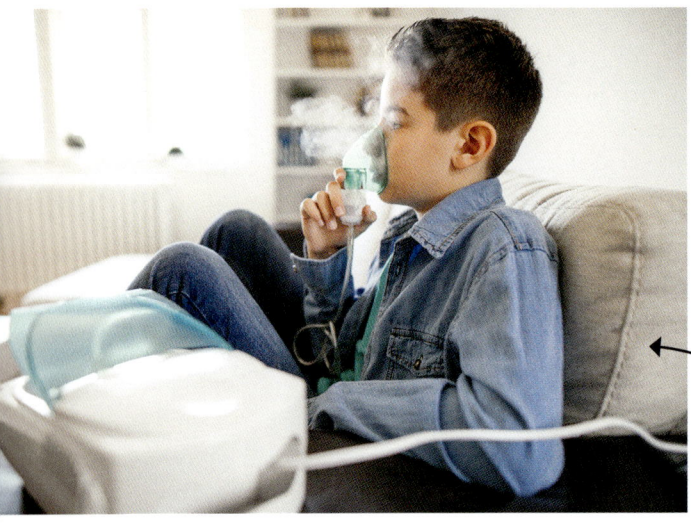

Ein Inhalator befeuchtet die Schleimhäute der oberen Atemwege und hilft Schleim zu lösen.

SO HILFT DER ARZT

Der Kinderarzt horcht zunächst die Lunge ab. In den meisten Fällen sind darüber hinaus keine weiteren Untersuchungen mehr nötig. Nur wenn der Bericht der Eltern und/oder die körperliche Untersuchung Anhaltspunkte für tiefer sitzende Ursachen geben, veranlasst er weitere Tests (Blutentnahme, Röntgenbild, Lungenfunktion etc.).

Leidet Ihre Tochter oder Ihr Sohn unter einem sehr quälenden Reizhusten, kann der Arzt für einige Tage einen Hustenstiller verschreiben, der den Hustenreiz mehr oder weniger wirkungsvoll unterdrückt. Aber Achtung: Bildet das Kind viel Sekret, dürfen keine Hustenstiller eingesetzt werden. Sonst kann das Sekret nicht abgehustet werden und es droht die Gefahr einer Lungenentzündung.

WANN WIRD ES KRITISCH?

› Der Husten beginnt plötzlich ohne vorherigen Infekt. Gerade bei Kleinkindern kann dies bedeuten, dass ein Fremdkörper (Nuss, Plastikteilchen) in die Lunge geraten ist. Nicht immer bekommen Eltern dies mit. Gehen Sie sofort zum Arzt.
› Der Husten geht mit Atemnot einher. Auch hier heißt es: gleich zum Arzt.
› Der Husten nimmt nach vorheriger Besserung wieder zu und Fieber tritt auf. Es genügt dann aber, für den nächsten Tag einen Arzttermin auszumachen.
› Der Husten dauert länger als ein bis zwei Wochen. Dann sollten Sie am nächsten Wochentag zum Arzt.

WARMER QUARKWICKEL

Ein warmer Wickel einmal am Tag wirkt schleimlösend und entkrampfend. Er eignet sich für Kinder ab drei Jahren, sofern sie keine Kuhmilcheiweißallergie haben. Und so geht's: Füllen Sie zunächst eine Wärmflasche mit heißem Wasser. Dann verstreichen Sie 250 bis 500 Gramm Magerquark in der Mitte eines Küchenhandtuchs, schlagen die Seiten darüber und erwärmen das Ganze etwa fünf Minuten auf der heißen Wärmflasche. Legen Sie das Päckchen anschließend auf die nackte Brust Ihres Kindes (vorher unbedingt an der eigenen Arminnenseite die Temperatur prüfen, es darf nicht zu heiß sein). Darüber kommt ein weiteres Handtuch, ehe Sie alle Lagen mit einem Schal fixieren. Gut zugedeckt ist jetzt erst einmal Bettruhe angesagt, bis der Quark nach etwa drei Stunden getrocknet ist. Reste eventuell mit warmem Wasser abwischen.

UND WENN DER HUSTEN IMMER WEITERGEHT?

Manchmal besteht der Husten sehr lange und es scheint, als würde er überhaupt nie aufhören. Dahinter können unterschiedliche Ursachen stecken:
› Ihr Kind hatte Pech und hat sich in kurzen Abständen sehr oft angesteckt. Bevor man die wenigen hustenfreien Tage dazwischen richtig wahrgenommen hat, geht es schon wieder von vorn los. Gerade in den ersten Lebensjahren ist das keine Seltenheit, noch dazu wenn ein Kind frisch in die Kita gekommen ist.
› Besteht der Husten auch ohne Infekt weiter, tritt er nur tagsüber auf und verschwindet nachts fast komplett, kann es sich um eine funktionelle Atemstörung handeln (Hustentic, siehe Seite 142).
› Muss Ihr Kind auch nachts husten – vielleicht sogar verstärkt –, ist eine baldige weitere Abklärung nötig. Je nach Alter kann eine angeborene Erkrankung (Mukoviszidose), eine Abwehrstörung, ein Fremdkörper oder irgendetwas anderes Schwerwiegendes dahinterstecken. Ihr Kinderarzt wird es herausbekommen, falls nötig in Zusammenarbeit mit einer kinderpneumologischen Fachambulanz.

ATEMWEGE UND HALS, NASE, OHREN

PSEUDOKRUPP

SYMPTOME
› Plötzlich bellender Husten (aus dem Schlaf heraus)
› Heiserkeit
› Ziehende Einatmung

Krupphusten oder Pseudokrupp ist eine typische Kleinkindkrankheit, Säuglinge sind davon eher selten, ältere Kinder und Jugendliche fast nie betroffen. Die Krankheit wird durch einen Virusinfekt verursacht, wobei bestimmte Faktoren wie zum Beispiel nasskaltes Wetter und Passivrauchen verstärkend wirken können.

Das Typische an Krupp ist der bellende Husten (wie ein Seehund), oft aus dem Schlaf heraus. Die Stimme ist heiser. Hört man genau hin, bemerkt man bei der Einatmung ein ziehendes, pfeifendes Geräusch. Häufig sind dem schon leichtes Fieber und andere Infektzeichen vorausgegangen, ansonsten aber scheinen die meisten Kinder mit Krupphusten relativ wenig beeinträchtigt. Nur manche sind unruhig und quengelig, was aber am gestörten Schlaf liegt.

Tagsüber geht es dann oft besser. In der nächsten Nacht (selten noch länger) aber wiederholt sich das Ganze aufs Neue – manchmal ist der Anfall sogar noch stärker als zuvor, meist aber weniger intensiv.

DAS KÖNNEN SIE SELBST TUN

Das Wichtigste, was betroffene Eltern tun können, ist, Ruhe zu bewahren. Regt sich das Kind auf, weil es die Eltern aufgeregt erlebt, atmet es schneller und damit wird der Krupp nur schlimmer.

Kalte Luft hilft fast immer. Setzen Sie sich mit Ihrem warm eingepackten Kind vor das geöffnete Fenster oder gehen Sie mit ihm auf den Balkon. Wenn Eltern notfallmäßig nachts in die Klinik fahren, wird der Krupp oft schon durch den Aufenthalt im kalten Auto viel besser.

Hatte Ihr Kind in der Vergangenheit schon einmal einen Kruppanfall und haben Sie daraufhin vom Arzt entsprechende Medikamente bekommen, sollten Sie diese anwenden.

SO HILFT DER ARZT

Auch wenn sich das Befinden normalerweise durch kalte Luft fast immer rasch bessert und Ihr Kind wieder atmen kann und zur Ruhe findet, sollten Sie nach einem Kruppanfall am nächsten Tag den Kinderarzt aufsuchen. Er verschreibt nach einer kurzen Untersuchung Medikamente für einen möglicherweise erneuten Anfall und gibt Ihnen weitere Verhaltensregeln mit auf den Weg.

Muss in kritischen Situationen der Notarzt verständigt werden oder fahren Sie noch nachts mit Ihrem Kind in eine Notfallpraxis oder eine Klinik, klärt der Arzt anhand einer kurzen Untersuchung, ob es sich wirklich um Krupphusten handelt und keine andere Erkrankung vorliegt. Meist beginnt man dann unverzüglich mit der Inhalation einer speziellen Adrenalinlösung. Diese Maßnahme hilft sehr effizient und bringt selbst Kinder mit schwerem Krupp oft schnell aus der Gefahrenzone.

Weil die abschwellende Wirkung auf die Schleimhaut – sie ist die Ursache für den Krupphusten – aber nur von kurzer Dauer ist, gibt man meist gleichzeitig Kortison (in der Regel als Zäpfchen oder Klistier). Es beginnt nach etwa 30 Minuten zu wirken und reicht dann für die restliche Nacht. Bei so einer kurzfristigen Kortisongabe sind übrigens keine Nebenwirkungen zu befürchten, auch dann nicht, wenn sich der Krupphusten in der darauffolgenden Nacht oder in einigen Wochen wiederholt.

Bei schweren Kruppepisoden bleibt das Kind eine Nacht oder sogar mehrere Tage in der Klinik.

> **WANN WIRD ES KRITISCH?**
> Bei einem oder mehreren dieser Alarmsymptome sollten Sie umgehend den Notarzt verständigen:
> › Schwere Atemnot, das Kind hat Atempausen, der Brustkorb zieht sich beim Einatmen sehr stark ein,
> › Bewusstseinsstörungen,
> › hohes Fieber über 39 Grad,
> › Schluckstörung, Speichel kann nicht geschluckt werden.

KEHLDECKELENTZÜNDUNG

Bei Kindern zwischen ein und fünf Jahren kann das Bakterium Haemophilus influenzae Typ B (Hib) eine Infektion des Kehldeckels auslösen *(Epiglottitis)*. Die Kehldeckelentzündung wird häufig mit Krupphusten verwechselt, ist aber wesentlich bedrohlicher als dieser – zum Glück jedoch durch die empfohlene HiB-Impfung hierzulande in den letzten Jahrzehnten auch sehr selten geworden. Bei einer Kehldeckelentzündung fiebert das Kind meist sehr hoch, hat ein aufgedunsenes Gesicht und einen dicken Hals. Dann schwillt der Kehldeckel so stark an, dass es den Speichel nicht mehr herunterschlucken kann. Es hat akute Atemnot, wird sehr ruhig und ängstlich und will nicht mehr hingelegt werden (weil dann der Kehldeckel nach hinten fällt und die Atemnot zusätzlich verstärkt). Dieser Zustand ist akut lebensbedrohlich, daher muss sofort der Notarzt alarmiert werden, um das Kind unter ärztlicher Begleitung ins Krankenhaus zu bringen. Es erfolgt eine Antibiotikabehandlung über die Vene, eventuell auch eine Beatmung.

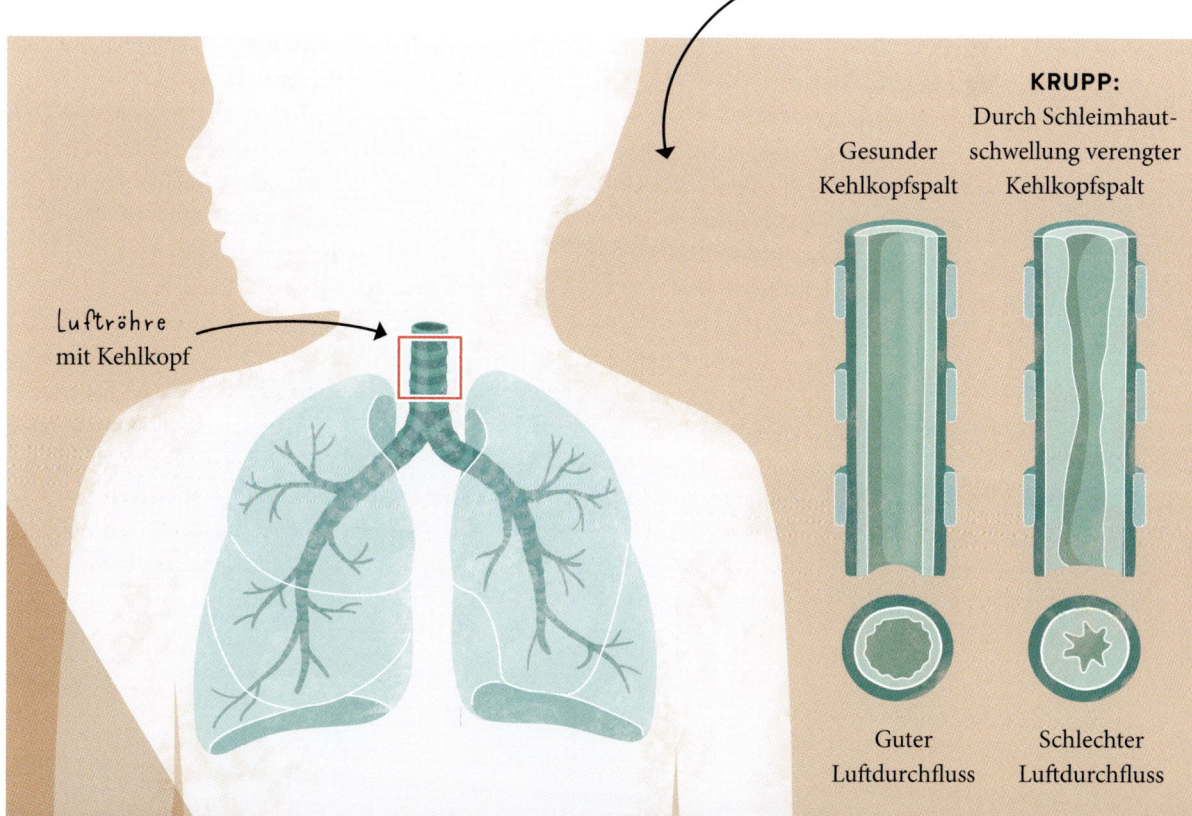

BRONCHITIS

SYMPTOME
- Husten im Anschluss an einen Schnupfen
- Rasselnde Geräusche über der Lunge
- Pfeifendes Geräusch beim Ausatmen
- Beschleunigte Atmung

Die Bronchitis ist die »große Schwester« des Schnupfens, denn im Grunde passiert hier Ähnliches wie in der Nase. Auch deswegen können beide Krankheiten zusammen auftreten beziehungsweise kann sich die Bronchitis aus einem Schnupfen entwickeln.

Die Schleimhaut der Bronchien ist größtenteils sehr ähnlich aufgebaut wie die Nasenschleimhaut. Einen wichtigen Unterschied gibt es jedoch: Ist die Nase verstopft, kann man das Problem einfach umgehen, indem man durch den Mund atmet. Bei den Bronchien dagegen kann die Atemluft nicht ausweichen, wenn es in den Atemwegen durch die geschwollene Schleimhaut und vermehrtes Sekret eng wird.

Bronchitis wird fast immer durch Virusinfekte ausgelöst. Im Einzelfall entwickelt sich aber auch eine Mischinfektion mit Bakterien. In diesem Fall steigt nach einigen Tagen das Fieber erneut und die Krankheit zieht sich auch insgesamt länger hin. So oder so ist sie aber nach maximal zwei Wochen überstanden.

OBSTRUKTIVE BRONCHITIS

Unter Umständen sind die Atemwege so verengt, dass die Luft wie bei einem Ventil zwar noch recht gut in die Lunge hineingelangt, dort aber regelrecht gefangen ist und schlecht wieder nach außen kann. Dadurch steigt der Druck in der Lunge, es kommt zu Pfeifgeräuschen beim Ausatmen. Diesen Zustand nennt man obstruktive oder spastische Bronchitis.

Die obstruktive Bronchitis ist sehr häufig, fast jedes zehnte Kind ist mindestens einmal betroffen. Die Krankheit beginnt dabei oft relativ schnell, vor allem die Verkrampfung (Spastik) kann innerhalb weniger Stunden entstehen.

DAS KÖNNEN SIE SELBST TUN

Bei einer einfachen Bronchitis gelten dieselben Empfehlungen wie bei Schnupfen und Husten (siehe Seite 128 ff.). Das Wichtigste ist auch hier, dass das Kind ausreichend und immer wieder trinkt. Warme Quarkwickel helfen ebenfalls, den Schleim zu lösen (siehe Seite 131).

Die Raumtemperatur sollte nicht zu hoch sein. Sorgen Sie zudem für eine erhöhte Luftfeuchtigkeit, indem Sie zum Beispiel nasse Wäsche im Zimmer aufhängen oder im Winter eine mit Wasser gefüllte Schale auf die Heizung stellen.

Ist die Bronchitis obstruktiv, erleichtert eine sitzende Position Ihrem Kind das Atmen. Liegen dagegen erschwert das Luftkriegen zusätzlich.

Haben Sie aufgrund früherer Erkrankungen Medikamente gegen die Obstruktion im Haus, können Sie diese verabreichen.

WANN WIRD ES KRITISCH?

Auch eine obstruktive Bronchitis wird nur sehr selten wirklich bedrohlich. Alarmzeichen sind …
- wenn das Kind nicht mehr sprechen, schreien und trinken kann,
- sehr hohes Fieber,
- Bewusstseinsstörung.

Gefährlich ist auch die Kombination mit Grunderkrankungen, etwa einer angeborenen Fehlbildung der Speiseröhre oder Mukoviszidose.

SO HILFT DER ARZT

Heilt eine Bronchitis nicht innerhalb von ein bis zwei Wochen von selbst aus, sollte eine weitere Kontrolluntersuchung erfolgen.

Die obstruktive Form bedarf in der Regel einer medikamentösen Behandlung, um die verengten Atemwege wieder zu erweitern. Dabei stehen dem Kinderarzt zwei Möglichkeiten zur Verfügung, die jedoch immer nur wenige Tage angewendet werden: Bronchialerweiternde Medikamente wie Salbutamol bringen die glatte Muskulatur zum Erschlaffen und erweitern so recht schnell die Atemwege, vor allem wenn sie inhaliert werden. Kleinkindern, die meist nicht gern inhalieren, verabreicht man die Substanz auch als Saft. Dabei muss der Wirkstoff erst den ganzen Körper passieren, ehe er in die Lunge gelangt.

Kortison dagegen wirkt entzündungshemmend und reduziert so Schleimhautschwellung und Schleimproduktion. Allerdings dauert es etwas, bis die Wirkung einsetzt, und vor allem bei kleinen Kindern ist der Effekt nicht so gut, wie man es sich erhofft.

Generell ist der Effekt bei beiden Substanzen umso schwächer, je jünger ein Kind ist. Nicht wenige Eltern fragen sich daher, wie es später weitergehen soll, wenn das Medikament schon jetzt nichts bewirkt. Sie können jedoch beruhigt sein: Sobald das Kind älter als zwei, drei Jahre ist, wirkt es deutlich besser.

BRONCHIOLITIS

Eine Sonderform der Bronchitis ist die Bronchiolitis, eine Atemwegserkrankung, die nur in den ersten Lebensmonaten auftritt. Das Baby hat zu Beginn Schnupfen – genauso wie die Eltern oder Geschwister, bei denen es sich angesteckt hat. Allerdings entwickelt sich daraus anders als bei größeren Kindern meist keine typische Bronchitis mit Husten. Stattdessen kann die Schleimhautschwellung bei jungen Babys die Bronchien komplett dicht machen, weil die Atemwege im ersten Lebensjahr, insbesondere in den ersten sechs Monaten, noch sehr zart sind.

Das Baby atmet schnell und angestrengt, mag nicht mehr trinken und ist daher schnell erschöpft. Kein Wunder, normalerweise atmet es im Schlaf 20- bis 30-mal pro Minute, bei Infekten etwas mehr. Wenn 60 Atemzüge pro Minute (im Schlaf beziehungsweise in Ruhe) erreicht werden, braucht das Baby dafür extrem viel Energie und Kraft. Manchmal sieht man dem Baby die Atemnot sogar an, weil der Brustkorb an den weichen Stellen beim Einatmen nachgibt (Einziehungen). Außerdem ist die Luft in der Lunge gefangen, sodass sich der Brustkorb aufbläht. Dann muss das Kind unverzüglich untersucht werden. Stellt der Arzt fest, dass Sauerstoffsättigung und Flüssigkeitsaufnahme ausreichen, wartet man den Verlauf zunächst ab. Geht es dem Kind schlechter, erhält es Flüssigkeit über eine Infusion. Eventuell ist auch eine Sauerstoffgabe nötig.

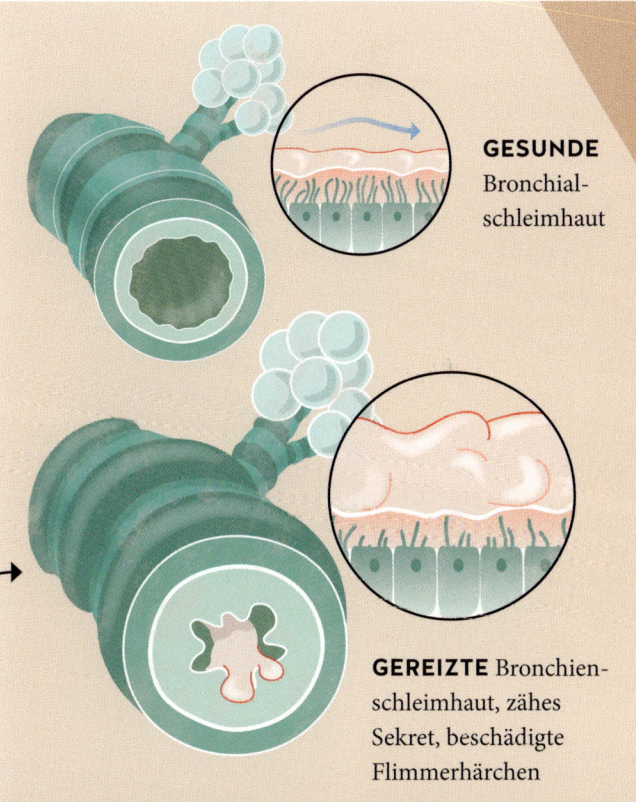

Der bei einer gesunden Bronchie gute Luftdurchzug ist bei einer entzündeten Bronchie nicht möglich.

GESUNDE Bronchialschleimhaut

GEREIZTE Bronchienschleimhaut, zähes Sekret, beschädigte Flimmerhärchen

LUNGENENTZÜNDUNG

SYMPTOME
- Fieber
- Beschleunigte Atmung
- Bauchschmerzen
- Husten
- Mitunter Einziehen der Nasenflügel
- Eventuell rasselnde Atemgeräusche

Es gibt mehrere Gründe dafür, dass sich eine Lungenentzündung *(Pneunomie)* entwickelt. Möglich sind zum Beispiel eine direkte Infektion der Lunge, meist eines Lungenlappens *(Lobärpneumonie)*, oder die Mitbeteiligung des Rippenfells. In seltenen Fällen können auch atypische Erreger die Entzündung auslösen. In den meisten Fällen entwickelt sich die Lungenentzündung jedoch allmählich und schleichend aus einem Atemwegsinfekt heraus (Husten, Bronchitis). Anstatt wie sonst abzuheilen, scheint dieser zunächst überhaupt nicht nachzulassen. Er wird nach einigen Tagen sogar schlimmer, mit erneutem Fieber, Schlappheit und verstärktem Husten, eventuell auch quietschenden oder rasselnden Geräuschen beim Atmen. Das Kind atmet schneller und irgendwie anders. Oft bewegen sich die Nasenflügel beim Atmen auf ungewohnte Weise. Viele, vor allem kleinere Kinder haben zudem Bauchschmerzen. Leider gibt es trotz allem kein eindeutiges Merkmal, anhand dessen Eltern sicher zwischen einer Lungenentzündung, einer »normalen« und einer obstruktiven Bronchitis unterscheiden können. Der Übergang ist fließend. Selbst der Arzt tut sich manchmal schwer.

SO HILFT DER ARZT

Die Ursache für die Lungenentzündung ist auch für deren Behandlung entscheidend. Hat sich die Krankheit aus einem Virusinfekt entwickelt und gibt es keine Komplikationen, kann sich Ihr Kind ohne Antibiotikum auskurieren und Sie setzen wie bei einer Bronchitis lediglich Hausmittel ein, etwa um das Fieber zu senken. Dies setzt allerdings voraus, dass Sie Ihr krankes Kind gut beobachten und im Zweifelsfall häufiger vom Arzt kontrollieren lassen.

Bei primär bakteriellen Infektionen oder »Mischinfektionen« kommt auf jeden Fall ein Antibiotikum zum Einsatz, um Folgeschäden zu vermeiden. In den meisten Fällen kann das Medikament geschluckt werden – als Saft oder als Tabletten.

Schleimlöser werden gern gegeben, haben aber wenig Effekt. Der beste Schleimlöser ist ausreichend Flüssigkeit. Sind die Atemwege eng oder ist das Sekret sehr zäh, kann eine Inhalationsbehandlung, zum Beispiel mit Kochsalzlösung, hilfreich sein.

Hustenstillende Mittel sollten nur sparsam zum Einsatz kommen, weil das Kind sonst das Sekret nicht ausreichend abhustet.

DAS KÖNNEN SIE SELBST TUN

Ihr Kind braucht jetzt vor allem viel Ruhe. Es kann und soll sich nicht körperlich belasten. Ausreichend Flüssigkeit ist wichtig, am besten lassen Sie es häufig kleinere Mengen trinken. Essen darf es, was es will. Lüften Sie das Zimmer mehrmals täglich kurz, aber gründlich. Das erhöht die Luftfeuchtigkeit.

Wenn nach zwei bis drei Tagen das Fieber wieder gesunken ist, kann man mit Atemübungen beginnen. Ein kleineres Kind nehmen Sie dazu auf den Schoß (Beine auseinander), legen Ihre Hände auf seinen Brustkorb und lassen es langsam und ruhig atmen – vor allem langsam ausatmen.

Um Sekret zu lösen, kann man auch einen »Blubbertopf« zu Hilfe nehmen: Füllen Sie dazu Wasser in einen Topf oder eine Schale und lassen Sie Ihr Kind durch einen dicken Strohhalm oder ein Röhrchen ins Wasser ausatmen.

WANN IST DAS KIND WIEDER GESUND?

Die Lungenentzündung selbst ist zwar meist nicht stark ansteckend, sehr wohl jedoch der vorausgehende Infekt. Babys oder andere durch Infekte stärker gefährdete Personen sollten daher vom kranken Kind Abstand halten.

Etwa eine Woche, nachdem das Fieber abgeklungen ist, ist das Kind wieder gesund. Trotzdem sollte noch eine weitere Woche vergehen, bis es sich wieder anstrengt oder (Leistungs-)Sport betreibt. Bei älteren Kindern und Jugendlichen mit atypischer Lungenentzündung (etwa nach einer Infektion mit speziellen Bakterien wie Mykoplasmen) sollte die Rekonvaleszenz sogar drei bis vier Wochen betragen.

Ein bis zwei unkompliziert verlaufende Lungenentzündungen, die sich aus einer Bronchitis heraus entwickeln, »darf« ein Kleinkind haben, ohne dass Grund zur Sorge besteht.

Erholt sich das Kind jedoch schlecht, hat es auch zwischendurch Probleme oder verlaufen die Erkrankungen ungewöhnlich lang, sollten Sie gemeinsam mit dem Kinderarzt nach einer tiefer liegenden Ursache suchen. Sehr hilfreich ist dabei in der Regel ein Röntgenbild der Lunge im gesunden Zustand: Gibt es Hinweise auf andere Lungenerkrankungen? Ist die letzte Infektion wirklich ausgeheilt? Diese und andere Fragen lassen sich anhand des Röntgenbildes gut beantworten.

Auf dem Röntgenbild sind im Gegensatz zu einer gesunden Lunge (links) Entzündungsherde an den hellen Bereichen (rechts) deutlich zu erkennen.

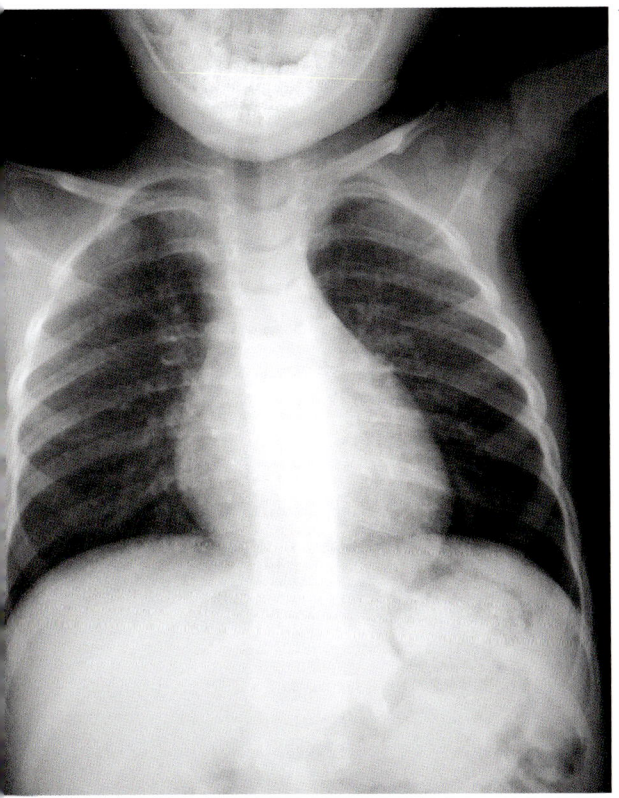
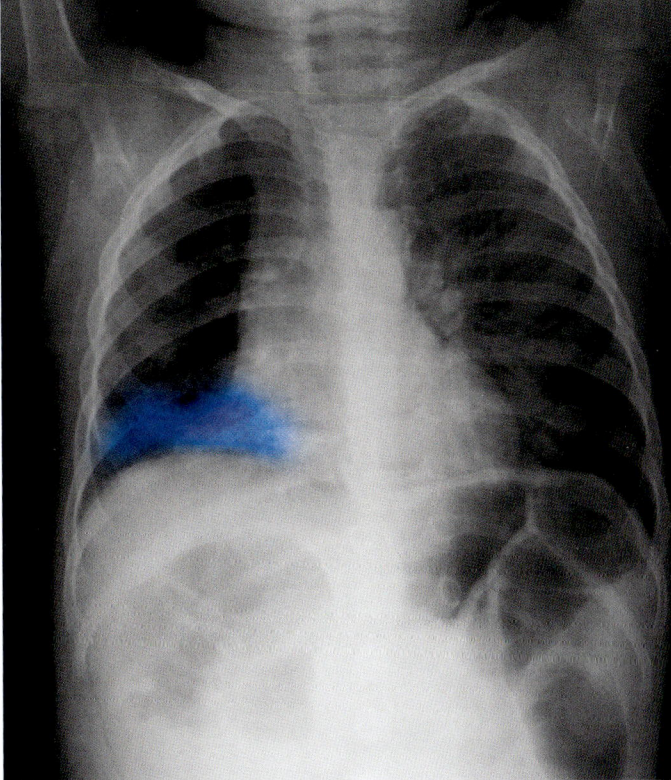

ASTHMA

> **SYMPTOME**
> › Husten
> › Leichtes Pfeifen beim Ausatmen und/oder Husten
> › Schlechtere Belastbarkeit (das Kind ist »bewegungsfaul«)
> › Engegefühl in der Brust
> › Atemnot

Bei einem Asthmaanfall verengen sich die Bronchien, weil sich zum einen die umliegenden Muskeln verkrampfen und zum anderen die Schleimhaut in den Bronchien anschwillt und deutlich mehr Schleim bildet als normalerweise. Je nachdem, wie stark die Bronchien dadurch verengt sind, ist beim Atmen ein deutliches Pfeifen oder Rasseln zu vernehmen und es kommt zu Atembeschwerden bis hin zur Atemnot.
Etwa fünf bis acht Prozent aller Kinder haben zumindest zeitweise Asthma, das somit die häufigste chronische Erkrankung im Kindesalter ist.
Asthma beginnt in den meisten Fällen vor dem zehnten Lebensjahr, wobei ihm oft eine obstruktive Bronchitis vorangeht (siehe Seite 134). Es gibt zudem familiäre Risikofaktoren, deren genaue Ursache allerdings noch nicht bekannt ist. Was man jedoch mit Sicherheit weiß: Äußere Einflüsse wie zum Beispiel Passivrauchen erhöhen das Risiko, dass sich aus einer genetisch bedingten Anlage mit der Zeit auch wirklich ein Asthma entwickelt. Schimmel in der Wohnung hat einen ähnlich schlechten Einfluss auf diese Entwicklung.
Asthmaanfälle können prinzipiell zwar lebensbedrohlich sein, aufgrund der guten Behandlungsmöglichkeiten sterben Kinder heutzutage zum Glück aber kaum noch daran. Voraussetzung dafür ist allerdings, dass schwere Anfälle rechtzeitig erkannt werden und entsprechend gehandelt wird.

WIE ÄUSSERT SICH ASTHMA?

Sehr oft beginnt Asthma uncharakteristisch. Die Kinder husten viel, vor allem auch nachts. Infekte dauern meist sehr lange und sind fast immer mit verstärktem Husten kombiniert. Manche Kinder husten aber auch ohne Infekt. Manchmal kann man beim Husten ein leichtes Pfeifen hören. Betroffene Kinder vermeiden Anstrengungen, weil es ihnen dann schlechter geht.
Bei einigen Kindern ist der erste Asthmaanfall sehr ausgeprägt und geht mit schwerer Atemnot einher. Fast immer ist dann aber eine längere Zeit mit milderen Beschwerden vorausgegangen, die nur nicht richtig gedeutet wurden.

MÖGLICHE AUSLÖSER

Die Medizin unterscheidet zwischen unspezifischen und spezifischen beziehungsweise allergischen Asthmaauslösern.
› Auf **unspezifische Art** wird Asthma vor allem bei kleineren Kindern sehr häufig durch Infekte ausgelöst. Diesen Asthmatikern geht es auch im späteren Leben schlechter, wenn sie einen Infekt haben. Staub, Rauch und Kälte sind weitere wichtige Faktoren, die einen unspezifischen Asthmaanfall auslösen oder verschlimmern können, genauso wie körperliche Anstrengung wie zum Beispiel ein Dauerlauf. Typischerweise beginnt der Anfall etwa fünf bis zehn Minuten nach Beginn der Belastung.
› **Spezifisch** beziehungsweise allergisch ausgelöste Asthmaanfälle kommen besonders bei Schulkindern und Jugendlichen vor. Die häufigsten Auslöser dieser Form sind neben verschiedenen Pollen Staubmilben, Schimmelpilze und (Haus-)Tiere, aber auch bestimmte Nahrungsmittel. Deutlich seltener sind andere Stoffe wie Latex oder bestimmte Medikamente (siehe auch Seite 64).

ASTHMA BRONCHIALE

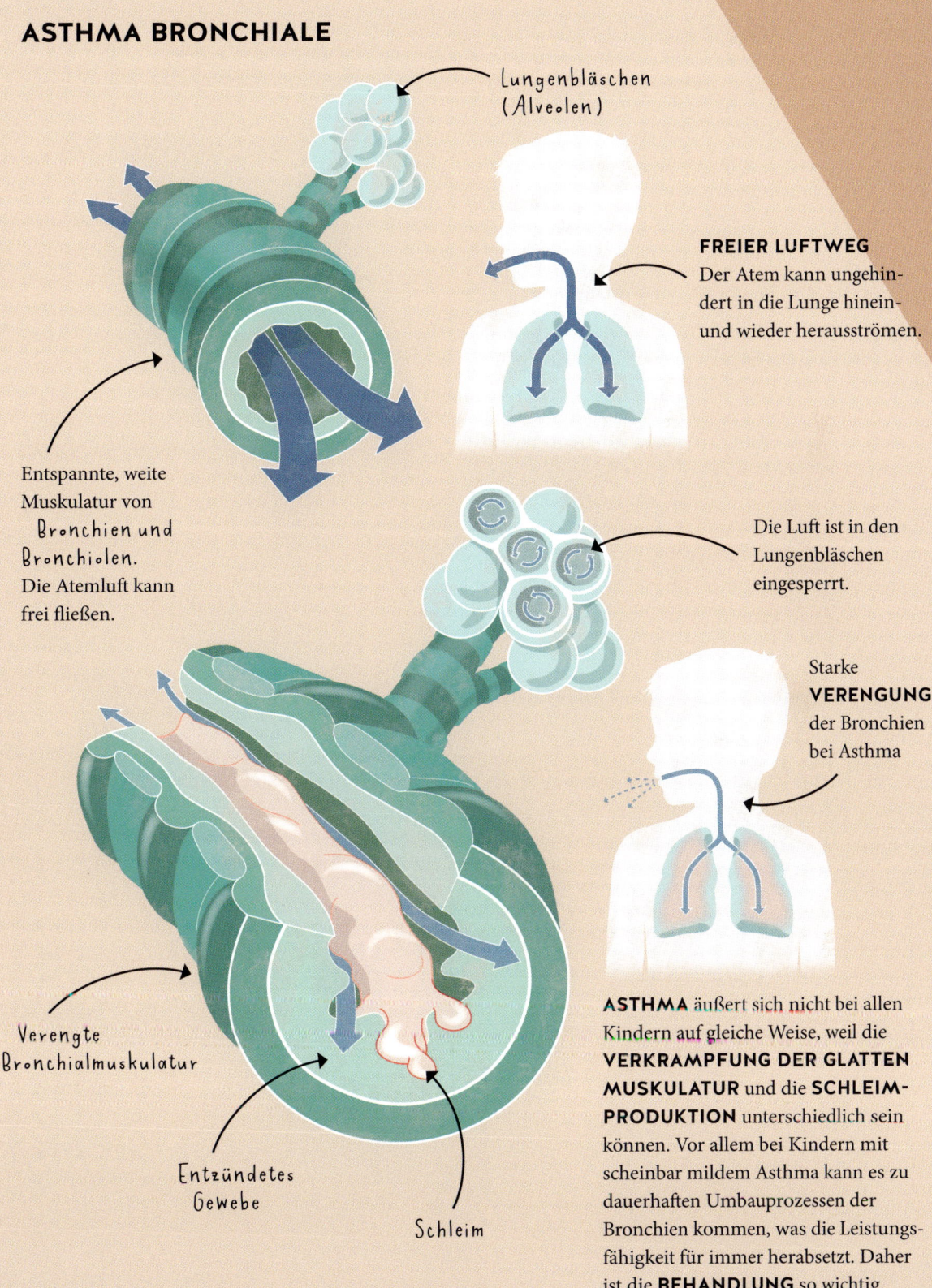

Lungenbläschen (Alveolen)

FREIER LUFTWEG
Der Atem kann ungehindert in die Lunge hinein- und wieder herausströmen.

Entspannte, weite Muskulatur von Bronchien und Bronchiolen. Die Atemluft kann frei fließen.

Die Luft ist in den Lungenbläschen eingesperrt.

Starke **VERENGUNG** der Bronchien bei Asthma

Verengte Bronchialmuskulatur

Entzündetes Gewebe

Schleim

ASTHMA äußert sich nicht bei allen Kindern auf gleiche Weise, weil die **VERKRAMPFUNG DER GLATTEN MUSKULATUR** und die **SCHLEIMPRODUKTION** unterschiedlich sein können. Vor allem bei Kindern mit scheinbar mildem Asthma kann es zu dauerhaften Umbauprozessen der Bronchien kommen, was die Leistungsfähigkeit für immer herabsetzt. Daher ist die **BEHANDLUNG** so wichtig.

SO HILFT DER ARZT

Kommt es das erste Mal zu einem akuten Asthmaanfall, sollten Sie Ihr Kind rasch zum Arzt bringen. Er lässt es zunächst ein bronchialerweiterndes Medikament inhalieren, damit es ihm schnell besser geht. An der Wirkung erkennt man in wenigen Minuten, ob wirklich ein Asthma besteht.

Sind die akuten Beschwerden gelindert, muss die Asthmadiagnose gesichert werden. Allerdings geschieht das nicht immer direkt im Anschluss. Meist macht man dafür einen extra Untersuchungstermin aus. Bei Kindern ab fünf, sechs Jahren zeigt dann eine Lungenfunktionsuntersuchung, ob die Atemwege noch immer verengt sind. Ist dies der Fall, muss das Kind abermals inhalieren, während der Arzt die Lungenfunktion kontrolliert. Wenn nicht, wird versucht, gezielt einen (leichten) Asthmaanfall auszulösen, etwa durch einen Dauerlauf oder durch die Inhalation einer Substanz, die bei empfindlichen Kindern die Atemwege etwas enger werden lässt. Ist das Kind noch zu jung für eine Lungenfunktionsuntersuchung, muss sich der Arzt auf die körperliche Untersuchung verlassen. Zum Glück haben Kleinkinder aber meist kein typisches und vor allem kein schweres Asthma.

Ist die Diagnose gesichert, beginnt die Ursachenforschung. Neben vielen Fragen ist dabei meist ein Allergietest sinnvoll, bei einigen Kindern auch weitere Untersuchungen, um andere seltene asthmaähnliche Erkrankungen auszuschließen. Der nächste Schritt gilt dann der weiterführenden Behandlung.

DIE DAUERBEHANDLUNG BEI ASTHMA

Das Ziel der Behandlung ist es, das Asthma zu kontrollieren, sodass es im täglichen Leben und bei den altersentsprechenden Aktivitäten nicht zu einem Anfall kommt. Dafür gibt es einen Stufenplan:

› **Bei sporadisch auftretenden (leichteren) Asthmaanfällen** reicht die Verordnung eines Notfallmedikamentes, beispielsweise Salbutamol.

› **Bei leichtem Dauerasthma** wird in den meisten Fällen Kortison zur Inhalation verordnet. In der richtigen Dosierung und unter Verwendung einer Inhalierhilfe sowie einer entsprechenden Schulung ist diese Behandlung extrem gut verträglich. Nebenwirkungen treten praktisch nicht auf, weil die inhalierte Kortisonmenge im Vergleich zum täglich produzierten körpereigenen Kortison extrem gering ist. Vor allem bei kleineren Kindern wird statt Kortison auch Montelukast verwendet, das aber nicht ganz so zuverlässig wirkt und auch keinen schützenden Langzeiteffekt hat.

› **Bei mittelschwerem Dauerasthma** ergänzt man das Inhalationskortison mit einem lang wirkenden bronchialerweiternden Medikament (etwa Salmeterol oder Formoterol) in einem Kombinationsspray.

› **Bei schwerem Dauerasthma** sind weitere Stufen nötig, um die Behandlung zu intensivieren. Die höchste Therapiestufe mit Kortisontabletten ist jedoch nur extrem selten nötig. In einem solchen Fall sollten Eltern unbedingt mit fachkundiger Unterstützung untersuchen, woran es liegt, dass so eine hohe Dosis nötig ist. Gar nicht einmal selten liegt es an einer unzureichenden Schulung, und die Medikamente der ersten Stufen wirken nur deshalb nicht, weil sie falsch angewendet werden.

Das Grundprinzip der vom Arzt verordneten Dauertherapie lautet: So viel Medikament wie nötig, so wenig Medikament wie möglich. Das heißt:

WANN WIRD ES KRITISCH?
› Atemnot, die schnell zunimmt.
› Der Brustkorb erscheint »aufgeblasen« (überbläht).
› Das Kind will nur noch aufrecht sitzen und stützt sich mit den Armen ab.
› Das Kind kann nicht oder nur noch einzelne Worte sprechen.
› Bewusstseinsstörungen – sofort den Notarzt rufen!

› Intensivieren, wenn nötig: Ist das Asthma nicht ausreichend stabil, wird die nächste Behandlungsstufe eingeleitet.
› Reduzieren, wenn möglich: Ist das Asthma über einen längeren Zeitraum sehr gut eingestellt, versucht man eine Stufe zurückzugehen. Dabei muss jedoch zuverlässig kontrolliert werden, ob die reduzierte Behandlung wirklich ausreicht.

Eine Asthmaerkrankung kann so weit stabilisiert werden, dass es zu keinen weiteren kritischen Notfällen kommt. Die Kinder sind normal belastbar und können uneingeschränkt am normalen Leben teilnehmen (natürlich unter Vermeidung von wichtigen Asthmaauslösern).

Die Dauerbehandlung ist zudem auch wichtig, um Spätschäden zu verhindern. Früher führten häufige, nicht behandelte Asthmaepisoden bei vielen Kindern zu Deformierungen des Brustkorbs. Die Lungenstruktur veränderte sich, die feinen Bronchien ließen sich irgendwann auch mit Medikamenten nicht mehr öffnen, Herz und Lunge nahmen schweren Schaden. Das kommt heute kaum mehr vor.

DAS KÖNNEN SIE SELBST TUN

Sobald das Asthma stabil eingestellt ist, kann und darf sich Ihr Kind wieder normal belasten. Sie sollten dies sogar fördern, damit der gesundheitliche Zustand sich (wieder) normalisiert und altersentsprechende Aktivitäten möglich sind.

Um weitere Anfälle zu verhindern, ist es nötig, möglichst viele der vermeidbaren Auslöser auszuschalten. Dies gilt insbesondere fürs Passivrauchen sowie Schimmel in der Wohnung. Lassen sich Tierkontakte oder andere bekannte Allergene nicht vermeiden, können Sie Ihrem Kind auch schon im Voraus Medikamente geben. Welche und wie viel, sollte natürlich mit dem Arzt besprochen sein.

Mit am wichtigsten ist, dass Sie sich selbst klarmachen, dass Asthma eine chronische Erkrankung ist und in den meisten Fällen eine Dauertherapie notwendig ist – sei es zeitlich begrenzt wie bei einer Pollenallergie oder auch ganzjährig. Eine konsequente Behandlung ist der beste Schutz vor weiteren Asthmaanfällen und Spätschäden. Nur wenn Sie selbst hinter der Behandlung stehen und diese zur täglichen Routine wird, kann auch Ihr Kind die Krankheit akzeptieren und sich entsprechend verhalten.

> **NOTFALLPLAN**
> Dieser sieht normalerweise vor:
> › Notfallspray (oder Inhalation), in der Regel mit Salbutamol.
> › Besteht nach zehn Minuten keine klare Besserungstendenz, kommt das Notfallspray/Inhalation erneut zum Einsatz.
> › Ist nach weiteren zehn Minuten immer noch keine klare Besserungstendenz zu sehen, geben Sie wie verordnet Kortison (bei kleinen Kindern Zäpfchen oder Saft, bei größeren als Tabletten).
> › Verschlechtert sich der Zustand trotz aller Maßnahmen weiter, suchen Sie bitte sofort ärztliche Hilfe (Kindernotarzt oder Klinik).

HILFE BEI EINEM ANFALL

Ist es der erste Anfall und haben Sie keine Notfallmedikamente zur Hand, müssen Sie vor allem Ruhe bewahren. Sind Sie aufgeregt, überträgt sich dies auf Ihre Tochter oder Ihren Sohn und das Atmen fällt noch schwerer. Nehmen Sie Ihr Kind auf den Schoß oder lassen Sie es sich aufrecht mit aufgestützten Armen sitzen. Machen Sie ihm vor, wie es gegen die fast geschlossenen Lippen ausatmen soll (Lippenbremse), und verständigen Sie umgehend den (Not-)Arzt. Hatte Ihr Kind bereits einen oder mehrere Asthmaanfälle, sollte unbedingt ein Notfallplan existieren (siehe Kasten). Zu diesem gehört, dass die entsprechenden Medikamente vorrätig sind und nach Plan eingesetzt werden. Lippenbremse und Sitzposition, wie man sie in der Asthmaschulung erlernt hat, erleichtern die Atmung bei Asthma ebenfalls.

FUNKTIONELLE ATEMSTÖRUNGEN

Sehr häufig kommt es vor, dass ein Kind oder ein Jugendlicher völlig gesund ist, aber dennoch einen lästigen, zum Teil anstrengenden Husten hat oder sogar Atemnot bis hin zu begleitenden Bewusstseinsstörungen entwickelt. Der Kinderarzt aber kann trotz der auffälligen Symptomatik bei der körperlichen Untersuchung erst einmal nichts finden. Im Zuge der weiteren Abklärung wird dann nicht selten irgendein »Minimalbefund« überinterpretiert, als Auslöser für die Beschwerden verantwortlich gemacht und mit den entsprechenden Maßnahmen behandelt.

Wenn der Husten nicht verschwindet und die Verzweiflung bei den jungen Patienten und ihren Eltern immer größer wird, liegt der Verdacht nahe, dass es sich um eine sogenannte funktionelle Atemstörung handelt. Weitere Hinweise darauf sind:

› Die Beschwerden treten in der Regel nicht vor dem sechsten Lebensjahr auf , meistens sogar erst vor und während der Pubertät.
› Anders als tagsüber hat das Kind nachts keine oder fast keine Probleme. Vorsicht: Es darf nicht verwechselt werden, ob Ihr Kind wegen Atemnot aufwacht oder ob eine Atemnot eintritt, nachdem es aus irgendeinem anderen Grund aufgewacht ist beziehungsweise nicht (wieder) einschlafen kann.
› Die Beschwerden treten das erste Mal in einer ausgeprägten Stresssituation auf beziehungsweise werden durch Stressfaktoren verstärkt.
› Sie treten vermehrt auf, wenn Ihrer Tochter oder Ihrem Sohn langweilig ist, und seltener, wenn das Kind gerade einer attraktiven Beschäftigung nachgeht beziehungsweise durch irgendetwas Interessantes abgelenkt ist.

Wird eine funktionelle Atemstörung nicht erkannt, geraten Kind und Eltern schnell in eine belastende Spirale aus immer neuen Untersuchungen, Befunden und möglichen Therapien.

HUSTENTICS

Typisch für einen sogenannten ticartigen Husten (habitueller Husten) ist, dass er ganz gleichmäßig und in immer derselben Form auftritt – egal ob als einzelner Hustenstoß oder in Serie.
Oft ging dem Tic ein »echter« Atemwegsinfekt voraus, wobei im Zuge der Genesung die Hustenschwelle immer weiter gesunken ist. Mittlerweile hustet das Kind ohne irgendeinen organischen Grund, sozusagen nur noch aus der Erinnerung heraus.
Der Tichusten ist oft sehr laut, bellend oder röhrend. Der Hals kann sich regelrecht verkrampfen und oft steht der Mund beim Husten weit offen.
Ein Hustentic tritt häufig zusammen mit anderen Tics auf, etwa einem Räusper- oder einem Schnorcheltic. Symptomatisch ist auch, dass das Kind oder der Jugendliche selbst sich gar nicht so sehr davon gestört fühlt, Eltern, Mitschüler, Lehrer und andere dagegen umso mehr.

STÄNDIGES RÄUSPERN

Räuspern kann sich ebenso wie Husten leicht verselbstständigen: Obwohl es überhaupt kein Sekret angesammelt hat, das entfernt werden müsste, räuspert sich das Kind dann dauerhaft und in kurzen Abständen immer wieder.
Oftmals ging dem Ganzen auch hier ein Infekt voraus und der »Mechanismus« hat sich gewissermaßen verselbstständigt.

SEUFZER-DYSPNOE

Es gibt Kinder und Jugendliche, die ohne irgendeinen erkennbaren Grund immer wieder tiefe Seufzer und ähnliche Geräusche ausstoßen.

Normalerweise, so vermutet man, dient tiefes Seufzen dazu, bei anhaltender flacher Atmung den Kollaps der Lungenbläschen zu verhindern. Auch als Ausdruck seelischer Belastung ist Seufzen normal und hat mitunter eine befreiende Wirkung.

Die sogenannte Seufzer-Dyspnoe dagegen ist dadurch gekennzeichnet, dass der Betroffene wiederholt so tief Luft holt, als leide er an Atemnot. Oft hat er dabei tatsächlich Angst zu ersticken. Dabei sind Atemfrequenz und Lungenfunktion völlig normal.

HYPERVENTILATION

Hyperventilation bezeichnet eine unnötig schnelle und tiefe Atmung. Das Gefährliche daran: Das Kind atmet zu viel Kohlendioxid ab und die Blutgase geraten gehörig durcheinander. Zunächst stellt sich dadurch ein Kloßgefühl im Hals ein, gefolgt von Atemnot, kalten Händen und Kribbeln sowie Kreislaufproblemen bis hin zur Bewusstseinsstörung. Oft erst dann atmet das Kind wieder ruhig.

Die Episoden treten vermehrt bei Stress auf (etwa in der Schule oder innerhalb der Familie) und dauern unterschiedlich lang an – meist deutlich länger als zehn Minuten –, ehe sich die Atmung allmählich wieder normalisiert.

Das Hyperventilationssyndrom tritt bei Mädchen ab einem Alter von ungefähr elf Jahren wesentlich häufiger auf als bei Jungen.

VCD

VCD, die Abkürzung für »vocal cord dysfunction«, bezeichnet einen Stimmbandkrampf, der beispielsweise durch Belastung oder bestimmte Gerüche ausgelöst werden kann. Beim Einatmen stellt sich plötzlich Atemnot ein, es pfeift oft stark und die betreffenden Jugendlichen haben nicht selten Angst zu ersticken. Dies kann jedoch nicht passieren.

Die Anfälle dauern einige Minuten und hören genauso schnell wieder auf, wie sie beginnen. VCD lässt sich durch das Betrachten des Kehlkopfs bei einem (provozierten) Anfall klinisch nachweisen.

DIE BEHANDLUNG

Wie geht man aber nun mit solchen Problemen um? Eine einmalige Untersuchung durch den Kinderarzt mag sinnvoll sein, wiederholte Untersuchungen bei verschiedenen Ärzten unterschiedlichster Fachrichtung, die jedes Mal damit enden, »dass da nichts ist«, verstärken die Probleme eher, führen zu Frustration und unpassenden Behandlungen. Zudem entwickelt das Kind oder der Jugendliche das Gefühl, nicht ernst genommen zu werden.

Selbst wenn es auf den ersten Blick vielleicht seltsam erscheinen mag: Der Weg zur Genesung führt über die »Nichtbeachtung« – auch wenn dies oft schwerfällt, weil zum Beispiel das persönliche Umfeld auf weitere Untersuchungen und die Behandlung drängt. Genauso können Eltern hin und wieder selbst genervt sein, weil das Kind sich einfach nicht »unter Kontrolle« zu haben scheint.

Je öfter man die Symptome jedoch anspricht, je mehr man sie thematisiert und zum Problem deklariert, desto hartnäckiger und intensiver werden sie in der Regel. Man erreicht damit also genau das Gegenteil. Weitaus erfolgversprechender ist es, wenn Sie Ihrem Kind sagen, dass sein Problem sicher unangenehm ist und dass Sie ihm glauben, dass es etwas »spürt«, das es meint, weghusten, werräuspern oder wegatmen zu müssen. Erklären Sie Ihrer Tochter oder Ihrem Sohn, dass ihr beziehungsweise sein Körper ihr/ihm einen Streich spielt. Wenn die jungen Patienten verstehen, dass das Symptom sich verselbstständigt hat, ohne dass der ursprüngliche Anlass überhaupt noch vorliegt, können sie viel besser damit umgehen. In vielen Fällen lassen die Symptome dann mit der Zeit ganz von allein nach.

Wenn Entspannung und Nichtbeachten allein nicht helfen, ist unter Umständen eine Atemtherapie sinnvoll. Viele Physiotherapeuten sind darin geschult, funktionelle Atemstörungen bei Kindern und Jugendlichen zu behandeln. Die Betroffenen lernen dadurch, mit dem Problem umzugehen und den Körper in seiner Wahrnehmung und Reaktion wieder auf den normalen Weg zu bringen.

HALSSCHMERZEN

SYMPTOME
› Brennen und Kratzen im Hals
› Schluckbeschwerden
› Eventuell Beschwerden beim Mundöffnen

Fast bei jedem Atemwegsinfekt gehört es dazu, dass es auch im Hals brennt, kratzt und beim Schlucken wehtut. Der Grund: Im hinteren Bereich der Mundhöhle finden sich in den Schleimhäuten der sogenannte lymphatische Rachenring, eine Art oberflächlicher Lymphknoten, und die Mandeln (Tonsillen). Sie sollen Krankheitserreger abwehren, die über Mund und Nase in den Körper einzudringen versuchen. Weil sie beinahe täglich mit körperfremden Substanzen, Viren, Bakterien und Pilzen in Kontakt kommen, sind sie zwangsläufig häufig an Infekten beteiligt.

DAS KÖNNEN SIE SELBST TUN

Solange die Halsschmerzen »nur« einen Infekt begleiten und der Hals weder innen noch außen geschwollen ist, brauchen Sie nicht zum Arzt. Es ist jedoch sehr wichtig, dass Ihr Kind jetzt viel trinkt. Sie können ihm Tee, Wasser oder verdünnten Saft anbieten. Letzterer sollte wenig Säure enthalten, wie zum Beispiel Traubensaft.
Was das Essen angeht, wird Ihr Kind von selbst darauf bestehen, dass Sie keine scharfen Gewürze verwenden und das Essen nicht stark krümelt oder auf andere Weise wehtut. Pürierte Speisen, Grießbrei und Ähnliches lassen sich gut schlucken. Einige Kinder mögen auch Joghurt, anderen ist er zu sauer.
Gurgeln mit Salzwasser (ein gestrichener Teelöffel Salz auf einen halben Liter Wasser, mehrmals am Tag) hält die Schleimhäute feucht und lindert Schmerzen. Kinder ab drei bis vier Jahren dürfen zudem mehrmals am Tag ein Kräuterbonbon lutschen, zum Beispiel Salbeibonbons.
Hat Ihr Kind starke Schmerzen und kann es kaum schlucken, dürfen Sie ihm zur Not auch ein Schmerzmittel geben (Vorsicht: Fiebermedikamente sind gleichzeitig Schmerzmittel; keine Doppeldosierung).

SO HILFT DER ARZT

Wenn Sie unsicher sind, ob die Gaumenmandeln geschwollen sind, wenn Ihr Kind schlechter Luft bekommt, stark fiebert (39 Grad und mehr) und/oder das Halsweh von einem Hautausschlag beziehungsweise anderen Problemen begleitet wird, sollte eine ärztliche Untersuchung erfolgen.

HALSWICKEL
Warme oder kalte Wickel tun gut. Sie sind für Kinder ab zwei Jahren geeignet.
› Für kalte Wickel falten Sie ein Küchenhandtuch zweimal der Länge nach, tauchen es dann in kaltes Wasser, wringen es gut aus und legen es Ihrem Kind um den Hals. Fixiert mit einem Schal bleibt es dort, bis es trocken ist. Der Wickel lindert Schluckbeschwerden und kann beliebig oft wiederholt werden.
› Für einen warmen Wickel streichen Sie einmal am Tag Quark auf ein der Länge nach gefaltetes Küchentuch, erwärmen dieses auf einer Wärmflasche, legen es dann mit dem Quark zur Haut um den Hals und wickeln wieder einen Schal darum. Nach drei Stunden entfernen Sie den Wickel und wischen den Rest mit warmem Wasser ab.

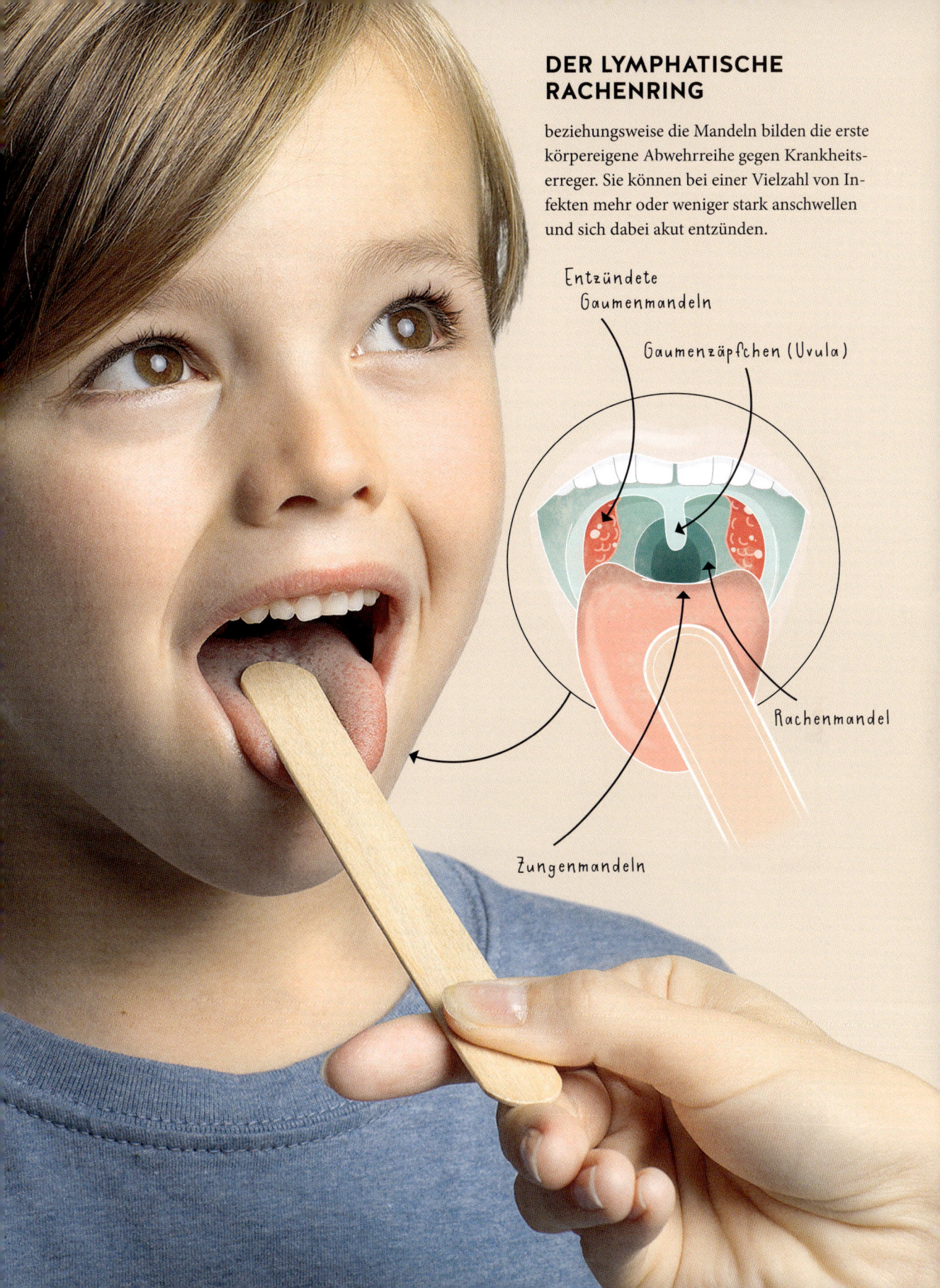

DER LYMPHATISCHE RACHENRING

beziehungsweise die Mandeln bilden die erste körpereigene Abwehrreihe gegen Krankheitserreger. Sie können bei einer Vielzahl von Infekten mehr oder weniger stark anschwellen und sich dabei akut entzünden.

Entzündete Gaumenmandeln

Gaumenzäpfchen (Uvula)

Rachenmandel

Zungenmandeln

MANDELENTZÜNDUNG

SYMPTOME
> Schluckbeschwerden
> Kloßige Sprache
> Eventuell Atembeschwerden

Bei einer Mandelentzündung (Tonsillitis) hat das Kind fast immer Halsschmerzen, oft eine »kloßige« Sprache, einen ungewöhnlichen, häufig unangenehmen Mundgeruch und meist hohes Fieber. Die Rachenmandel (siehe Seite 148) ist ebenfalls meist geschwollen und der Hals auch von außen dicker. Obwohl das Kind Durst hat, fällt ihm das Trinken schwer. Mit einem Strohhalm und in kleinen Schlucken geht es meist sehr viel besser.
Zusätzliche Krankheitszeichen, wie Hautausschlag, Bauchschmerzen, Atemprobleme, Schwellungen an anderen Körperteilen oder rote Augen, deuten auf spezielle Erreger und eventuell kritische Komplikationen hin.

Bei Babys ist eine Mandelentzündung noch relativ selten. Erst ab dem Kleinkindalter schwellen bei vielen Infekten die Gaumenmandeln mehr oder weniger stark an und entzünden sich – manchmal so sehr, dass man an ihrer Oberfläche weiße Pünktchen (»Stippchen«) oder sogar Beläge erkennen kann, die beinahe wie Membranen aussehen.

SCHARLACH UND ANDERE AUSLÖSER

Eine der Erkrankungen, die über die reine Mandelentzündung hinausgehen, ist Scharlach, dessen Erreger Streptokokken der Gruppe A sind. Es ist eine ernst zu nehmende Erkrankung. Sie bedarf einer rechtzeitigen Behandlung mit Penicillin, um mögliche Folgekrankheiten relativ sicher zu verhindern.
In besonderen Fällen, meist bei der ersten »richtigen« Infektion, können die Erreger durch Bildung eines Toxins (Bakteriengift) einen Ausschlag auslösen und weitere Organe erkranken lassen. Besonders kritisch ist hier die Beteiligung der Nieren und

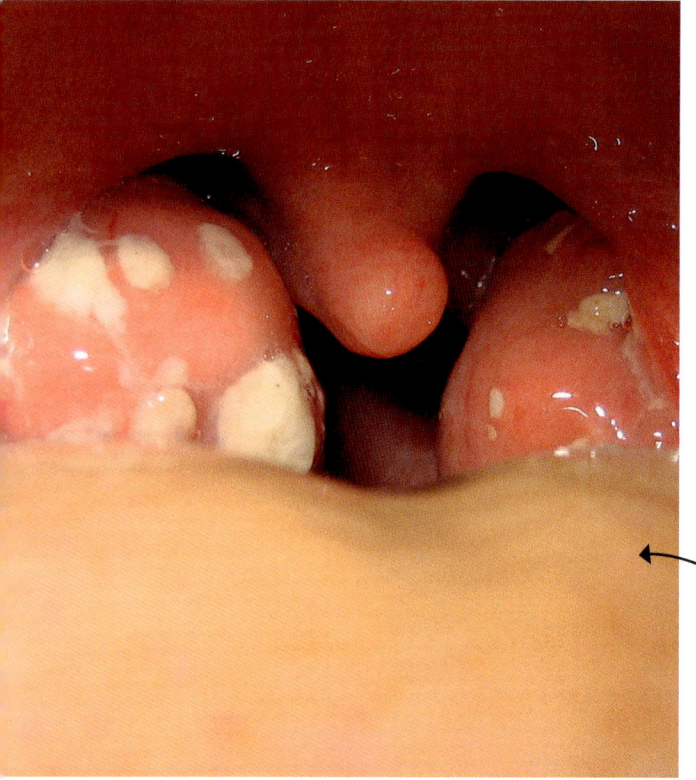

Weiße Stippchen sind Hinweis auf eine bakterielle Infektion. Diese wird oft von unangenehmem Mundgeruch begleitet.

des Herzens, mit Herzmuskelentzündung und/oder Zerstörung der Herzklappen. Eine Folgeerkrankung des Gehirns ist zum Glück selten.

Bekommt ein Kind die Streptokokken immer wieder oder finden sich die Erreger dauerhaft im Rachen, ist das dagegen kaum ein Grund zur Sorge. Bei wiederholten Infekten mit Streptokokken besteht keine wesentliche Gefahr für Komplikationen.

Nach einer überstandenen und ausreichend behandelten Scharlacherkrankung darf Ihr Kind wieder ganz normal in den Kindergarten oder die Schule gehen, auch wenn es weiterhin Streptokokken mit sich herumträgt.

Außer Streptokokken gibt es noch weitere Erreger, die eine Mandelentzündung auslösen können, wie Coxsackie- und Epstein-Barr-Viren (Pfeiffersches Drüsenfieber) sowie andere Bakterien.

DAS KÖNNEN SIE SELBST TUN

In erster Linie braucht Ihr Kind Ruhe und Schonung. Ansonsten gelten dieselben Maßnahmen und Empfehlungen wie bei einfachen Halsschmerzen (siehe Seite 144 f.). Muss Ihr Kind Penicillin nehmen, sollten Sie die Zeiten einigermaßen genau einhalten, damit das Mittel gut wirken kann. Wichtig ist auch, dass man das Medikament lange genug gibt und nicht vorzeitig wieder absetzt, wenn die Symptome nachlassen. Falls weitere Krankheitszeichen auftreten, etwa Bauchschmerzen oder roter Urin, oder das Fieber auch nach mehr als drei Tagen immer wieder über 39 Grad steigt, gehen Sie mit Ihrem Kind zu einer kurzfristigen Kontrolluntersuchung zum Arzt.

Bei Scharlach darf Ihre Tochter oder Ihr Sohn zwar bereits eine Woche nach Beginn der Penicillinbehandlung wieder den Kindergarten beziehungsweise die Schule besuchen. Mit Sport, vor allem Leistungssport, sollte sie/er jedoch noch eine weitere Woche aussetzen. Sprechen Sie bei Bedarf noch einmal mit dem Arzt. Bei Pfeifferschem Drüsenfieber gilt sogar ein vierwöchiges Sport-, Radfahr- und Skatingverbot. Genauso sollte Ihr Kind Aktivitäten vermeiden, die zu Verletzungen führen können.

SO HILFT DER ARZT

Weil die Mandeln auch bei anderen Erkrankungen geschwollen sein und entzündet aussehen können, untersucht der Arzt Ihr Kind zunächst gründlich (Lymphknoten am Hals, Lunge, Herz, Bauch, Haut). Bei einer akuten Mandelentzündung wird dann ein Abstrich für den Streptokokken-Schnelltest gemacht. Denn leider kann selbst ein erfahrener Arzt nicht mit bloßem Auge feststellen, ob die Entzündung durch Bakterien oder Viren ausgelöst wurde.

Bei Scharlach oder anderen fieberhaften Streptokokkeninfektionen verordnet er ein Antibiotikum, in der Regel einfaches Penicillin. Bei einer Virusinfektion schlägt der Arzt dagegen Fieber- beziehungsweise Schmerzmedikamente vor und gibt Ihnen entsprechende Verhaltensregeln an die Hand.

Je nach Erkrankung und Krankheitsverlauf sind verschiedene Kontrollen vorgesehen, zum Beispiel Urin und Blutbild, um bei Bedarf schnell reagieren und entsprechende Maßnahmen ergreifen zu können.

ENTFERNUNG DER GAUMENMANDELN

Bei häufig auftretenden und/oder problematischen Mandelentzündungen steht nicht selten die Frage im Raum, ob eine Operation sinnvoll wäre. Tatsächlich gibt es Argumente, die für einen solchen Eingriff sprechen (siehe Seite 156).

Im Gegensatz zu früher werden die Gaumenmandeln dabei nicht immer komplett entfernt. Zwar kann eine teilweise noch vorhandene Gaumenmandel sich bei einem neuerlichen Infekt wieder entzünden. Aber auch komplett entfernte Mandeln schützen nicht hundertprozentig vor Beschwerden in dieser Region. Denn neben den Gaumenmandeln bleibt immer noch etwas Lymphgewebe übrig, weil die Mandeln von bindegewebigen Seitensträngen eingefasst sind, die sich ebenfalls entzünden können. So eine Seitenstrangangina ist allerdings deutlich seltener. Sie wird genauso behandelt wie eine »richtige« Mandelentzündung.

VERGRÖSSERTE RACHENMANDEL

SYMPTOME
› Mundatmung
› Schnarchen im Schlaf
› Hörstörungen
› Häufiger Mittelohrentzündung

Hinter der Nase sitzt an einer vergleichsweise engen Stelle im oberen Rachenbereich eine »dritte« Mandel, die normalerweise selbst bei sehr weit geöffnetem Mund von außen nicht zu sehen ist. Diese Rachenmandel *(Adenoide)* ist wie die Gaumenmandeln an der Abwehr beteiligt. Daher entzünden sich alle drei Mandeln oft parallel.

Die Rachenmandel wird im allgemeinen Sprachgebrauch auch als »Polypen« bezeichnet. Genau genommen sind Polypen jedoch entzündungsbedingte Wucherungen der Schleimhaut. Die Rachenmandel dagegen ist Lymphgewebe. »Echte« Polypen können zum Beispiel in den Nasennebenhöhlen entstehen und für eine chronische Infektion sorgen.

Anders als die Gaumenmandeln kann man die Rachenmandel selbst zwar nicht sehen. Es gibt aber durchaus Hinweise darauf, dass sie vergrößert ist: Da die Nasenatmung behindert ist und das Kind durch den Mund atmet, steht dieser größtenteils offen. Das Kind spricht auch näselnd und schnarcht nachts oft extrem laut (gilt bereits für sehr junge Kinder). Weil durch die geschwollene Mandel die ohnehin schon enge eustachische Röhre eine Belüftung des Mittelohrs kaum noch zulässt, hört es häufig schwer und/oder hat eine Mittelohrentzündung.

Alle diese Symptome bestehen in der Regel nicht nur vorübergehend. Sie entwickeln sich vielmehr aus einer Reihe von Infekten, bei denen die Rachenmandel jedes Mal anschwillt und dann vergrößert bleibt. So ist das Kind nie richtig gesund. Und bei einem erneuten Infekt verstärken sich die Probleme abermals.

Diese langsam, aber stetig wachsende Verschlechterung kann erhebliche Auswirkungen auf die Sprachentwicklung haben (siehe Seite 100 f.). Bei längerfristiger, vor allem nachts erschwerter Atmung können sogar Folgeschäden an Herz und Lunge entstehen.

DAS KÖNNEN SIE SELBST TUN

Sorgen Sie für eine ausreichend hohe Luftfeuchtigkeit und heizen Sie im Winter nicht zu sehr – vor allem im Schlafzimmer (optimal: 16 bis 18 Grad). Auch Salzwasser-Nasensprays befeuchten die Schleimhäute. Wenn Ihre Tochter oder Ihr Sohn mitmacht, können Sie zudem die Nase ein- bis dreimal täglich mit 0,9-prozentiger Kochsalzlösung spülen (siehe Seite 154). Dadurch löst sich zäher Schleim. Ein Tipp, um dem Arzt zu zeigen, wie Ihr Kind schläft beziehungsweise schnarcht: Nehmen Sie ein kurzes Video mit dem Handy auf.

SO HILFT DER ARZT

Zunächst muss der zugrunde liegende Infekt behandelt werden. Wenn der Kinderarzt zu dem Ergebnis kommt, dass die Rachenmandel dauerhaft vergrößert ist, führt er zudem einen Hörtest durch und überweist Sie eventuell an eine HNO-Praxis. Der HNO-Arzt kann mit seinem Instrumentarium die Rachenmandel direkt betrachten und feststellen, ob sie entfernt werden sollte (siehe auch Seite 156).

Sind alle Schleimhäute der Nase stark und über längere Zeit geschwollen, muss außerdem eine Allergie ausgeschlossen und nach anderen seltenen Ursachen gesucht werden. In manchen Fällen sind kortisonhaltige Nasensprays sinnvoll, um die Entzündung zu reduzieren. Kommt es innerhalb von ungefähr vier Wochen zu keiner Besserung, erfolgt die weitere Behandlung durch den HNO-Arzt. Meistens entscheidet er sich für eine Operation.

MITTELOHRENTZÜNDUNG

SYMPTOME
- Ohrenschmerzen
- Fieber
- Eventuell klarer oder eitriger Ausfluss
- Vermindertes Hörvermögen

BEI BABYS:
- Vermehrte Unruhe
- Weinen, Schreien
- Nahrungsverweigerung
- Fieber

Solange Viren für die Infekte im Mittelohr verantwortlich sind, ist das Ganze recht harmlos. Anders sieht es aus, wenn Bakterien die Entzündung (mit)verursachen. Es wird dann umso kritischer, je jünger das Kind ist. Da in den ersten Lebensmonaten kaum mehr als ein Millimeter Platz zwischen Mittelohr und Hirnhäuten ist, kann sich die Infektion nämlich sehr leicht auf diese ausbreiten. Babys sind also besonders gefährdet.

Das Mittelohr ist ein luftgefüllter kleiner Raum im Gehörgang, in dem die Gehörknöchelchen den Schall vom Trommelfell aufnehmen und ihn dann zum mit Flüssigkeit gefüllten Innenohr weiterleiten (siehe Abbildung Seite 151).

Durch die Verbindungsröhre zwischen Nase und Mittelohr, die sogenannte Ohrtrompete oder eustachische Röhre, können zudem Atemwegsinfektionen ins Mittelohr aufsteigen – gerade wenn sie beispielsweise aufgrund einer vergrößerten Rachenmandel verengt ist. Was folgt, ist eine Entzündung im Mittelohr. Erreger können aber auch von außen über eine Verletzung oder einen Defekt im Trommelfell sowie über die Blutbahn ins Mittelohr gelangen.

Im Anfangsstadium einer Entzündung ist meist die Belüftung im Mittelohr schlecht, was zu heftigen akuten Ohrenschmerzen führt. Ihr Kind schreit dann vielleicht anhaltend und fasst sich ans Ohr, was den Schmerz ungewollt noch verstärken kann. In manchen Fällen »platzt« das Trommelfell, das das Mittelohr nach außen hin verschließt, infolge des zunehmenden Drucks und der Eiter entleert sich nach außen. In diesem Fall lässt der Schmerz sofort nach. Sehr selten kann es passieren, dass die Infektion auf den umgebenden Knochen übergreift. Dann sieht man eine Schwellung hinter dem Ohr *(Mastoiditis)*.

DAS KÖNNEN SIE SELBST TUN

Wenn Kinder im Alter von drei Jahren und mehr über einseitige Ohrenschmerzen klagen, sonst jedoch keine Probleme bestehen, muss man noch nicht gleich zum Arzt gehen, sondern kann es erst einmal mit einem Schmerzmittel versuchen. Versuchen Sie außerdem, die Belüftung des Mittelohres zu verbessern, indem Sie Ihr Kind animieren, zu schlucken und zu gähnen. Bei größeren Kindern hilft auch Kaugummikauen.

Schmerzmittel und Wärme (warmer Waschlappen, Zwiebelsäckchen) lösen das Problem in den meisten Fällen ebenfalls relativ schnell. Nur wenn die

WANN WIRD ES KRITISCH?

Eine ärztliche Untersuchung ist nötig ...
- bei Babys, vor allem in den ersten sechs Lebensmonaten (Notfall),
- wenn Schwellungen hinter dem Ohr auftreten (gleich),
- wenn das Fieber über mehr als 24 Stunden sehr hoch ist (am nächsten Morgen),
- wenn bei Kleinkindern beide Ohren wehtun (ein Termin am nächsten Tag genügt in diesem Fall meist auch noch).

ZWIEBELSÄCKCHEN

Ab etwa zwei Jahren können Sie Ihrem Kind ein Zwiebelsäckchen anbieten. Zwiebeln enthalten ätherische Öle, die Entzündungen hemmen und Schmerzen lindern. Für ein Säckchen schälen Sie eine halbe Zwiebel und schneiden sie in kleine Würfel. Diese schlagen Sie dann in ein Stofftaschentuch ein, das Sie auf das Ohr des Kindes legen und mit einem Stirnband fixieren. Mag Ihr Kind Wärme, können Sie die Zwiebelwürfelchen vorher in der Pfanne erwärmen oder ein Kirschkernsäckchen mit unters Stirnband schieben.

Schmerzen schon nach wenigen Stunden wiederkehren, ist eine Untersuchung anzuraten. Gelegentlich können bei einer örtlichen Infektion Ohrentropfen sinnvoll sein. Antibiotika sind nur selten nötig.

SO HILFT DER ARZT

Der Arzt schaut mit dem Ohrenspiegel beide Trommelfelle genau an. Bei Babys und bei Kleinkindern mit beidseitiger Ohrenentzündung sowie bei einem Hinweis auf eine bakterielle Infektion verordnet er ein Antibiotikum.

In allen anderen Fällen reichen erfahrungsgemäß Schmerzmittel und eventuell abschwellende Nasentropfen, um die Belüftung des Mittelohrs zu verbessern. Ohrentropfen sind in den meisten Fällen nicht sinnvoll – es sei denn, der äußere Gehörgang ist ebenfalls entzündet und es lassen sich spezielle Bakterien nachweisen.

ENTZÜNDUNG DES ÄUSSEREN GEHÖRGANGS

Der äußere Gehörgang zwischen Ohrmuschel und Trommelfell *(Otitis externa)* entzündet sich meist unabhängig von anderen Infekten. Ursache für eine Reizung oder Entzündung ist fast immer eine Manipulation des Gehörgangs, zum Beispiel durch Ohrenstäbchen, die bisweilen sogar mit Verletzungen einhergeht. Die starken Schmerzen machen sich am Eingang des Gehörgangs bemerkbar, meist eher unten am Ansatz der Ohrmuschel, und können sich über die ganze Kopfhälfte ausdehnen. Kinder unter zwei Jahren können sich nicht exakt äußern, schreien deshalb einfach nur und halten sich das Ohr.

REINIGUNG DER OHREN UND DES GEHÖRGANGS

Normalerweise entleert sich das Ohrenschmalz von selbst aus dem Gehörgang, Wattestäbchen und Co. sind also gar nicht nötig. Im Gegenteil: Man drückt damit das Ohrenschmalz eher noch weiter in den Gehörgang hinein. Und da der Gehörgang bei jungen Kindern gerader verläuft als bei Erwachsenen, kann sogar das Trommelfell beschädigt werden.

Haben Sie oder Ihr Kind das Gefühl, das Ohr ist stark verschmutzt und der Pfropf sitzt so fest, dass eine Hörstörung entsteht, sollten Sie zum Kinder- oder HNO-Arzt gehen. Er kann den Pfropf bei Bedarf entfernen.

Auch wenn sich Ihr Kind einen Fremdkörper (zum Beispiel eine Perle, eine Erbse oder ein kleines Spielzeugteil) in den Gehörgang gestopft hat, können Sie das Problem meist nicht selbst lösen. Mit ungeeigneten Greifversuchen drückt man den Fremdkörper eher weiter in den Gehörgang und richtet damit Schaden an. Auch hier führt kein Weg am Kinder- oder HNO-Arzt vorbei.

Wasser, das beim Baden in den Gehörgang gelangt, ist dagegen nicht gefährlich. Es kann für das Kind aber unangenehm sein, weil es auf dem betreffenden Ohr schlechter hört oder das Wasser Geräusche hervorruft oder verändert. In so einem Fall können Sie vorsichtig versuchen, die Flüssigkeit mit einem Wattebausch oder dem Zipfel eines Stofftaschentuches aufzusaugen. Oder Sie warten einfach ein wenig ab und Ihre Tochter oder Ihr Sohn hüpft mit seitlich geneigtem Kopf ein wenig herum.

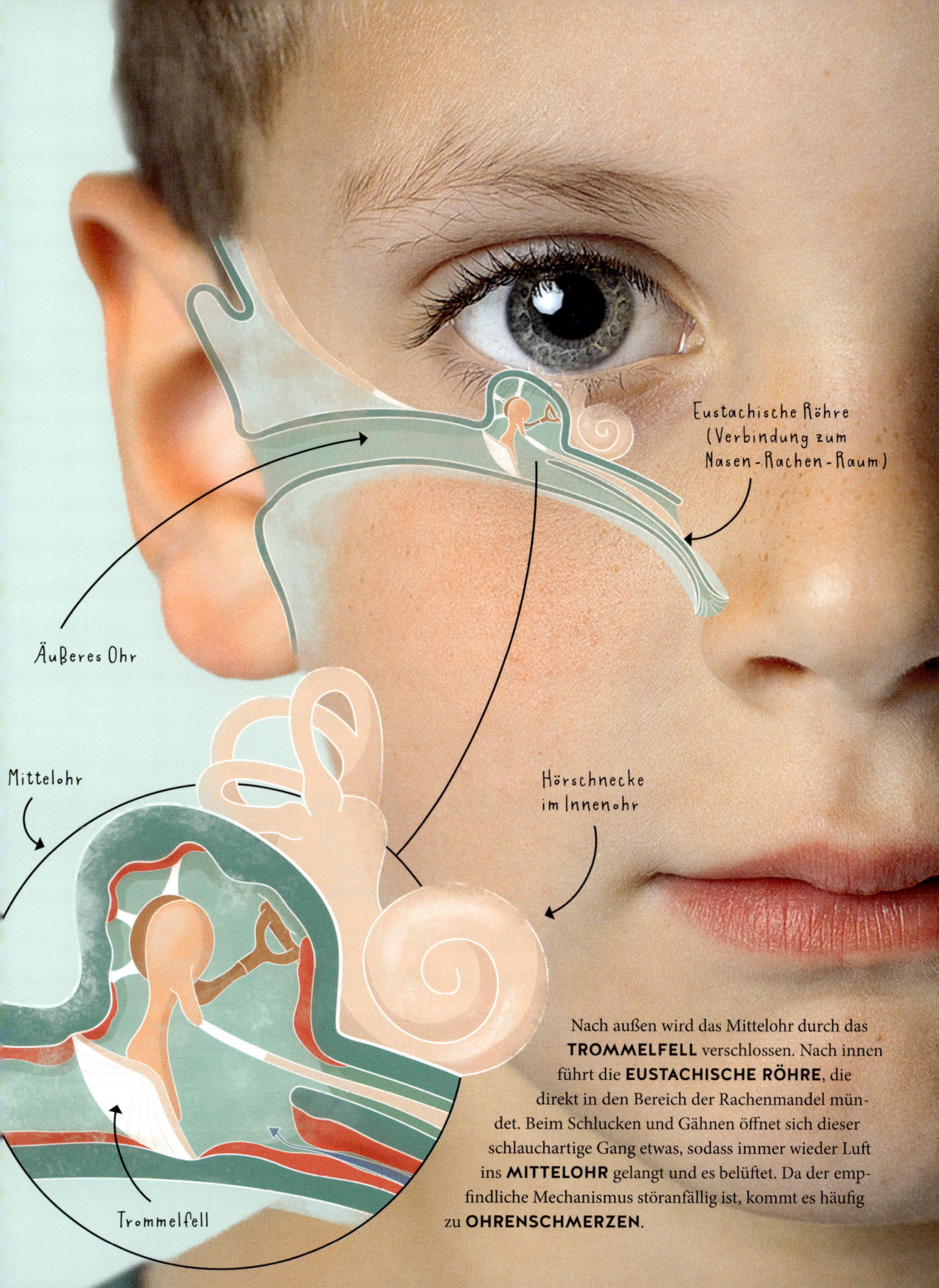

Eustachische Röhre (Verbindung zum Nasen-Rachen-Raum)

Äußeres Ohr

Mittelohr

Hörschnecke im Innenohr

Trommelfell

Nach außen wird das Mittelohr durch das **TROMMELFELL** verschlossen. Nach innen führt die **EUSTACHISCHE RÖHRE**, die direkt in den Bereich der Rachenmandel mündet. Beim Schlucken und Gähnen öffnet sich dieser schlauchartige Gang etwas, sodass immer wieder Luft ins **MITTELOHR** gelangt und es belüftet. Da der empfindliche Mechanismus störanfällig ist, kommt es häufig zu **OHRENSCHMERZEN**.

HÖRSTÖRUNGEN

Etwa jedes tausendste Baby hat eine angeborene Hörstörung. Meistens handelt es sich um einen genetischen Defekt, der auf unterschiedliche Weise vererbt wird. Die Eltern können dabei selbst gehörlos sein, aber auch ganz normal hören. Es gibt darüber hinaus genetische Erkrankungen, bei denen die Hörstörung Teil eines übergeordneten Syndroms ist. Diese Erkrankungen sind jedoch extrem selten. Auch durch Infektionen während der Schwangerschaft (etwa Röteln oder Lues) können Hörschäden angeboren sein. Aufgrund der gründlichen Vorsorgeuntersuchungen ist dieses Risiko aber sehr gering. Noch viel öfter sind Hörstörungen jedoch erst im Laufe der Zeit erworben. Zum Glück treten die meisten Probleme dann nur vorübergehend auf, sie können aber auch dauerhaft bestehen bleiben.

Vorübergehende Hörstörungen können verursacht werden durch …
› Flüssigkeit im Mittelohr, etwa durch eine vergrößerte Rachenmandel,
› Lärmschaden (Knalltrauma, zu laute Musik etc.),
› Fremdkörper oder einen Ohrenschmalzpropf im Gehörgang.

Zu den möglichen Ursachen für eine dauerhafte Hörstörung zählen:
› Sauerstoffmangel bei der Geburt,
› Hirnhautentzündung, Gehirnentzündung,
› Medikamente, wie zum Beispiel einige Zytostatika oder Aminoglykoside (Reserveantibiotikum). Dank Blutspiegelkontrollen gibt es das Problem jedoch ebenfalls kaum noch.

SCREENING

Um Hörstörungen so früh wie möglich zu erkennen, wird bei Neugeborenen seit 2009 ein generelles Hörscreening durchgeführt. Dazu kommen unterschiedliche automatisierte Verfahren zum Einsatz, bei denen das Baby nicht »mitarbeiten« muss: Bei der Hirnstammaudiometrie (AABR) wird gemessen, ob ein Ton vom Ohr aufgenommen und an das Gehirn weitergeleitet wird. Bei der Messung der otoakustischen Emissionen (OAE) macht man sich zunutze, dass das Ohr seinerseits einen (anderen) Ton aussendet, wenn es einen Ton hört. Beide Verfahren sind für das Neugeborene ungefährlich, nicht belastend und tun auch nicht weh.

Aber auch wenn das Screening unverdächtig war: Um bei Bedarf möglichst schnell Maßnahmen ergreifen zu können, sollte der Kinderarzt die Hörfähigkeit nochmals überprüfen, falls Sie das Gefühl haben, dass Ihr Baby nicht auf Geräusche oder Ansprache reagiert. Bei Kleinkindern ist eine gestörte oder stark verzögerte Sprachentwicklung ein entscheidender Hinweis darauf. Größere Kinder können es meist selbst sagen.

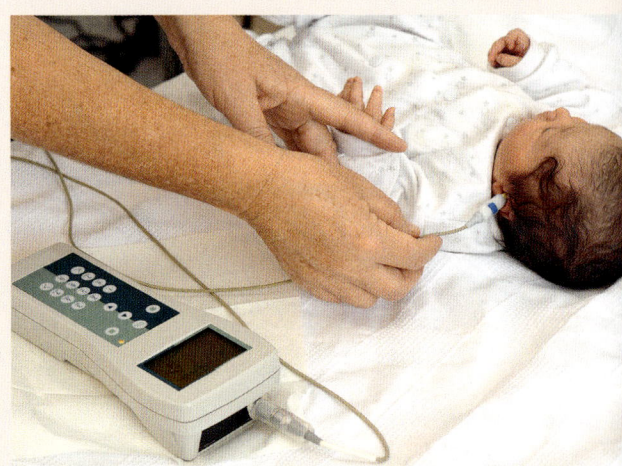

URSACHENFORSCHUNG

Hat der Arzt tatsächlich eine Hörstörung attestiert, muss zunächst die Ursache gefunden werden. Man unterscheidet nämlich zwischen einer Störung der Schallleitung, deren Ursache im Mittelohr zu suchen ist, und einer Störung der Schallempfindung, die die Gehörschnecke, also das eigentliche Sinnesorgan, betrifft. Darüber hinaus kann auch die zentrale Verarbeitung der Signale im Gehirn gestört sein.

Relativ einfach fallen Diagnose und Behandlung bei vorübergehenden erworbenen Hörstörungen. Hier lässt sich die Ursache oft schnell erkennen und meist erfolgreich beheben (etwa durch eine Operation der Rachenmandel). Bei angeborenen oder dauerhaften Hörstörungen erfolgt die Ursachenabklärung meist in Zusammenarbeit mit einem Spezialisten (Pädaudiologen) beziehungsweise dem HNO-Arzt.

HÖRGERÄTE FÜR BABYS UND KLEINKINDER

Je nach Ursache entscheiden die Ärzte, ob eine Hörhilfe sinnvoll ist und welche. Sie wird durch den Pädaudiologen angepasst und kontrolliert. Parallel erfolgt fast immer eine logopädische Behandlung, um die Sprachentwicklung zu fördern.

Liegt eine relevante Hörstörung vor, werden schon Babys ab etwa drei Monaten mit Hörgeräten versorgt. Die Technik ist heute so weit fortgeschritten, dass es kein Problem mehr ist, die Hilfsmittel für jede Altersstufe anzupassen. Entscheidend ist, dass die Geräte entsprechend der jeweiligen Empfehlung lang genug getragen werden. Weil Kinder den Vorteil des besseren Hörens sehr stark wahrnehmen, nutzen sie die Geräte meist recht gern.

Bei sehr schweren Hörstörungen kann man bei Erhalt des Innenohrs die Nervenzellen auch direkt stimulieren. Dazu wird ein winziges Kabel mit vielen Elektroden direkt in die Gehörschnecke implantiert und mit einem außen liegenden Gerät verbunden. Dieses nimmt den Schall aus der Umgebung auf und bereitet ihn entsprechend auf, sodass die Signale entsprechend der Frequenz auf die richtigen Nervenzellen weitergeleitet werden. Mit solchen Cochlea-Implantaten kann man oft auch Menschen mit schwerer Hörstörung helfen. Die Auflösung der einzelnen Frequenzen ist zwar nie so fein wie beim »normalen«

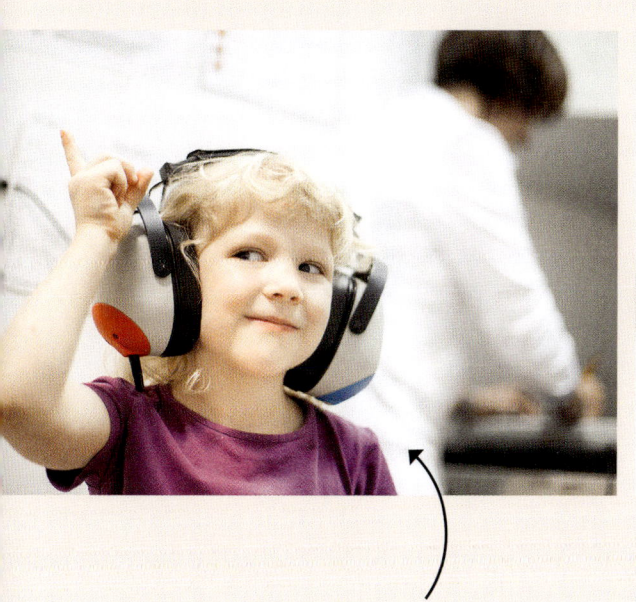

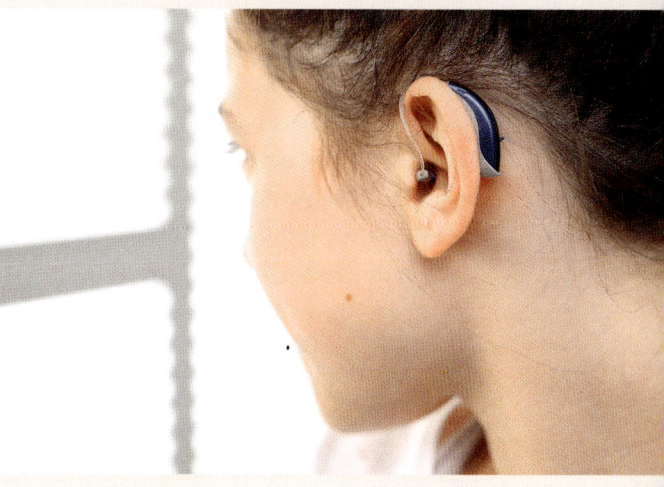

Ob ein Kind wenig oder gar nichts hört, ist für seine Entwicklung und das soziale Leben von entscheidender Bedeutung. Ein Hörtest verschafft Klarheit.

Hören, genügt aber für alltägliche Situationen und für eine weitestgehend normale Sprachentwicklung. Die Implantation und Kontrolle eines Cochlea-Implantats erfolgt in spezialisierten Zentren, die die Rahmenbedingungen kennen und beachten (beispielsweise die vorherige Pneumokokkenimpfung).

NASENNEBENHÖHLEN-ENTZÜNDUNG

SYMPTOME
> Näselnde Sprache
> Schmerzen im Bereich der Nebenhöhlen
> Stirnkopfschmerzen, vor allem beim Bücken
> Nächtlicher Husten
> Eingeschränkter Geruchssinn
> Eventuell Schnupfen und Fieber

DAS KÖNNEN SIE SELBST TUN

Natürlich können und sollten Sie die Schmerzen bekämpfen, vor allem zu Beginn der Erkrankung. Neben Schmerzmitteln und Nasenspülungen tut Ihrem kranken Kind jetzt viel Ruhe gut. Inhalieren ist zwar weniger hilfreich, wird von Kindern jedoch manchmal als angenehm empfunden. Kälte und Anstrengung schaden eher und sollten daher möglichst ver-

Im Laufe der Kindheit bilden sich in den um die Nase liegenden Schädelknochen Hohlräume. Diese Nasennebenhöhlen dienen dazu, das Gewicht der Knochen zu verringern, und tragen dazu bei, die Atemluft zu erwärmen und anzufeuchten.

Staut sich Sekret in einer oder mehreren Nebenhöhlen, kann dies zu Entzündungen führen *(Sinusitis)*. In der Regel treten diese bei oder unmittelbar nach einem Infekt auf. Das wichtigste Symptom sind Schmerzen im betroffenen Bereich. Gelegentlich läuft dem Kind auch plötzlich flüssiges Sekret aus der Nase, meist aber ist das Nasensekret eitrig. Dazu können Fieber und Unwohlsein kommen. Wegen des Sekrets muss das Kind nachts häufig husten.

Stellen die entzündeten Nebenhöhlen ein Dauerproblem dar, ist Ihr Kind zwischen den Infekten kaum richtig gesund beziehungsweise sind die Nebenhöhlen bei jedem Infekt beteiligt, sollten Sie nach tiefer liegenden Ursachen suchen. Neben einer Allergieabklärung steht auch eine genaue HNO-ärztliche Untersuchung an. Im Vordergrund steht dabei die Frage nach Besonderheiten bei der Anlage der Nebenhöhlen. Auch manche seltenen (angeborenen) Erkrankungen machen sich auf diese Weise bemerkbar. Haken Sie daher beim Kinderarzt nach, wenn Sie das Gefühl haben, dass etwas nicht stimmt.

NASENSPÜLUNG
Für eine Nasendusche verwenden Sie lauwarmes Leitungswasser oder noch besser 0,9-prozentige Kochsalzlösung (aus der Apotheke; bei Kindern kann der Arzt ein Rezept dafür verschreiben). Füllen Sie die Flüssigkeit in den Duschbehälter, bringen Sie den Nasenaufsatz an und führen Sie ihn vorsichtig in ein Nasenloch des Kindes ein. Nun muss Ihr Kind seinen Kopf schräg über das Waschbecken oder eine Schüssel halten, während Sie die Flüssigkeit laufen lassen. Sie fließt von einem Nasenloch ins andere und dort wieder hinaus. Damit die Salzlösung dabei nicht in den Rachen rinnt (was die Mitmachbereitschaft des Kindes sofort gegen null tendieren lässt), ist es wichtig, dass Ihre Tochter oder Ihr Sohn nur durch den weit geöffneten Mund gleichmäßig ein- und ausatmet.

Nach der Dusche spülen Sie den Behälter und den Aufsatz immer gründlich aus und lassen beides trocknen.

mieden werden. Die früher häufig vorgenommene Rotlichtbestrahlung ist heute nicht mehr üblich und auch nicht sonderlich wirksam.

Wichtig: Es gibt viele pflanzliche Medikamente, die im Einzelfall sicher auch sinnvoll sind. Einige beliebte Präparate enthalten jedoch Alkohol, weshalb bei kleineren Kindern Vorsicht geboten ist. Werfen Sie immer einen Blick auf die Liste der Inhaltsstoffe.

SO HILFT DER ARZT

Durch eine körperliche Untersuchung erhält der Kinderarzt recht zuverlässige Hinweise, ob Kiefer- oder Stirnhöhle ein Problem haben. Normalerweise ist daher keine weitere Untersuchung nötig. In Zweifelsfällen hilft ein Ultraschall, die verdickte Schleimhaut und das Sekret zu erkennen. Nur wenn Hinweise auf mögliche Komplikationen bestehen (etwa anhaltend hohes Fieber oder Augensymptome), wird zusätzlich noch eine MRT- oder Röntgenuntersuchung veranlasst. Eine Operation ist selten empfehlenswert (siehe auch Seite 157). Meist ist es sinnvoller, über einige Wochen oder Monate mit Nasensprays zu arbeiten. Anfangs verabreicht man für wenige Tage abschwellende Nasentropfen, im Anschluss dann über einige Monate ein kortisonhaltiges Nasenspray. So lässt sich die chronische Entzündungsreaktion oft gut reduzieren. In manchen Fällen, etwa wenn Ihr Kind Fieber hat, verordnet der Arzt ein Antibiotikum, da es sich fast immer um eine bakterielle Infektion handelt.

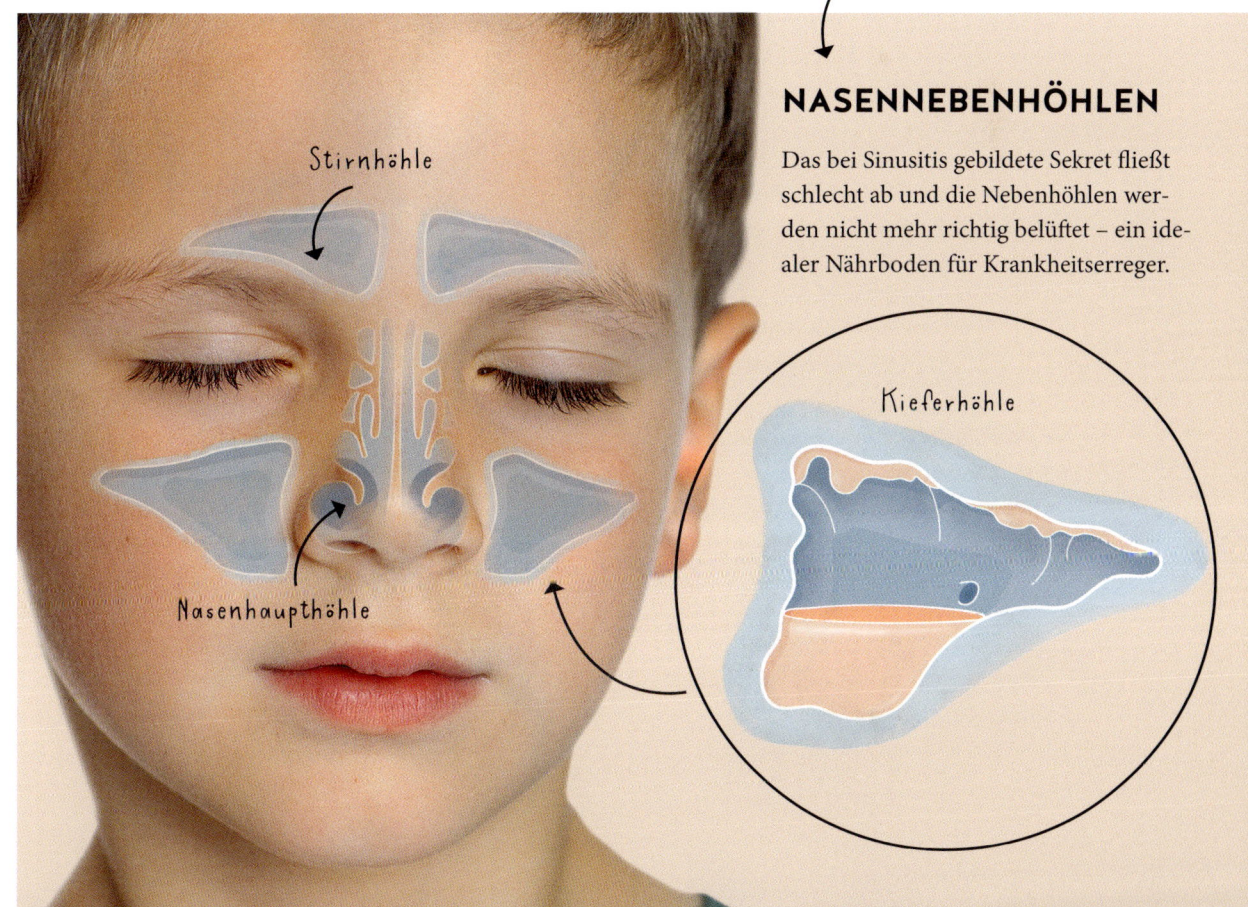

Die Nebenhöhlen sind normalerweise mit Luft gefüllt und mit Schleimhaut ausgekleidet. Bei einer Entzündung sind sie mit Sekret gefüllt.

NASENNEBENHÖHLEN

Das bei Sinusitis gebildete Sekret fließt schlecht ab und die Nebenhöhlen werden nicht mehr richtig belüftet – ein idealer Nährboden für Krankheitserreger.

OPERATIONEN IM HNO-BEREICH

Eingriffe an den Mandeln beziehungsweise Ohren gehören zu den häufigsten Operationen im Kindesalter. Häufig werden dabei mehrere Operationen kombiniert, wie zum Beispiel die Entfernung der Rachenmandel und das Einlegen von Paukenröhrchen. Seit der Einführung klarer formulierter Standards im Jahr 2000 ist die Häufigkeit operativer Eingriffe deutlich gesunken – bei der klassischen Mandeloperation auf weniger als die Hälfte. Man kann sich also heute ein wenig besser darauf verlassen, dass ein Eingriff tatsächlich sinnvoll ist. Trotzdem ist die »Grauzone« bei HNO-Operationen noch immer relativ groß.

RACHENMANDEL ENTFERNEN

Die Rachenmandel wird in der Regel immer dann mehr oder weniger vollständig entfernt (*Adenotomie*), wenn es zu einer chronischen Infektion beziehungsweise chronischen Vergrößerung gekommen ist (»Polypen«-OP). Dann geht das Problem nämlich mit dauerhafter Mundatmung, dauerhaft verstopfter Nase, Hörstörungen und/oder gehäuften Mittelohrentzündungen und nächtlichem Schnarchen, eventuell sogar mit Atempausen einher. Der Eingriff kann in den meisten Fällen ambulant durchgeführt werden. Nach wenigen Wochen zeigt sich der Effekt.

GAUMENMANDEL ENTFERNEN

Hat ein Kind mehr als drei eitrige Mandelentzündungen pro Jahr, entscheiden sich die meisten Ärzte dafür, die Gaumenmandel komplett zu entfernen (*Tonsillektomie*). Dasselbe gilt, wenn es Komplikationen wie Abszesse gab, die Mandeln aufgrund ihrer Größe zu Atembeschwerden führen sowie bei einigen weiteren seltenen Erkrankungen.
Weil es manchmal zu nicht vorhersehbaren, gefährlichen Nachblutungen kommen kann, wird der Eingriff stationär durchgeführt. Das Kind bleibt also immer einige Tage in der Klinik. Wie lang genau, entscheidet der operierende Arzt.
Man kann die Gaumenmandeln auch nur teilweise entfernen (*Tonsillotomie*). Dadurch verringert sich zum einen das Komplikationsrisiko deutlich. Zum anderen bleibt noch etwas Lymphgewebe für die Abwehrfunktion erhalten. Nachteil ist, dass nicht selten die Notwendigkeit eines zweiten Eingriffs besteht und die Gaumenmandeln doch noch ganz entfernt werden müssen, weil sie sich abermals entzünden.

EINGRIFF AM TROMMELFELL

Hat sich im Mittelohr durch eine dauerhafte Belüftungsstörung eine zähe (nicht unbedingt eitrige) Flüssigkeit gebildet, können die Gehörknöchelchen nicht mehr frei schwingen. Manchmal ist es nicht

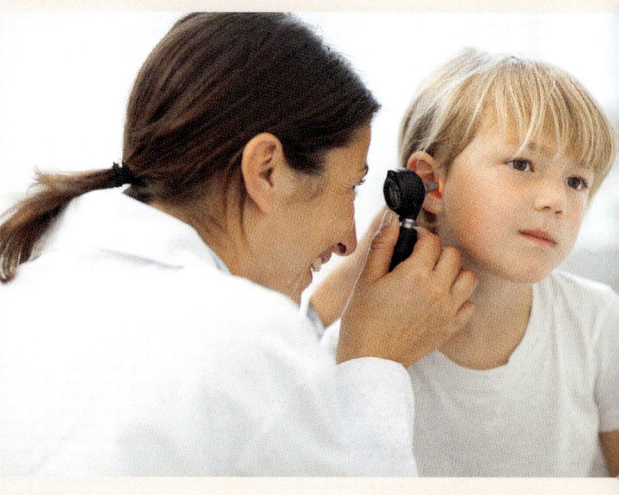

damit getan, etwa mittels der Entfernung der Rachenmandel die Belüftung zu verbessern. Die Flüssigkeit aus dem Mittelohr muss auch abfließen können. In so einem Fall kann durch einen Schnitt ins Trommelfell die Flüssigkeit abgezogen und die Belüftung sichergestellt werden (*Paracentese*).

Oft reicht dazu ein einmaliger Schnitt. Das Trommelfell heilt dann nach einigen Tagen oder Wochen von selbst wieder zu. Manchmal möchte man das Trommelfell jedoch über einen längeren Zeitraum offen halten. Zu diesem Zweck wird ein kleines Plastikröhrchen eingesetzt, das meist nach einigen Monaten, wie geplant, von allein herausfällt. In ganz seltenen Situationen setzt man auch dauerhafte (Metall-)Röhrchen ein.

Wichtig: Solange das Trommelfell offen ist, darf ein Kind nicht tauchen, um zu verhindern, dass kaltes Wasser ins Mittelohr eindringt. Denn das könnte bedrohlichen Schwindel und Übelkeit auslösen. Schwimmen mit Ohrstöpseln ist aber erlaubt. Weil auch das Eindringen von Seifenwasser ins Ohr ungünstig ist – Seife ist relativ aggressiv, unsteril und enthält viele Partikel –, sollten Sie beim Baden ebenfalls aufpassen. Duschen und Haarewaschen geht wiederum ohne Probleme, weil dabei durch die meist aufrechte Haltung kaum Flüssigkeit in den Gehörgang gelangt.

BESSER NICHT OPERIEREN

Sind die Nasennebenhöhlen häufig entzündet, ist meist auch der Sekretabfluss gestört, etwa weil die Öffnung der Nebenhöhle zur Nasenhöhle angeschwollen ist. Trotzdem sollte man bei Kindern und Jugendlichen mit Operationen zur Verbesserung des Abflusses extrem zurückhaltend sein. Weil bei ihnen diese Partie noch wächst und sich ausdifferenziert, kommt es langfristig häufig von allein zu einer Besserung. Bis dahin empfehlen sich die auf Seite 154 f. vorgestellten Behandlungsmöglichkeiten.

Auch eine operative Verkleinerung der Nasenmuscheln ist kritisch zu betrachten. Weil die Nasenhöhle mit dem Gesicht noch stark wächst, sind die Nasenmuscheln später dann zu klein und die Reinigungsfunktion der Nase funktioniert nicht mehr gut. Wesentlich sinnvoller und harmloser ist es, ein kortisonhaltiges Nasenspray zu verabreichen, gegebenenfalls auch über einen längeren Zeitraum. Dabei kommt es sehr auf die richtige Technik an.

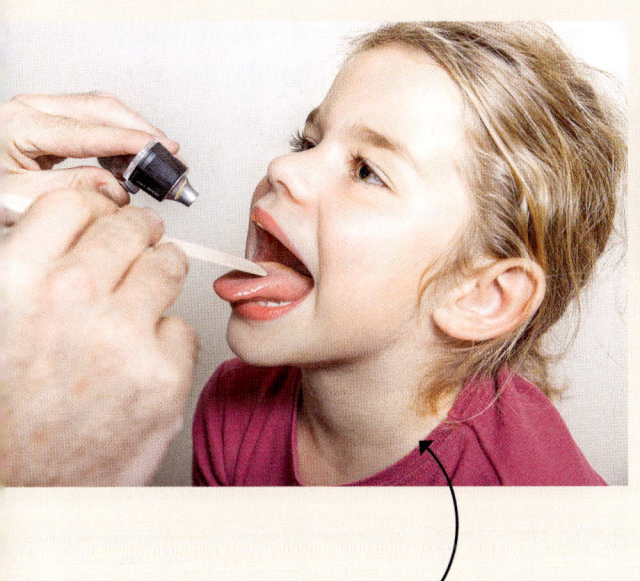

Einem Eingriff geht immer eine eingehende Untersuchung voran. Erst dann entscheidet der Arzt, ob eine OP sinnvoll ist.

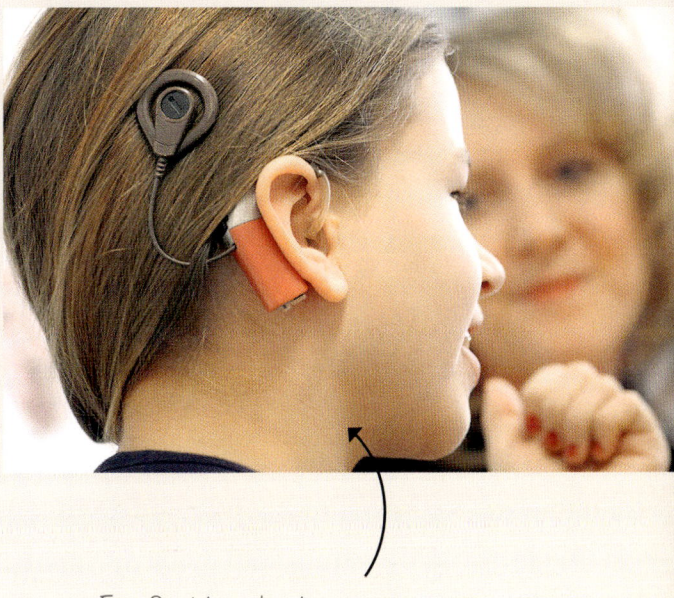

Ein Cochlea-Implantat, eine Gehörprothese, wird in einer OP unter Narkose eingelegt. Zu sehen ist hier der äußere Teil.

VERDAUUNGS-SYSTEM

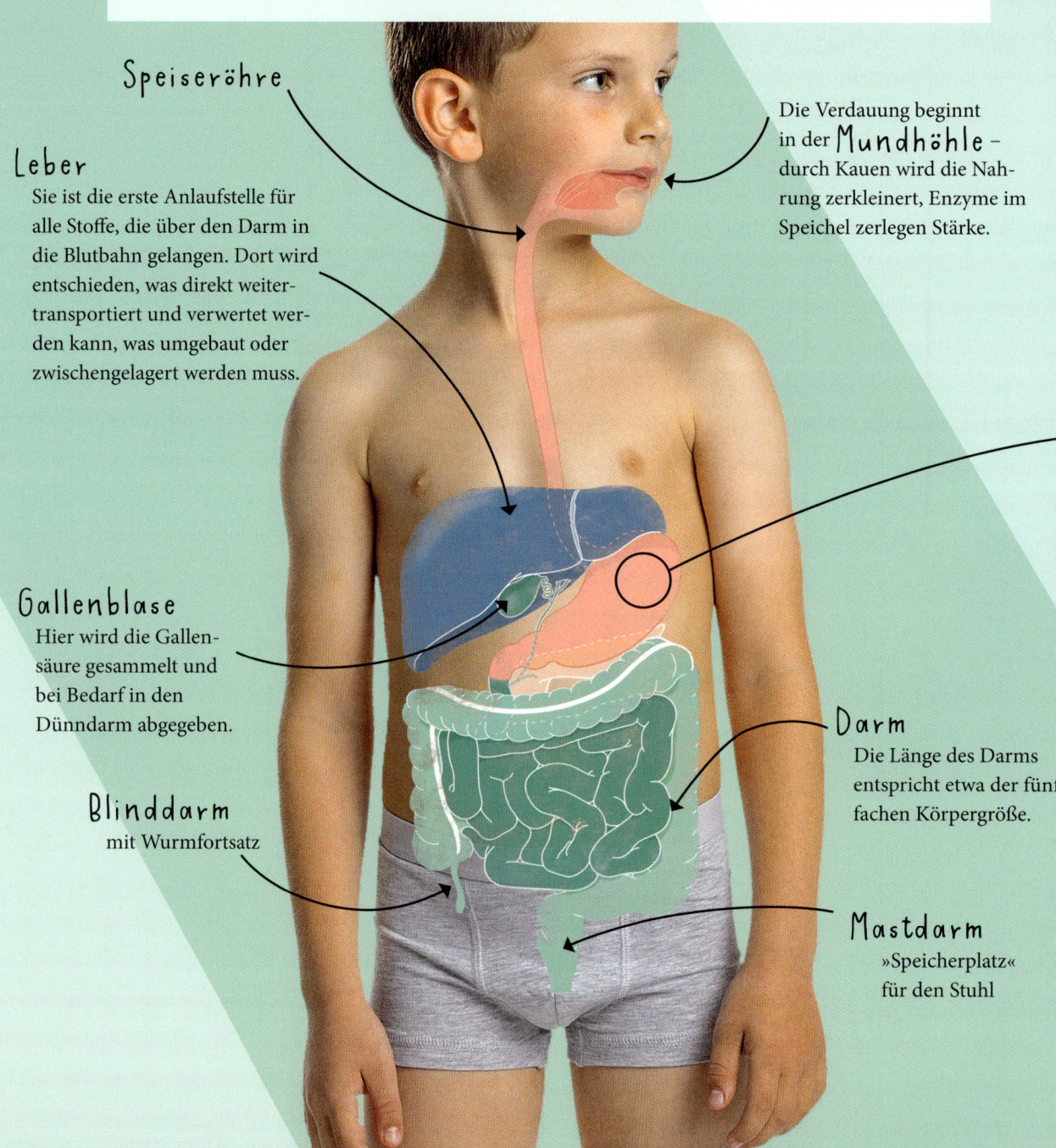

Speiseröhre

Leber
Sie ist die erste Anlaufstelle für alle Stoffe, die über den Darm in die Blutbahn gelangen. Dort wird entschieden, was direkt weitertransportiert und verwertet werden kann, was umgebaut oder zwischengelagert werden muss.

Die Verdauung beginnt in der **Mundhöhle** – durch Kauen wird die Nahrung zerkleinert, Enzyme im Speichel zerlegen Stärke.

Gallenblase
Hier wird die Gallensäure gesammelt und bei Bedarf in den Dünndarm abgegeben.

Blinddarm
mit Wurmfortsatz

Darm
Die Länge des Darms entspricht etwa der fünffachen Körpergröße.

Mastdarm
»Speicherplatz« für den Stuhl

Ökosystem im Bauch

> **IM MUTTERLEIB IST DER DARM NOCH STERIL.** Aber schon kurz nach der Geburt beginnen sich **BAKTERIEN** in ihm auszubreiten. Im Lauf der Jahre kommen immer mehr dazu, sodass schon bald viele verschiedene Bakterienarten die Darmwand bevölkern **(MIKROBIOM)**. Die meisten davon sind sehr nützlich und verhindern zum Beispiel die Ausbreitung von Krankheitserregern, unterstützen das Immunsystem, bilden Vitamin K oder versorgen die Darmschleimhaut mit Energie.

> **DIE MIKROORGANISMEN** ernähren sich hauptsächlich von **BALLASTSTOFFEN**, die der Körper selbst nicht verdauen kann. Daher ist eine ausgewogene, vollwertige Ernährung so wichtig.

> **FALSCHE ERNÄHRUNGSGEWOHNHEITEN** können dazu beitragen, dass das Gleichgewicht im Darm kippt: Gesundheitsfördernde Mikroorganismen werden seltener, während krank machende Keime besser überleben. Auch Antibiotika stören das Mikrobiom, zum Glück meist nur temporär.

Grummel ...

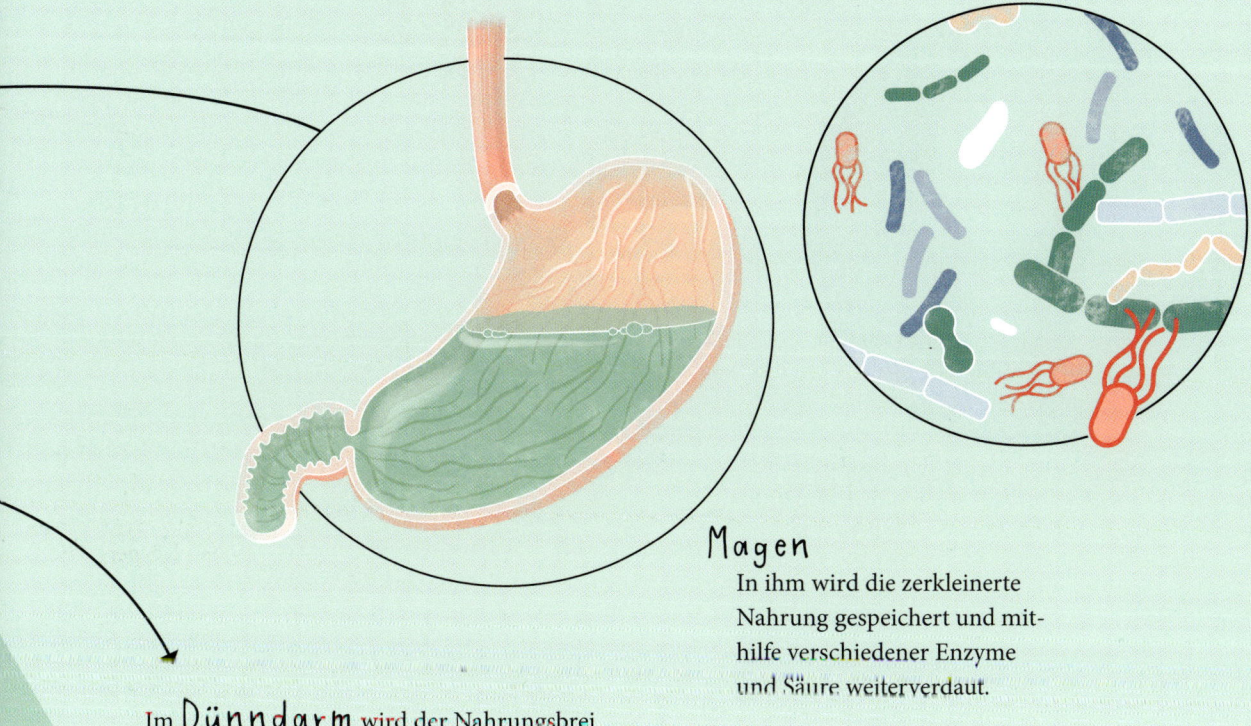

Magen
In ihm wird die zerkleinerte Nahrung gespeichert und mithilfe verschiedener Enzyme und Säure weiterverdaut.

Im Dünndarm wird der Nahrungsbrei weiter zerlegt. Über die Dünndarmschleimhaut gelangt dann der Großteil der Nährstoffe in den Körper. Im Dickdarm wird der Speisebrei eingedickt und Wasser in den Körper zurückgeführt.

BAUCHSCHMERZEN

> **SYMPTOME**
> › Krämpfe oder Stechen im Bauch
> › Übelkeit
> › Appetitstörung
> › Oft gleichzeitig Erbrechen und/oder Durchfall
> › Eventuell Fieber

Kinder klagen oft über Bauchweh. Babys können sich zwar noch nicht äußern, schreien aber bei Bauchschmerzen anhaltend und laut und lassen sich kaum beruhigen. Oft ziehen sie krampfartig die Beine an und mögen es, in leicht gebeugter Körperhaltung getragen zu werden. Gerade Kleinkinder projizieren alle möglichen Schmerzen in den Bauch und zeigen bei der Frage, wo es wehtut, meist auf den Nabel. In den ersten Lebensjahren können Kinder den Schmerz offenbar schlecht lokalisieren. Schulkinder und Jugendliche können dagegen meist schon klare Angaben machen. Andererseits werden in diesem Alter Bauchschmerzen (meistens unbewusst) auch dazu »eingesetzt«, um unangenehme Situationen zu vermeiden, beispielsweise Klassenarbeiten. Andersherum verheimlichen sie jedoch manchmal bei ernsthaften Erkrankungen die Bauchschmerzen.

MÖGLICHE URSACHEN

Dass es im Bauch drückt und zwickt, kann vielerlei Gründe haben. In den meisten Fällen sind die Ursachen jedoch nicht besorgniserregend.

Bei Babys und kleinen Kindern:
› Magen-Darm-Infekte, meist mit Durchfall und/oder Erbrechen.
› Harnwegsinfekte sind im Vergleich seltener, sollten aber rasch behandelt werden. Dasselbe gilt für Darmverschluss.

Bei Kindern und Jugendlichen:
› Verdauungsprobleme (zu viel oder ungeeignete Nahrungsmittel gegessen) einschließlich Blähungen und Verstopfung,
› Magen-Darm-Infekte, meist mit Durchfall und/oder Erbrechen,
› Unverträglichkeit von Milch- oder Fruchtzucker,
› funktionelle Störung.
› Weniger häufig sind Blinddarmentzündung, Zöliakie, Darmverschluss, eine Lungenentzündung, Würmer oder eine Stoffwechselentgleisung (etwa ein beginnender Diabetes) schuld am Bauchweh.
› Migräne kann sich bei Kindern vorwiegend oder ausschließlich in Bauchschmerzen äußern.

Zu den zum Glück seltenen Ursachen zählen beispielsweise im Babyalter Tumoren an den Nieren oder Bauchlymphknoten sowie bei Kindern und Jugendlichen Entzündungen und Fehlfunktionen der Bauchspeicheldrüse, chronisch entzündliche Darmerkrankungen sowie bei Mädchen Zysten oder andere Probleme an den Eierstöcken beziehungsweise eine Schwangerschaft.

Nicht zuletzt ist Bauchweh ein Begleitsymptom zahlreicher anderer Erkrankungen.

Ein Problem bei Bauchschmerzen ist immer: Eltern können harmlose Beschwerden nicht leicht von ernsthaften Erkrankungen unterscheiden. Selbst der Kinderarzt kann dies mit einfachen Mitteln nicht immer und sofort. Das liegt unter anderem daran, dass die Schmerzen vielfältige Ursachen haben können: Das Bauchfell ist genauso schmerzempfindlich wie die Organhüllen. Auch wenn die Darmschlingen sich bewegen, spürt man dies – und wenn sie sich krampfartig bewegen, tut es weh.

Aus diesem Grund ist es wichtig, die Beschwerden so gut es geht näher einzugrenzen. Bei Begleitsymptomen wie hohem Fieber, Übelkeit, Schwindel und Kopfschmerz sollte man der Sache alsbald auf den Grund gehen.

Bauchschmerzen können viele Ursachen haben und sich auf vielfältige Art äußern. Um herauszufinden, warum es wehtut, teilt man sie am besten nach Lage, Art und Dauer ein. Die Uhrzeit, wann die Beschwerden auftreten, sowie mögliche Begleitsymptome helfen ebenfalls bei der Bestimmung. Diese Beobachtungen oder Angaben sind daher auch für die Ursachenforschung beim Arzt sehr wichtig.

WO GENAU TUT ES WEH?

Die erste Frage lautet: Wo tut der Bauch genau weh?
› Oben rechts befindet sich die Leber. Sie führt bei Kindern nur selten zu Schmerzen, auch Gallensteine kommen kaum vor.
› Unten rechts liegt der Blinddarm mit dem Wurmfortsatz.
› Oben links ist der Magen, wobei Magenschmerzen oft auch mittig im Oberbauch gefühlt werden.
› Unten links nimmt der Dickdarm viel Platz ein. Hier tut es bei Verstopfung oft weh.
› Tut es in der Mitte weh, ist die Beurteilung schwieriger. Gerade jüngere Kinder lokalisieren Schmerzen generell hier.
› Flankenschmerzen können auf eine Nierenbeckenentzündung hindeuten, linksseitig auch auf ein Problem der Bauchspeicheldrüse.

WIE ÄUSSERT SICH DER SCHMERZ?

Der Schmerzcharakter kann genauso wie die Lokalisierung einen guten Hinweis auf Ursachen geben:
› Krampfartige Schmerzen (Koliken) treten minutenweise mit Unterbrechungen auf und sind äußerst unangenehm. Sie können zum Beispiel durch Verstopfung verursacht werden, weil der Darm es nicht schafft, den harten Stuhl weiterzutransportieren. Bei Infektionen sind vergrößerte Lymphknoten und eine angeschwollene Darmwand das Problem. Koliken können aber auch auf einen Darmverschluss hindeuten und nicht zuletzt können sie durch Nierensteine ausgelöst werden. Und bei Babys muss man an eine Darmeinstülpung *(Invagination)* denken.
› Stechende Schmerzen, die wie Nadeln piksen, kommen vor, wenn Organe stark gefüllt sind. Sie können zum Beispiel auftreten, wenn sich das Kind »überfressen« hat, aber auch wenn Leber oder Milz plötzlich stark anschwellen oder der Wurmfortsatz kurz vor dem Platzen ist.
› Diffuse oder drückende Schmerzen sind vor allem bei Magen-Darm-Infekten häufig, sind aber auch bei allen anderen Problemen im Bauchraum möglich. Manchmal ist die Ursache sogar außerhalb des Bauchs zu finden, etwa bei einer Lungenentzündung (siehe Seite 136 f.).

WIE LANG HÄLT DER SCHMERZ AN?

In den wenigsten Fällen bestehen Bauchschmerzen die ganze Zeit über. Sie wandeln sich vielmehr:
› Kurze Episoden mit zwischenzeitlichen (fast) schmerzfreien Phasen sind typisch für Koliken. Der Darm zieht sich dann heftig zusammen, was sehr schmerzhaft ist, aber entspannt sich anschließend wieder. Wenn die Schmerzepisoden an Häufigkeit und Intensität zunehmen, muss man zeitnah zum Arzt, um die Ursache herauszufinden.
› Lang dauernde Schmerzen über Stunden sind meist diffus und können viele Ursachen haben. Nehmen sie zu oder hören sie ganz plötzlich auf, sollte zügig eine ärztliche Untersuchung erfolgen.

WANN TRETEN DIE SCHMERZEN AUF?

Die Zeit, wann die Schmerzen auftreten, kann gute Hinweise auf die Ursache geben: Treten sie …
› vor dem Essen auf, sind sie meistens einfach ein Zeichen für Hunger.
› nach dem Essen auf, können sie ein Hinweis auf eine Magenschleimhautentzündung sein. Tut es nur nach bestimmten Speisen weh, etwa wenn das Kind viel Milch getrunken oder große Mengen Obst gegessen hat, steckt möglicherweise eine Nahrungsmittelunverträglichkeit dahinter (siehe ab Seite 174).
› vor dem Stuhlgang auf? Leichte Schmerzen vor der Darmentleerung sind sehr häufig und fast normal. Bei Verstopfung kann dies allerdings zum Problem werden, weil die Darmtätigkeit dann oft sehr intensiv ist. Sehr heftige Schmerzen vor dem (dünnen und blutigen) Stuhlgang kann bei älteren Kindern oder

Jugendlichen Hinweis auf eine chronisch-entzündliche Darmerkrankung sein (Colitis ulcerosa), siehe Seite 181.
› vor der Schule und/oder vor dem Sport auf, nachts sowie in den Ferien dagegen nie, können sie auf eine funktionelle beziehungsweise psychosomatische Problematik hindeuten.

DAS KÖNNEN SIE SELBST TUN

Normalerweise können Sie, wenn Ihr Kind kein Fieber hat, wenn es normal gegessen hat, wenn die Schmerzen bei Ablenkung beziehungsweise einer attraktiven Beschäftigung verschwinden und wenn keine sonstigen Krankheitszeichen auftreten, erst einmal zu Hause abwarten. Solche Bauchschmerzen sind fast immer harmlos.

Geht es Ihrem Kind ansonsten gut, schicken Sie es am besten erst einmal auf die Toilette. Vor allem bei kleinen Kindern bis zu einem Alter von etwa sechs Jahren ist dabei oft hilfreich, den Bauch vorher vorsichtig mit kreisenden Bewegungen im Uhrzeigersinn zu massieren.

Wärme mögen die meisten Kinder mit Bauchschmerzen ebenfalls. Ein warmes Kirschkernkissen oder eine Wärmflasche wirken oft Wunder. Aber Vorsicht, zu heiß darf beides nicht sein, damit es nicht zu Verbrennungen kommt. Testen Sie die Temperatur zunächst an sich selbst.

Lassen die Bauchschmerzen nicht nach oder nehmen sie sogar zu, ist eine Untersuchung sinnvoll.

WANN IST ÄRZTLICHE HILFE NÖTIG?

Leider sind Bauchschmerzen nicht immer einfach nur eine Art unbequemes Unwohlsein, das sich mit viel Ruhe und liebevollem Umsorgtwerden von allein wieder gibt. Mitunter steckt auch eine ernsthafte Erkrankung dahinter. Je nach Alter gibt es unterschiedliche Warnzeichen, die darauf hinweisen, dass Ihre Tochter oder Ihr Sohn dringend ärztliche Hilfe benötigt. Diese sind:

BAUCHSCHMERZ-TAGEBUCH
Hat Ihr Kind sehr oft Bauchschmerzen, geht es ihm dazwischen aber immer wieder gut, empfiehlt es sich, ein Bauchschmerz-Tagebuch zu führen. Darin notieren Sie Tag, Uhrzeit, Stuhlgang, Mahlzeiten und eventuelle Aktivitäten oder andere Besonderheiten, die im zeitlichen Zusammenhang mit den Bauchschmerzen auftreten. Das hilft dem Kinderarzt, der Ursache für die Schmerzen leichter auf die Spur zu kommen.

Bei Babys und Kleinkindern:
› Trinkschwäche oder keine Nahrungsaufnahme,
› mehr als 24 Stunden kein Stuhl (bei Babys).

Bei Kindern und Jugendlichen:
› Kreislaufprobleme, Bewusstseinsstörungen.
› Das Kind kann nicht mehr liegen und will nur noch sitzen (besonders bei Mädchen); möglicher Hinweis auf Probleme mit den Eierstöcken, zum Beispiel eine Stieldrehung.
› Das Kind will nur noch liegen und kann nicht mehr sitzen.
› Schmerzen nur an einer Stelle, bevorzugt rechts (eventuell Hinweis auf Blinddarmentzündung).
› Bei Jungen: Die Hoden sind stark geschwollen oder tun weh.
› Schmerzen vor dem Stuhlgang, mehrmals täglich und mit Blut, sind möglicherweise Folge einer akuten Salmonellenerkrankung oder Hinweis auf eine chronisch-entzündliche Darmerkrankung.

Bei allen Altersstufen:
› Bauchkrämpfe mit starken Schmerzen und Unterbrechung aller Aktivitäten,
› Erbrechen; geben Sie in diesem Fall unbedingt in der Praxis Bescheid, bevor Sie dort vorbeikommen. Handelt es sich um einen Infekt, lässt sich so vermeiden, dass sich andere im Wartezimmer anstecken.
› Fieber über 38,5 Grad.

FUNKTIONELLE BAUCH-SCHMERZEN

Nicht in jedem Fall findet sich für die Bauchschmerzen eine klare Ursache. Manchmal ist selbst bei einer ausführlichen Untersuchung einschließlich Ultraschall alles normal. Hat ein Kind trotzdem über mehrere Wochen Bauchschmerzen und beeinträchtigen diese Schmerzen das tägliche Leben, ist eine einmalige exakte körperliche Untersuchung sinnvoll, gegebenenfalls mit weiteren Tests wie einer Blutentnahme. Dadurch können untypisch verlaufende Erkrankungen wie eine Zöliakie erkannt werden. Findet der Kinderarzt auch hier nichts beziehungsweise erklären die Befunde die Beschwerden nicht, geht er davon aus, dass die Schmerzen funktionell sind.

Funktionell bedeutet: Die Organe sind zwar gesund, die Wahrnehmung ihrer Funktion aber ist verändert. Dadurch werden beispielsweise kurz auftretende oder harmlose Schmerzen sehr stark wahrgenommen. Das »Schmerzgedächtnis« ist äußerst aktiv, das Gehirn hat die Schmerzen gelernt und auch schon ganz leichte Störungen werden sehr intensiv verstärkt und führen damit zu intensiven Schmerzen – in diesem Fall im Bauch –, obwohl dort eigentlich gar nichts Kritisches passiert.

Die Diagnose »Funktionelle Bauchschmerzen« ist nicht immer einfach zu akzeptieren – und noch schwieriger ist es, damit umzugehen. Nicht wenige Kinder und eventuell auch ihre Eltern haben das Gefühl, dass man ihnen nicht glaubt. Dabei sind die Schmerzen wirklich da. Viele Familien wollen daher eine Zweit- oder Drittmeinung einholen und so manches Kind hat eine Vielzahl von Untersuchungen einschließlich Magen- und Darmspiegelung mit entsprechenden Narkosen und Begleitfolgen hinter sich. »Gefunden« wurde dennoch nichts.

MÖGLICHE BEHANDLUNGSWEGE

Wenn durch (mehrmalige) Untersuchung festgestellt ist, dass es sich um funktionelle beziehungsweise psychosomatische Bauchschmerzen handelt, sind neuerliche Tests, Klinikaufenthalte und Ähnliches nicht zielführend. Im Gegenteil: Sie können das Problem sogar eher verstärken. Allein das Verhalten des Kindes und vor allem das seiner Umgebung können dazu führen, dass sie verschwinden.

Der erste Schritt ist, sich Zeit zu nehmen und sich über die genaueren Umstände der Bauchschmerzen zu unterhalten. Bei vielen Kindern finden sich nämlich bei genauem Nachfragen doch Stressfaktoren, die ein solches Problem begünstigen.

Zu den häufigsten Ursachen zählen:
› Konflikte in Kindergarten oder Schule,
› Überforderung in der Schule und getaktete Pläne mit Hobbys und vielen Aktivitäten ohne genügend Freiraum,
› Konflikte in der Familie,
› schicksalhafte Ereignisse wie schwere Erkrankungen oder der Tod von Großeltern/Eltern und anderen nahestehenden Personen.
› Körperliche Gewalt und Missbrauch führen fast immer zu psychosomatischen Symptomen, nicht nur Bauchschmerzen.

Um dem betroffenen Kind und seiner Familie zu helfen, ist eine mehrstufige Beratung beziehungsweise Verhaltenstherapie ratsam. Zunächst wird man Ihrem Kind und Ihnen erklären, dass die Bauchschmerzen wirklich da und auch unangenehm sind, der Körper aber normal funktioniert und nichts passieren kann. Daher sollten Sie die Schmerzen einfach nicht beachten. Allerdings klappt das nicht sofort. Wichtig ist vor allem, normal in die Schule zu gehen und den Alltag wie früher einmal gewohnt zu gestalten. Ebenso wichtig ist natürlich auch die Entlastung von erkennbaren beziehungsweise identifizierten Stressfaktoren. In vielen Fällen ist eine solche Beratung erfolgreich. Ist dies nicht der Fall, ist der nächste Schritt eine ambulante Verhaltenstherapie, in der Ihr Kind und Sie lernen, wie man in Bauchschmerzsituationen reagiert.

Bringt all dies keinen Erfolg und sind zum Beispiel Schulfehlzeiten sehr lang, ist die stationäre Aufnahme in einer psychosomatischen Abteilung notwendig, um den Umgang mit den Schmerzen und eine normale Tagesstruktur zu erlernen.

ERBRECHEN

SYMPTOME
› Vorausgehende Übelkeit
› Entleerung des Mageninhalts, meist im Schwall
› Brustschmerzen, Bauchschmerzen

Jedes Kind erbricht sich ab und zu. In den meisten Fällen ist dies harmlos und handelt es sich um einen natürlichen Vorgang: Der Körper will verdorbene oder anderweitig ungeeignete Nahrung wieder loswerden. Auch bei Infekten ist es für den Körper oft sinnvoll, den Magen-Darm-Trakt zu entleeren, genauso wie es in manchen Stresssituationen gut für ihn ist, wenn er nicht auch noch mit Verdauen beschäftigt ist. Dieses »normale« Erbrechen ist für ein Kind zwar unangenehm. Meist fühlt es sich danach aber besser.

Erbrechen kann jedoch auch Hinweis auf eine ernste Erkrankung sein und damit ein entsprechender Hinweis, der Sache genauer auf den Grund zu gehen.
Mögliche Ursachen sind:
› Verdorbene oder anderweitig nicht vertragene Nahrungsmittel,
› Magen-Darm-Infekte und andere Infektionen – einschließlich Harnwegsinfekte,
› Allergien und Unverträglichkeiten,
› Migräne, Gehirnerschütterung sowie – selten – Entzündung von Hirn oder Hirnhäuten, Tumoren,
› Gifte (Alkohol, Drogen).
› Nicht zuletzt kann Erbrechen wie bei Anorexie und Bulimie willentlich ausgelöst werden.

DAS KÖNNEN SIE SELBST TUN

Für Sie als Eltern ist es das Wichtigste, Ruhe zu bewahren. Auch wenn das Kind weint und schreit, geht es ihm meist bald wieder besser.

Denken Sie auch daran, dass viele Kinder nicht nur einmal erbrechen, sondern oft noch etwas hinterherkommt. Halten Sie also Eimer oder Plastiktüte bereit. Im Liegen ist die Übelkeit häufig geringer. Bei älteren Kindern können Sie zudem die Beine hochlagern (Kissen unter die Knie). Das nimmt Druck vom Bauch und entlastet den Kreislauf. Bieten Sie Ihrem Kind ruhig auch etwas Wasser oder verdünnten Saft an – gegen den schlechten Geschmack im Mund.
Wenn die Übelkeit nachlässt, beginnt der langsame Nahrungsaufbau. Das Kind darf schluckweise (!) trinken – und zwar, was es will. Essen hat noch etwas Zeit. Auch hier gilt das Prinzip »Wunschkost« und lieber kleine Mengen, dafür häufiger.

WANN IST ÄRZTLICHE HILFE NÖTIG?

Hat Ihr Kind etwas Verdorbenes oder einfach zu viel gegessen und erbricht deswegen, bedarf es normalerweise keiner ärztlichen Untersuchung. Nach dem Erbrechen fühlt das Kind sich besser und nach wenigen Stunden geht das normale Leben weiter.

REISEÜBELKEIT
Vielen Kindern wird schlecht, wenn sie im Auto sitzen. Das liegt daran, dass das Gleichgewichtsorgan Bewegungen meldet, obwohl man selbst ruhig sitzt. Was dagegen hilft? Aus dem Fenster schauen! Dadurch werden Bewegung und optischer Eindruck vom Gehirn wieder richtig koordiniert. Lesen und auf dem Handy herumspielen sind hingegen in solchen Situationen schlecht. Eine ruhige Fahrweise hilft natürlich auch.

> **WANN WIRD ES KRITISCH?**
>
> In folgenden Fällen sollten Sie rasch den Kinderarzt zurate ziehen:
> › Das Erbrechen hört nicht auf, auch wenn der Bauch schon ganz leer zu sein scheint.
> › Das Kind erbricht größere Blutklumpen (sofort zum Arzt); Blutbeimengung mit winzigen Blutfäden sind meist harmlos.
> › Der Bauch ist stark aufgetrieben und fühlt sich hart an (sofort zum Arzt).
> › Der Bauch gibt glucksende, laute Geräusche von sich, das Kind wirkt apathisch (möglicher Hinweis auf einen Darmverschluss).
> › Erbrechen morgens nüchtern beziehungsweise gleich nach dem Aufstehen kann ein Hinweis auf Hirndruck sein, vor allem wenn es an mehreren Tagen nacheinander auftritt.
> › Bei Babys und Kleinkindern: Kein Stuhl über mehr als 24 Stunden.

Gründe für eine ärztliche Untersuchung sind:
› Erbrechen kombiniert mit Bauchschmerzen. Die häufigste Ursache dafür sind Magenschleimhautentzündung oder Magen-Darm-Infekt. Geht es dem (größeren) Kind dabei nicht besonders schlecht, kann es auch ohne Untersuchung zu Hause bleiben.
› Bauchschmerzen, die nach dem Erbrechen nicht nachlassen oder sogar zunehmen. Ursache kann neben einer Infektion auch eine Blinddarmentzündung sein, sehr selten auch ein Darmverschluss oder andere Hindernisse der Darmpassage.
› Die Kombination mit anderen Symptomen wie Nesselausschlag (siehe Seite 186 f.) oder Atemproblemen. Hier kann eine Allergie der Auslöser sein.
› Gleichzeitig auftretender Durchfall. Meist handelt es sich dann um einen Infekt, selten auch einmal um eine Allergie oder Nahrungsmittelunverträglichkeit.
› Gleichzeitig hohes Fieber. Auch dahinter steckt fast immer ein Infekt, der allerdings nicht unbedingt den Magen-Darm-Bereich betreffen muss, sondern auch ein Harnwegsinfekt, eine Hirnhautentzündung oder anderes sein kann.
› Starke Kopfschmerzen, die auch nach dem Erbrechen weiterbestehen. Sie können ein Hinweis auf steigenden Druck im Kopf sein, zum Beispiel weil das Gehirn anschwillt. Das häufigste Beispiel dafür ist eine Gehirnerschütterung, aber auch bei Entzündungen von Gehirn und Hirnhäuten und anderen schwerwiegenden Erkrankungen wird oft Brechreiz ausgelöst. Dies sollten Sie abklären lassen.
› Migräne; dabei kommt es zwar nicht zu einer Schwellung des Hirns, oft aber auch zu Brechreiz. Was viele Eltern nicht wissen: Schon relativ junge Kinder können Migräneanfälle haben, oft in Form von Bauch- und Kopfschmerzen.
› Erbrechen und Wesensveränderungen deuten auf Giftwirkungen hin (Alkohol, Drogen), bei Kleinkindern auch auf versehentlich eingenommene Arznei.
› Häufiges Erbrechen bei Jugendlichen (mit und ohne Gewichtsabnahme) kann ein Hinweis auf eine beginnende Anorexie sein (siehe Seite 328 f.).

SO HILFT DER ARZT

Zunächst erfolgt die körperliche Untersuchung, um zu klären, ob »nur« ein vergleichsweise harmloser Infekt vorliegt oder eine andere Erkrankung dahinter steckt. Eventuell ist eine Blutentnahme nötig. Bei entsprechenden Hinweisen sind dann weitere Untersuchungen notwendig.

Hat Ihr Kind einen Flüssigkeitsmangel und kann es diesen nicht selbst ausreichend ausgleichen, kann versucht werden, das Problem mithilfe einer Magensonde zu lösen. Ansonsten ist eine Infusionsbehandlung nötig. Dies ist um so häufiger der Fall, je jünger das Kind ist.

Medikamente, die den Brechreiz reduzieren, sind bei den meisten Kindern nicht sinnvoll und werden auch nicht so gut vertragen. Daher werden sie nur in ganz seltenen Fällen verabreicht.

DURCHFALL UND MAGEN-DARM-INFEKT

SYMPTOME
DURCHFALL:
- Dünner oder flüssiger Stuhl mehr als einmal in 24 Stunden
- Schleim und/oder Blut im Stuhl
- Bauchschmerzen
- Übelkeit
- Schneller Gewichtsverlust

MAGEN-DARM-INFEKT:
- Erbrechen und Durchfall (oft nacheinander)
- Bauchschmerzen
- Fieber
- Gewichtsverlust
- Kreislaufprobleme

Vor allem in den ersten etwa vier Lebensjahren haben viele Kinder dünnen Stuhlgang, weil es dem Dickdarm noch nicht so gut gelingt wie später, Wasser aus dem Nahrungsbrei in den Körper zurückzuholen. Wenn Kleinkinder einen oder zwei dünnflüssige Stühle am Tag entleeren, liegt das deshalb sehr häufig einfach daran, dass sie zu viel trinken und so den Darm regelrecht spülen. Das ist lästig, schadet aber nicht. Von Durchfall spricht man erst, wenn täglich mehrere sehr dünnflüssige bis wässrige Stühle entleert werden. In solchen Fällen ist es wichtig, wie lange die Beschwerden schon bestehen und welche Begleiterscheinungen auftreten.

In den meisten Fällen ist Durchfall infektbedingt – Infektionen des Verdauungstrakts gehören zu den häufigsten Erkrankungen im Kindesalter. In den ersten Lebensjahren stehen vor allem Virusinfektionen im Vordergrund, wie zum Beispiel Rota- und Noroviren, aber auch Bakterien (Salmonellen etc.) und andere Erreger können die Krankheit hervorrufen.

Hat sich das Kind angesteckt, dauert es meist nur ein bis fünf Tage, bis die Erkrankung beginnt. Meistens geht es mit Erbrechen, Appetitlosigkeit und häufigem, dünnem Stuhl los. Bei einigen Erregern kommt noch Fieber dazu.

Bei einer »Lebensmittelvergiftung« lösen Bakteriengifte in verdorbenen Speisen den Durchfall aus. Dies ist von einem Infekt jedoch schwer zu unterscheiden. Ist der Durchfall chronisch, dauert er also länger als zwei Wochen beziehungsweise tritt er in kurzem Abstand immer wieder auf, kann dies auf eine funktionelle Störung (Reizdarm) oder eine Gluten-, Milch- oder Fruchtzuckerunverträglichkeit hinweisen. Selten und eher bei Schulkindern und Jugendlichen liegt womöglich auch eine chronisch-entzündliche Darmerkrankung zugrunde (siehe Seite 181).

DAS KÖNNEN SIE SELBST TUN

Bei leichteren Durchfallerkrankungen müssen Sie nicht sofort zum Arzt. Sie können schon ab dem Babyalter gut zu Hause behandelt werden. Je jünger Ihr Kind ist, desto wichtiger ist dabei der Flüssigkeitsersatz. Die Aufnahmekapazität des Dickdarms für Flüssigkeiten ist in diesem Alter noch nicht so groß wie später. Daher bekommen Kleinkinder schneller wässrige Durchfälle und verlieren sehr schnell Flüssigkeit und Blutsalze. Das führt zur raschen Gewichtsabnahme und Austrocknung.

Der Darm erholt sich bei Infektionen außerdem am besten, wenn er laufend Nährstoffe bekommt. Bei Durchfallerkrankungen wird die oberste Zellschicht im Darm *(Enterozyten)*, die sich dauernd und schnell erneuert, geschädigt. Diese Zellen ernähren sich nicht über das Blut, sondern »naschen« auch vom Darminhalt. Wenn im Darm nichts ist, können sie sich nicht erholen. Nahrungspausen und längere Diätphasen, wie sie früher bei Durchfallerkrankungen empfohlen wurden, sind daher eher schädlich und verzögern die Erholung. Bieten Sie Ihrer Tochter oder Ihrem Sohn am besten ein Kohlenhydrat-Salz-Gemisch an: Die gute alte Fleisch- oder Hühnerbrühe und dazu etwas Zwieback sind genauso gut wie eine rezeptfreie Lösung aus der Apotheke. Bei manchen Durchfallerkrankungen können Probiotika aus der Apotheke die Heilung beschleunigen. Wichtig ist, häufiger kleinere Mengen zu essen, damit nicht alles sofort wieder erbrochen wird. Sobald Ihr Kind mag, darf es auch wieder feste Nahrung zu sich nehmen. Lassen Sie es dabei ruhig dasjenige aussuchen, was ihm schmeckt.

Wichtig: Die meisten Erreger werden im Stuhl in großen Mengen ausgeschieden. Noroviren finden sich außerdem auch im Erbrochenen. Die Ausscheidungen Ihres Kindes sind also stark ansteckend. Gründliches Händewaschen nach dem Wickeln beziehungsweise Säubern ist daher Pflicht. Auch wenn

Wenn Schädliches im Magen-Darm-Trakt gelandet ist, etwa Viren oder Bakterien, versucht der Körper unter anderem mittels Erbrechen oder Durchfall, es wieder loszuwerden.

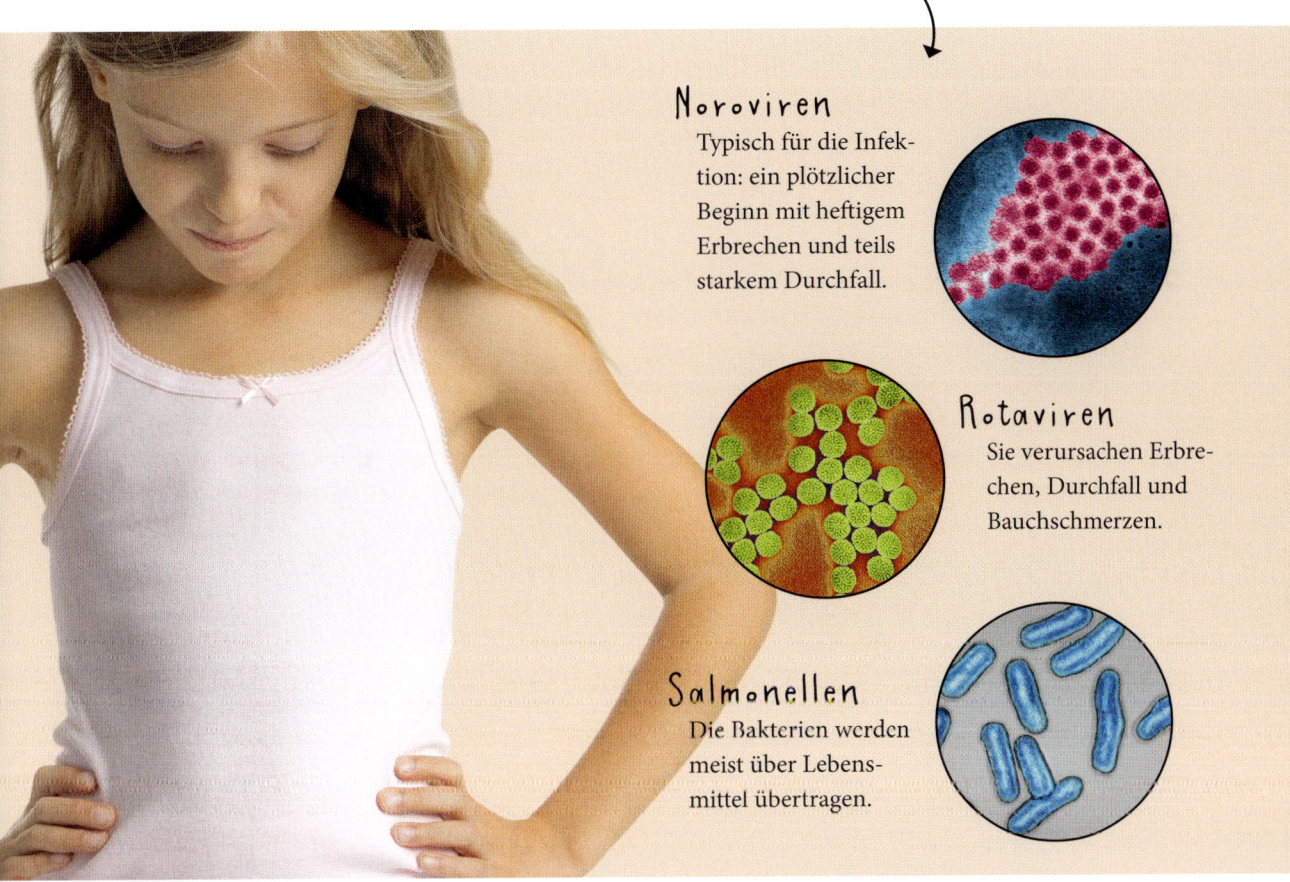

Noroviren
Typisch für die Infektion: ein plötzlicher Beginn mit heftigem Erbrechen und teils starkem Durchfall.

Rotaviren
Sie verursachen Erbrechen, Durchfall und Bauchschmerzen.

Salmonellen
Die Bakterien werden meist über Lebensmittel übertragen.

das Bett nach »Unfällen« gereinigt wird, muss man auf Hygiene achten. Fasst man sich ins Gesicht oder gar den Mund, hat man sich oft schon angesteckt. Ist Ihr Kind groß genug, sich selbst zu reinigen, muss es dasselbe tun. Sonst ist bald die ganze Familie krank. Wenn der Po wund ist, hilft Zinkpaste aus der Apotheke. Entnehmen Sie ein bisschen davon mit einem sauberen Löffel aus der Dose und schließen Sie dann den Deckel gleich wieder, damit die Erreger nicht in die Paste gelangen. Bei Wickelkindern sollten Sie noch häufiger als sonst die Windeln wechseln.

Kinder mit Durchfall sind schlechter belastbar und sollten sich daher körperlich schonen.

SO HILFT DER ARZT

Wenn Sie unsicher sind und vor allem, wenn sich bestimmte Alarmsignale einstellen (siehe Kasten), sollten Sie umgehend einen Kinderarzt kontaktieren. Er untersucht Ihr Kind und kann so genau feststellen, in welchem Zustand es sich befindet und wie stark der Grad der Austrocknung ist. Angaben zum letzten Gewicht, zur Dauer der Erkrankung und Begleiterscheinungen sind dabei wichtig und hilfreich.

Bei Hinweisen auf einen relevanten Flüssigkeitsverlust (und vor allem in den ersten Lebensjahren) nimmt der Arzt Blut ab, außerdem schaut er nach der Balance der Blutsalze *(Elektrolyte)* sowie eventuell vorhandenen Entzündungszeichen. Eine Erregersuche dagegen wird meist nicht oder altersabhängig nur sehr eingeschränkt durchgeführt. Denn für die Behandlung ist dies unwichtig.

Schwerer kranke Kinder müssen in die Klinik, wo weitere Laborwerte ein genaueres Bild über das Ausmaß der Flüssigkeits- und Salzverluste ergeben. Bei fortbestehendem Erbrechen oder zunehmender Austrocknung beginnt man meist eine Infusionsbehandlung. Dabei werden Flüssigkeit und Salze zugeführt. Alternativ kann die Flüssigkeit auch über die Magensonde in den Körper gelangen. Medikamente sind fast nie nötig. Nur bei jungen Babys mit Salmonellen kann eine Antibiotikabehandlung sinnvoll sein, oder wenn ein Problem im Abwehrsystem besteht. Bei den meisten Kindern würden Medikamente jedoch mehr schaden als nützen.

Achtung: War Ihr Kind oder ein ihm nahestehendes Familienmitglied kürzlich im Ausland, müssen Sie dies dem Kinderarzt unbedingt mitteilen. In diesem Fall kommen zusätzlich zu den genannten noch spezielle Erreger als Auslöser infrage. Ansonsten hilft es dem Kinderarzt bei der Ursachensuche, wenn Sie bei länger dauerndem Durchfall über einige Tage ein Nahrungsprotokoll erstellen.

WANN WIRD ES KRITISCH?

Folgende Erscheinungen sind Alarmsignale, die einen raschen Arztbesuch erfordern:

BEI BABYS UND KLEINKINDERN:
- Schnelle Gewichtsabnahme von mehr als fünf Prozent des Ausgangsgewichts,
- länger anhaltender fettiger Stuhl und mangelnde Gewichtszunahme.

BEI KINDERN UND JUGENDLICHEN:
- Starke und zunehmende Bauchschmerzen (eventuell Zeichen einer anderen Erkrankung!),
- blutiger Stuhl, schlechtes Trinken und/oder hohes Fieber und weitere Krankheitszeichen (sofort zum Arzt!),
- blutiger Stuhl und gutes Trinkverhalten,
- trockener Mund, eingefallene Augen mit wenig Tränen, geringe Urinmenge, Apathie (Zeichen der Austrocknung),
- anhaltender Durchfall über mehr als zwei Wochen,
- anhaltender blutiger Durchfall mit Schmerzen vor dem Stuhlgang.

BEI ALLEN ALTERSSTUFEN:
- Auslandsaufenthalt in den letzten Tagen oder Wochen,
- Durchfall bei chronischen Erkrankungen und/oder Einnahme von Medikamenten.

VERSTOPFUNG

SYMPTOME
- Seltener Stuhlgang, weniger als alle zwei Tage
- Harter Stuhl
- Bauchschmerzen
- Vergeblicher Stuhldrang (Kind gibt sich Mühe, aber es kommt nichts)
- Viel Luft im Bauch (und häufige Luftentleerung)
- Eventuell Stuhlschmieren (Spuren in der Unterhose)

Solange Babys voll gestillt werden, kann es genauso gut sein, dass sich in jeder Windel eine kleine Portion findet, wie dass sich mal mehrere Tage gar nichts tut. Erst wenn mit der Zufütterung begonnen wird, haben fast alle Kinder täglich Stuhlgang. In den ersten Jahren sind ein bis zwei Entleerungen am Tag normal, spätestens jeden zweiten Tag wird eine entsprechend größere Menge Stuhl entleert. Bei Jugendlichen schwankt die Häufigkeit wie bei Erwachsenen zwischen täglich und rund dreimal pro Woche.

Innerhalb dieses Rahmens ist alles normal. Auch harter oder knollenartiger Stuhl ist, solange er ohne größere Probleme und ohne Schmerzen entleert wird, keine Verstopfung *(Obstipation)*. Dasselbe gilt, wenn die Stuhlentleerung das Kind sehr anstrengt und es einen roten Kopf hat.

»Echte« Verstopfung kann mehrere Gründe haben. Einer davon: Wenn Kinder, vor allem kleine, Schmerzen beim Stuhlgang haben, weil der Stuhl zeitweise etwas härter ist als gewohnt, versuchen sie, die Entleerung zu vermeiden. Dadurch rutscht der Stuhl vom Enddarm wieder zurück in den Dickdarm und die Entleerung verzögert sich. Geschieht das regelmäßig, wird der Dickdarm durch die Ansammlung mit der Zeit immer weiter und kraftloser, der Stuhl wird immer härter und kann nur noch schwer abtransportiert und entleert werden. Die Schmerzen nehmen zu – ein Teufelskreis beginnt.

Oft fließt dann neuer, dünnerer Stuhl an den harten alten Knollen vorbei. Ein solcher »paradoxer Durchfall« ist für ein Kind schwer zu halten, sodass die Entleerung teils unkontrolliert erfolgt und immer wieder etwas in der Unterhose landet. Dies ist dem Kind peinlich, auch wegen der Geruchsbelästigung. Häufig führt die Reaktion der Umwelt dazu (andere Kinder in Kindergarten und Schule sind nicht immer zartfühlend), dass sich das betroffene Kind mehr und mehr zurückzieht und/oder andere problematische Verhaltensweisen entwickelt.

Neben unangenehmen Erfahrungen beim Stuhlgang, die vor allem bei Kindern unter vier Jahren zu Beginn einer Verstopfungskarriere stehen, fördern noch andere Faktoren das Vermeiden des Stuhlgangs. Dazu gehören:
- Entzündungen am After,
- Einrisse der Schleimhaut durch harten Stuhl,
- zu wenig Flüssigkeit im Dickdarm, weil das Kind zu wenig trinkt und/oder zu viel schwitzt,
- zu wenig Bewegung, da der Dickdarm durch die mangelnde Bewegung der Bauchmuskulatur zu wenig angeregt wird. Aus diesem Grund sind zum Beispiel Kinder, die aufgrund eines Knochenbruchs längere Zeit liegen müssen, häufig verstopft,
- zu wenig Ballaststoffe, denn der Dickdarm braucht »Substanz«, damit er etwas zu tun hat. Die Nahrung muss auch unverdauliche Bestandteile enthalten, wie Pflanzenfasern. Bei Milchprodukten oder Süßigkeiten wird fast alles verdaut, daher sind sogenannte »Kinderprodukte« nicht unbedingt altersgerecht.
- Stress kann die Verstopfung verstärken, etwa wenn das Kind morgens eigentlich »Groß« machen will, aber nach dem Aufstehen und dem obligatorischen Becher Milch ganz schnell in den Kindergarten oder in die Schule muss.

Sehr selten kann es vorkommen, dass ein kurzer Teil des Enddarms nicht normal beweglich, sondern sehr eng ist *(Morbus Hirschsprung)*. Davon betroffene Kinder können jenseits der Stillzeit nur sehr schwer Stuhl entleeren. Charakteristisch ist hier ein fester, aufgrund der Engstelle bleistiftartig geformter Stuhl. Andere organische Ursachen sind noch seltener.

Bei mehr als 99 Prozent aller Kinder liegen jedoch keine organischen Ursachen für die Verstopfung vor.

DAS KÖNNEN SIE SELBST TUN

Äußerst wichtig, leider aber viel zu oft vergessen, ist die richtige Sitzposition auf der Toilette. Baumeln die Beine in der Luft und hängt der Po in die Schüssel, spannt sich der Beckenboden an und die Stuhlentleerung ist erschwert.

Parallel dazu sollten Sie mit Maßnahmen zur Verhaltensänderung beginnen, ohne die der Erfolg nicht nachhaltig sein wird:

› Stellen Sie die Ernährung auf ballaststoffreiche Mischkost um (Gemüse, Früchte, Vollkornprodukte, siehe Seite 130 ff.).
› Animieren Sie Ihr Kind täglich dazu, sich zu bewegen. Am besten machen Sie selbst mit.
› Vor allem bei Kleinkindern hilft Verhaltenstraining: Das Kind sitzt zweimal täglich nach einer Hauptmahlzeit für ungefähr zehn Minuten auf der Toilette oder dem Töpfchen. Sie können dabei zum Beispiel gemeinsam ein Bilderbuch anschauen.

Hat Ihr Kind gerade erst gelernt, den Stuhlgang zu kontrollieren, ist es normal, dass es ab und zu Pannen gibt und es manchmal beim Entleeren wehtut. Schauen Sie am besten nach, ob der After gerötet ist und sich eine wunde Stelle findet. Dann hilft Zinkpaste oder Vaseline – und vor allem Geduld.

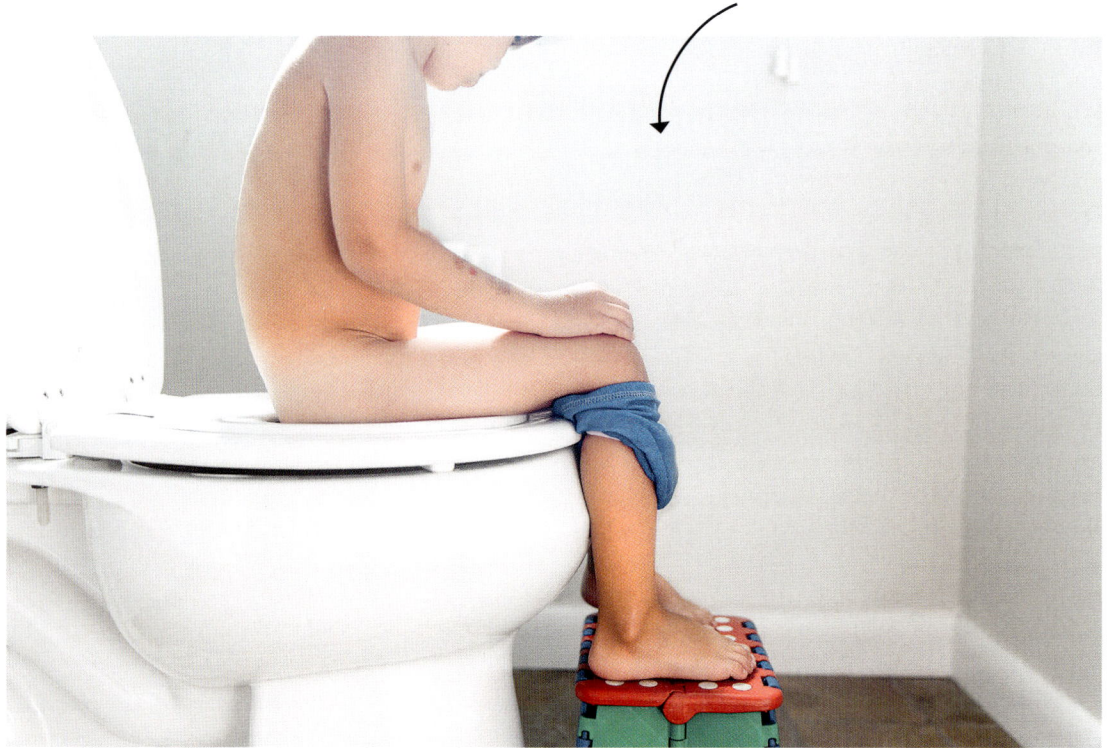

Damit auch kleine Kinder entspannt sitzen, hilft ein Schemel unter den Füßen.

Im Kindergarten- und Schulalter ist das Problem oft hartnäckig oder wiederkehrend. Geben Sie Ihrer Tochter oder Ihrem Sohn vor allem im Sommer genug zu trinken, achten Sie weiterhin auf ausreichend Bewegung und eine ballaststoffreiche Ernährung. Außerdem sollte nach dem Frühstück unbedingt genug Zeit für eine ausreichend lange Toilettenpause sein. Lieber sollten Sie Ihr Kind früher wecken, als dass sie ausfallen muss.

SO HILFT DER ARZT

Haben Sie das Gefühl, dass sich die Verstopfung bei Ihrem Kind trotz aller Bemühungen nicht bessert, sollten Sie Ihren Kinderarzt zurate ziehen. Nach einer ausführlichen Befragung der näheren Umstände untersucht er erst einmal den Bauch Ihrer Tochter oder Ihres Sohnes. Beim Abtasten fühlt er an der typischen Stelle schon die Stuhlreste und den geweiteten Darm. Eventuell prüft er mit dem Finger die Spannung des Schließmuskels und die Stuhlfüllung des Enddarms.

Auch auf Entzündungen oder andere Veränderungen am After achtet der Arzt. Weitere Untersuchungen (beispielsweise Ultraschall und Blutuntersuchungen) sind bei Verstopfung fast immer unnötig und bringen keine Erkenntnisse.

Das vorrangige Ziel ist anschließend erst einmal, dem Kind die Schmerzen und unangenehmen Gefühle zu nehmen. Dazu muss der Stuhl weicher werden, sodass er keine Schmerzen bereitet. Am sinnvollsten ist dafür Macrogol, das – sofern vom Arzt nach einer entsprechenden Anamnese und Untersuchung verordnet – mehrmals täglich in Wasser gelöst getrunken wird. Der Wirkstoff zieht Wasser an und macht so den Stuhl dünner. Weil er selbst nicht vom Körper aufgenommen wird, hat er keine substanzbedingten Nebenwirkungen. Er schadet dem Darm nicht und es gibt auch keinen Gewöhnungseffekt, wie dies zum Beispiel bei pflanzlichen Abführmitteln der Fall ist. Die Behandlung kann daher auch über einen längeren Zeitraum fortgeführt werden, bis eine stabile Besserung erreicht ist.

Besteht die Verstopfung schon viele Monate oder sogar Jahre, bis konsequente Behandlungsmaßnahmen ergriffen werden, dann hat sich in dieser Zeit der Enddarm derart erweitert, dass man nach wenigen Wochen Behandlung keinesfalls einen nachhaltigen Erfolg erwarten kann. Vor allem Veränderungen im Lebensstil sind dann kaum in so kurzer Zeit zu bewältigen. Daher müssen sich Kind und Eltern auf eine monatelange Behandlung einstellen.

Dazu kommt: Falls die Verstopfung schon lange besteht und der Darm sehr voll und ausgeweitet ist, muss er zunächst einmal entleert werden. Dies geschieht mithilfe eines Einlaufs und/oder Klistiers. Weil dies für Kinder nicht angenehm ist, sollte es möglichst vermieden werden, indem man nicht allzu lange wartet, sondern das Problem zeitnah angeht.

Ist Ihr Kind erst seit wenigen Wochen verstopft, stellen sich nämlich meist schon nach zwei bis drei Wochen Erfolge ein. Allerdings kann es auch hier immer wieder zu Rückfällen kommen. Umso wichtiger ist es, dass Sie auch die anderen Tipps zur Verhaltensweise berücksichtigen.

> **INFO**
>
> **PROFESSIONELLE HILFE**
>
> Für Erwachsene ist es mitunter schwer zu akzeptieren, dass ein so alltäglicher Vorgang wie die Stuhlentleerung das Familiengefüge derart nachhaltig stören kann. Manche Kinder wiederum sind durch zu viele (vergebliche) Maßnahmen oft so stark verunsichert, dass sie verweigernde oder andere problematische Verhaltensweisen entwickeln. Bei solch einer unglücklichen Konstellation ist eine längere stationäre Behandlung unter Einbeziehung von Kinderkrankenpflege, Ernährungsberatung und Psychologen notwendig. Ein entsprechendes verhaltenstherapeutisches Konzept ist fast immer gut wirksam.

BLINDDARMENTZÜNDUNG

SYMPTOME
- Bauchschmerzen, anfangs in der Mitte, dann rechts (unten)
- Fieber
- Schmerzen verstärkt im Stehen, Kind läuft gekrümmt
- Erschütterungsschmerz (ganz typisches wichtiges Zeichen: auf dem Weg zum Arzt schmerzhafter Aufschrei bei der Fahrt über Straßenbahnschiene, Schlagloch etc.)

Im Inneren der Appendix befindet sich sehr viel Lymphgewebe, sie spielt eine Rolle bei der Abwehr. Weil die Appendix zugleich recht zart und dünn ist, können sich hier leicht Obstkerne, Nahrungsreste und eingedickter Stuhl (»Kotsteine«) festsetzen, was bei einer Entzündung eine Rolle zu spielen scheint. In so einem Fall schwillt die Appendix an und auch die Umgebung reagiert mit Entzündungen. Neben den Schmerzen kommt Fieber hinzu.

Die Blinddarmentzündung (Appendizitis) tritt besonders häufig im Alter zwischen 8 und 15 Jahren auf, bei Kindern unter 2 Jahren ist sie sehr selten.

Das Kind klagt zunehmend über Bauchschmerzen – vor allem auf der rechten Seite. Meist steht, sitzt oder liegt es gekrümmt beziehungsweise mit angezogenen Beinen, weil dadurch der Druck auf die Bauchdecke geringer ist und es weniger wehtut. Ein relativ deutliches Zeichen ist auch, wenn man auf dem Weg zum Arzt über Unebenheiten fährt und das Kind genau in diesem Moment vor Schmerz aufschreit.

Meistens hat das Kind bei einer Blinddarmentzündung leichtes Fieber (um die 38,5 Grad). Auch Verstopfung, Durchfall, Übelkeit und Erbrechen können jetzt auftreten.

Gleich am Beginn des Dickdarms liegt der »Blinddarm«, der wie eine Sackgasse blind endet und noch einen dünnen Fortsatz hat, den man auch als Wurmfortsatz (Appendix) bezeichnet.

Bauchschmerzen in der Gegend des Nabels können erste Symptome einer Blinddarmentzündung sein, bevor sie dann in den rechten Unterbauch wandern.

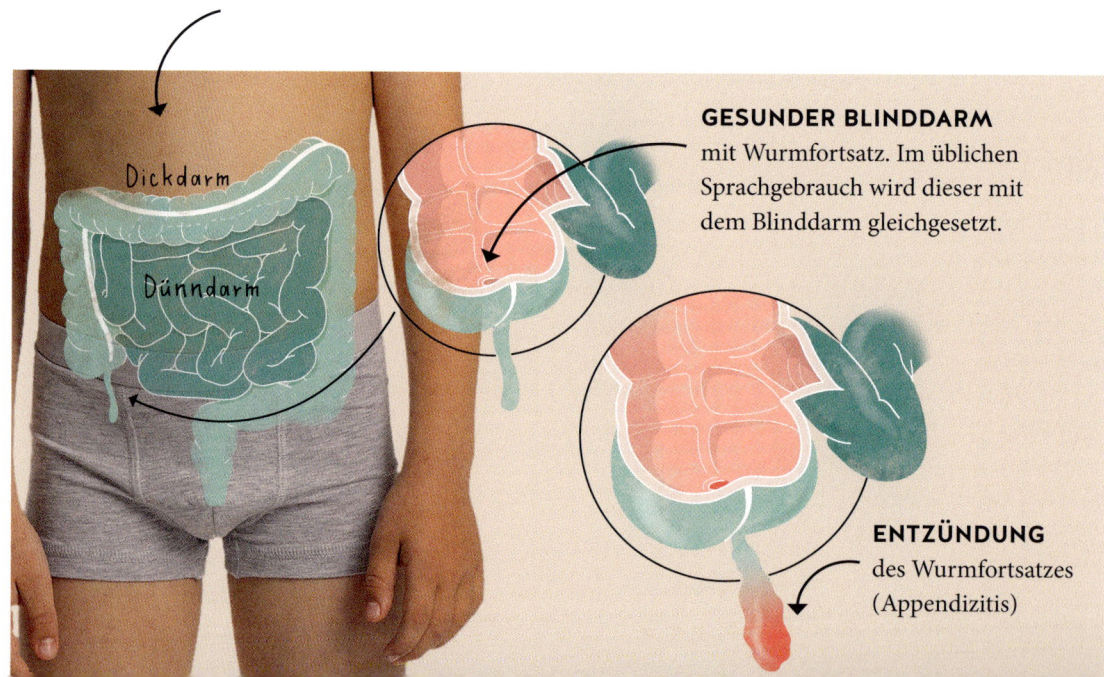

GESUNDER BLINDDARM mit Wurmfortsatz. Im üblichen Sprachgebrauch wird dieser mit dem Blinddarm gleichgesetzt.

ENTZÜNDUNG des Wurmfortsatzes (Appendizitis)

Ist die Schwellung sehr ausgeprägt, kann die Appendix platzen (perforieren). In diesem Fall lässt der Schmerz für einige Zeit nach (maximal einige Stunden). Erfolgt eine ärztliche Untersuchung gerade in diesem Zeitfenster, besteht daher die Gefahr, dass die Erkrankung übersehen wird. Es kommt in der Folge dann aber zu einer Bauchfellentzündung *(Peritonitis)*, die neue Schmerzen, Fieber und zunehmende Krankheitszeichen verursacht.

SO HILFT DER ARZT

Bemerken Sie Hinweise auf eine Blinddarmentzündung, ist möglichst rasch eine ärztliche Untersuchung nötig. Ihr Kind sollte ab jetzt allenfalls noch etwas Wasser trinken, aber nichts mehr essen, falls es gleich operiert werden muss.

Der Arzt überprüft den Verdacht, indem er auf den Bauch des Kindes drückt. Tut das auf der rechten Seite zunächst etwas weh, nimmt der Schmerz aber deutlich zu, wenn er plötzlich loslässt, ist das schon einmal ein sehr deutliches Signal. Mittels einer Blutprobe lassen sich Entzündungszeichen feststellen und bei einer Ultraschalluntersuchung kann man in den meisten Fällen den Wurmfortsatz gut sehen und vermessen und mögliche Entzündungsreaktionen in der Umgebung entdecken. Dies alles kann den ersten Verdacht bestätigen. Allerdings »versteckt« sich der Wurmfortsatz manchmal auch hinter dem Darm oder ist aus anderen Gründen nicht gut sichtbar, sodass der Ultraschall nicht immer weiterhilft.

DIE OP

Letztlich entscheidet der Kinderchirurg, ob eine Operation notwendig ist oder nicht. Es gibt mittlerweile zwar auch Hinweise, dass sich ein großer Teil der Operationen durch eine frühzeitige antibiotische Behandlung vermeiden ließe. Dieser Weg ist jedoch noch kein Standard und gute Kriterien für diese Option fehlen noch.

Muss Ihre Tochter oder Ihr Sohn operiert werden, gibt es grundsätzlich zwei Optionen:

› **Bei der sogenannten laparoskopischen OP** oder »Schlüsselloch-Chirurgie« erfolgen drei kleine, etwa ein Zentimeter lange Schnitte im Nabel sowie rechts und links unten im Bauch. Durch sie führt der Operateur Geräte und Instrumente ein, um den Wurmfortsatz zu finden und zu entfernen.

› **Bei der offenen OP** wird durch einen je nach Alter und Gewicht etwa drei bis sechs Zentimeter langen Schnitt im rechten Unterbauch die Bauchhöhle geöffnet und der Wurmfortsatz entfernt. Diese Methode wird vor allem dann bevorzugt, wenn der Wurmfortsatz schon durchgebrochen ist oder bereits eine Bauchfellentzündung besteht.

In den meisten Kliniken wird schon wenige Stunden nach dem Eingriff und wenn die Narkose ganz abgeklungen ist, schrittweise wieder mit der Flüssigkeits- und Nahrungsaufnahme begonnen. Nach wenigen Tagen kann das Kind auch schon wieder nach Hause. Allerdings ist noch für einige Wochen Schonung angesagt, Fußballtraining und andere körperliche Belastungen sind also vorerst tabu.

> **INFO**
>
> ### WIE WAHRSCHEINLICH SIND KOMPLIKATIONEN?
>
> Wenn der Wurmfortsatz noch nicht durchgebrochen ist, sind Komplikationen äußerst selten. Wie bei allen Operationen kann sich jedoch die Narbe infizieren, sodass sie wieder geöffnet werden muss und deswegen nur sehr langsam abheilt. Anders sieht es aus, wenn der Durchbruch bereits länger besteht. Dann kann es durchaus zu Komplikationen kommen, etwa zu einer Bauchfellentzündung. Haben sich dabei bei Mädchen auch die Eileiter entzündet, kann dies als Spätfolge Unfruchtbarkeit begünstigen. Weitere, allerdings selten gewordene Spätkomplikationen sind Verwachsungen des Bauchfells mit Darmverschluss.

NAHRUNGSMITTEL-UNVERTRÄGLICHKEITEN

SYMPTOME
› Blähungen (verstärkt 30 bis 60 Minuten nach dem Essen)
› Bauchschmerzen (ebenfalls verstärkt nach 30 bis 60 Minuten)
› Dünner Stuhl
› Bei Allergien weitere Symptome (siehe ab Seite 61)

Damit unser Körper alle seine Aufgaben erfüllen kann, müssen wir ihm regelmäßig Energie in Form von Nahrung zuführen. Doch nicht immer ist er in der Lage, die einzelnen Bestandteile auch wirklich zu verarbeiten. Manche Kinder (und Erwachsene) vertragen zum Beispiel bestimmte Eiweiße und Kohlenhydrate nicht.

Es gibt verschiedene Arten, wie der Körper in so einem Fall auf bestimmte Nahrungsmittel reagiert:

› **Allergien:** Sind bei Babys ab dem sechsten Lebensmonat noch relativ selten, kommen aber im Kleinkind- oder Schulalter häufiger vor. Bei der klassischen Nahrungsmittelallergie reagiert das Kind innerhalb von 5 bis 30 Minuten, also unmittelbar nach dem Verzehr, mit Symptomen wie Nesselsucht, Erbrechen, Bauchschmerzen, Durchfall, Gesichtsschwellung, Atemnot oder sogar Kreislaufproblemen. Allergien mit verzögerten Reaktionen innerhalb von zwei bis drei Tagen sind wesentlich seltener. Man vermutet, dass sie mit einer Neurodermitis zusammenhängen. Allerdings gestaltet sich der Nachweis oft schwierig.

› **Milchzuckerunverträglichkeit:** Der Zucker in Milch und Milchprodukten *(Laktose)* kann nicht gespalten werden und führt zu Blähungen, Bauchschmerzen, Durchfall.

› **Fruchtzuckerunverträglichkeit:** Auch wenn Fruchtzucker *(Fruktose)* nicht ins Blut aufgenommen wird, reagiert der Magen-Darm-Trakt mit Blähungen, Bauchschmerzen und Durchfall.

› **Kuhmilchproteinintoleranz:** Sie kommt nur bei Babys vor und tritt meist schon in der Stillzeit auf. Die betroffenen Kinder haben blutige Stühle, fühlen sich ansonsten aber wohl. Trinkt die stillende Mutter keine Milch mehr, verschwinden die Beschwerden.

› **Zöliakie:** Unverträglichkeit auf das Klebereiweiß Gluten in bestimmten Getreidesorten.

ALLERGIE ODER UNVERTRÄGLICHKEIT?
Intoleranz ist keine Allergie! Eine Allergie wird immer über eine Antigen-Antikörper-Reaktion ausgelöst: Der Körper erkennt eine Substanz – in diesem Fall sind das zum Beispiel bestimmte Eiweiße mit potenziell allergieauslösender Wirkung – als Antigen und bildet dagegen Antikörper. Wenn er irgendwann erneut mit dem Antigen in Kontakt kommt, löst das eine allergische Reaktion aus. Schon kleinste Mengen genügen dann, dass Haut und Schleimhäute sich röten und/oder anschwellen, das Kind sich ständig kratzen oder husten muss – bis hin zum anaphylaktischen Schock. Dagegen macht sich eine Unverträglichkeit vorwiegend im Magen-Darm-Trakt bemerkbar. Und während bei einer Allergie schon kleinste Mengen ausreichen, ist eine Unverträglichkeitsreaktion stets mengenabhängig.

MILCHZUCKER-UNVERTRÄGLICHKEIT

Laktose ist der Zucker in Milch. Er besteht aus zwei Zuckeranteilen (*Galaktose, Glukose*), die im Dünndarm zunächst voneinander getrennt werden müssen, bevor die Schleimhaut sie aufnehmen und in den Körper transportieren kann. In den Darmzotten wird dazu ein spezielles Enzym gebildet. Wird dessen Produktion gestört, etwa nach schweren Durchfallerkrankungen, oder fehlen die Darmzotten etwa durch eine Zöliakie (siehe Seite 177 f.), kann der Milchzucker nicht verarbeitet werden und gelangt unverdaut in den Dickdarm. Dort wird er von Bakterien zersetzt, was unter anderem zu Blähungen, Bauchschmerzen und Durchfall führt.

Im Grunde ist Milchzuckerunverträglichkeit (auch Laktoseintoleranz oder Laktasemangel) aber keine Krankheit. In Europa schaltet der Körper die Produktion der Milchzucker spaltenden Enzyme bei etwa 20 bis 30 Prozent aller Menschen ganz von allein ab. In Afrika ist dies sogar bei rund 80 Prozent der Bevölkerung der Fall.

DER NACHWEIS

Wenn Ihr Kind regelmäßig über Magen-Darm-Beschwerden klagt, ohne dass es anderweitig krank ist, sollten Sie mit dem Kinderarzt beraten, inwieweit eine Nahrungsmittelunverträglichkeit für die Beschwerden verantwortlich sein könnte.

Gewissheit kann nur ein Atemtest verschaffen. Er kann ab etwa vier Jahren durchgeführt werden und ist völlig ungefährlich. Allerdings übernehmen nicht alle Krankenkassen die Kosten. Für den Test trinkt Ihr Kind auf nüchternen Magen eine Milchzuckerlösung (2 Gramm Milchzucker pro Kilo Körpergewicht, maximal 50 Gramm). Wird die Laktose nicht aufgenommen, sondern von den Darmbakterien abgebaut, bildet sich Wasserstoff, der vom Kind ausgeatmet wird. Deshalb wird etwa drei Stunden lang alle 30 Minuten der Wasserstoffanteil in der Ausatemluft gemessen. Liegt die Differenz zwischen Vergleichswert und maximal gemessenem Wert über 20 ppm (parts per million, entspricht Milligramm pro Liter), nimmt der Körper Ihres Kindes die Laktose unzureichend auf. Gleichzeitig auftretende Blähungen, Bauchschmerzen oder dünner Stuhl unterstreichen das Ergebnis.

Vorsicht: Bei schweren angeborenen Stoffwechselstörungen darf der Test nicht durchgeführt werden!

DAS KÖNNEN SIE SELBST TUN

Wenn klar ist, dass Ihr Kind keinen Milchzucker verträgt, gibt es nur einen Weg, um Beschwerden zu vermeiden: Sie müssen diesen Zucker in der Nahrung möglichst vermeiden. Zum Glück vertragen die meisten Kinder kleinere Mengen durchaus, sodass Sie nicht immer allzu streng sein müssen.

Wie viel vertragen wird, ist individuell sehr unterschiedlich. Viele Milchprodukte sind aber ohnehin (fast) milchzuckerfrei. Das gilt zum Beispiel für Hartkäse und Butter. Hier kann eine Ernährungsberatung hilfreich sein. **Achtung:** Weil die Lebensmittelindustrie Laktose in vielen Rezepturen einsetzt, etwa als Bindemittel oder Aromaträger, lohnt es sich, beim Einkaufen einen kritischen Blick auf die Zutatenliste auf der Verpackung zu werfen. Insbesondere gilt dies für Fertig- und Tiefkühlgerichte.

Darüber hinaus gibt es mittlerweile neben laktosefreier Milch eine Vielzahl an laktosefreien Milchprodukten – nicht nur im Bioladen und Reformhaus, sondern auch im Supermarkt um die Ecke. Für Situationen, in denen sich der Verzehr größerer Laktosemengen nicht vermeiden lässt (oder in denen man nicht aufpassen will), sind sogar Tabletten erhältlich, die vor dem Essen eingenommen werden und den Milchzucker spalten (nicht auf Rezept).

Keinesfalls sollten Sie Milchprodukte komplett vom Speiseplan Ihrer Tochter oder Ihres Sohns streichen. Sie sind schließlich wertvolle Kalzium- und Eiweißlieferanten und eine sehr gute Quelle für B-Vitamine (auch Vitamin B_{12}). Die Aktivität der Laktase kann schwanken, sodass die verträgliche Milchzuckermenge nicht konstant ist.

FRUCHTZUCKERUNVERTRÄGLICHKEIT

Fruktose ist im Gegensatz zu Milchzucker zwar ein Einfachzucker und muss nicht gespalten werden. Um ihn in den Körper aufzunehmen, ist jedoch ein spezieller Transporter nötig: das GLUT-5-Protein, das vor allem im Dünndarm gebildet wird. Auch wenn gleichzeitig gerade genug Glukose im Dünndarm ist, kann die Fruktose (quasi huckepack) die Darmwand passieren.

Fehlen das GLUT-5-Protein und Glukose, gelangt der Fruchtzucker unverdaut in den Dickdarm, wo er von Bakterien verdaut wird. Dabei kommt es zu Blähungen, Bauchschmerzen, Durchfall und anderen Beschwerden im Magen-Darm-Trakt, aber auch zu unspezifischen Symptomen wie zum Beispiel Müdigkeit und Kopfschmerzen.

Wie bei der Laktoseunverträglichkeit schafft nur ein Atemtest vollständige Gewissheit. Das Kind muss dazu auf nüchternen Magen eine individuell an das Körpergewicht angepasste Fruktosemenge zu sich nehmen. Über eine Zeitspanne von drei Stunden werden dann in regelmäßigen Abständen Ausatemproben genommen, um die Wasserstoffkonzentration zu bestimmen. Auch hier gilt: Steigt die Konzentration verglichen mit der des Ausgangswerts um 20 ppm, gilt die Diagnose Fruchtzuckerunverträglichkeit als gesichert. Gleichzeitig auftretende Magen-Darm-Beschwerden festigen das Ergebnis.

DAS KÖNNEN SIE SELBST TUN

Bei Fruchtzucker denken Sie wahrscheinlich in erster Linie an Obst. Das ist natürlich richtig. Allerdings enthalten die verschiedenen Obstsorten sehr unterschiedliche Mengen davon, sodass manche sehr schlecht, andere wiederum gut vertragen werden.

Neben Obst können auch einige Gemüse Probleme bereiten, vor allem Fruchtgemüse wie Paprika oder Tomaten sowie Kohl, der reichlich Ballaststoffe enthält. Gefährlicher sind allerdings Erfrischungsgetränke wie zum Beispiel Eistee und Softdrinks, aber auch vermeintlich gesundes aromatisiertes Wasser, Backwaren, Fruchtjoghurts, Frühstückszerealien, Getränkepulver, kalorienreduzierte Produkte, Milchshakes, Kaugummi und andere Süßwaren. Auch viele sogenannte Kinderlebensmittel sind oft mit Fruktose gesüßt – und zwar reichlich.

Auf die letztgenannten Fertiglebensmittel können Sie getrost verzichten. Obst und Gemüse dagegen sind wertvolle Lebensmittel, die Sie nicht komplett vom Speiseplan streichen sollten. Tasten Sie sich lieber gemeinsam mit Ihrem Kind an die individuell verträgliche Menge heran. Hierbei hilft ein Ernährungstagebuch (siehe Kasten). Auch eine Ernährungsberatung ist sicherlich sinnvoll.

Im Gegensatz zur Laktoseunverträglichkeit geht die Fruchtzuckerunverträglichkeit (auch Fruktosemalabsorption genannt) nach ein paar Wochen oder Monaten häufig wieder völlig vorüber. Es kann also genügen, eine Zeit lang auf größere Mengen Fruchtzucker zu verzichten.

Nur bei der sehr seltenen Hereditären Fruktoseintoleranz (einem angeborenen Stoffwechseldefekt) muss ein Leben lang und sehr konsequent auf Fruchtzucker verzichtet werden.

> **INFO**
>
> **ERNÄHRUNGSTAGEBUCH**
>
> »Buchführung« ist hilfreich, um den Zusammenhang zwischen bestimmten Nahrungsmitteln und den Beschwerden Ihres Kindes zu erkennen. Notieren Sie daher eine Zeit lang möglichst genau, wann Ihre Tochter oder Ihr Sohn was in welchen Mengen isst und ob innerhalb der darauffolgenden drei Stunden Probleme auftauchen. Notieren Sie gut verträgliche Lebensmittel genauso wie weniger gut verträgliche. Auch nach der Diagnosestellung ist so ein Tagebuch hilfreich, um Schritt für Schritt die individuell verträgliche Grenze für Ihr Kind zu finden, damit es auf möglichst wenig verzichten muss.

ZÖLIAKIE

SYMPTOME
- Dünner Stuhl
- Aufgetriebener Bauch
- Untergewicht
- Schlechte Stimmung
- Sehr oft keine typischen Symptome

Bei der Zöliakie oder Glutenunverträglichkeit bildet der Körper Abwehrstoffe gegen das in bestimmten Getreidesorten vorkommende Klebereiweiß Gluten. Diese Abwehrstoffe richten sich auch gegen die feinen Zotten, die den Darm auskleiden, und schädigen so die Darmschleimhaut nachhaltig.

Bei der »klassischen« Zöliakie haben die meist jungen Kinder Blähungen, dünnen Stuhl und einen ausladenden Bauch, obwohl sie insgesamt stark untergewichtig sind. Sie sind außerdem häufig missmutig und schlecht belastbar. Allerdings ist eine so typische Form eher selten. Die Mehrheit der Kinder oder Jugendlichen zeigt nur einen Teil der Symptome oder hat ganz andere Probleme. Deshalb sollte man auch bei folgenden Beschwerden an eine Zöliakie denken:
- unklare Blutarmut,
- unklare Bauchschmerzen (über längere Zeit),
- verlangsamtes Wachstum,
- auffälliges Verhalten und schlechte Laune,
- ungewöhnlich spät eintretende Pubertät,
- Milchzuckerunverträglichkeit.

Diabetes Typ 1 und einige andere chronische Erkrankungen sind oft mit Zöliakie assoziiert. Zöliakie ist in Mitteleuropa relativ häufig, einer von 200 bis 300 Menschen ist betroffen. Innerhalb der Familie scheint das Risiko dabei erhöht zu sein, was für eine teilweise genetische Ursache spricht.

Wichtig ist auf jeden Fall: Zöliakie ist keine Allergie, sondern eine spezielle Form der Immunreaktion und zählt zu den Autoimmunkrankheiten.

SO HILFT DER ARZT

In den meisten Fällen äußert der Kinderarzt von sich aus den Verdacht auf eine Zöliakie. Hat Ihr Kind unklare Symptome, die auch zu einer Zöliakie passen könnten, wird im Rahmen einer Blutentnahme die entsprechende Diagnostik gleich mit durchgeführt. Der erste Schritt ist ein Antikörpersuchtest (Zöliakie-Screen) mit paralleler Bestimmung der Schleimhautantikörper. War der Screentest positiv, werden die Antikörper einzeln nachbestimmt. Sind auch diese stark erhöht, muss die Zöliakie definitiv bewiesen oder ausgeschlossen werden. Die beste Methode dazu ist die Gewinnung einer Gewebeprobe aus dem oberen Dünndarm mittels Magenspiegelung (bei Kleinkindern in Narkose). Nach wenigen Tagen hat man dann das Ergebnis. Bestätigt sich der Verdacht, erfolgt ein ausführliches Beratungsgespräch – in der Regel durch den Kindergastroenterologen, der die Untersuchung durchgeführt hat, und eine/n Diätassistent/in. Der Kinderarzt oder -gastroenterologe übernimmt auch die jährlichen Verlaufskontrollen, bei denen mittels Blutentnahme festgestellt wird, ob die Abwehrreaktion zur Ruhe gekommen ist beziehungsweise ob es Hinweise auf Diätfehler gibt.

DAS KÖNNEN SIE SELBST TUN

Sobald die Zöliakie gesichert ist (und nur dann, siehe Kasten Seite 178), beginnen Sie mit der glutenfreien Ernährung, wobei Sie und Ihr Kind bereits innerhalb weniger Wochen eine Verbesserung bemerken werden. Größere Kinder schildern klar, dass es ihnen in jeder Hinsicht besser geht.

Ganz wichtig ist, dass Sie und Ihr Kind eine Schulung durch eine/n Diätassistent/in erhalten, damit keine Fehler passieren. Gluten steckt nämlich nicht nur in Gerste, Hafer, Roggen, Weizen und sämtlichen Weizensorten (Dinkel, Einkorn, Emmer, Kamut) sowie in allen daraus hergestellten Produkten (Mehl, Nudeln, Teig etc.), sondern auch in (Fertig-) Nahrungsmitteln, bei denen man vielleicht nicht unbedingt daran denkt. Zum Glück ist mittlerweile häufig auf den Etiketten vermerkt, ob ein Produkt Gluten enthält. Zudem gibt es inzwischen sogar Apps fürs Handy, sodass man sich beim Einkaufen sehr schnell orientieren kann. Auch viele Restaurants kennzeichnen die Speisekarte, in manchen Ländern ist dies sogar Pflicht. Die beste Orientierung und Informationen gibt die Deutsche Zöliakie-Gesellschaft: **www.dzg-online.de**.

WARUM IST DIE ZÖLIAKIEDIÄT SO WICHTIG?

Viele Zöliakiepatienten haben keine schlimmen Beschwerden, wenn sie die Diät nicht einhalten, und fragen sich daher, ob es wirklich auf Dauer nötig ist, auf Gluten in der Nahrung zu achten. Hinzu kommen immer wieder Alternativmediziner, die versprechen, Zöliakie »heilen« zu können. Das Problem: Es gibt häufig »klinisch stumme Rezidive«. Das heißt, Ihr Kind bemerkt möglicherweise trotz Diätfehlern wenig oder nichts, während die Zöliakie weiter aktiv ist, der Darm immer weiter geschädigt wird und irgendwann keine Zotten mehr vorhanden sind.
All das bleibt auf Dauer natürlich nicht ohne Folgen. Es gibt eine Reihe von Risiken und Problemen, die bei Nichteinhaltung der Zöliakiediät im späteren Leben auftreten:

> **UNBEDINGT ABWARTEN**
> Bis die Diagnose gesichert ist, sollten Sie selbsttätig keinerlei Maßnahmen ergreifen. Nicht selten beginnen Eltern, sobald der Verdacht auf eine Zöliakie geäußert wird, mit einer glutenfreien Diät. Ihrem Kind geht es dann zwar besser, aber die Gewebeuntersuchung kann kein zuverlässiges Ergebnis mehr bringen. So weiß man nie, ob es sich wirklich um eine Zöliakie handelt oder nicht. Unter Umständen hält das Kind ohne Grund lebenslang eine unnötige Diät ein. Daher gilt der klare Grundsatz: Ohne die eindeutige Diagnose »Zöliakie« keine Diät!

› Der Körper verarmt an Nährstoffen,
› die Leistungsfähigkeit ist nicht optimal,
› Stimmungsprobleme bis hin zur Depression,
› erhöhtes Risiko für Tumoren, vor allem im Magen-Darm-Trakt,
› bei Frauen ist die Fruchtbarkeit herabgesetzt.
Deshalb wird allen Zöliakiepatienten geraten, die Diät lebenslang einzuhalten.

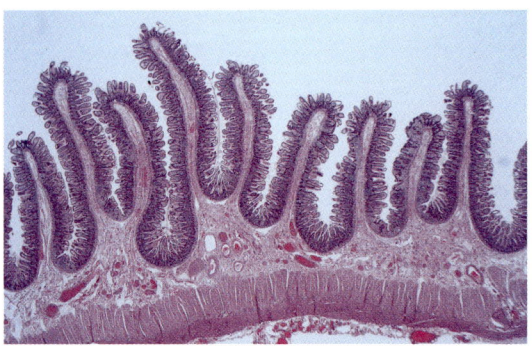
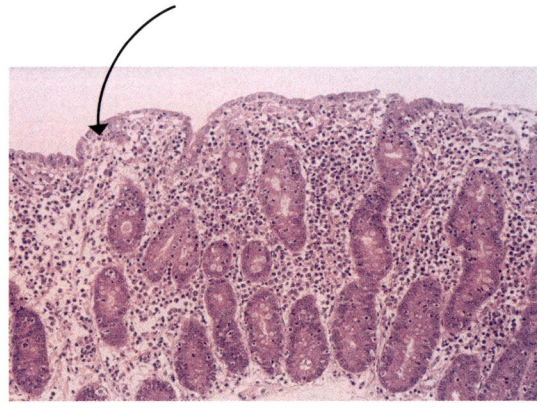

Bild links: Gesunde Struktur der Darmzotten; Bild rechts: Geschädigte, abgeflachte Darmzotten.

MAGENRÜCKFLUSS

SYMPTOME

BEI BABYS:
- Unruhe
- Schreien (auch aus dem Schlaf heraus)
- Spucken von Nahrung

JENSEITS DES BABYALTERS:
- Schmerzen im Brustkorb (Sodbrennen, »Herzschmerzen«)
- Nächtlicher Husten
- Saures Aufstoßen

Normalerweise verlaufen die Nahrungsaufnahme und Verdauung konsequent in eine Richtung. Sind die Speisen einmal vom Mund über die Speiseröhre in den Magen gelangt, werden sie dort verdaut beziehungsweise weitertransportiert. Allerdings ist der Mageneingang kein Ventil, das nur in einer Richtung funktioniert. Spätestens beim Erbrechen merkt man, dass es auch andersherum geht.

Vor allem bei Neugeborenen und Babys ist der Mageneingang noch nicht ausgereift und deswegen weniger »dicht«. Und so passiert es häufig, dass dem Kind etwas Milch aus dem Mund läuft oder dass es wegen der Schmerzen aus dem Schlaf heraus schreit. Typische Hinweise auf diesen Magenrückfluss (*gastroösophagealer Reflux*), der gemeinhin auch als Sodbrennen bezeichnet wird, sind ab dem Kleinkindalter Husten, vor allem nachts und im Liegen, sowie Bauchschmerzen. Bei älteren Kindern und Jugendlichen kommen Schmerzen im Brustbereich, saures Aufstoßen und Appetitstörung dazu.

DAS KÖNNEN SIE SELBST TUN

Bei (kleineren) Babys können Sie darauf achten, dass die Einzelmahlzeiten nicht allzu groß sind. Gutes Aufstoßen nach dem Trinken ist vor allem bei Flaschennahrung wichtig. Das Baby sollte zudem beim Trinken nicht flach liegen. Es gibt sogar spezielle Babynahrungen gegen Reflux. Sie sind etwas dickflüssiger, sodass sie nicht so leicht wieder nach oben fließen. Der Effekt ist jedoch nicht immer eindeutig und es gibt auch Hinweise, dass die dickere Nahrung beim Rückfluss sogar länger in der Speiseröhre bleibt.

Bei älteren Kindern und Jugendlichen können Sie versuchen, potenzielle Auslöser zu vermeiden. Einige Nahrungsmittel sind refluxfördernd, etwa kohlensäure- und koffeinhaltige Getränke sowie manche scharfen Gewürze. Übergewicht ist ebenfalls ein Risikofaktor für Reflux, weil das Zwerchfell dann einen anderen Winkel hat und nicht so gut abdichtet.

SO HILFT DER ARZT

Oft genügt bereits die genaue Schilderung der Symptome, damit der Arzt Reflux vermutet. Wenn Ihr Kind stärker beeinträchtigt ist, muss trotzdem eine gründliche Untersuchung erfolgen. Manchmal genügt dazu ein Ultraschall, vor allem bei Babys, oder eine Röntgenuntersuchung. Der direkte Nachweis erfolgt über die pH-Metrie. Dazu legt der Arzt für 24 Stunden eine Sonde durch ein Nasenloch bis in die Speiseröhre. Ein kleines Gerät misst fortlaufend, ob sich Säure in der Speiseröhre befindet. Noch genauer und aufwendiger ist eine sogenannte Impedanzmessung, bei der gleich an mehreren Stellen in der gesamten Speiseröhre gemessen wird, ob und wo sich Flüssigkeit befindet. Mit dieser Methode kann der Facharzt einen Reflux auch dann erkennen, wenn, wie bei Babys, nur wenig Magensäure gebildet wird beziehungsweise vorhanden ist.

Bei sehr stark ausgeprägtem Reflux ist es wahrscheinlich, dass die Speiseröhre durch die viele Magensäure gereizt ist. Es kann dann sinnvoll sein, für einige Wochen ein Medikament zu nehmen, das die Magensäure reduziert.

WURMBEFALL

> **SYMPTOME**
> › Juckreiz am After (vor allem nachts)
> › Sichtbare Würmer im Stuhl
> › Bauchschmerzen

Der Darm ist Lebensraum für unzählige Lebewesen, allen voran die Darmbakterien, die für die Entwicklung und Gesundheit eines Kindes eine nicht zu unterschätzende Rolle spielen. Es gibt jedoch auch »Mitbewohner«, die weniger gern gesehen sind: Würmer. Über Hände und Mund gelangen die Eier in den Darm, wo sie sich dann weiterentwickeln.

Würmer sind bei Kindern ab dem Eintritt in die Krippe beziehungsweise in den Kindergarten bis ins Schulalter nichts Ungewöhnliches. Am häufigsten sind die Madenwürmer *(Oxyuren)*. Manchmal kann man die weißen, sehr dünnen und nur wenige Millimeter langen Parasiten im frischen Stuhl entdecken. Weibliche Madenwürmer kriechen nachts aus dem Darm und legen an der Afterschleimhaut ihre Eier ab. Wegen des damit verbundenen Juckreizes kratzt sich das Kind, verbreitet die Wurmeier mit den Resten unter den Fingernägeln weiter und führt sie sich auch selbst wieder zu – ein unglücklicher Kreislauf.

Die seltenen Spulwürmer *(Askariden)* sind fast so groß wie Regenwürmer. Sie besiedeln den gesamten Darm. Noch seltener sind Bandwürmer, die durch ihr schnelles Wachstum zu Untergewicht beim Kind führen und sich auch in der Lunge, der Leber und im Gehirn festsetzen.

DAS KÖNNEN SIE SELBST TUN

Damit sich Ihr Kind nicht (immer wieder) ansteckt, ist es wichtig, dass es sich morgens, vor den Mahlzeiten und natürlich nach jedem Toilettengang gründlich die Hände wäscht. Unterwäsche und Schlafanzug sollten täglich gewechselt werden. In der Waschmaschine werden die Wurmeier vernichtet. Schneiden Sie Ihrem Kind die Fingernägel möglichst kurz, damit die Eier darunter weniger Platz finden, wenn es sich kratzt. Außerdem wird so die Afterschleimhaut beim Kratzen weniger leicht verletzt. Kleinere Kinder kann auch ein Body am Kratzen hindern.

Außerhalb von Mitteleuropa gibt es noch andere Würmer sowie weitere Parasiten, die teils schwer krank machen können, bei uns aber nicht vorkommen und allenfalls im Einzelfall importiert werden. Daher ist es sinnvoll, sich gerade vor Reisen in Ländern mit geringerem Hygienestandard zu informieren, vor Ort keine Straßenhunde und -katzen zu streicheln, nicht barfuß in Dörfern und Städten herumzulaufen und sich immer gründlich die Hände zu waschen, bevor man etwas isst.

SO HILFT DER ARZT

Schläft das Kind plötzlich unruhig und fängt es nachts an, sich am After zu kratzen, sollten Sie immer einen möglichen Wurmbefall in Betracht ziehen. Auch wenn Sie selbst im Stuhl nichts entdecken können: Ziehen Sie baldmöglichst Ihren Kinderarzt zurate. Er schaut sich den After Ihrer Tochter oder Ihres Sohnes an, um andere Ursachen für den Juckreiz auszuschließen. Ist er unsicher, wird er Ihnen einen Objektträger geben, auf den Sie morgens einen durchsichtigen Klebestreifen anbringen, den Sie zuvor kurz auf den After des Kindes geklebt haben. Unter dem Mikroskop lassen sich Wurmeier so eigentlich immer nachweisen.

Besteht der hochgradige Verdacht auf Würmer oder sind sie sicher nachgewiesen, werden die Parasiten mit einer »Wurmkur« abgetötet. Dazu muss das Kind ein Medikament einnehmen – je nach Art des Wurms unterschiedlich lang und oft.

CHRONISCH-ENTZÜNDLICHE DARMERKRANKUNGEN

SYMPTOME
> Bauchschmerzen (immer; vor dem Stuhlgang)
> Schlechte Gewichtszunahme
> Dünner Stuhl bzw. Durchfall
> Blut im Stuhl

Es gibt mit Morbus Crohn und Colitis ulcerosa eine Gruppe von chronisch-entzündlichen Darmerkrankungen, die meist erst im Erwachsenenalter auftreten, aber auch schon bei Jugendlichen und selten sogar bei Kleinkindern beginnen können. Beiden liegt ein letztlich nicht ganz geklärter immunologischer Mechanismus zugrunde.

Typische Symptome sind Bauchschmerzen mit uncharakteristischem Verlauf, dünne Stühle beziehungsweise Durchfall, Appetitstörungen, ein Leistungsknick, eine mangelnde Gewichtszunahme und ein verlangsamtes Wachstum sowie ein verspäteter Pubertätseintritt, Entzündungen im Mund (zum Beispiel Aphthen), Gelenkbeschwerden und schmerzhafte Knoten an den Unterschenkeln, bei Colitis ulcerosa zusätzlich heftige, krampfartige Bauchschmerzen vor der Stuhlentleerung sowie blutige Stühle, teils in sehr kurzen Abständen.

Bei beiden Erkrankungen ist die Darmwand stark entzündet. Zwischen den einzelnen Darmschlingen können sich bei Morbus Crohn Verbindungsgänge (Fisteln) bilden, was zu großen entzündeten Bereichen führt. Fisteln können auch vom Enddarm zur Haut verlaufen, im Bereich des Afterschließmuskels sowie zwischen Darm und Blase oder Scheide.

Während bei Morbus Crohn manchmal der gesamte Verdauungstrakt von den Lippen bis zum After betroffen ist, spielt sich bei Colitis ulcerosa fast alles im Dickdarm ab. Dieser aber ist mitunter so stark entzündet, dass ebenfalls der gesamte Körper in Mitleidenschaft gezogen wird.

SO HILFT DER ARZT

Hat Ihre Tochter oder Ihr Sohn Beschwerden, die länger andauern und auf eine entzündliche Darmkrankung hindeuten, sollten Sie einen Termin beim Kinderarzt oder Kindergastroenterologen vereinbaren. Dort misst man zunächst Entzündungszeichen im Blut und führt eventuell einen Stuhltest durch. Auch ein Ultraschall gibt gute Hinweise.

Im nächsten Schritt kann man mit einer Magnetresonanztomografie (MRT) mit spezialisierter Zusatzuntersuchung sehr detaillierte Informationen über den Darm erhalten. Die eigentliche Abklärung erfolgt aber letztendlich mittels einer Darmspiegelung durch den Kindergastroenterologen.

Die anschließende Behandlung richtet sich nach der genauen Erkrankung und deren Aktivität. Sie ist immer langwierig und muss der aktuellen Situation angepasst werden. Grundprinzipien sind:

> Ernährungstherapie (bei Morbus Crohn): mit »Astronautenkost« oder sogar vorübergehender Ernährung über die Vene,
> Immunsuppression mit verschiedenen Medikamenten zum Schlucken (Kortison, andere Immunsuppressiva), örtlicher Anwendung (Kortisoneinläufe) oder zum Spritzen,
> in besonderen Fällen zusätzlich darmwirksame Antibiotika.

Eine Operation ist zum Glück nur bei schweren Komplikationen nötig.

Unter **www.dccv.de** erhalten Sie viele Informationen und Hilfe zur Selbsthilfe. Eine spezielle Kinder- und Jugendseite finden Sie unter: **www.ced-kids.de**.

Die Haut dient als …

> **SCHUTZBARRIERE** und hilft so, mechanische Schädigungen sowie das Eindringen von Bakterien, Viren, Chemikalien und anderen schädlichen Stoffen zu verhindern.

> **ISOLIERSCHICHT**, weil das Fett in der Unterhaut Kälte und Wärme von den Organen fernhält. Auch die Schweißdrüsen tragen zur Wärmeregulation bei.

> **SINNESORGAN**, weil sie Wärme, Kälte, Druck und Schmerz ans Gehirn weitermeldet. Die meisten Sinneszellen finden sich an den Händen und im Genitalbereich, am Rücken sind es nur wenige.

> **STOFFWECHSELORGAN**, weil sie unter der Einwirkung von Sonnenlicht Vitamin D bildet.

> **»SOZIALES ORGAN«**; schon Neugeborene nehmen über die Haut Kontakt zur Außenwelt auf (Anfassen, Streicheln, Kitzeln, Zwicken etc.). Spätestens ab der Pubertät werden über die Hautdrüsen hormonwirksame Substanzen ausgeschieden. Sie sind der Grund dafür, dass wir manche Menschen gut »riechen« können und andere nicht.

Aua …

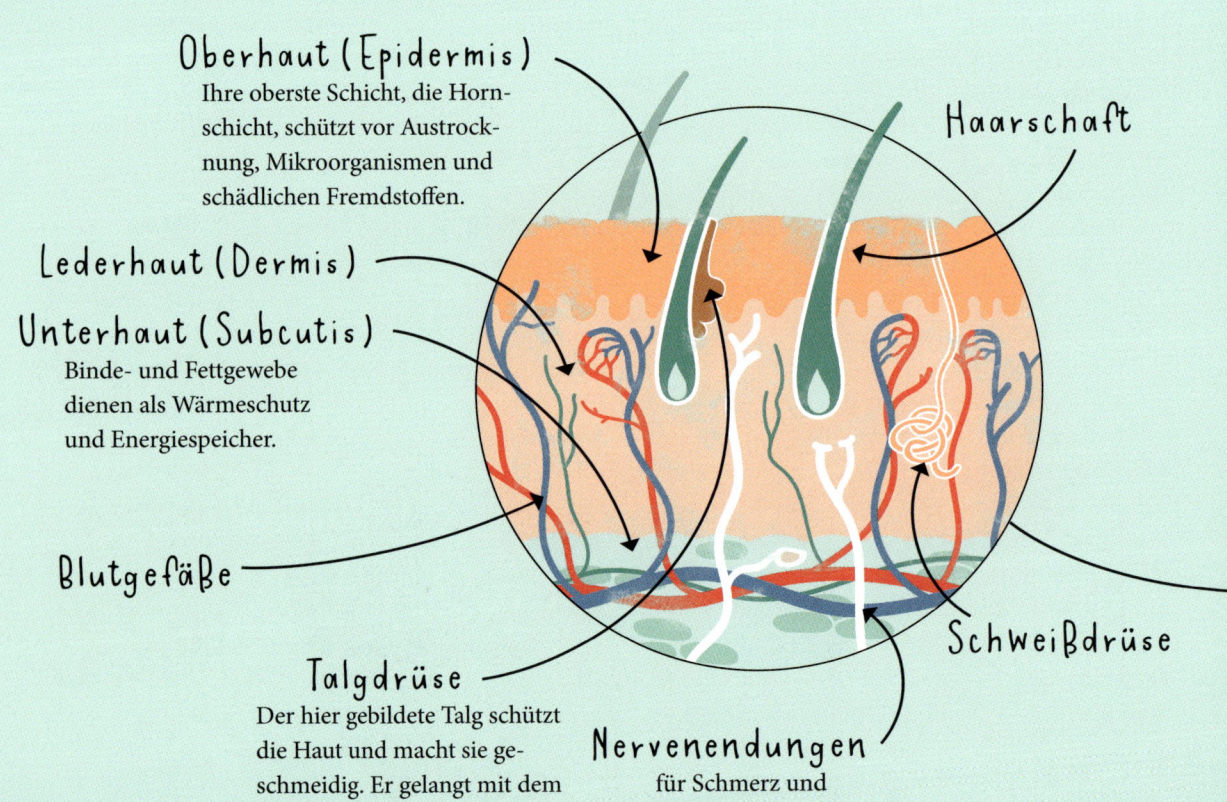

Oberhaut (Epidermis)
Ihre oberste Schicht, die Hornschicht, schützt vor Austrocknung, Mikroorganismen und schädlichen Fremdstoffen.

Lederhaut (Dermis)

Unterhaut (Subcutis)
Binde- und Fettgewebe dienen als Wärmeschutz und Energiespeicher.

Haarschaft

Blutgefäße

Schweißdrüse

Talgdrüse
Der hier gebildete Talg schützt die Haut und macht sie geschmeidig. Er gelangt mit dem wachsenden Haar nach oben.

Nervenendungen
für Schmerz und Berührung

HAUT

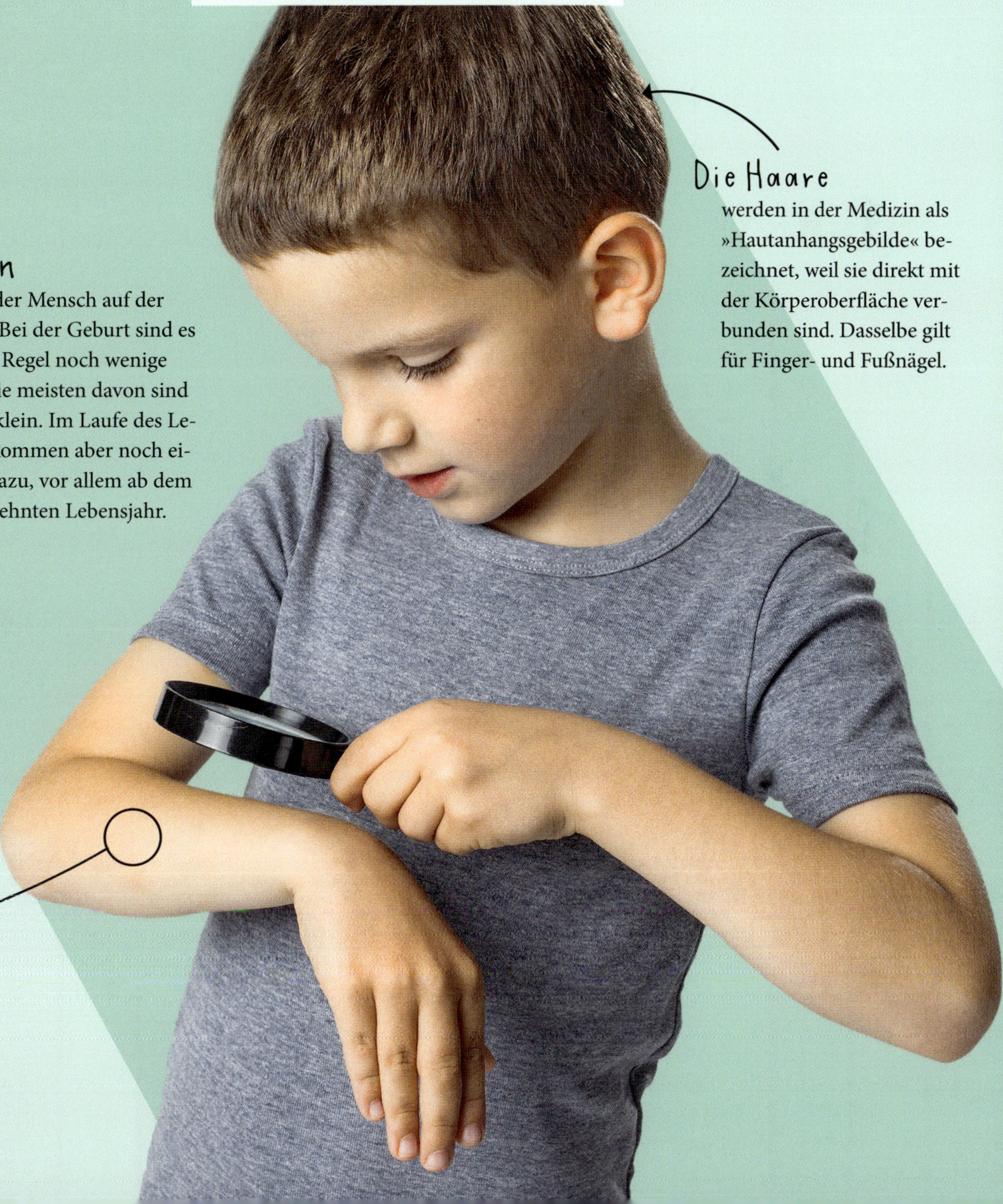

Flecken

hat jeder Mensch auf der Haut. Bei der Geburt sind es in der Regel noch wenige und die meisten davon sind recht klein. Im Laufe des Lebens kommen aber noch einige dazu, vor allem ab dem etwa zehnten Lebensjahr.

Die Haare

werden in der Medizin als »Hautanhangsgebilde« bezeichnet, weil sie direkt mit der Körperoberfläche verbunden sind. Dasselbe gilt für Finger- und Fußnägel.

HAUTAUSSCHLÄGE

SYMPTOM
› Flecken, Papeln, Quaddeln auf größeren Bereichen der Haut oder am ganzen Körper

In den ersten Lebensjahren treten sehr häufig Hautausschläge auf. Zwar sind die »klassischen« Ausschlagkrankheiten wie Masern, Röteln und Windpocken aufgrund der empfohlenen Schutzimpfungen nicht mehr sehr häufig. Es gibt jedoch noch zahlreiche weitere Erreger, die Ausschläge hervorrufen.

So ein Ausschlag kann den ganzen Körper betreffen oder nur bestimmte Regionen. Genauso kann er sich innerhalb von Tagen ausbreiten, sich verändern und auch wieder verschwinden. Um die genaue Ursache herauszufinden und mögliche Behandlungswege einzuschlagen, sind daher weitere Symptome wie zum Beispiel Fieber, Schmerzen, Atemprobleme und Juckreiz wichtige Hinweise.

Darüber hinaus ist es von Bedeutung, ob es sich bei einem Ausschlag um reine Flecken handelt oder ob er auch mit Entzündungen, Schuppung oder anderen Merkmalen einhergeht.

MÖGLICHE URSACHEN

Ausschläge können auftreten bei:
› **Infektionen,** meist Virusinfekten. Der Ausschlag tritt dann oft gleichzeitig mit dem Fieber auf, manchmal auch erst danach – in unterschiedlicher Intensität. Meistens sind die Flecken symmetrisch und mehr oder weniger über den ganzen Körper verteilt. Die einzelnen Flecken können zudem winzig sein, aber dabei so dicht stehen, dass Teile des Körpers komplett gerötet erscheinen.
› **Allergien** können ebenfalls Hautausschläge verursachen, auch wenn dies deutlich weniger häufig ist, als Eltern denken (siehe auch Seite 186 f. und 190 ff.).
› In sehr vielen Fällen lässt sich überhaupt **kein eindeutiger Grund** für einen Hautausschlag finden – selbst wenn sich Eltern und Kinderarzt noch so viel Mühe geben. Das Kind ist sonst gesund und leidet oft auch gar nicht sehr unter dem Problem. Eng anliegende Kleidung, Schwitzen, Reiben und andere mechanische Ursachen könnten in so einem Fall eine (Mit-)Ursache für den Ausschlag sein.

DAS KÖNNEN SIE SELBST TUN

Eine einfache pflegende Behandlung mit einer Creme kann nicht schaden. Auch Fieber können Sie gegebenenfalls selbst behandeln (siehe ab Seite 45). Bei Juckreiz können Sie zudem rezeptfreie Allergie- oder Juckreiztropfen einsetzen (Cetirizin). Medikamente sollten Sie ohne vorherige Untersuchung jedoch besser nicht verwenden.

Wird der Ausschlag von weiteren Symptomen begleitet, wie zum Beispiel Fieber oder Schmerzen, sollten Sie Ihr Kind auf jeden Fall vom Kinderarzt untersuchen lassen. Rufen Sie aber vorher in der Pra-

WIE SINNVOLL SIND FOTOS?
Viele Eltern machen zur Dokumentation mit dem Handy Fotos vom Ausschlag – und sind dann enttäuscht, wenn der Kinderarzt nicht viel damit anfangen kann. Sehr oft sind diese Handyfotos nämlich schlecht auszuwerten, vor allem wenn sie unscharf oder überbelichtet sind, sodass man die Hautstruktur nicht sieht. Möchten Sie den Ausschlag mit dem Handy fotografieren, sollte gutes Licht leicht von der Seite auf die betroffene Haut fallen. Blitzlicht ist meist ungünstig.

xis an beziehungsweise sagen Sie in der Notaufnahme Bescheid, dass Ihr Kind einen Ausschlag hat, damit es nicht versehentlich andere Kinder ansteckt oder sogar gefährdet.

SO HILFT DER ARZT

Die Behandlung richtet sich natürlich nach der Ursache (beispielsweise dem Infekt). Dazu wird »symptomatisch« behandelt, wobei man das Augenmerk auf Begleiterscheinungen richtet, etwa auf den mit dem Ausschlag einhergehenden Juckreiz. Dies ist auch der Fall, wenn sich kein spezifischer Auslöser feststellen lässt.

Schuppt sich die Haut, kann eine pflegende Behandlung mit Cremes sehr sinnvoll sein. Bei Entzündungen kommen unter Umständen rezeptpflichtige Medikamente infrage.

WO TRITT DER AUSSCHLAG AUF?

Akute Ausschläge werden auch Exantheme genannt. Anhand ihres Aussehens und der Stellen, an denen sie auftreten, lassen sich oft Rückschlüsse darauf ziehen, um welche Erkrankung es sich handelt. Dabei ist aber auch von Bedeutung, wo der Ausschlag zuerst auftritt: Bei Röteln und Masern beginnt er hinter den Ohren und im Gesicht und breitet sich innerhalb eines Tages nach unten aus. Bei Scharlach beginnen die Flecken eher im Gesäßbereich und bald gleichzeitig an den anderen Stellen. Bei Windpocken ist auch der behaarte Kopf betroffen, manchmal sogar die Schleimhäute.

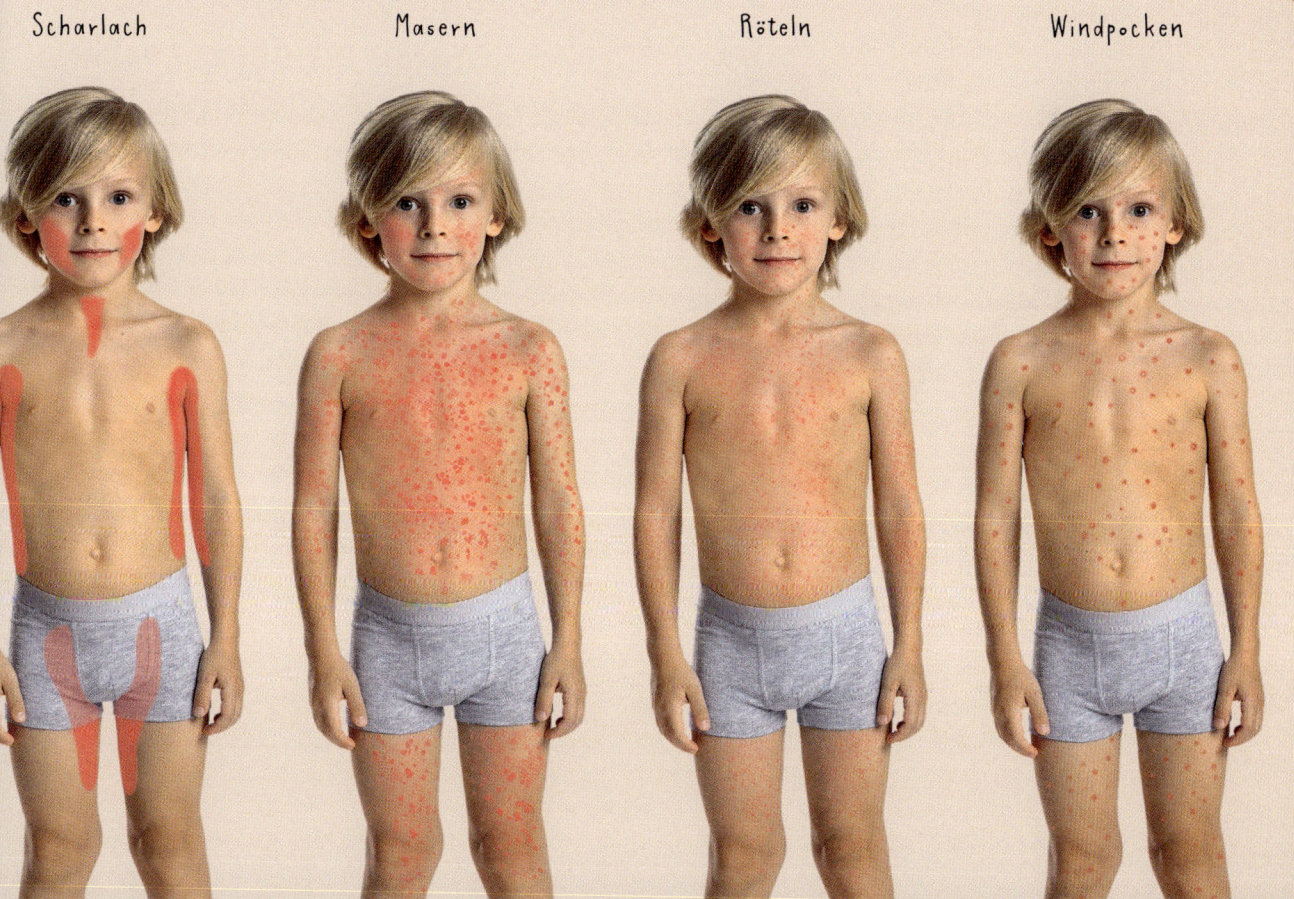

NESSELSUCHT

SYMPTOME
› Nesselflecken, wie nach Berühren einer Brennnessel
› Starker Juckreiz bis hin zu Schmerzen
› Unruhe
› Eventuell Kreislaufprobleme

Wie der Name Nesselsucht oder Nesselausschlag *(Urtikaria)* schon vermuten lässt, erinnert dieser Hautausschlag an die typischen Veränderungen nach dem Berühren von Brennnesseln. An deren Blättern und Stielen befinden sich unzählige unter anderem mit Ameisensäure gefüllte Brennhaare, die beim Hautkontakt brechen, in die Haut eindringen und die typischen Quaddeln mit teils schmerzhaftem Juckreiz auslösen.

Ähnliche Hautveränderungen kommen auch ohne Kontakt zu Nesseln häufig vor. In den allermeisten Fällen sind sie harmlos, wenn auch sehr lästig: Entwickelt sich der Ausschlag über Stunden, bleibt er auf die Haut beschränkt und kommen keine Symptome an anderen Organen dazu (etwa Atemnot oder Kreislaufprobleme), besteht keine Gefahr.

MÖGLICHE URSACHEN

Je nachdem, was sie auslöst, kann eine Nesselsucht einmalig und kurz auftreten oder wiederkehrend und über einen längeren Zeitraum.
Die häufigsten Auslöser sind:
› Infekte, meist durch Viren. Da nach wie vor leider bei vielen Infekten Antibiotika verschrieben werden, wird die Nesselsucht dann mit dem jeweiligen Medikament in Verbindung gebracht. Fälschlicherweise wird daher sehr häufig eine »Penicillinallergie« vermutet.
› Physikalische Reize wie Kälte, Wärme und Anstrengung. Bei Kälte kann sowohl der direkte Kontakt, zum Beispiel mit Eis, als auch der »reflektorische« (durch kalte Luft) die Reaktion auslösen. Druck beziehungsweise Kratzen mit dem Fingernagel ruft ebenfalls häufig strichartige Veränderungen hervor (man kann auf der Haut »zeichnen«).
› Allergisch und pseudoallergisch: Bei einer schnellen Reaktion innerhalb von Minuten (etwa nach einem Insektenstich) besteht größere Gefahr als bei einer langsamen Reaktion, die sich erst innerhalb von mehreren Stunden zeigt (einige Medikamente).
› Toxisch, etwa durch die Giftwirkung von Brennnesseln, Quallen und anderen Tieren und Pflanzen.
› Auch Parasiten, besonders Würmer, können eine Nesselsucht auslösen.
› Etwa bei der Hälfte aller Nesselsuchtpatienten lassen sich trotz ausführlicher Untersuchung keine auslösenden Faktoren finden.

DAS KÖNNEN SIE SELBST TUN

In den meisten Fällen ist eine Nesselsucht keine akute allergische Reaktion, sondern harmlos. Auch wenn die Reaktion sehr plötzlich auftritt: Bewahren

ANSTECKEND ODER NICHT?
Die Nesselsucht ist allenfalls dann ansteckend, wenn ihr ein Virusinfekt zugrunde liegt – und auch dann nur, solange der Infekt noch nicht ausgeheilt ist. Allerdings haben andere Kinder mit demselben Infekt oft auch gar keine Hautprobleme.
Alle anderen Arten von Nesselsucht sind nicht ansteckend und für die Umgebung völlig harmlos. Dennoch bestehen manche Kindergärten und Schulen auf eine Bescheinigung vom Kinderarzt.

Sie Ruhe! Aufregung überträgt sich auf Ihr Kind und kann ebenso wie Anstrengung, Reizung der Haut und Wärme die Nesselsucht noch verstärken.

Salben und andere äußere Anwendungen helfen nicht. Manche Kinder empfinden es allerdings als angenehm, wenn sie lauwarm abgewaschen werden. Am besten probieren Sie aus, was Ihr Kind in dieser Situation gut verträgt und selbst wünscht.

Wenn Sie juckreizstillende Medikamente oder einen »Allergiesaft« (beispielsweise Cetirizin) im Haus haben, können Sie sie Ihrem Kind in der üblichen altersangepassten Menge geben. So werden zumindest der Juckreiz und die Unruhe gelindert.

Tritt die Nesselsucht gehäuft auf, empfiehlt es sich, eine Zeit lang Protokoll zu führen und genau aufzuschreiben, zu welcher Tageszeit, bei welchen Aktivitäten oder bei welchem Essen sie entsteht beziehungsweise womit Ihr Kind in Berührung gekommen ist. Diese Informationen können hilfreich sein, um dem Auslöser auf die Spur zu kommen – auch wenn sich auf die Frage »Warum?« nicht immer eine Antwort finden lässt.

SO HILFT DER ARZT

Wenn die Nesselsucht schnell aufgetreten ist und von Symptomen wie Atemnot, Erbrechen oder Kreislaufproblemen begleitet wird, sollten Sie Ihr Kind schnellstmöglich zum Arzt bringen oder den Notarzt rufen. Es kann wie bei einem allergischen Schock eine Notfallbehandlung nötig sein.

Hat Ihr Kind einen Infekt, sollten Sie ebenfalls zügig beim Kinderarzt vorbeischauen, damit er Ihre Tochter oder Ihren Sohn untersuchen und eine entsprechende Behandlung starten kann. Der Arzt entscheidet nach der körperlichen Untersuchung auch, ob weitere Tests nötig sind und ob neben dem juckreizstillenden Medikament noch weitere Maßnahmen folgen müssen.

Besteht die Nesselsucht über mehrere Tage oder Wochen beziehungsweise tritt sie immer wieder auf, sollten Sie bei Gelegenheit abklären lassen, ob sich ein spezieller Auslöser finden lässt. Je nach Problematik kann eine Langzeitbehandlung mit juckreizreduzierenden Medikamenten infrage kommen. Selten sind weitere Medikamente nötig.

Verzweifeln Sie nicht, wenn der Arzt nichts finden kann. Irgendwann hört jede chronische Nesselsucht von selbst wieder auf.

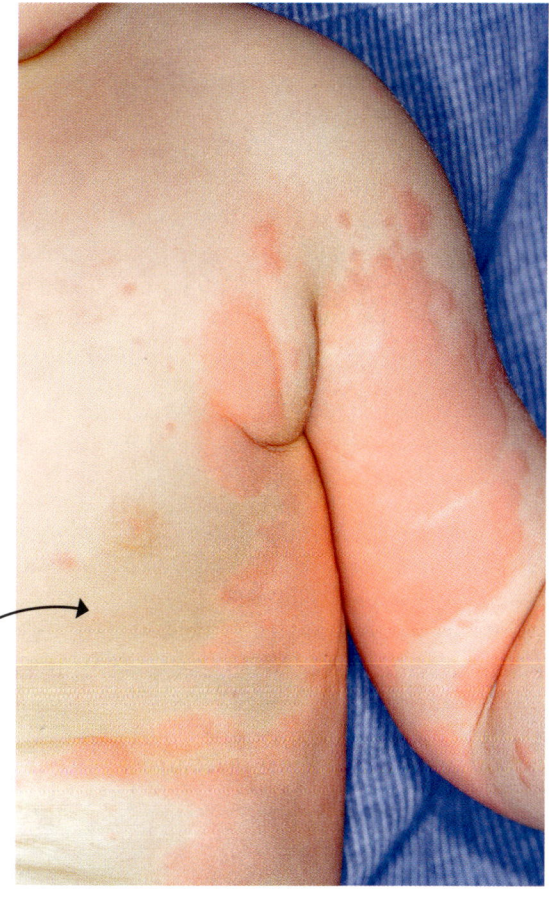

Die erhabenen Bläschen und Quaddeln sind typisch für Nesselsucht.

SCHUPPENFLECHTE

SYMPTOME
› Schuppen und Rötungen an typischen Stellen
› Krusten am Kopf, die leicht bluten
› Veränderte Finger- und Fußnägel
› Meist kein oder kaum Juckreiz

Schuppenflechte *(Psoriasis)* ist die häufigste chronische Hauterkrankung. Auf das gesamte Leben betrachtet ist ungefähr jeder 50. Mensch betroffen – die meisten ab dem Jugend- oder frühen Erwachsenenalter. Die Anlage ist offenbar genetisch bedingt, wobei bisher keine klar zu benennenden Gene gefunden wurden, die die Krankheit verantworten.
Bei Kindern wird Schuppenflechte oft lange nicht erkannt und deswegen nicht frühzeitig behandelt.
Hinweise können sein:
› Schuppenflechte bei nahen Verwandten (Eltern, Geschwister),
› rote oder oberflächliche schuppende Stellen, die recht gut von der normalen Haut abgegrenzt und deren Durchmesser meist größer als ein Zentimeter sind (typische Stellen sind Nabel, Genitalbereich, Ellbogen und Knie),
› Schuppung am Kopf bis zur Haargrenze,
› längs gerillte oder fleckige Finger- oder Fußnägel, oft an einzelnen Fingern und Zehen sowie symmetrisch an beiden Händen,
› chronische Gelenkschmerzen.
Die Schuppenflechte kann auf wenige Stellen beschränkt auftreten, aber auch plötzlich den ganzen Körper betreffen, wobei häufig körperliche Stressfaktoren wie beispielsweise eine Infektion oder eine Operation einen solchen Schub auslösen.
Die Schuppenflechte ist »lebensbegleitend«, verschwindet also nie wieder völlig. Zum Glück aber ist sie oft über lange Zeit wenig aktiv.

DAS KÖNNEN SIE SELBST TUN

Schuppenflechte hat nichts mit der Ernährung zu tun. Daher gilt die klare Empfehlung: Ihr Kind kann ganz normal essen und auch sonst ein normales Leben führen. Unnötige Einschränkungen und Maßnahmen führen durch den mit ihnen einhergehenden Stress eher zu einer Verschlechterung.
Zur Hautpflege verwenden Sie am besten einfache Kindercremes, zum Haarewaschen ein Kindershampoo oder Neutralseife, die auch für die Körperwäsche günstig ist.
Wenn Ihr Kind regelmäßig oder häufig über Gelenkbeschwerden klagt, sollten Sie dies frühzeitig beim Kinderarzt ansprechen. Er wird Sie bei Bedarf eventuell an einen Spezialisten für Kinderrheumatologie verweisen. Dies ist insofern wichtig, da die Gelenkerkrankung bei der Schuppenflechte im Gegensatz zu den anderen rheumatischen Erkrankungen bei Kindern (siehe Seite 264 f.) frühzeitig zu dauerhaften Gelenkschäden führen kann. Anzumerken ist, dass Kinder mit diesem Problem vergleichsweise relativ geringe Hautprobleme haben.

WUNDER PO UND CO.
Hartnäckige rote Flecken und flächenhafte Rötungen im Windelbereich sind oft das erste (und lange verkannte) Zeichen der Schuppenflechte. Nach dem Windelalter tritt die erste Hautveränderung sehr oft im Genitalbereich auf, bei Jungen oberhalb des Penis, bei Mädchen an den Schamlippen und deren Umgebung. Wenn dazu auch noch der Nabel juckt, gerötet ist oder schuppt, ist die Diagnose Schuppenflechte fast schon sicher.

SO HILFT DER ARZT

Der Kinderarzt versucht zunächst, die Diagnose zu sichern, was nicht immer einfach ist. Selbst Hautärzte tun sich bei der Beurteilung der kindlichen Schuppenflechte zuweilen schwer, besonders in den ersten Lebensjahren.

Die anschließende Behandlung richtet sich dann nach dem Schweregrad der Erkrankung. Grundsätzlich gibt es aber verschiedene Behandlungswege:

› schuppenlösend durch äußerliche Behandlung (ähnlich wie bei Neurodermitis, siehe ab Seite 190),

› entzündungshemmend durch äußerliche Behandlung, etwa mit Kortisoncreme. Andere Substanzen (Calcineurin-Inhibitoren) wirken zwar relativ gut, sind aber für diese Erkrankung nicht zugelassen. In Absprache mit dem Kinderarzt kann eine Behandlung trotzdem versucht werden, vor allem wenn der Genitalbereich stark betroffen ist,

› immunsuppressiv (beispielsweise mit Methotrexat); dieser Behandlungsweg ist besonders bei schweren Formen sowie bei Gelenkbeteiligung nötig. Die Behandlung sollte eventuell vom Kinderrheumatologen durchgeführt werden.

FEHLREAKTION DES IMMUNSYSTEMS

Bei **SCHUPPENFLECHTE** spielt die Immunabwehr verrückt. Sie erkennt die eigenen Körperzellen nicht und bekämpft sie mit **T-ZELLEN** wie gefährliche Eindringlinge. Die Folge sind **ENTZÜNDUNGSREAKTIONEN** in der Oberhaut. Zugleich teilen sich die Zellen öfter als normal, wachsen schneller und sammeln sich an der Oberfläche der Haut – wodurch sich Schuppen bilden.

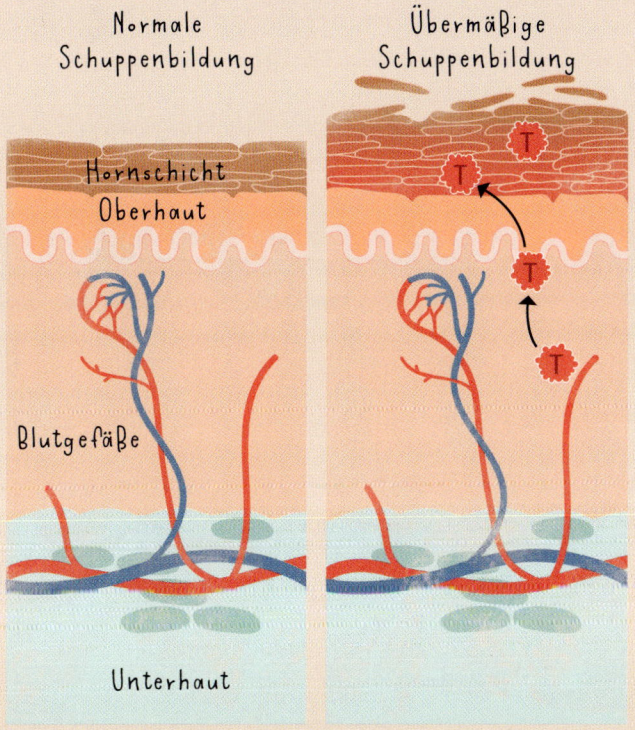
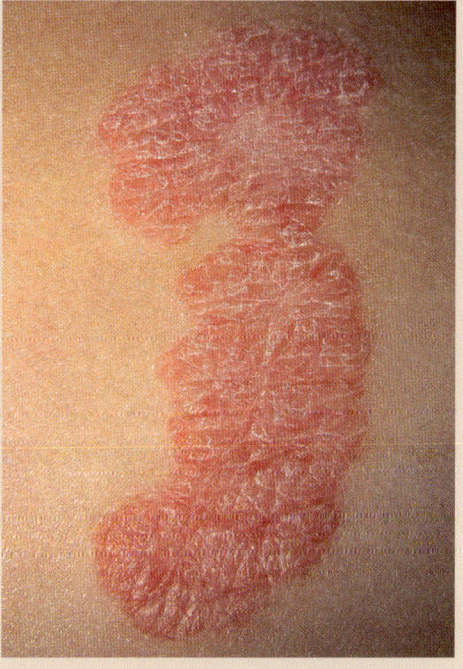

NEURODERMITIS

SYMPTOME
> Hautausschlag mit Schuppung und Rötung
> Aufgekratzte Stellen
> Juckreiz
> Eventuell Flüssigkeitsaustritt und oberflächliche Blutung

Fast jedes zehnte Kind hat in den ersten Lebensjahren ein (meist leichtes) Ekzem. In der Bevölkerung hat sich dafür die Bezeichnung »Neurodermitis« etabliert. Man findet die Krankheit aber auch unter dem Namen Atopische Dermatitis, Atopisches Ekzem oder endogenes Ekzem.

Von einer Neurodermitis spricht man, wenn die drei Hauptkriterien erfüllt sind:
> chronischer Verlauf über mindestens drei Monate,
> Juckreiz,
> typische Hauterscheinungen mit Rötung, Schuppung, Verdickung der Haut und Kratzspuren.

Hinzu kommen zahlreiche weitere »kleinere« Symptome, wie zum Beispiel der weiße »Dermographismus«: Kratzt man mit dem Fingernagel leicht über den Rücken, ist normalerweise nach einigen Sekunden ein roter Strich zu sehen. Bei Neurodermitis ist dieser Strich weiß.

Bei den meisten Kindern tritt die Neurodermitis erstmalig innerhalb des ersten Lebensjahres auf. Im zweiten bis vierten Lebensjahr erreicht sie dann ihren Höhepunkt. Bei den meisten Betroffenen geht die Erkrankung ab diesem Alter deutlich zurück, wobei die Haut jedoch auch zukünftig meist trocken und empfindlich bleibt.

Aus mehreren Gründen ist Neurodermitis für viele Familien ein großes Problem:
> Weil häufig das Gesicht betroffen ist, fragen viele Außenstehende nach der Ursache und/oder geben ungefragt Ratschläge. Das zehrt an den Nerven.
> Die Kinder kratzen sich oft den ganzen Tag und verletzen dabei die Haut. Besonders unangenehm ist der Juckreiz in den Abendstunden und nachts. Durch die permanente Entzündung der Haut und den abends verstärkten Juckreiz fällt das Einschlafen und vor allem auch das Durchschlafen oft extrem schwer. Das belastet natürlich den Schlaf und die Erholung der gesamten Familie.
> Bei manchen Kindern dreht sich der Tag-Nacht-Rhythmus um. Sie brauchen nachts scheinbar wenig Schlaf, sind dafür aber tagsüber oft ziemlich unleidig und müde. Auch das ist für ihre Eltern auf Dauer sehr anstrengend.
> Der Verlauf ist dauerhaft und es sind keine klar erkennbaren Heilungstendenzen zu sehen. Das zehrt an den Nerven und macht mutlos.

NEURODERMITIS IST CHRONISCH

Wie schon das Sprichwort sagt: Man kann aus seiner Haut nicht heraus. Wenn Ihr Baby Neurodermitis hat, wird es immer hautempfindlicher sein als andere und kann auch später im Leben wieder Probleme bekommen. Neurodermitis ist also im Grunde »unheilbar«. Die gute Nachricht: Meist kommt die Haut innerhalb einiger Jahre doch weitgehend zur Ruhe und man sieht nicht mehr viel, außer vielleicht eine eher blasse Haut. Ob irgendwann später erneut ein Schub auftritt, hängt von verschiedensten Faktoren ab, die man großteils nicht selbst in der Hand hat. Bei einigen wenigen Kindern bleibt die Neurodermitis dauerhaft aktiv – mit unterschiedlicher Intensität.

TYPISCHE STELLEN DER NEURODERMITIS

Von Mensch zu Mensch variiert, wo sich die Neurodermitis zeigt und wie stark die Beschwerden sind. Es gibt aber Hautstellen, die – abhängig vom Lebensalter – eher typisch sind.

BEI BABYS HÄUFIGER BETROFFEN
> Kopf und Gesicht
> Arme und Beine
> Manchmal auch Bauch, Rücken oder Brust

Bei Babys ist die Entzündung so stark, dass sehr oft **GEWEBSWASSER** austritt (»nässendes Ekzem«), vor allem auf der Stirn, an den Wangen, an den Schultern oder auch an den Beinen. Bei Jugendlichen ist die Haut oft extrem trocken, an den betroffenen Stellen scheint sie verdickt und die Hautstruktur ist stark vergröbert, mit punktförmigen **BLUTUNGEN** und oft starken **KRATZSPUREN**.

BEI KINDERN HÄUFIGER BETROFFEN
> Arme vorn (Ellbeugen)
> Beine hinten (Kniekehlen)
> Nacken

BEI JUGENDLICHEN HÄUFIGER BETROFFEN
> Arm- und Kniebeugen
> Hände und Füße

HAUT 191

WAS STECKT HINTER DEM EKZEM?

Damit ein Kind Neurodermitis bekommt, muss es die genetische Anlage dazu haben. Es gibt jedoch, anders als zum Beispiel bei der Blutgruppe, keinen klaren Erbgang. Offensichtlich müssen mehrere Anlagen zusammenwirken. Und auch dann bekommt das Kind erst Probleme mit der Haut, wenn bestimmte äußere Faktoren dazukommen. Weil die Neurodermitishäufigkeit innerhalb der letzten zwei Generationen deutlich zugenommen hat, gehen Ärzte und Wissenschaftler davon aus, dass die verbesserte Hygiene dabei ein wesentlicher Faktor ist. Es gibt aber auch andere Auslöser (Trigger) in der Umgebung des Babys – angefangen von Infekten über Nahrungsmittel bis hin zu Kontakten mit möglichen Allergenen. Da diese aber nie die alleinigen Auslöser und auch nicht die eigentliche Ursache der Erkrankung sind, ist die Elimination nicht so wirksam, wie Eltern es sich wünschen.

DAS KÖNNEN SIE SELBST TUN

Sofern Sie die wesentlichen Prinzipien der Hautpflege bei Neurodermitis kennen und beachten (siehe Seite 193 f.), helfen Sie Ihrem Kind schon sehr, weniger unter den Folgen zu leiden.

Wenn Sie möchten, dass Ihre Tochter oder Ihr Sohn wenig leidet und ein möglichst normales Leben führen kann, lassen Sie sich helfen und beherzigen Sie die Behandlung, die Ihnen Ihr Kinderarzt vorschlägt. Ansonsten gilt:

Auch wenn es noch so schwerfällt, bewahren Sie Ruhe. Neurodermitis ist keine gefährliche Erkrankung, abgesehen von den seltenen Komplikationen (siehe Kasten Seite 194). Gerade weil es bei Neuro-

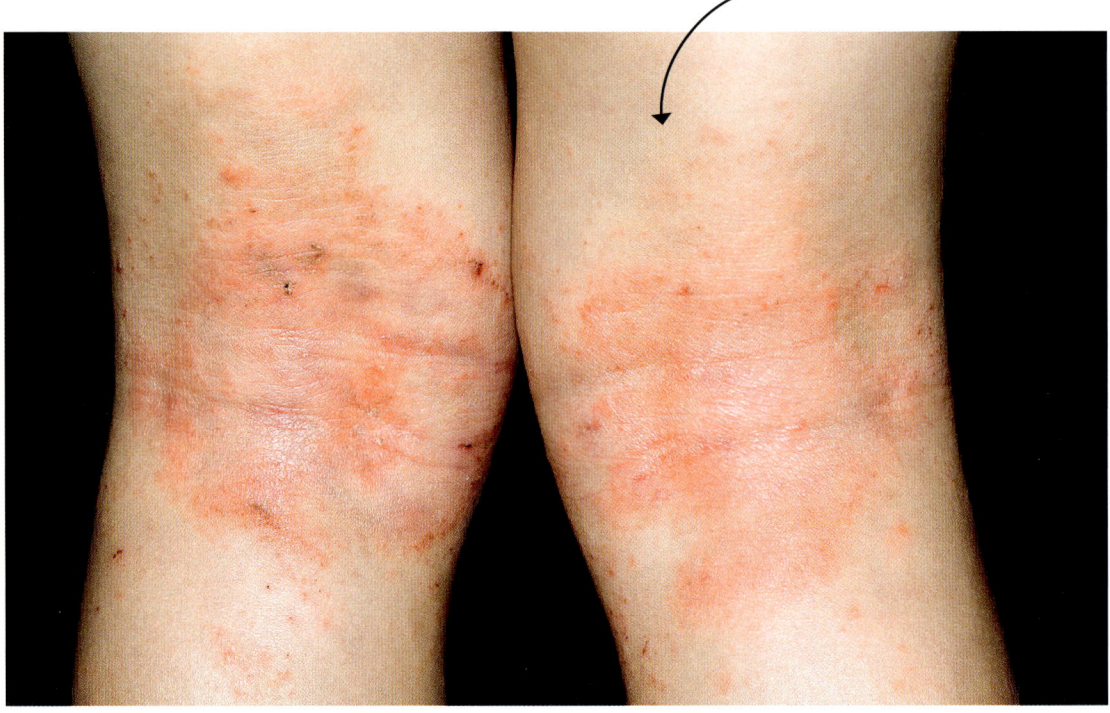

Typisch für Neurodermitis: trockene, schuppige Haut mit geröteten, entzündeten, stark juckenden Partien.

dermitis keine eindeutig heilende Behandlung gibt, existieren so viele Meinungen, Ideen und »Erfahrungen«. Wenn man allen diesen Hinweisen folgt, verliert man völlig die Richtung – und das erkrankte Kind die Zuversicht, dass irgendwann einmal alles wieder gut wird. Lassen Sie sich nicht durch Ratschläge verrückt machen.

Machen Sie keine Ernährungsexperimente. Unbegründete Diäten oder »Auslassversuche« erzeugen neuen Stress. Vor allem kleinere Kinder verstehen nicht, warum ein Nahrungsmittel verboten ist und andere wichtig sind – und dann wieder alles anders ist, weil eine neue Diät ausprobiert wird. Dadurch kann die Freude am Essen gänzlich verloren gehen. Ältere Kinder gehen heimlich auf den »Schwarzmarkt« und essen mit schlechtem Gewissen, was sie wollen und vielleicht sogar brauchen.

Kinder mit Neurodermitis sind oft sehr empfindsam und auch sehr unsicher. Sie brauchen noch mehr als andere klare Strukturen und eine liebevolle Umgebung. Wenn sich alles nur noch um die Haut dreht, geht sehr viel normales Leben verloren. Das spürt ein Kind bereits sehr früh und es geht ihm überhaupt nicht gut damit.

Bevor Sie mit einer unkonventionellen oder auch alternativmedizinischen Behandlung beginnen, sollten Sie unbedingt Ihren Kinderarzt um Rat fragen. Immer wieder stellt sich heraus, dass zum Beispiel sogenannte Wundermittel große Mengen an Kortison enthalten oder eine Spezialnahrung zu Mangelerscheinungen führt.

Selbsthilfegruppen finden Sie bei der Arbeitsgemeinschaft allergiekrankes Kind (**www.aak.de**) und unter: **www.neurodermitis-bund.de**.

GRUNDPFLEGE DER HAUT

Ganz besonders wichtig ist die besondere Hautpflege. Da die Haut bei Neurodermitis sehr trocken ist, benötigt sie eine gute Rückfettung. Am besten vertragen die meisten Kinder eine wässrige Grundlage mit fein verteiltem Fett oder Öl. Weil fette Salben keine Luft an die Haut lassen, fördern sie die Schweißbildung. Schweiß wiederum verstärkt sehr schnell die Entzündung der Haut. Deswegen wehren sich die meisten Kinder auch gegen zu viel Fett. Nur im Winter sind an Händen und Füßen – und eher bei größeren Kindern – fette Salben besser geeignet.

Aber auch manche Bestandteile von Pflegecremes (normale und solche für Neurodermitis) können die Haut reizen. Ein gutes Beispiel dafür ist Wollwachs. Oft wird den Produkten als »Weichmacher« außerdem Harnstoff beigemischt, den vor allem Babys nicht gut vertragen. Kleinkinder beschweren sich häufig, dass die Creme brennt, was bei der wirksamen Harnstoffkonzentration von über fünf Prozent tatsächlich regelmäßig vorkommt. Gerbstoffe (Tannine) und antibakterielle Wirkstoffe können nützlich sein, werden von Kindern aber ebenfalls unterschiedlich gut vertragen.

Heilpflanzenextrakte sind beliebt, können jedoch Allergien auslösen oder das Krankheitsbild verschlechtern. Am besten wird Ringelblume (*Calendula*) vertragen, die deswegen in vielen, nicht nur »normalen« Hautcremes enthalten ist. Das bedeutet letztlich: Es gibt keine Neurodermitiscreme, die generell von allen Kindern gut vertragen wird. Sie

SCHWARZTEEUMSCHLAG

Wenn die Haut stark entzündet ist und die normalen Pflegemaßnahmen nicht helfen, sind Umschläge mit Schwarztee sinnvoll und hilfreich, vor allem bei starkem Juckreiz. Kochen Sie dazu einen halben Liter Wasser auf und überbrühen Sie damit fünf Teebeutel Schwarztee beziehungsweise die entsprechende Menge losen Tee. Lassen Sie alles zehn Minuten ziehen, entfernen Sie die Teebeutel und lassen Sie die Flüssigkeit abkühlen. Tränken Sie ein frisches Handtuch darin, wringen Sie es aus, bis es nicht mehr tropft, und legen Sie das feuchte Tuch dann für etwa 15 Minuten auf die am stärksten betroffenen Hautstellen.

müssen daher austesten, was Ihrem Kind guttut – wobei sich die Bedürfnisse auch immer wieder einmal ändern können.

Die meisten Krankenkassen übernehmen bis zum zwölften Lebensjahr die Kosten für medikamentenfreie Basistherapeutika.

BADEN

Kinder mit Neurodermitis sollten selten, kurz und relativ kühl gebadet werden. Heiße Bäder kurbeln die Durchblutung der Haut kräftig an und verstärken so die Entzündung.

Badezusätze sind beliebt, aber nicht nötig. Vermeiden sollten Sie vor allem Shampoos und Schaumbäder, die die Haut stark entfetten. Auch die früher gern erteilte Empfehlung, Milch und Olivenöl als Badezusatz zu verwenden, ist überholt. Das verursacht eher Milchallergien und viele Olivenöle aktivieren Entzündungsstoffe in der Haut.

Entscheidend ist vor allem, der Haut nach dem Bad genug Fett zuzuführen. Dazu können Sie neben der Basiscreme auch eine beliebige gut verträgliche Babyhautcreme verwenden – am besten direkt nach dem Abtrocknen und solange die Haut sich noch feucht anfühlt, also innerhalb der ersten drei Minuten. Dann zieht die Creme am besten ein.

SCHLAFUMGEBUNG UND KLEIDUNG

Neurodermitis-Kinder schlafen oft sehr unruhig. Das wird nicht besser, wenn man sie im elterlichen Bett schlafen lässt. Durch die gemeinsam entwickelte Wärme wird die Haut eher noch schlechter – und am Morgen sind alle unausgeschlafen.

Heizen Sie aus demselben Grund das Schlaf- beziehungsweise Kinderzimmer auch nicht zu stark.

Gelegentlich werden Schlafanzüge mit eingewebten Silberfasern empfohlen. Da Silber wie alle Schwermetalle für Bakterien giftig ist, sollen sie Infektionen reduzieren. Zweifelsfrei erwiesen ist diese Wirkung jedoch nicht. Sinnvoller ist es, eng anliegende Nachtwäsche zu vermeiden und lieber zur nächsten Größe zu greifen. Denn die betroffenen Kinder schwitzen leicht und der Schweiß reizt die Haut.

Auch glatte Stoffe sind für Unter- und Nachtwäsche wichtig. Wolle reizt bei direktem Hautkontakt oft stark. Haben Sie keine Sorge, dass Ihr Kind friert, auch wenn es kalte Hände und Füße hat. Das ist bei Neurodermitis normal.

SO HILFT DER ARZT

Beobachten Sie bei Ihrem Kind einen hartnäckigen Hautausschlag an den Wangen oder den Schultern, später auch in den Ellbeugen, an den Händen oder anderen Stellen, sollten Sie nicht erst lange abwarten, sondern einen Termin beim Kinderarzt machen, damit er nachschaut, ob es sich um eine Neurodermitis handelt. Wenn die Diagnose klar ist, wird der Arzt je nach Schweregrad und Verlauf entscheiden, ob wei-

WANN WIRD ES KRITISCH?

In sehr seltenen Fällen gibt es bei Neurodermitis Komplikationen, die eine sofortige Behandlung erfordern:

› Wenn bei Babys und Kleinkindern das Ekzem im Gesicht oder an anderen Stellen anfängt stark zu nässen. Dabei gehen Gewebeflüssigkeit mit sehr viel Eiweiß und vor allem auch Abwehrstoffe verloren. Deshalb ist die Flüssigkeit auch klebrig und bildet Krusten. Der Eiweißverlust kann für das Baby oder Kleinkind gefährlich werden.

› Wenn sich bei Babys und Kleinkindern auf dem stark entzündeten Ekzem Krusten und Eiterpickel zeigen. Daraus kann sich unter Umständen eine schwere bakterielle Infektion entwickeln.

› Hohes Fieber und bläschenartiger Ausschlag sprechen bei Babys, Klein- und Schulkindern für eine Herpesinfektion, die den ganzen Körper erfassen kann und dann gefährlich wird.

tere Untersuchungen nötig sind, und eventuell auch eine Allergietestung veranlassen. Bei den leichteren Formen wird er eine pflegende Behandlung und die gelegentliche Gabe von juckreizreduzierenden Medikamenten empfehlen.

Im weiteren Verlauf wird der Kinderarzt dann regelmäßige Kontrollen vorschlagen.

WIE GEFÄHRLICH IST KORTISON?

Viele Eltern haben Vorbehalte bezüglich des Einsatzes von Kortison. Das ist insofern verständlich und berechtigt, da Kortison bei fehlerhafter Anwendung durchaus Schaden anrichten kann. Das ist in früheren Jahren auch öfter geschehen, weil es noch keine geeigneten Substanzen für Kleinkinder gab und man wenig Erfahrung mit dem Mittel hatte. Doch diese Zeiten sind zum Glück vorbei. Die heutigen modernen Kortisoncremes für Babys und Kleinkinder sind bei richtiger Anwendung besser geeignet und führen so gut wie nie zu nennenswerten Nebenwirkungen. Selbst wenn das Baby die frisch eingecremte Hand ableckt, ist dies nicht gefährlich. Wichtig ist jedoch, dass Sie …

› Kortisoncremes nicht großflächig anwenden, sondern immer nur die stärker betroffenen Bereiche damit eincremen,

› mit der Behandlung starten, bevor das Ekzem zu nässen beginnt. Auf nässender und feuchter Haut verteilt sich das Medikament schlechter und wirkt dadurch wenig,

› darauf achten, dass die Creme nicht in die Augen gelangt.

Achtung: Etwa 0,5 bis 1 Zentimeter um den Mund herum sowie im Genitalbereich wird das Kortison besonders schnell aufgenommen und wirkt deswegen weniger stark.

NEURODERMITIS-IRRTÜMER

Über keine andere Erkrankung bei jungen Kindern gibt es so viele Meinungen, Theorien, alternativmedizinische Konzepte und Bücher. Besonders häufig hört und liest man Folgendes:

› »Neurodermitis ist eine Allergie.« Allergien spielen zwar in vielen, aber längst nicht allen Fällen eine Zusatzrolle als Auslöser. Vor allem aber sind Allergien nie das einzige Problem.

› »Neurodermitis hat was mit der Ernährung zu tun.« Das ist nur dann richtig, wenn eindeutige Nahrungsmittelallergien bestehen. Und die betreffen nur sehr wenige Kinder. Bei allen anderen gibt es zwar scheinbar Reaktionen auf Nahrungsmittel, diese lassen sich aber nicht eindeutig wiederholen. Es handelt sich dann eher um unspezifische Effekte, etwa auf große Mengen von Fruchtsäuren.

› »Bei Neurodermitis darf man nicht impfen.« Dieses Argument bezieht sich lediglich auf die schon lange abgeschaffte Lebendimpfung gegen Pocken. Bei den hierzulande aktuell empfohlenen Impfungen besteht keinerlei Risiko. Im Gegenteil: Kinder mit Neurodermitis sollten besonders gut geschützt sein.

› »Neurodermitis wechselt sich mit Asthma ab.« Tatsächlich haben Kinder mit Neurodermitis ein höheres Risiko, Asthma zu bekommen. Diese Assoziation ist durch das Immunsystem bedingt. Aber Asthma und Neurodermitis können sowohl gemeinsam als auch nacheinander oder unabhängig voneinander auftreten. Genauso wenig führt eine erfolgreiche Asthmabehandlung dazu, dass die Neurodermitis »wiederkehrt«.

› »Bei Neurodermitis ist das Immunsystem geschwächt.« Bei betroffenen Kindern sind die Abweichungen im Immunsystem sehr komplex. Es besteht keine generelle »Schwächung«, sondern im Gegenteil eine überstarke Reaktion, zum Beispiel auf manche Hautbakterien, sowie eine Disposition zu Allergien, die ja ebenfalls verstärkte und »fehlgeleitete« Immunreaktionen sind.

› »Zu viel Cremen macht die Haut süchtig.« Mit dieser Begründung wird vielen Kindern eine sinnvolle Hautpflege vorenthalten, weshalb sie sich unnötig quälen müssen. Die veränderte Talgproduktion wird durch die äußere Zufuhr von Fetten nicht verändert. Die Haut gewöhnt sich auch nicht daran, sondern nimmt bei verminderter Entzündungsreaktion ihre eigene Fettproduktion ganz normal wieder auf.

HAUTINFEKTIONEN

Auf unserer Haut leben unzählige Bakterien. Die meisten davon sind harmlos und machen sich nie unangenehm bemerkbar. Es gibt jedoch auch ein paar, die in oder auf der Haut gelegentlich Probleme bereiten können.

STAPHYLOKOKKEN

Staphylokokken sind Eitererreger, von denen einige Untertypen eine Hautinfektion verursachen können. Eine davon ist *Impetigo contagiosa*, früher auch als »Grind« bezeichnet. Bei einer entsprechenden Infektion entstehen sehr schnell mit Eiter gefüllte Blasen, vor allem im Gesicht und an den Händen. Sie platzen leicht und hinterlassen eine gelbe eitrige Kruste.

Mit desinfizierenden Maßnahmen lassen sich die Bakterien zwar vertreiben. Weil sich die Erkrankung aber schnell ausbreitet, muss Ihr Kind bis zur vollständigen Ausheilung unbedingt zu Hause bleiben, damit es niemanden ansteckt. Babys, die vermehrt gefährdet sind, eine Allgemeininfektion zu entwickeln, werden vor allem in den ersten Lebensmonaten gegebenenfalls stationär behandelt.

Furunkel werden ebenfalls durch Staphylokokken hervorgerufen. Bei dieser Infektion der Haarfollikel und anhängenden Drüsen entwickelt sich eine bis zu einem Zentimeter große rote Beule mit teils sichtbaren Eiterpünktchen an der Oberfläche. Drücken Sie den Furunkel nicht aus, sondern versuchen Sie stattdessen, ihn mit feuchtwarmen Umschlägen oder Zugsalbe »einzuschmelzen«. Oft entleert sich der Inhalt dann von selbst und die Entzündung heilt ab. Ansonsten muss ihn der Arzt öffnen.

STREPTOKOKKEN

Streptokokken sind nicht nur für zahlreiche Infekte verantwortlich – zum Beispiel Mandel-, Nasennebenhöhlen- und Mittelohrentzündung oder Scharlach. Sie sind unter anderem auch Erreger der/des sogenannten Wundrose oder Rotlaufs *(Erysipel)*. Nach kleinen Hautverletzungen, etwa beim Nägelschneiden oder wenn das Kind barfuß in einen Dorn getreten ist, entwickelt sich ein roter Strich entlang der Lymphbahnen. Die Lymphknoten am Ende dieses Strichs können geschwollen sein und wehtun. Neben der desinfizierenden Behandlung der Verletzung muss meist Penicillin verabreicht werden. Ausnahme: Bei roten Strichen nach einem Bienen- oder Wespenstich braucht Ihr Kind kein Penicillin (siehe auch Seite 202 und 203).

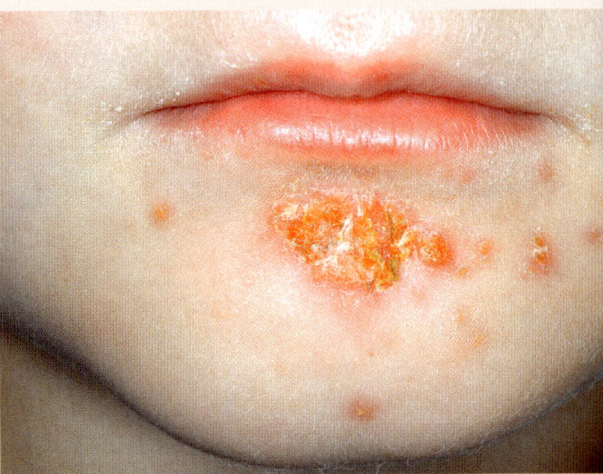

PILZE

Sie gehören zur normalen Flora der Haut und Schleimhäute und sind wie die Mehrzahl der Bakterien meist harmlos. Unter bestimmten Bedingungen können sie aber Infektionen auslösen.

Im Kindesalter am häufigsten ist der Soorpilz, der vor allem bei Babys, deren lokale Abwehr noch nicht so gut ausgebildet ist, an der Mundschleimhaut (Mundsoor) und am Po auftritt (Windelsoor, siehe auch Seite 89).

Je älter Kinder werden, umso seltener ist eine Soorinfektion. Sie tritt dann meist nur noch auf, wenn das Kind Antibiotika nehmen musste oder das Immunsystem nicht richtig funktioniert, wie zum Beispiel bei einer Chemotherapie.

Andere Pilzerkrankungen sind vergleichsweise selten. Von Katzen und Hunden können zuweilen Infektionen übertragen werden, die dann mehr oder weniger runde, am Rand schuppende Stellen von mehreren Zentimetern Durchmesser hervorrufen. Nagelinfektionen durch Pilze sind bei Kindern ebenfalls sehr selten.

Pilze werden bei Bedarf und immer in Absprache mit dem Kinderarzt mit sogenannten Antimyotika behandelt, die den Pilz am Wachsen hindern und so letztendlich zugrunde richten.

KRÄTZE

Diese Infektionskrankheit wird durch spezielle Milben (nicht durch die normalen Hausstaubmilben) hervorgerufen, die unter der Hautoberfläche feine, tunnelförmige Gänge bohren und so einen starken Juckreiz hervorrufen.

Indem sich Ihre Tochter oder Ihr Sohn kratzt, gelangen die Eier des Parasiten unter ihre/seine Fingernägel und werden weiter verbreitet – am eigenen Körper, aber auch auf andere Personen.

Krätze ist im Prinzip nicht gefährlich, aber doch sehr unangenehm. Besonders Babys leiden stark. Sie haben oft einen sehr ausgedehnten Befall nicht nur in den Hautfalten und den Händen, sondern auch an den Fußsohlen.

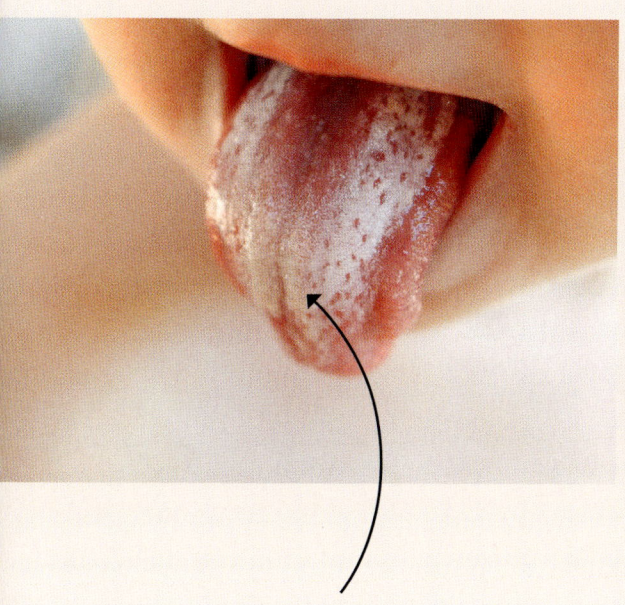
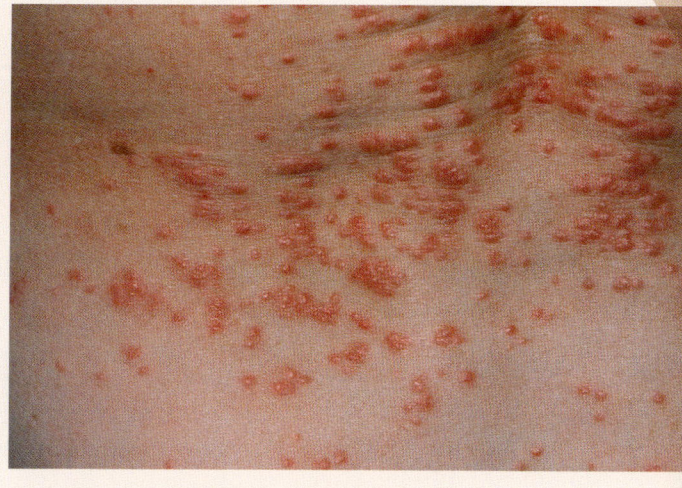

Egal ob Staphylokokkeninfektion (links), Mundsoor (Mitte) oder Krätze (rechts): Hautinfektionen sind meist ansteckend und erfordern in der Regel eine ärztliche Behandlung.

Besteht der Verdacht auf Krätze, sollten sich alle Familienmitglieder vom Kinder- oder Hausarzt untersuchen lassen, damit sie sich nicht immer wieder gegenseitig anstecken. Bei positivem Befund kommen dann verschiedene Medikamente zum Einsatz. Bei Babys erfolgt die Behandlung häufig stationär. Besonders Babys und Kleinkinder haben auch nach erfolgreich behandelter Krätze noch für einige Wochen Hautausschläge.

AKNE

SYMPTOME
- Mitesser
- Pickel
- Pusteln
- Fettige Haut vor allem im Gesicht
- Durch Aufkratzen ausgelöste Infektionen

Zwar entwickeln manche Kinder bereits in den ersten Lebenswochen einen vorübergehenden Akneschub (siehe Seite 81). Tatsächliche Probleme treten jedoch erst ab der Pubertät auf. Etwa vier von fünf Jugendlichen haben dann unterschiedlich intensiv Akne. Grund dafür ist die hormonbedingte Reifung der Talgdrüsen. Deshalb verschwindet die Akne meistens zwischen dem 20. und 25. Lebensjahr auch wieder mehr oder weniger vollständig.

Unter dem Einfluss der Hormone nimmt die Talgproduktion zu, was die Haut vor dem Austrocknen schützen soll, sie aber auch fettiger erscheinen lässt. Die Haut wird in den Jugendjahren gleichzeitig etwas dicker, was Verhornungsstörungen nach sich zieht: Die abgestorbenen Hautzellen sammeln sich in den Drüsengängen und verstopfen diese, sodass der Talg nicht abfließen kann. Weil sich zugleich die Zusammensetzung des Talgs verändert, siedeln sich vermehrt Bakterien an den Talgdrüsen an. Es bilden sich Mitesser und Pickel – vor allem im Gesicht, am Rücken und am Dekolleté, die sich entzünden kön-

SO ENTSTEHT AKNE

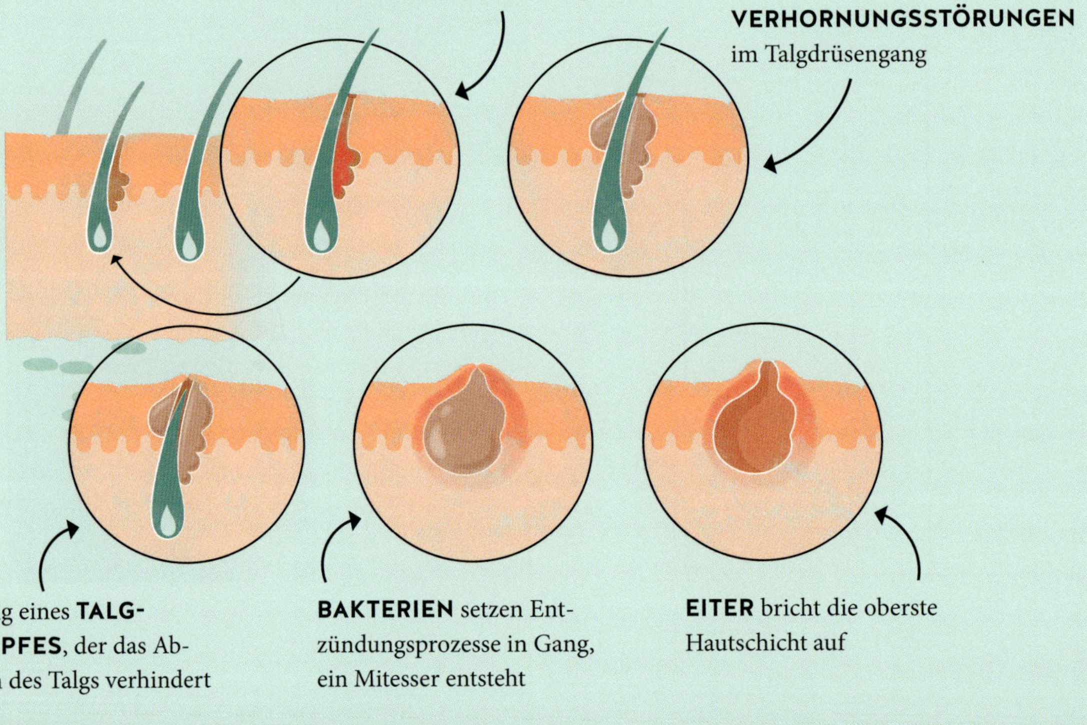

Die **TALGPRODUKTION** in der Haut nimmt hormonbedingt zu

VERHORNUNGSSTÖRUNGEN im Talgdrüsengang

Bildung eines **TALG-PFROPFES**, der das Abfließen des Talgs verhindert

BAKTERIEN setzen Entzündungsprozesse in Gang, ein Mitesser entsteht

EITER bricht die oberste Hautschicht auf

nen. Die Entzündung wiederum aktiviert die Drüsen und verstärkt somit das Problem – es entsteht ein sich selbst antreibender Kreislauf.

DAS KÖNNEN SIE SELBST TUN

Hygiene ist wichtig, kann in übertriebenem Maße das Problem aber noch verstärken – vor allem wenn Ihre Tochter oder Ihr Sohn zu den falschen Mitteln greift, etwa zu stark entfettende Seifen und Shampoos. Empfehlenswert sind dagegen Neutralseifen. Es genügt außerdem, die Haut ein- bis zweimal am Tag zu waschen, ansonsten verschlechtert sich ihr Zustand ebenfalls. In puncto Cremen gilt: Leichte Gele sind besser als fette Salben.

Von den Pickeln selbst sollten Ihr Kind und Sie besser die Finger lassen. Werden sie falsch ausgedrückt, platzt die Talgdrüse und entleert sich in die Haut. So entsteht aus einem kleinen Pickel eine große entzündliche Pustel, die sogar zu einer Narbe führen kann. Effektiver ist es, die richtige Technik von einer Kosmetikerin zu erlernen.

SO HILFT DER ARZT

Bei leichter Akne, und somit bei den meisten Jugendlichen, genügt eine entsprechende Beratung bezüglich der Hautpflege. Wenn sich die Akne bei Ihrer Tochter oder Ihrem Sohn stark entzündet oder infiziert, kann aber zusätzlich eine abgestufte Behandlung mit äußerlichen oder innerlichen Wirkstoffen angebracht sein:

› Um den Talgstau zu beseitigen, wird nach ärztlicher Verordnung ein- bis zweimal täglich eine Salbe mit Vitamin-A-Säure oder Benzoylperoxid aufgetragen (Vorsicht: Die Haut reagiert dadurch empfindlicher auf UV-Strahlung).
› Teilweise kommen auch äußerlich angewandte Antibiotika zum Einsatz, eventuell in Kombination mit anderen Substanzen.
› Innerlich können in schweren Fällen Antibiotika sinnvoll sein, unter Beachtung möglicher Nebenwirkungen und laufender ärztlicher Kontrolle.
› Mädchen mit starker Akne wird eine Antibabypille mit spezieller Hormondosierung empfohlen, natürlich unter Beachtung der Risikofaktoren (Übergewicht und Rauchen!).
› In extremen Fällen kann Isotretinoin zum Einsatz kommen. Bei Mädchen ist dies nicht unkritisch. Eine sichere Empfängnisverhütung vor, während und mindestens einen Monat nach Beendigung der Behandlung ist vorgeschrieben.

AKNE-IRRTÜMER

Wie Akne entsteht, darüber kursieren sehr viele veraltete Theorien – und mindestens genauso viele Empfehlungen und Verbote. Allen gemein ist, dass sie die Jugendlichen gehörig unter Druck setzen, ohne wirklich zu helfen.
Als typische Irrtümer gelten:
› Akne ist ansteckend. Falsch! Die an ihr beteiligten Bakterien finden sich bei jedem Mensch. Sie werden jedoch nur bei Akne »wild«.
› Bestimmte Nahrungsmittel fördern Akne. Falsch! Ein Verbot von Schokolade, Süßigkeiten, Schweinefleisch und anderem ist wirkungslos. Ihr Kind darf und soll sich ganz normal ernähren. Genussgifte sind in üblichen Mengen kein Problem.
› Sonne tut gut. Falsch! Direkte Sonnenbestrahlung kann die Entzündung und damit die Akne sogar fördern. Daher ist Sonnenschutz bei Akne-Jugendlichen genauso wichtig wie bei allen anderen. Gele sind dabei besser geeignet als fettige Cremes.
› Alkohol desinfiziert. Falsch! Die lokale Anwendung von Alkohol trocknet die Haut aus und lässt sie empfindlicher werden. Alkoholhaltige Gesichtswässer sind daher zurückhaltend anzuwenden.

WARZEN

> **SYMPTOME**
> › Unterschiedlich aussehende Hautveränderungen – an den Händen und Füßen, auf einer Körperseite, im Gesicht und an den Unterarmen

Warzen werden durch Virusinfektionen hervorgerufen und durch direkten Hautkontakt übertragen. Bis die Warze zu sehen ist, kann dabei einige Zeit vergehen. Die meisten Warzen verschwinden von allein.
Es gibt verschiedene Arten von Warzen:
› **Vulgäre Warzen** kommen vor allem im Schulalter vor und zeigen sich in der Regel an Händen und Füßen. Sie sind etwa fünf bis zehn Millimeter groß, können gruppiert auftreten, zum Beispiel um die Fingernägel herum oder in der Ferse. An solchen Stellen werden sie manchmal zum Problem.
Indem Sie über mehrere Wochen immer wieder Salicylvaseline oder ein ähnliches Mittel aufbringen, wird zunächst der obere schuppende Teil abgetragen. Ist der Warzengrund erreicht, wird meist mit einem örtlich wirksamen Zytostatikum weiterbehandelt – zweimal täglich über etwa zwei Monate.

› **Dellwarzen** zeigen sich vor allem im Kindergarten- und frühen Schulalter erst als einzelne kleine Pünktchen, werden im Lauf der Zeit aber größer und entwickeln eine halbkugelige Form. Auch mengenmäßig nehmen sie zu – überwiegend auf der linken Körperseite, weil sie durch Kratzen weiterverbreitet werden und die meisten Kinder sich nachts mit der rechten Hand kratzen.
Dellwarzen verschwinden normalerweise nach sechs bis neun Monaten von selbst, sodass der Arzt nur eingreifen muss, wenn sie an störenden Stellen auftreten oder sich entzünden.
› **Plane Warzen** kommen vor allem bei Schulkindern vor. Sie sind flach, hautfarben, hellorange oder bräunlich und entwickeln sich meist an der Stirn und anderen Stellen im Gesicht, an den Unterarmen und auf dem Handrücken. Sie verschwinden ebenfalls von selbst, sodass der Kinderarzt nur in wenigen Fällen eingreifen muss.

SO HILFT DER ARZT

Was der Arzt unternimmt, hängt davon ab, um welche Warze es sich handelt. Sehr hartnäckige vulgäre Warzen kann der Arzt auch mit flüssigem Stickstoff vereisen, was allerdings unangenehm und schmerzhaft ist. Die chirurgische Behandlung ist besonders an der Fußsohle gefährlich, weil die Warze meist nicht vollständig entfernt wird und eine dauerhaft behindernde Narbe entsteht.

Vulgäre Warzen (links), Dellwarzen (Mitte) und plane Warzen (rechts).

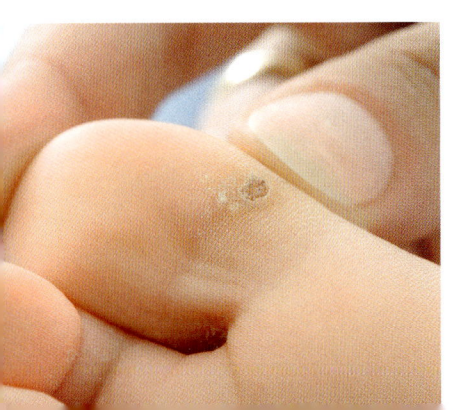
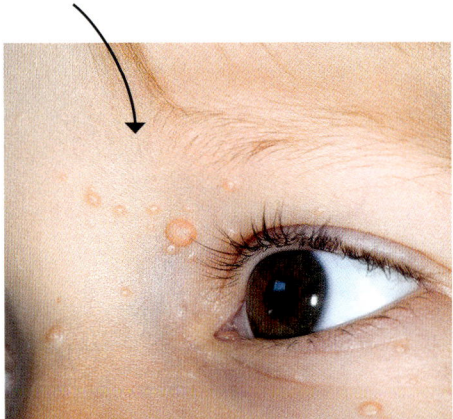
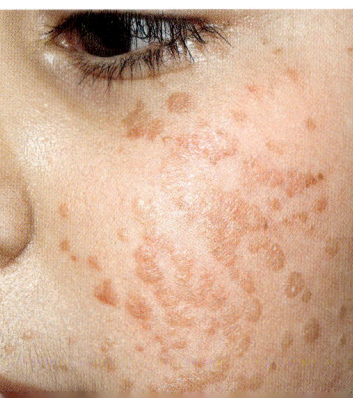

ZECKENBISS

SYMPTOME
› Festgebissene Zecke
› Rötung der Bissstelle nach Zeckenbiss

Zecken zählen zu den Milben, brauchen dreimal im Leben eine Blutmahlzeit – und somit einen Wirt. Wenn sie genug Blut getrunken haben, fallen sie wieder ab. Während des Trinkens können sie jedoch gefährliche Krankheiten übertragen. Eine davon ist FSME (Frühsommer-Meningoenzephalitis): Nach einer Inkubationszeit von durchschnittlich 7 bis 14 Tagen kann Ihr Kind grippeähnliche Symptome zeigen. Die zweite Phase mit Entzündung der Hirnhäute tritt etwa eine Woche später auf, Zeichen sind Kopfschmerzen, Nackensteifigkeit, Erbrechen, Krämpfe und Lähmungserscheinungen. So weit kommt es allerdings nur bei sehr wenigen Kindern. Genauso sind schwere Folgeschäden im Kindesalter sehr selten. In FSME-Risikogebieten wird eine vorsorgliche Schutzimpfung empfohlen (Infos unter: **www.rki.de**).

Wenn die Zecke mehrere Stunden oder Tage in der Haut steckt, können mit ihrem Speichel Borrelien ins Blut gelangen und Borreliose auslösen. Durchschnittlich nach zwei Wochen entwickelt sich dann ein etwa kreisrunder roter Hof, der innerhalb von Tagen immer größer wird (Wanderröte).

Entdecken Sie so einen Fleck, sollte Ihr Kind zügig vom Kinderarzt untersucht werden, auch wenn Sie sich nicht daran erinnern, dass es von einer Zecke gebissen wurde. In diesem Stadium lassen sich Borrelien noch gut mit einem Antibiotikum behandeln. Spätfolge kann die Lähmung eines Gesichtsnervs sein, selten kommt es zu weiteren Nervenstörungen. Auch eine Gelenkinfektion im Knie ist möglich, deren Behandlung oft sehr langwierig ist.

Am einfachsten entfernt man Zecken mit einer speziellen Zeckenkarte (aus der Apotheke, siehe Abbildung). Ist am nächsten Tag noch ein kleiner roter Punkt zu sehen, besteht kein Grund zur Sorge. Erkennt man einen schwarzen Punkt, wurde die Zecke nur unvollständig entfernt und Teile des Beißapparates stecken noch in der Haut. Normalerweise werden diese innerhalb der nächsten Tage von allein abgestoßen. Falls sich die Stelle entzündet, sollten Sie jedoch sicherheitshalber zum Kinderarzt gehen.

Hände weg heißt es von angeblichen Hausmitteln! Öl, Klebstoff, Nagellack oder Ähnliches sind zur Behandlung von Zecken vollkommen ungeeignet. Bis das Tier erstickt, gibt es im Todeskampf vermehrt infektiösen Speichel ab. Verwenden Sie aus demselben Grund auch keine Plastikpinzette, um die Zecke zu entfernen. Sie quetscht das Tier und erhöht das Infektionsrisiko ebenfalls.

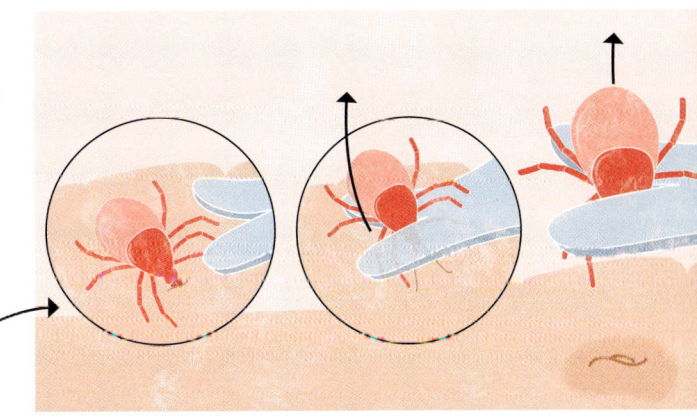

Zeckenkarte dicht auf der Haut in Richtung Zecke schieben. Die Zecke seitlich mit der kleinen Kerbe in der Karte aufnehmen. Das Tierchen bleibt in der Einbuchtung hängen. Zecke aus der Haut lösen.

INSEKTENSTICHE

> **SYMPTOME**
> › Schmerzen
> › Vor allem nach Bienenstich zurückbleibender Stachel
> › Rötung und Schwellung an der Stichstelle
> › Seltener starke Schwellung über mehr als 24 Stunden

Stiche durch einheimische Insekten spielen in puncto Krankheitsübertragung keine Rolle. Trotzdem können sie Kindern ziemlich zusetzen. Von Bedeutung sind vor allem:

› **Mücken:** Ihre Stiche sind in unseren Breitengraden nicht gefährlich und anders als in äquatornahen Ländern übertragen die Plagegeister in Mitteleuropa auch keine kritischen Infektionskrankheiten. Dennoch reagieren hautempfindliche Kinder vor allem in den ersten Lebensjahren auf Mückenstiche oft mit sehr starken Schwellungen. Gerade die Schwellungen nach den ersten Mückenstichen nach der Winterpause sind oft beeindruckend. Diese Reaktion ist jedoch nicht allergisch und immer harmlos. Sie wird durch die Immunitätslage des Kindes verursacht: Häufige Stiche führen zu kleineren Reaktionen. Im Laufe des Sommers lassen die Reaktionen oft etwas nach, treten im nächsten Frühjahr aber erneut ebenso heftig auf.

› **Bienen:** Sie stechen nur, wenn sie angegriffen werden – und deshalb zum Beispiel auch, wenn Ihr Kind barfuß über eine blühende Wiese läuft und dabei versehentlich auf eine Biene tritt.
Bienenstiche sind an und für sich nicht gefährlich. In einigen osteuropäischen Ländern gilt Bienengift sogar als Heilmittel. Vor allem Kinder mit neurologischen Problemen lässt man dort absichtlich von Bienen stechen. Leider hat diese Maßnahme jedoch keinerlei Auswirkung.

› **Wespen:** Sie fühlen sich leicht angegriffen, vor allem durch plötzliche und heftige Bewegungen. Wenn man sie also mit wildem Gestikulieren vertreiben will, stechen sie erst recht gern zu. Besonders vertrackt: Wespen können miteinander kommunizieren und sich Gefahren mitteilen. Dann stechen sie oft gemeinsam.
Wespenstiche sind sehr schmerzhaft, im Normalfall aber nicht gefährlich.

› **Hornissen:** Sie sind zwar furchterregend groß, aber relativ friedlich – solange man sich von ihrem Nest fernhält. Und entgegen oft gehörter »Horrorszenarien« sind einzelne Hornissenstiche nicht gefährlicher als Wespenstiche.

MÖGLICHE REAKTIONEN

Das Immunsystem kann auf Bestandteile des jeweiligen Insektengifts unterschiedlich stark reagieren. Man unterscheidet zwischen einer …

› **normalen Stichreaktion:** Die Stichstelle schwillt an und schmerzt. Innerhalb von 24 Stunden ist die Schwellung dann aber schon wieder deutlich zurückgegangen und tut praktisch nicht mehr weh.

› **verstärkten Lokalreaktion:** Die Schwellung wird mit der Zeit nicht schwächer, sondern nimmt innerhalb von 24 bis 48 Stunden weiter zu und kann sich stark ausbreiten (zum Beispiel nach einem Stich in den Fuß auf das ganze Bein). Oft bildet sich auch ein roter Strich wie bei einer Blutvergiftung. Eine solche verstärkte Lokalreaktion ist zwar sehr unangenehm, aber nicht gefährlich. Trotzdem werden fast immer Antibiotika verordnet, auch wenn diese völlig unnötig sind und überhaupt nicht helfen. Die einzige wirkungsvolle Maßnahme ist, die betroffene Partie zu schonen und hochzulegen.

Starke Schwellungen kommen immer dann vor, wenn das Immunsystem eines Kindes sich besonders stark gegen das Insektengift wehrt.

› **leichten Allgemeinreaktion:** Dazu zählen eine Nesselsucht am ganzen Körper und/oder eine Gesichtsschwellung (Quincke-Ödem). Sofern vorhanden, nimmt man in so einem Fall die vom Arzt verordneten Notfallmedikamente ein – vor allem wenn die Reaktion innerhalb von fünf bis zehn Minuten nach dem Stich beginnt.

› **schweren Allgemeinreaktion:** Hier kommt es zusätzlich zur Nesselsucht und Gesichtsschwellung zu Atemnot und/oder einem Kreislaufzusammenbruch, manchmal sogar zu Bewusstlosigkeit. Sind Notfallmedikamente vorhanden, müssen sie sofort verwendet werden. In allen anderen Fällen sollten Sie umgehend den Notarzt alarmieren (siehe auch Seite 68).

DAS KÖNNEN SIE SELBST TUN

Bienen verlieren, wenn sie zustechen, oft den Stachel mit dem anhängenden Giftsack. Ziehen Sie ihn vorsichtig mit dem Fingernagel oder einer Pinzette gegen die Stichrichtung heraus, ohne dabei den Giftbeutel oben am Stachel auszudrücken.

Gegen den Juckreiz und Schwellungen helfen ein Kühlpad oder kalte Umschläge – entweder mit Wasser oder Apfelessig. Auch eine halbierte Zwiebeln ist ein bekanntes Hausmittel.

Stiche im Mund oder Gesicht sind allgemein gefürchtet, in Wirklichkeit jedoch extrem selten. Auch hier gilt: Bewahren Sie Ruhe und verständigen Sie im Zweifel den Notarzt. Kühlen mit kalten Umschlägen ist natürlich als Erstmaßnahme wichtig, größere Kinder können zudem einen Eiswürfel lutschen.

Solange die Schwellung keine allzu großen Beschwerden bereitet und keine Allgemeinreaktionen auftreten, müssen Sie Ihr Kind nicht zum Arzt bringen. Ihre Aufmerksamkeit und Pflege genügen dann.

SO HILFT DER ARZT

Nach einer leichten Allgemeinreaktion empfiehlt es sich, zum Kinderarzt zu gehen. Er sagt Ihnen, wie Sie sich beim nächsten Stich verhalten sollen.

Nach einer schweren Allgemeinreaktion müssen Sie sogar unbedingt ärztliche Hilfe in Anspruch nehmen, denn Ihr Kind braucht sofort entsprechende Notfallmedikamente, falls es nochmals gestochen werden sollte. Ein Bluttest ist nach einer schweren Allgemeinreaktion ebenfalls nötig, um eindeutig festzustellen, um welches Insekt es sich gehandelt hat. Der Test sagt allerdings nichts Genaues über die Stärke der Allergie aus. Die genaue Austestung und Beratung erfolgt bei einem Kinderallergologen.

Nach schweren Reaktionen wird meist eine Immuntherapie empfohlen, was bei einer Insektengiftallergie nur mit Injektionen möglich ist. Wegen der besonderen Anforderungen bezüglich der Durchführung und Sicherheit wird die Behandlung oft in der Klinik begonnen.

> **INFO**
>
> **AM BESTEN VORBEUGEN**
>
> › Luftige langärmelige Kleidung schützt tagsüber vor Mückenstichen. Mückengitter an Fenstern und Türen können sinnvoll sein.
>
> › Lassen Sie Ihre Tochter oder Ihren Sohn nicht barfuß auf »gefährlichen« Wiesen (zum Beispiel mit viel Klee und anderen Blüten) laufen, um sie/ihn vor Bienenstichen zu schützen.
>
> › Wespen stechen schnell, wenn man sie »ärgert«, daher sollte man nicht nach ihnen schlagen, sie nicht beim Fressen stören und nicht in die Nähe ihrer Nester gehen. Nahrungsmittel locken Wespen an – vor allem Fleisch und Süßes. Also Vorsicht, wenn Sie draußen essen.
>
> › Schrauben Sie Flaschen im Freien nach dem Trinken sofort wieder zu. Am besten benutzen Kinder im Freien immer einen Strohhalm. Beim Eisessen müssen Sie und Ihr Kind besonders aufpassen.

KOPFLÄUSE

SYMPTOME
› Jucken am Kopf
› Läuse und/oder Nissen in den Haaren

Dass ein Kind Läuse hat, ist nichts Ungewöhnliches und schon gar nicht ist es ein Zeichen mangelnder Hygiene. Weil die Plagegeister in Mitteleuropa keine gefährlichen Krankheiten übertragen, handelt es sich zum Glück aber nicht um ein gefährliches, sondern »nur« um ein lästiges Problem.

Läuse müssen in kurzen Abständen kleine Mengen Blut trinken und verlassen den Kopf daher nicht. Sie werden also, entgegen landläufiger Meinung, nicht über Mützen und Ähnliches übertragen, sondern eher durchs »Köpfezusammenstecken«.

Kratzt sich Ihr Kind häufig am Kopf, ist dies ein möglicher Hinweis auf einen Läusebefall. Untersuchen Sie seinen Kopf daher gründlich nach den Tierchen und ihren Eiern (Nissen) oder Larven. Die sechsbeinigen Tierchen sind bis zu drei Millimeter groß und lassen sich daher mit bloßem Auge gut erkennen. Die Larven sind kleiner, weshalb manchmal eine Lupe hilfreich ist. Die bräunlich-grauen Nissen (Eihüllen) kleben dicht am Haaransatz, weil dort die optimale Temperatur herrscht. Weißliche Nissen und solche, die mehr als einen Zentimeter von der Kopfhaut entfernt sind, sind bereits leer.

DAS KÖNNEN SIE SELBST TUN

› Untersuchen Sie bei Verdacht umgehend den Kopf Ihres Kindes. Am besten geben Sie dazu einen Klecks Spülung in die Haare. Das hindert die Läuse am Weghüpfen und erleichtert das Durchkämmen.

› Sind Sie fündig geworden, besorgen Sie sich in der Apotheke ein rezeptfreies Anti-Läuse-Mittel. Halten Sie sich beim Auftragen genau an die Anweisung. Anschließend kämmen Sie das Haar Strähne für Strähne mit einem speziellen Nissenkamm. Streifen Sie den Kamm danach jedes Mal an einem Stück Küchenrolle ab. Dimeticon-haltige Läusemittel sind brennbar, daher: Vorsicht mit dem Föhn!

› Zwar ist Ihr Kind nach der ersten Behandlung läusefrei. Für den Fall, dass aber doch einige wenige Nissen oder Larven im Haar verblieben sind, wiederholen Sie die Prozedur nach acht bis zehn Tagen.

› Um eine Wiederansteckung zu vermeiden, sollten sich alle engen Kontaktpersonen untersuchen lassen und eventuell auch einer »Läusekur« unterziehen.

› Sind Sie unsicher, ob Ihr Kind wirklich Läuse hat, fragen Sie den Kinderarzt um Rat. Wichtiger aber ist, im Kindergarten beziehungsweise in der Schule Bescheid zu sagen, damit die anderen Eltern die Köpfe ihrer Kinder kontrollieren und sich nicht alle immer wieder gegenseitig »anstecken«.

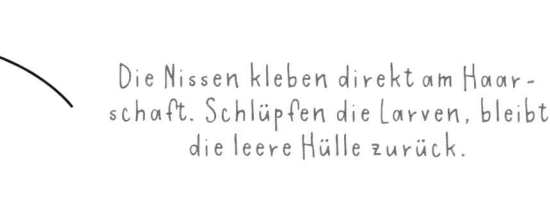

Die Nissen kleben direkt am Haarschaft. Schlüpfen die Larven, bleibt die leere Hülle zurück.

PROBLEME AN FINGER- UND FUSSNÄGELN

SYMPTOME
› Rötung und/oder Schwellung am Nagelwall
› Schmerzen

Bei der Geburt sind die Finger- und Zehennägel noch kurz, sie wachsen dann aber schnell und müssen regelmäßig geschnitten werden. Zwar kann man das Kind trotz größter Sorgfalt und Geduld auch beim Nägelschneiden versehentlich leicht verletzen. Die kleinen Wunden heilen aber meist sehr schnell.

Im Anschluss an eine kleine Verletzung kann es zu einer Infektion kommen, was sich häufig an einer Schwellung und Rötung seitlich des Nagels und/oder im Nagelbett zeigt. In den ersten Lebensmonaten muss der Kinderarzt entscheiden, ob eine Antibiotikabehandlung nötig ist. Später sind solche Entzündungen lästig, aber in der Regel ungefährlich. Es reicht dann fast immer eine örtliche desinfizierende Behandlung aus.

Wenn ein Nagel einwächst und sich das Gewebe um ihn herum entzündet, ist es etwas komplizierter. Hier ist gelegentlich sogar ein kleiner chirurgischer Eingriff nötig, um das Problem zu lösen.

Verletzungen des Nagels selbst sind nur dann problematisch, wenn die Nagelwurzel (Nagelmatrix) mitbetroffen ist, weil es dann zu Wachstumsstörungen des Nagels kommen kann. Größere Verletzungen des Fingernagels sollten daher von Kinderarzt oder Kinderchirurg untersucht werden.

VERÄNDERUNGEN AM NAGEL

Eine Querrille in einem einzelnen Nagel kann Folge einer Verletzung sein. Je nachdem, wie alt Ihre Tochter oder Ihr Sohn ist, dauert es etwa zwei bis vier Monate, bis die Rille nach oben herausgewachsen ist und beim Nagelschneiden entfernt wird.

Querrillen an mehreren oder allen Nägeln sind oft Folge einer vorübergehenden Störung – meist nach Infektionen wie einer Scharlacherkrankung. Bis die Rille sichtbar wird, ist der Nagel in der Wurzel schon einige Wochen gewachsen. Man kann also näherungsweise »zurückrechnen«, was der Auslöser für die Wachstumsstörung war und wann sie begann.

Eine Tüpfelung mit winzig kleinen Vertiefungen oder weißlichen Flecken in einem oder mehreren Nägeln kann einfach ein individuelles Merkmal Ihres Kindes sein, kommt aber auch bei Schuppenflechte vor (siehe Seite 188 f.).

Weitere Veränderungen der Nägel sind sehr selten. Es ist dann Aufgabe des Kinderarztes, die Ursachen zu erkennen und behandeln.

Die Nägel an Zehen und Fingern können sich sehr schmerzhaft entzünden. Betroffen davon ist das Nagelbett.

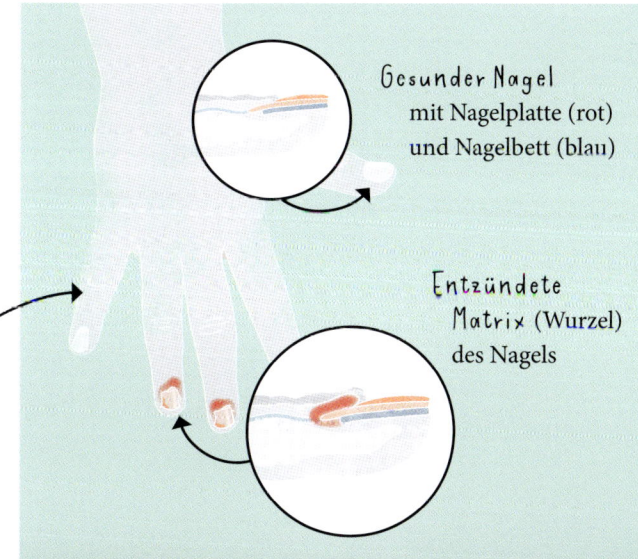

Gesunder Nagel mit Nagelplatte (rot) und Nagelbett (blau)

Entzündete Matrix (Wurzel) des Nagels

PIGMENTFLECKEN UND MUTTERMALE

Jeder Mensch hat mehr oder weniger dunkle und große Flecken auf seiner Haut. Bei der Geburt sind es meist nur wenige, die zudem in der Regel recht klein sind. Im Laufe des Lebens kommen jedoch noch einige dazu, vor allem ab dem etwa zehnten Lebensjahr. Fast alle dieser Pigmentflecken, die meist Leberflecken genannt werden, obwohl sie mit der Leber überhaupt nichts zu tun haben, sind harmlos und stellen allenfalls ein kosmetisches Problem dar.

BÖSARTIGE ENTARTUNGEN

Sie sind bei Kindern extrem selten. Trotzdem ist es – auch im Hinblick auf das spätere Leben – wichtig, die Alarmzeichen zu kennen: Schnelles Wachstum, sehr unregelmäßige Pigmentierung, Blutung oder Juckreiz sind Zeichen, auf die man reagieren sollte. Der Kinder- oder Hautarzt wird den Fleck dann genau dokumentieren beziehungsweise untersuchen und im Zweifelsfall vorschlagen, ihn zu entfernen.

Es gibt es unterschiedliche Arten von Flecken. Die meisten sind im Hautniveau, das heißt, wenn man die Augen schließt und mit dem Finger über die Haut fährt, findet man den Fleck nicht. Die häufigsten Arten sind:
› **Braune Flecken** sind die eigentlichen »Leberflecken«. Sie können unterschiedlich groß sein und an allen Körperstellen auftreten.
› **Schwarze Flecken** sind eigentlich sehr dunkle braune Flecken. Bei Kindern sind sie praktisch immer harmlos. Der gefürchtete schwarze Hautkrebs ist ein Problem bei Erwachsenen.
› **Milchkaffeeartige Flecken** sind oft sehr unregelmäßig geformt und können schon in jungen Jahren recht groß sein. Hat ein Kind sehr viele solcher Flecken, steckt möglicherweise eine Grunderkrankung dahinter. Lassen Sie dies im Zweifelsfall von Ihrem Kinderarzt abklären.
› **Helle Flecken** können ganz unterschiedliche Ursachen haben. Oft entstehen sie neu beziehungsweise vorübergehend an Stellen, die zuvor entzündet waren (zum Beispiel bei Neurodermitis).

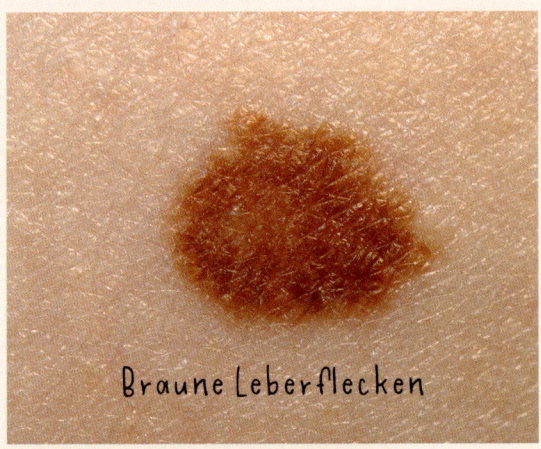

Braune Leberflecken

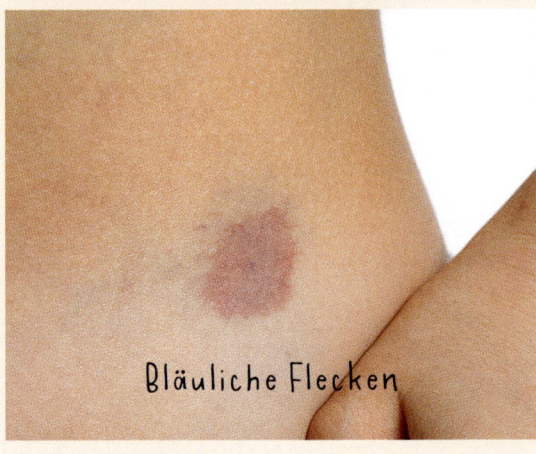

Bläuliche Flecken

› **Bläuliche Flecken** (auch »Mongolenflecken« genannt) sind eigentlich braune Flecken. Die Pigmentzellen sind nur etwas tiefer in der Haut angeordnet, wodurch der Fleck blau erscheint. Wird die Haut im Laufe des Lebens dicker, sieht man diese Flecken oftmals nicht mehr.

Flecken, die über das Hautniveau hinausgehen, sind seltener. Aber auch hier gibt es viele verschiedenen Arten, zum Beispiel:

› **Braune knötchenartige Flecken** sind meist ähnlich wie Pigmentflecken aufgebaut, können aber auch andere Strukturen enthalten. Sie sollten daher vom Kinderarzt beobachtet werden.

› **Große unregelmäßig gefärbte braune bis schwarze Flecken,** teils mit dichter Behaarung, sollten genauer dokumentiert werden.

› **Rötliche oder bräunliche, meist minimal zu spürende Flecken** unterschiedlicher Größe, wie nach dem Berühren einer Brennnessel. Sie bilden innerhalb von Minuten eine Quaddel, wenn man sie zum Beispiel durch Reiben oder ein heißes Bad »ärgert« *(Mastozytom)*. Einzeln sind sie harmlos. Sind es viele und schwellen sie gleichzeitig an, kann es zu Kreislaufproblemen kommen.

Die Haut ist mit das am meisten beachtete Organ, weil sich Veränderungen hier gut beobachten lassen. (Neue) Leberflecken sind bei Kindern jedoch fast immer harmlos.

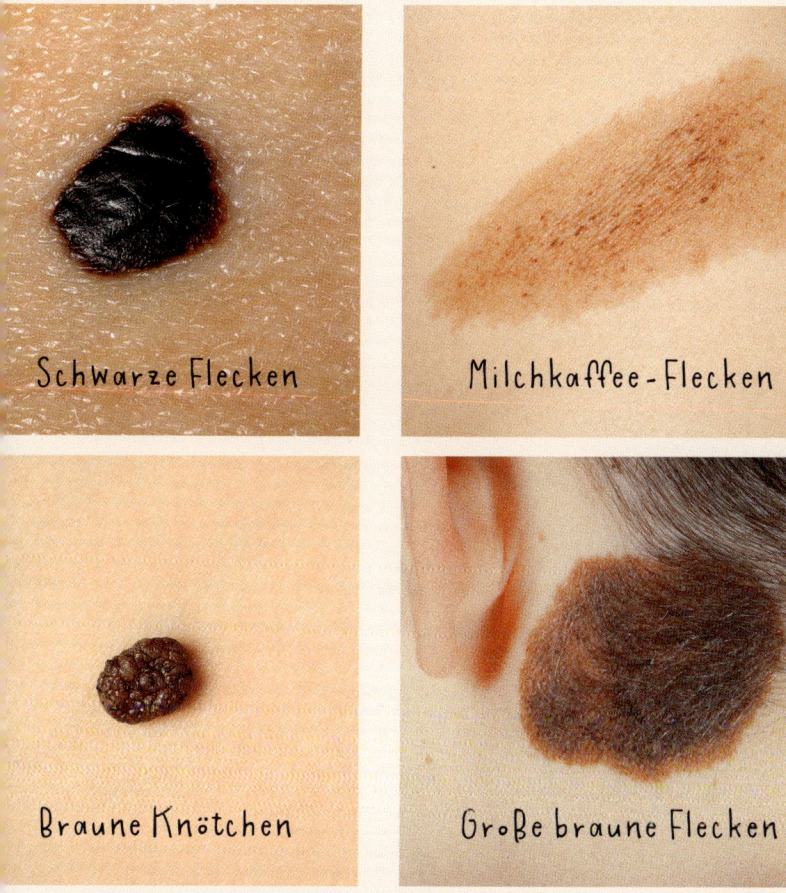

Schwarze Flecken · Milchkaffee-Flecken · Helle Flecken

Braune Knötchen · Große braune Flecken · Rötliche Flecken

HARNWEGE UND GESCHLECHTS-ORGANE

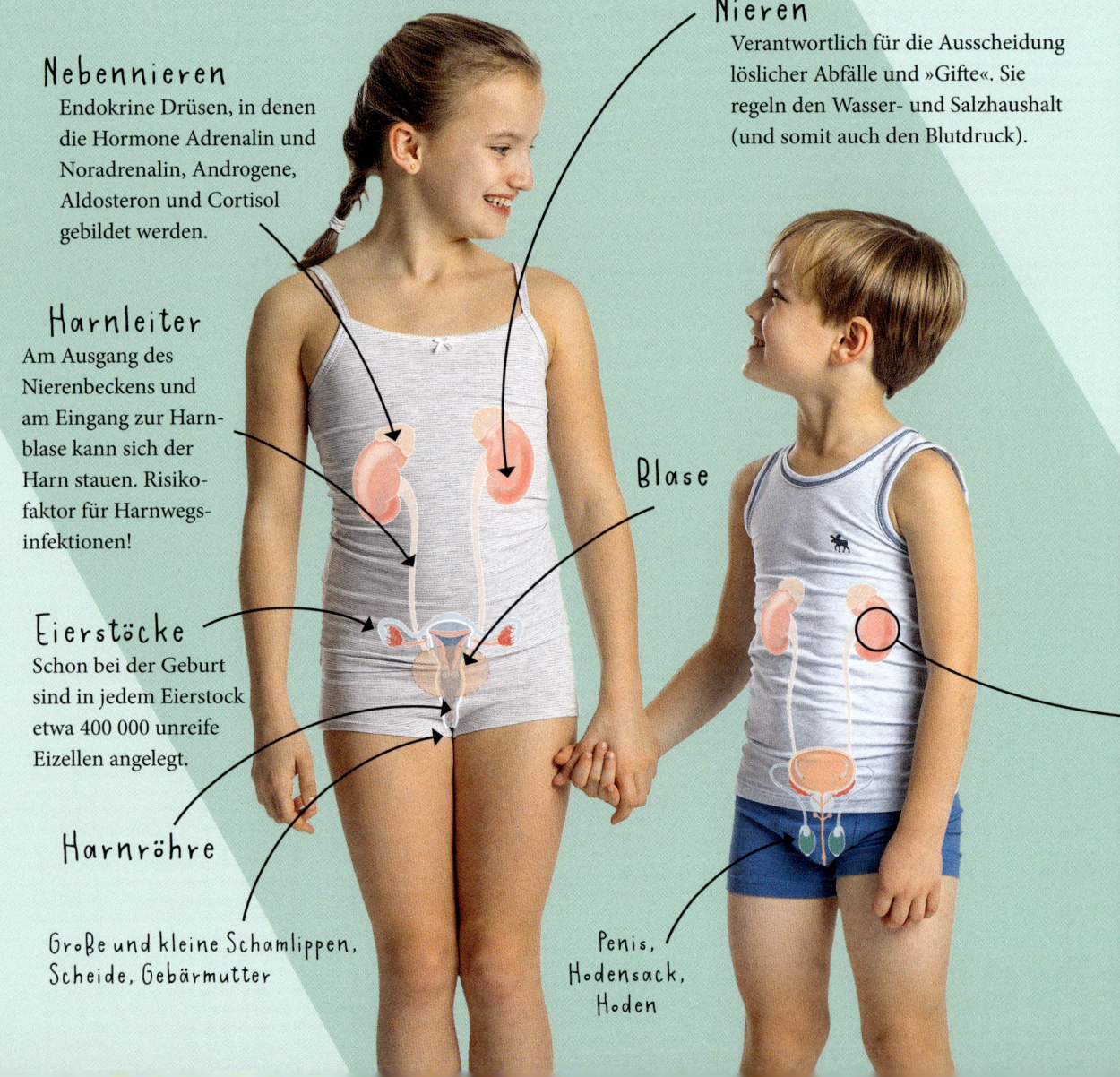

Nieren
Verantwortlich für die Ausscheidung löslicher Abfälle und »Gifte«. Sie regeln den Wasser- und Salzhaushalt (und somit auch den Blutdruck).

Nebennieren
Endokrine Drüsen, in denen die Hormone Adrenalin und Noradrenalin, Androgene, Aldosteron und Cortisol gebildet werden.

Harnleiter
Am Ausgang des Nierenbeckens und am Eingang zur Harnblase kann sich der Harn stauen. Risikofaktor für Harnwegsinfektionen!

Blase

Eierstöcke
Schon bei der Geburt sind in jedem Eierstock etwa 400 000 unreife Eizellen angelegt.

Harnröhre

Große und kleine Schamlippen, Scheide, Gebärmutter

Penis, Hodensack, Hoden

Eine Urinprobe bitte

> **FRISCHER URIN** hilft dem Arzt oft, der Ursache für Beschwerden auf den Grund zu kommen.

> **ÄLTERE KINDER** fangen dazu (eventuell mithilfe ihrer Eltern) den Urin in einem sterilen Becher auf. Da am Eingang der Harnröhre Keime siedeln können, die die Probe »verfälschen«, sollte zunächst ein wenig Urin in der Toilette landen und nur der sogenannte Mittelstrahl gesammelt werden.

> **BEI BABYS UND KLEINKINDERN** ist es leichter, den Urin mit einem dafür vorgesehenen Klebebeutel aus der Apotheke aufzufangen. Damit er gut hält, vorher alle Cremereste im Genitalbereich gründlich entfernen.

psssss ...

- Nierenrinde
- Nierenmark, Nierenkörperchen
- Nierenbecken
- Harnleiter
- Nierenkelch

Durch beide Nieren strömt ununterbrochen Blut. Es fließt durch die **NIERENKÖRPERCHEN (GLOMERULI)** mit den feinen Kapillaren und wird dabei gefiltert, um Feststoffe und Flüssigkeit zu trennen. Dabei entsteht der »Primärharn«. Weil dieser noch viele wichtige Bestandteile enthält, wird der Großteil über die im **NIERENMARK** befindlichen Tubuli (aus dem Lateinischen, »Röhrchen«) wieder in den Blutkreislauf aufgenommen. Zurück bleibt der konzentrierte Endharn, der nur noch nicht verwertbare beziehungsweise giftige Stoffe enthält. Er wird über die **NIERENKELCHE** ins **NIERENBECKEN** geleitet, dort gesammelt und läuft dann über den **HARNLEITER** in die Blase.

HARNWEGSINFEKT

SYMPTOME
- Fieber (vor allem bei Babys)
- Bauchschmerzen (Babys und Kleinkinder)
- Brennen beim Wasserlassen
- Dauernder Harndrang
- Übel riechender Urin
- Flankenschmerz (ein- oder beidseitig)

Urin bietet das perfekte Milieu für eine Vielzahl von Bakterien. Von einem Harnwegsinfekt spricht man aber erst dann, wenn Bakterien in den Nieren, im Harnleiter oder in der Blase vorkommen und das Kind dadurch Krankheitszeichen zeigt.

Harnwegsinfekte sind im Kindesalter recht häufig. Meist steigen die Bakterien dabei über die Harnröhre auf – vor allem bei älteren Kindern und dort vorwiegend bei Mädchen. Deren Harnröhre ist kürzer als die von Jungen, was es den Bakterien leichter macht. Im Vergleich hat jedes 15. Mädchen, aber nur jeder 50. Junge in den ersten sechs Lebensjahren eine entsprechende Infektion.

Es entsteht durch das Aufsteigen der Bakterien in erster Linie eine Blasenentzündung *(Zystitis)*. Allerdings können gerade in der Blase auch Bakterien vorkommen, ohne dass sich deshalb Beschwerden einstellen. Man bezeichnet dies als *Bakteriurie*, also das Vorhandensein von Bakterien im Urin.

Wird die Blase vollständig entleert, werden dabei normalerweise (fast) alle Bakterien mit hinausgespült. Nur sehr wenige bleiben zurück und wachsen weiter. Bei unvollständiger Entleerung verbleiben jedoch entsprechend deutlich mehr Bakterien in der Blase. Sie vermehren sich dann so stark, dass die Infektion nicht ausheilt.

Bei Neugeborenen und Babys können Bakterien auch über das Blut in die Harnwege gelangen. In diesem Fall sind die Nieren gleich von Anfang an infiziert, vor allem wenn es aufgrund von Fehlbildungen zum Aufstau kommt.

Einige Bereiche der ableitenden Harnwege sind besonders sensibel für Funktionsstörungen oder Fehlbildungen. Zu diesen kritischen Regionen gehören zum Beispiel der Abgang des Harnleiters aus dem Nierenbecken und die Einmündung in die Harnblase. Wenn sich hier der Harn staut, kann es zu Folgeerscheinungen kommen.

Bei Jungen gibt es manchmal angeborene Hindernisse oder Fehlbildungen in der Harnröhre, die eine normale Urinentleerung erschweren. Wenn Ihr Sohn Urin im Strahl entleert, ist alles in Ordnung. Wenn es jedoch immer nur tröpfelt oder langsam fließt, liegt unter Umständen ein Problem vor.

Hat Ihr Sohn in den ersten Lebensjahren einen Harnwegsinfekt, wird der Arzt nach einer Fehlbildung suchen.

WIE MACHT SICH EIN HARNWEGSINFEKT BEMERKBAR?

Wie sich die Infektion äußert und welche Symptome sie begleiten, hängt vom Alter des Kindes ab. Babys zeigen oft keine typischen Symptome – was umso kritischer ist, da sie durch Harnwegsinfekte besonders gefährdet sind. Denn vor allem in den ersten Lebensmonaten könnten sich aus dem Infekt schwere lebensbedrohliche Allgemeininfektionen entwickeln *(Sepsis)*.

Typische Zeichen beim Baby sind:
- Erbrechen,
- Gewichtsverlust,
- Fieber,
- schlechtes (grau-blasses) Aussehen,
- untypisch schrilles Schreien.

Wenn Ihr Baby fiebert, kann also ein Harnwegsinfekt dahinterstecken. Gehen Sie daher gleich zum Arzt beziehungsweise in die Kinderklinik.

SO KOMMT ES ZU EINER BLASENENTZÜNDUNG

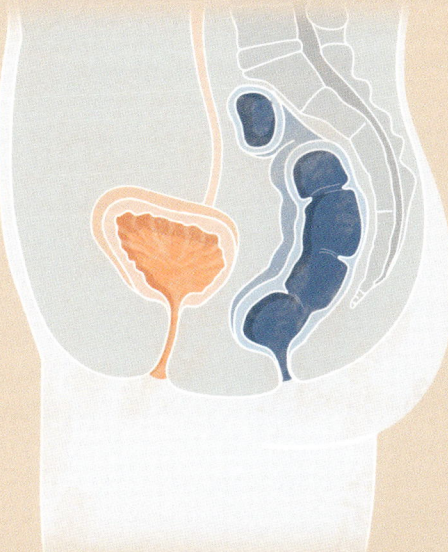

Mädchen sind häufiger als Jungen von **HARN-WEGSINFEKTEN** wie etwa einer Blasenentzündung betroffen. Ein Grund dafür ist, dass bei ihnen die Ausgänge von **HARNBLASE, SCHEIDE UND DARM** sehr nahe beieinanderliegen. Außerdem ist die weibliche Harnröhre im Vergleich zur männlichen relativ kurz, sodass Bakterien leicht aufsteigen können.

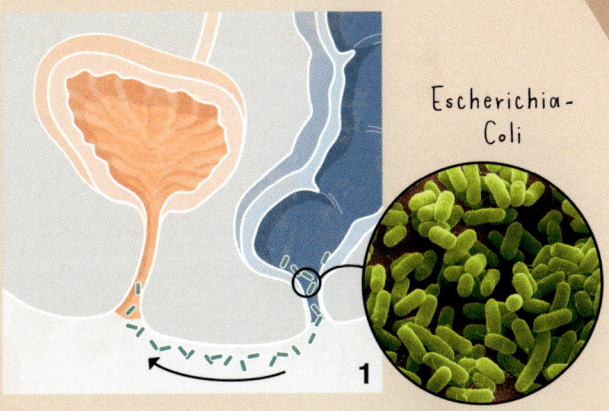

Escherichia-Coli

1. Durch ungünstiges Säubern nach dem Stuhlgang von hinten nach vorne gelangen **DARMBAKTERIEN** leicht vom After in die Harnröhre. Von dort wandern sie in die Blase weiter.

2. Bakterien siedeln sich in Harnröhre und Blase an und verursachen eine **ENTZÜNDLICHE REIZUNG** der Blasenwand. Wenn man auch noch wenig trinkt und selten Wasser lässt, begünstigt das den Infekt weiter.

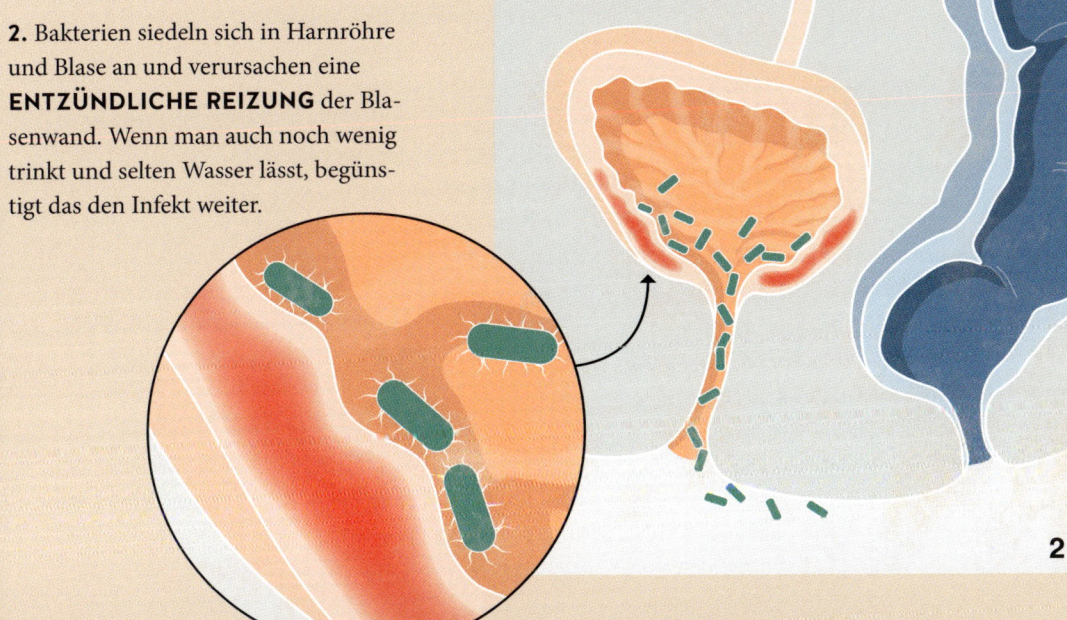

HARNWEGE UND GESCHLECHTSORGANE

Typische Zeichen bei älteren Kindern:
› Schmerzen beim Urinieren,
› häufiger Harndrang oder Harninkontinenz (es geht wieder in die Hose),
› Fieber und Bauchschmerzen deuten auf eine aufsteigende Infektion der Harnleiter und Nieren hin,
› einseitige Flankenschmerzen weisen auf eine Nierenbeckenentzündung hin.

Je älter Ihr Kind ist, desto unkritischer sind Harnwegsinfekte. Ab etwa drei Jahren genügt es, wenn die Untersuchung erst am nächsten Tag erfolgt.

DAS KÖNNEN SIE SELBST TUN

Bei einem Harnwegsinfekt kommt es darauf an, die Bakterien so schnell und so gründlich wie möglich aus den Harnwegen zu spülen. Das gelingt am besten durch eine entsprechende Flüssigkeitszufuhr. Was Ihr Kind trinkt, ist nicht so wichtig. Hauptsache, es trinkt etwas mehr als sonst. **Achtung:** Der klassische Nieren- und Blasentee sollte erst ab zwölf Jahren verwendet werden, weil jüngere Kinder ihn nicht gut vertragen. Ein anderer, für Kinder geeigneter Tee erfüllt denselben Zweck oder aber pures Wasser.

Ruhe tut Ihrem Kind jetzt gut, genauso wie ein warmes Kirschkernkissen oder eine Wärmflasche – aber Vorsicht, nicht zu heiß. Sonst besteht die Gefahr, dass es sich verbrüht.

Sofern der Arzt Medikamente verordnet, ist es wichtig, dass sie regelmäßig und vor allem lang genug eingenommen werden – auch wenn die Symptome eventuell schon nachgelassen haben.

Um Harnwegsinfekten vorzubeugen, sollte Ihr Kind es sich angewöhnen, seine Blase immer vollständig zu entleeren. Dazu muss es sich auf der Toilette genug Zeit nehmen können. Unterstützen Sie es dabei. Gerade bei Kleinkindern passiert es relativ oft, dass sie lange die Beine »zusammenklemmen« und dann keine Zeit auf der Toilette verlieren wollen.

Bei Mädchen ist es zudem wichtig, nach dem Stuhlgang immer von vorn nach hinten zu säubern, damit keine Stuhlreste in die Scheide und damit auch in Richtung Harnröhrenöffnung verschleppt werden. Bringen Sie Ihrer Tochter am besten von Anfang an richtig bei, wie es geht.

SO HILFT DER ARZT

Eine sichere Diagnose für einen Harnwegsinfekt kann nur ein Urintest in der Kinderarztpraxis geben, für den Ihre Tochter oder Ihr Sohn vor Ort Urin in einen sauberen Becher entleert. Die erste kleine Portion Urin sollte dabei noch in die Toilette abgehen. Sie enthält vor allem die normalen Bakterien aus der vorderen Harnröhre. Erst anschließend kommt der sogenannte Mittelstrahlurin aus der Blase, der ein sicheres Untersuchungsergebnis ermöglicht.

Wird der Urin zu Hause aufgefangen, verfälscht dies das Ergebnis häufig. Zum einen vermehren sich die wenigen normalen Bakterien übermäßig, wenn der Urin länger zur Praxis beziehungsweise zum Labor unterwegs ist, und können so einen Harnwegsinfekt vortäuschen. Zum anderen ist das Gefäß unter Um-

> **WIEDERKEHRENDE HARNWEGSINFEKTE**
>
> Hat ein Kind regelmäßig Harnwegsinfektionen, muss genauer nach Fehlbildungen oder Funktionsstörungen der Harnwege gesucht werden. Eine Ultraschalluntersuchung gibt dabei oft erste wertvolle Hinweise, reicht allein aber nicht immer aus. Daher erfolgt im Anschluss eventuell noch eine Röntgenuntersuchung mit Kontrastmittel. Dieses wird mit einem Katheter in die Blase gespült, wodurch man sieht, ob Urin von der Blase in die Niere zurückläuft und wie sich die Harnwege beim Entleeren der Blase verhalten (Miktionszysturogramm). Im Einzelfall können noch weitere Untersuchungen nötig sein – in der Regel durch eine spezialisierte Abteilung (Kindernephrologie).

ständen nicht steril. Bei einem nicht ausreichend gespülten Honigglas lautet die Diagnose dann zum Beispiel plötzlich »Diabetes«.

Ist der Harnwegsinfekt gesichert, wird er ab dem sechsten Lebensmonat meist mit einem zu schluckenden Antibiotikum behandelt.

Bei jungen Babys ist die Uringewinnung nicht ganz so einfach. Hier versucht man, den Blaseninhalt mithilfe eines im Windelbereich angebrachten Beutels aufzufangen. Allerdings kann der so gesammelte Urin durch auf der Haut lebende Bakterien verunreinigt sein. Seine Aussagekraft ist daher begrenzt. Daher ist es in vielen Praxen und Kliniken inzwischen üblich, den spontan gelassenen Urin direkt aufzufangen (»clean catch«). Im Zweifelsfall kann auch einmal eine Katheteruntersuchung notwendig sein. Zusätzlich kann eine Blutentnahme sinnvoll sein, um Hinweise auf eine bakterielle Infektion zu finden.

Neugeborene und junge Babys mit Verdacht auf Harnwegsinfekt haben häufig Fehlbildungen, weshalb Ihr Arzt immer auch eine Ultraschalluntersuchung der Nieren durchführt.

In den ersten sechs Lebensmonaten wird ein Harnwegsinfekt intravenös mit einer Antibiotikakombination behandelt – also in der Klinik. Auch wenn das endgültige Ergebnis der Urinkultur zwei bis drei Tage braucht: So lange kann man mit der Behandlung nicht warten. Wenn doch keine Bakterien wachsen, wird, sofern es dem Baby gut geht, die Behandlung frühzeitig abgebrochen oder man wechselt je nach Bakterienart auf das einfachste und verträglichste Antibiotikum.

BRENNEN BEIM WASSERLASSEN

Wenn es beim Urinieren wehtut *(Dysurie)*, kann dies ganz unterschiedliche Ursachen haben. Häufig liegt den Beschwerden ein Harnwegsinfekt zugrunde. Besonders bei Mädchen kann aber auch eine Infektion im Genitalbereich vorliegen, ausgelöst durch Bakterien oder Pilze. Andere Hauterkrankungen und Allergien können ebenso mit Brennen beim Wasserlassen einhergehen. Genauso kann es wehtun, wenn der Urin aufgrund mangelnder Flüssigkeitszufuhr sehr scharf und stark konzentriert ist. Letztlich kommen sogar Würmer als Ursache für das Brennen infrage (siehe auch Seite 180).

Wenn keine schwerwiegende Infektion hinter den Beschwerden steckt, können Sie versuchen, diese mit Sitzbädern zu lindern. Dazu füllen Sie die Badewanne so weit mit angenehm warmem Wasser, dass der Genitalbereich gut umspült wird.

In den ersten Lebensjahren genügt klares Wasser und vorsichtiges Abwaschen mit Babyseife. Später empfehlen sich als Badezusatz gerbstoffhaltige Lösungen aus der Apotheke oder ein starker Kamillentee – allerdings nur sofern keine Allergie auf Korbblütler vorliegt. Kaufen Sie die Kamillenblüten dafür ebenfalls in der Apotheke. Das früher häufig benutzte Kaliumpermanganat ist nicht geeignet und bei Babys sogar gefährlich.

Beim anschließenden Abtrocknen sollte der Genitalbereich nur schonend abgetupft werden, um die Haut nicht zusätzlich zu reizen. Zum Eincremen verwenden Sie am besten eine duftstofffreie Pflegecreme. Bei Babys ist Zinkpaste sinnvoll.

Wenn Sie sich nicht ganz sicher sind, dass die Ursache harmlos ist, sollten Sie Ihr Kind vom Kinderarzt untersuchen lassen. Dort wird man auch eine Urinprobe untersuchen, um sicherzustellen, dass keine Harnwegsinfektion vorliegt.

GENUG TRINKEN

Achten Sie generell darauf, dass Ihr Kind immer genug trinkt – am besten Wasser, ungesüßte Tees und Saftschorlen im Verhältnis 1:3 (ein Teil Saft, drei Teile Wasser). Ob die Flüssigkeit ausreicht, können Sie recht gut an der Farbe des Urins erkennen: Er sollte durchsichtig bis hellgelb sein. (Dunkel-)Gelber Urin ist ein deutlicher Hinweis auf Flüssigkeitsmangel.

ROTER URIN

SYMPTOME
› Rosa, rot oder braun gefärbter Urin
› Selten schwarze Blutklumpen
› Meist keine Schmerzen

Blut hat immer etwas Erschreckendes, daher wird rötlicher oder roter Urin fast immer als Notfall betrachtet – obwohl in vielen Fällen die Ursache harmlos ist und nur selten akute schwere Erkrankungen dahinterstehen. Es besteht also kein Anlass zur Aufregung. Bleiben Sie erst einmal ruhig und gehen Sie der möglichen Ursache auf den Grund.

Häufig hat die dunkle Verfärbung ganz andere Ursachen und überhaupt nichts mit Blut zu tun. So können zum Beispiel bestimmte Nahrungsmittel (Rote Bete, Rhabarber und Brombeeren), wenn sie in größeren Mengen verzehrt wurden, den Urin verfärben. Gelegentlich gilt dies auch für Lebensmittelfarbstoffe. Manche Medikamente färben den Urin orange oder rot (am eindrucksvollsten lässt sich das bei dem Antibiotikum Rifampicin beobachten).

Wichtig ist vor allem, ob der Urin durch Blutanteile eine sichtbare Rot- oder Braunfärbung aufweist *(Makrohämaturie)* oder ob nur bei einem Test Blutbestandteile zu entdecken sind *(Mikrohämaturie)*.

Mögliche Ursachen für eine Rot- oder Braunfärbung durch Blut können sein:
› Harnwegsinfektionen,
› Nierensteine (sie sind jedoch bei sonst gesunden Kindern relativ selten),
› Gerinnungsstörungen (meist bedingt durch Medikamente),
› chronische Nierenkrankheiten mit Schädigung des Nierengewebes (selten),
› andere Infektionen mit Schleimhautschädigung oder Würmer (sehr selten).

DAS KÖNNEN SIE SELBST TUN

Bewahren Sie Ruhe! Fragen Sie Ihr Kind, ob es Schmerzen hat oder kurz zuvor hatte, und schauen Sie im Genitalbereich nach, ob dort eine offene wunde Stelle ist. Überlegen Sie, ob vielleicht etwas anderes als Blut den Urin verfärben könnte.

Bringen Sie den roten Urin gegebenenfalls in einem gründlich gespülten Schraubdeckelglas zum Arzt. Anders als bei einem Harnwegsinfekt riskiert man durch den Transport keine »Fehlinformation«. Außerdem kann die nächste Urinportion schon wieder normal aussehen.

SO HILFT DER ARZT

Hat Ihr Kind roten Urin und gleichzeitig Fieber oder Schmerzen, sollten Sie es sofort ärztlich untersuchen lassen. Geht es ihm dagegen abgesehen von dem ungewöhnlichen Urin gut und hat es sonst keinerlei Probleme, kann die Untersuchung auch am nächsten (Werk-)Tag erfolgen.

Die körperliche Untersuchung und die Kontrolle des Urins stehen in der Praxis an erster Stelle. Je nach vermutetem Problem erfolgen dann weitere Blut-, Ultraschall- oder andere Tests. Abhängig vom Ergebnis erfolgt die Behandlung.

BESONDERHEIT BEI BABYS
Rote Flecken in der Windel von Neugeborenen stammen meist von Harnkristallen. Die sogenannten Ziegelmehlsedimente können sich beim Abkühlen des Urins bilden und sind völlig harmlos. Mädchen können in den ersten Lebenstagen aus der Scheide bluten (siehe Seite 82).

NÄCHTLICHES EINNÄSSEN

SYMPTOME
› Unwillkürliche Urinentleerung im Schlaf jenseits des fünften Lebensjahres über mehr als drei Monate mehr als einmal im Monat

Es gehört zur normalen Entwicklung eines Kindes, irgendwann ohne Windeln auszukommen. Allerdings hat dabei jedes Kind sein ganz eigenes Tempo. Die einen sind schneller »sauber«, die anderen langsamer. Und einige brauchen zwar irgendwann tagsüber keine Windeln mehr, nachts jedoch will es einfach noch nicht klappen.

Gelegentliche »Unfälle« kommen nahezu bei jedem einmal vor und haben keine Bedeutung. Von Einnässen *(Enuresis)* spricht man erst, wenn es nach dem fünften Lebensjahr über mindestens drei Monate mehr als einmal im Monat passiert – was für die ganze Familie oft eine große Belastung ist.

PRIMÄRE ENURESIS

Es gibt eine Reihe angeborener Fehlbildungen und Erkrankungen, die dazu führen, dass ein Kind den Urin nicht halten kann. In den meisten dieser Fälle nässt das Kind dann jedoch nicht nur nachts ein, sondern auch tagsüber. Außerdem hat es in der Regel häufiger Harnwegsinfekte (siehe ab Seite 210).

Nässt Ihr Kind dagegen praktisch nur nachts ein und war es nachts auch noch nie über eine längere Zeit trocken, ist ansonsten aber gesund, handelt es sich um die klassische oder primäre Enuresis. Was sie verursacht, ist bis heute nicht eindeutig geklärt. Vermutlich verläuft sie auch nicht bei allen Kindern völlig einheitlich.

Beteiligte Mechanismen sind:
› Die Koordination zwischen Blase und Hirn funktioniert noch nicht gut. Die Meldung, dass die Blase voll ist, führt deswegen nicht (wie später) dazu, dass das Kind aufwacht. Man vermutet eine verspätete Reifung dieser Meldekette.
› Normalerweise hemmt das Gehirn den Entleerungsmuskel der Blase und aktiviert ihn erst, wenn eine Gelegenheit zum Entleeren da ist (auf der Toilette). Dieser Mechanismus ist bei den betroffenen Kindern wohl ebenfalls noch nicht immer ausgereift.
› Zumindest bei einigen Kindern wird nachts eine große Urinmenge produziert, auch wenn sie nicht übermäßig viel getrunken haben. Die Blase kann diese Menge nicht fassen.
› Eine dauerhafte Stuhlverstopfung kann das Problem verstärken beziehungsweise die Dauer des Einnässens verlängern.

Kinder, die einnässen, lassen sich sehr viel schwerer aus dem Schlaf wecken als andere. Sie spüren daher auch den Harndrang nicht und können daher gar nicht richtig reagieren, bis sie vom nassen Bett überrascht werden.

Obwohl das Kind merkt, dass es nichts dafür kann, hat es trotzdem oft Schuldgefühle, die durch ungerechtfertigte Vorwürfe aus der Umgebung schnell noch vergrößert werden. Entsprechende Verhaltensweisen und Stimmungsprobleme sind somit eine Folge des Einnässens und nicht, wie früher vermutet, dessen Ursache.

SEKUNDÄRE ENURESIS

War ein Kind schon länger trocken und beginnt dann, vor allem nachts, wieder einzunässen, bezeichnet man dies als sekundäre Enuresis.

Sie wird oft ausgelöst durch psychische Belastung und körperliche Stressfaktoren, wie zum Beispiel schwere Erkrankungen. In diesem Fall ist neben der gründlichen körperlichen Untersuchung gegebenenfalls auch ein Gespräch bezüglich der Lebenssituation und psychischen Belastungen sinnvoll.

EINNÄSSEN AM TAG

Wenn ein Kind (auch) tagsüber einnässt, ist möglicherweise eine Fehlfunktion der Blase dafür verantwortlich. Oft liegt es aber auch daran, dass das Kind einfach zu beschäftigt ist und den Gang zur Toilette deshalb immer weiter aufschiebt – bis eben etwas in die Hose geht (Dranginkontinenz). Solange dies nur hin und wieder passiert, ist es kein Problem. Geht es Ihrem Kind aber häufig so, entwickelt sich mit der Zeit eine zunehmende Koordinationsstörung der Blase, die sich gar nicht so einfach wieder abstellen lässt. Wenn Sie merken, dass Ihr Kind es sich gern mal verkneift, sollten Sie daher früh einschreiten und es immer wieder daran erinnern, zwischendurch aufs Klo zu gehen.

Ein Sonderproblem ist der unwillkürliche Abgang von einer kleinen Menge Urin bei starkem Husten. Obwohl dies bei Mädchen (ab circa dem zehnten Lebensjahr) und Frauen nicht selten ist, wird es kaum thematisiert, auch von Ärzten nicht.

DAS KÖNNEN SIE SELBST TUN

Das Wichtigste ist, keine Schuldzuweisungen zu machen. (Primäres) Einnässen ist kein Erziehungsproblem. Genauso wenig ist Ihr Kind zu faul zum Aufstehen. Und es verarbeitet mit dem Einnässen auch

Wie schnell es seinen Blasenschließmuskel kontrollieren kann, ist von Kind zu Kind unterschiedlich und Teil seiner individuellen natürlichen Reifung. Auf jeden Fall braucht es seine Zeit.

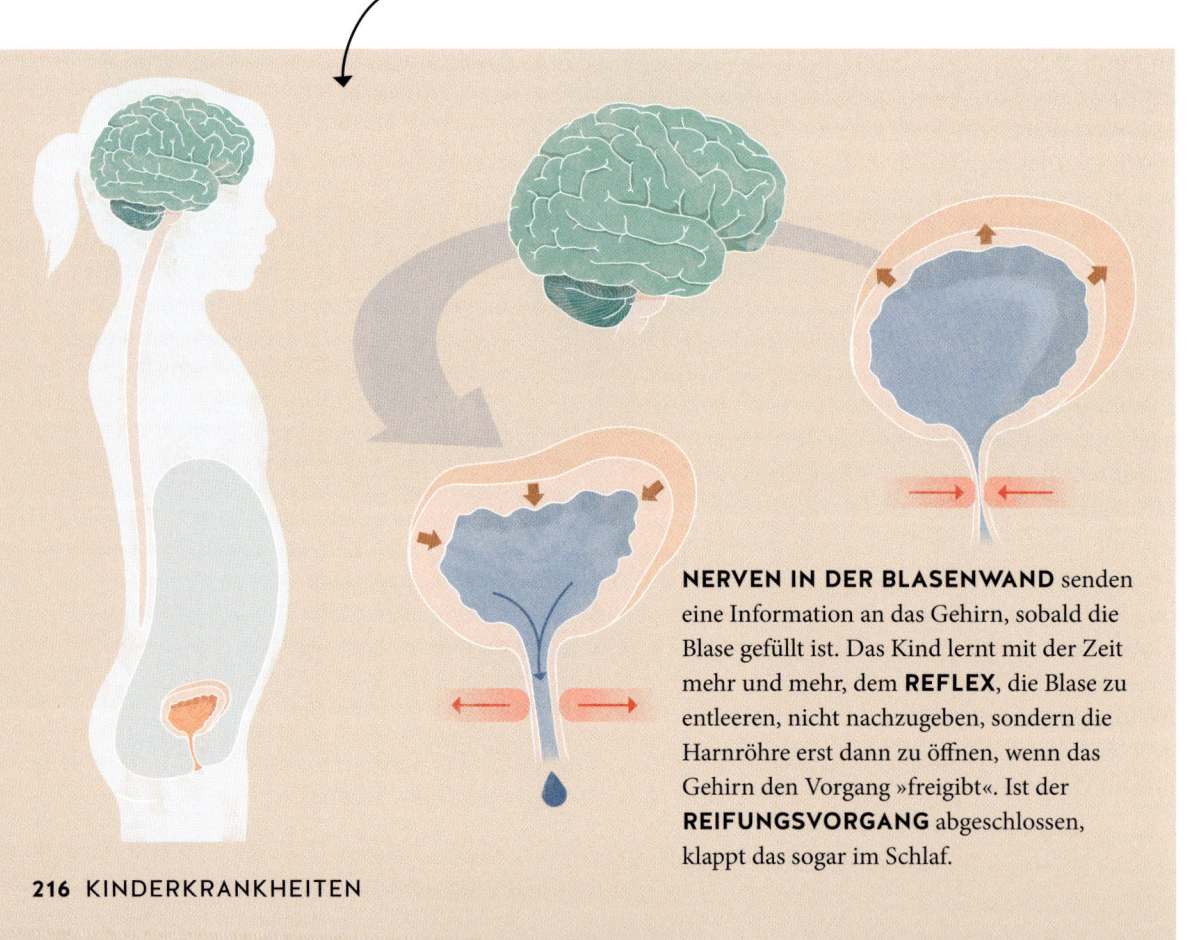

NERVEN IN DER BLASENWAND senden eine Information an das Gehirn, sobald die Blase gefüllt ist. Das Kind lernt mit der Zeit mehr und mehr, dem **REFLEX**, die Blase zu entleeren, nicht nachzugeben, sondern die Harnröhre erst dann zu öffnen, wenn das Gehirn den Vorgang »freigibt«. Ist der **REIFUNGSVORGANG** abgeschlossen, klappt das sogar im Schlaf.

keine Eindrücke oder Probleme – auch wenn solche Theorien nach wie vor weit verbreitet sind und sogar von manchen Therapeuten propagiert werden.

Oft genug müssen Eltern dann ihr Kind gegenüber Großeltern, Verwandten und anderen in Schutz nehmen, weil es sonst mehr oder weniger wohlwollende Kommentare und ungeeignete »Hilfsangebote« bekommt. Und auch wenn manche Eltern auf diverse alternativmedizinische Konzepte schwören: Wissenschaftlich nachgewiesen ist die Wirkung nicht. Angesichts einer jährlichen Spontanheilungsrate von 15 Prozent wird es immer wieder eine Therapie geben, die »hilft« und dementsprechend als Wundermittel gepriesen wird. Auch wenn sie dann bei anderen Kindern doch nicht funktioniert.

Ein Gespräch mit dem Kinderarzt oder einem Kinderurologen verschafft Klarheit, ob eine medizinische Behandlung nötig und sinnvoll ist. Wenn ja, sollten Sie Ihr Kind dabei unterstützen, zum Beispiel, indem Sie es rechtzeitig daran erinnern, auf die Toilette zu gehen oder die nötigen Arzneimittel einzunehmen. Weil es keine Behandlungsmethode gibt, die sofort von einer Nacht zur anderen wirkt, geht es vor allem auch darum, die Situation für alle bestmöglich zu entspannen. Ihr Kind sollte wissen, dass es sich nicht schämen muss, wenn es in seinem Alter nachts noch ins Bett macht.

Damit Sie nicht jedes Mal aufstehen und das Bett neu beziehen müssen, sollte Ihr Kind altersgerechte Windeln tragen. Auch für Schulkinder und Teenager gibt es passende Windelhosen.

Ob Ihr Kind an Übernachtungspartys, Freizeiten und mehrtägigen Schulausflügen teilhaben kann, hängt von den jeweiligen Umständen, seiner Selbstständigkeit und seinem Selbstbewusstsein ab. Üben Sie mit ihm, wie es die Windelhose unauffällig anziehen und entsorgen kann. Bereiten Sie es aber auch auf den Umgang mit wenig zartfühlenden Kommentaren Gleichaltriger vor, wenn doch irgendwie herauskommen sollte, dass es noch Windeln braucht.

Weitere Informationen, Rat und Hilfe finden betroffene Kinder und Eltern unter:
www.initiative-trockene-nacht.de.

SO HILFT DER ARZT

Der Kinderarzt oder Kinderurologe lässt sich das Problem erst einmal ausführlich schildern. Hilfreich ist es, wenn Sie ihm ein Protokoll aus den letzten Wochen vorlegen, mit dessen Hilfe er sich ein Bild über die Häufigkeit und den Zeitpunkt des Einnässens machen kann.

Um organische Ursachen für das Einnässen definitiv auszuschließen, ist dann eine gründliche körperliche Untersuchung nötig. Dazu stehen Urintests und ein Ultraschall der Nieren und Harnwege an, gegebenenfalls auch weitere Tests.

Der wichtigste Schritt bei der tatsächlichen Enuresisbehandlung ist, den kleinen Patienten und seine Eltern gut aufzuklären:

› **Entmystifizierung:** Alle Deutungen über mögliche Ursachen, Schuldgefühle und Ähnliches müssen angesprochen und ausgeräumt werden.

› **Anleiten zum Toilettengang:** Die Blase sollte nie zu voll werden. Vor dem Schlafengehen muss das Kind in Ruhe zur Toilette gehen können, mit einer ausgewogenen Ernährung und ausreichend Flüssigkeit lässt sich Verstopfung vermeiden.

› **Aufklärung:** Abends aufs Trinken zu verzichten ist wenig zielführend. Das Kind spätabends noch einmal zu wecken kann zwar einige nasse Nächte vermeiden und so zu einer gewissen Entspannung

WIE HÄUFIG IST ENURESIS?

Enuresis kommt häufiger vor, als man denkt. Mit 7 Jahren nässt noch jedes 10. Kind ein, mit 10 Jahren noch jedes 20. (5 Prozent). Von 7 Kindern, die in diesem Alter nachts noch nicht trocken sind, verliert jedes Jahr eins das Problem ganz von selbst. Mit 18 Jahren hat daher nur noch knapp jede(r) Hundertste das Problem, wobei viele dieser Jugendlichen auch als Erwachsene weiterhin einnässen.

führen. Es löst das Problem aber letztlich nicht. Seien Sie also nicht enttäuscht, wenn dieser Weg nicht jedes Mal funktioniert.

› **Protokoll:** Ihr Kind kann im Kalender nasse und trockene Nächte markieren, zum Beispiel durch verschiedene Smileys. Erkennt es dabei eine Tendenz zur Besserung, entlastet dies schon deutlich.

APPARATIVE VERHALTENSTHERAPIE

Ist das Kind alt genug und der Leidensdruck entsprechend hoch, kann man versuchen, das Problem mithilfe einer sogenannten Klingelhose anzugehen. Dazu wird ein Flüssigkeitsfühler in der Windel oder Hose angebracht, der sofort Alarm auslöst, sobald der Urin zu fließen beginnt. Durch den lauten Ton wacht das Kind auf und kann zur Toilette gehen. Da zu diesem Zeitpunkt immer auch schon etwas danebengegangen ist, braucht Ihr Kind weiterhin jedes Mal auch Ihre Hilfe.

Die Erfolgsquote liegt je nach Alter und Begleitumständen bei etwa 50 bis 80 Prozent. Das regelmäßige nächtliche Aufwachen und Aufstehen schlaucht jedoch enorm, weshalb Kind und Eltern gleichermaßen motiviert sein müssen, die Behandlung durchzuführen. Sie erstreckt sich in der Regel über mindestens zwei Monate, wobei die Klingelhose wirklich jede Nacht zum Einsatz kommen sollte. Erst wenn das Kind 14 aufeinanderfolgende Nächte trocken war, bleibt sie weg. **Wichtig:** Zeigt sich nach vier Monaten keine Besserung, sollten Sie die Behandlung abbrechen und gemeinsam mit Ihrem Arzt nach anderen Behandlungswegen suchen.

MEDIKAMENTÖSE BEHANDLUNG

Schlägt die apparative Verhaltenstherapie nicht an, kann der Arzt die medikamentöse Behandlung mit Desmopressin vorschlagen. Sie eignet sich übrigens auch als vorübergehende Maßnahme (zum Beispiel bei einer Klassenfahrt).

Desmopressin ist ein hormonähnlicher Stoff, der die Wasserausscheidung durch die Nieren stark reduziert. Deswegen darf es nur abends und nur in der vorgeschriebenen Dosis verwendet werden, keinesfalls mehrfach am Tag. Ansonsten kann es zu einer schwerwiegenden Wasserüberladung (»Wasservergiftung«) kommen. Aus diesem Grund darf das Kind während der Therapie am Abend auch nicht mehr viel trinken (maximal eine Tasse oder einen kleinen Becher). Die Desmopressinbehandlung wird vom Kinderarzt geplant und gesteuert. Nach Absetzen des Medikaments kommt es relativ häufig zu Rückfällen. Die dauerhafte Erfolgsquote nach mehrmonatiger Anwendung liegt bei etwa 70 Prozent.

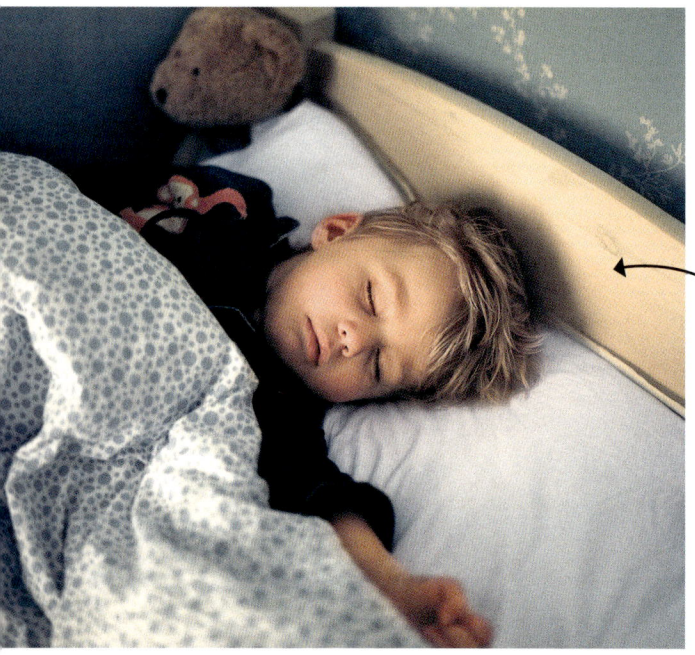

Auch das Aufwachen aus dem Schlaf – etwa bei voller Blase – ist Teil eines Reifungsprozesses. Kinder, die nachts einnässen, sind oft schwer zu wecken.

PROTOKOLL FÜHREN

Am besten führen Sie im Vorfeld vier Tage gewissenhaft ein Trink- und Pipiprotokoll. Daran kann der Arzt nachverfolgen, wie viel Ihr Kind trinkt und wie oft es aufs Klo muss. Das gibt bereits erste Aufschlüsse über die Blasenkapazität und mögliche Ursachen für die Enuresis.

TRINK- UND PIPIPROTOKOLL

Datum: ....

Uhrzeit	Trinkmenge in ml	Pipimenge (in ml)	Plötzlicher Harndrang	Hose trocken	Hose feucht/nass

Bett: ☐ trocken   ☐ nass

Windelgewicht/Urin .... g/ml

Toilettengang nachts: .... ml

Aufgewacht durch Einnässen: ☐ Ja   ☐ Nein

Erster Morgenurin: .... ml

HARNWEGE UND GESCHLECHTSORGANE

GESCHWOLLENE UND VERGRÖSSERTE HODEN

SYMPTOME
› Schwellung/Vergrößerung eines Hodens
› (Plötzlicher) starker Seitenunterschied zwischen den Hoden
› Rötung im Bereich des Hodensacks
› Eventuell Schmerzen

Normalerweise sind beide Hoden ungefähr gleich groß, tun nicht weh und sind nicht gerötet. Sie liegen zwar häufig etwas unterschiedlich hoch, das hat jedoch nichts zu sagen. Mit Eintritt der Pubertät beginnt dann die Ausreifung, wobei beide Hoden fast gleichzeitig relativ stark wachsen.

Aufgrund verschiedener Ursachen kann es in jedem Alter passieren, dass die Hoden in kurzer Zeit anschwellen. In diesem Fall sollten Sie umgehend den Kinderarzt aufsuchen. Zum einen hat Ihr Sohn dann meistens auch Schmerzen, zum anderen besteht eventuell akuter Handlungsbedarf.

SO HILFT DER ARZT

Wenn der Hoden im Kindes- oder Jugendalter plötzlich anschwillt und schmerzt, kann dies verschiedene Ursachen haben. Möglicherweise hat er sich an seinem Gefäßstiel gedreht, was im schlimmsten Fall zu Blutstau und Funktionsverlust führen kann. Da hilft nur eine zügig vorgenommene Operation.

Schwillt der Hoden innerhalb von 24 bis 48 Stunden an und schmerzt etwas, ist er womöglich entzündet und sollte ebenfalls unverzüglich untersucht werden. Ist Ihr Sohn nicht entsprechend geimpft und die Hodenentzündung Folge einer Mumpserkrankung, kann sie ab einem Alter von etwa zwölf Jahren zu dauerhafter Unfruchtbarkeit führen.

Befindet sich die Schwellung eher oberhalb beziehungsweise neben dem Hoden und hat Ihr Sohn keine starken Schmerzen, handelt es sich sehr oft um einen sogenannten Wasserbruch *(Hydrozele)*, bei dem sich ein Ausläufer des Bauchfells mit oder ohne Verbindung mit der Bauchhöhle mit Flüssigkeit füllt. Dies sollte bei Gelegenheit operiert werden. Im Bereich des Nebenhodens gibt es zudem weitere, jedoch seltenere Probleme, die zu Schwellungen und/oder Schmerzen führen und vom Kinderchirurgen genauer unterschieden und behandelt werden. Auch das allmähliche (fast) schmerzlose Anschwellen eines einzelnen Hodens (vor allem bei Jugendlichen) sollte möglichst bald abgeklärt werden, da es sich in seltenen Fällen um einen Tumor handeln kann.

Der Kinderarzt kann recht schnell entscheiden, wie dringlich das Problem ist, und die entsprechenden Schritte einleiten. Sofern man in der Praxis damit Erfahrung hat, kann zur Entscheidungsfindung auch ein Ultraschall weiterhelfen. Anderenfalls erfolgt dieser in der Kinderklinik beziehungsweise in der Kinderchirurgie. Dort werden dann auch die Weichen gestellt für die weitere Behandlung.

MUMPS
Handelt es sich um eine virusbedingte Hodenentzündung infolge von Mumps, lindert es den Schmerz, wenn Sie den Hodensack auf einem weichen Polster lagern. Legen Sie Ihrem Sohn im Bett außerdem ein Kissen unter die Knie, damit er entspannter liegen kann. Diese Hodenentzündung führt oft zur Zeugungsunfähigkeit, daher rechtzeitig impfen!

PROBLEME IM BEREICH DES HODENS

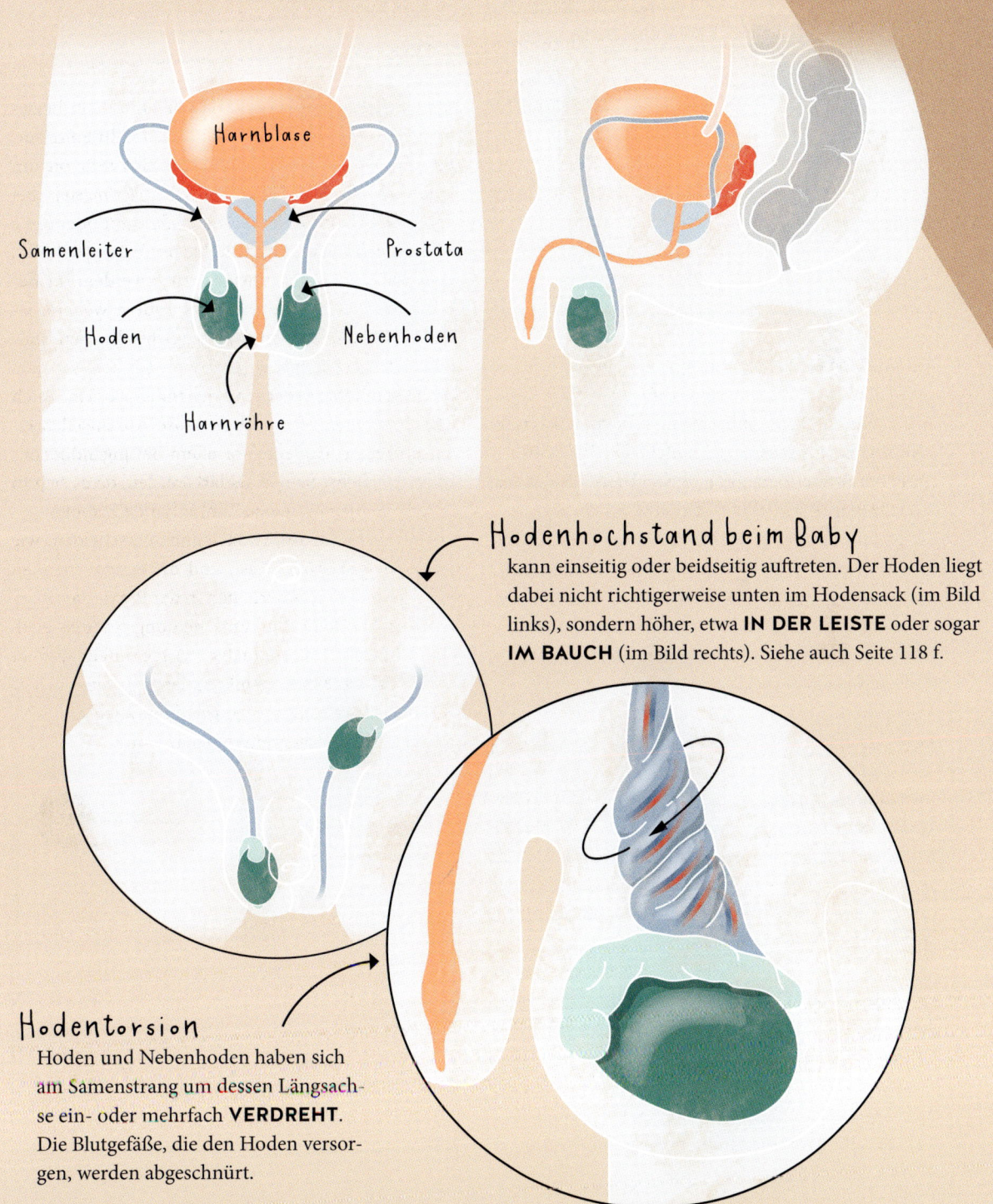

Hodenhochstand beim Baby kann einseitig oder beidseitig auftreten. Der Hoden liegt dabei nicht richtigerweise unten im Hodensack (im Bild links), sondern höher, etwa **IN DER LEISTE** oder sogar **IM BAUCH** (im Bild rechts). Siehe auch Seite 118 f.

Hodentorsion Hoden und Nebenhoden haben sich am Samenstrang um dessen Längsachse ein- oder mehrfach **VERDREHT**. Die Blutgefäße, die den Hoden versorgen, werden abgeschnürt.

VORHAUTVERENGUNG UND -ENTZÜNDUNG

> **SYMPTOME**
> › Kein Urin im Strahl
> › Rötung und Schwellung der Vorhaut
> › Vorhaut lässt sich auch nach dem fünften Geburtstag nicht schmerzfrei und komplett zurückziehen

Im Babyalter ist bei Jungen die Vorhaut mit der Eichel verwachsen und kann daher nicht zurückgestreift werden. Dies ändert sich erst in den ersten zwei bis drei Lebensjahren, manchmal noch später.
Die Vorhaut kann jedoch von Natur aus oder durch Vernarbungen generell zu eng sein. Diese Vorhautverengung *(Phimose)* begünstigt Infektionen *(Balanitis)*, die das Problem wiederum verstärken können. Wenn Ihr Sohn im Strahl urinieren kann, keine Schmerzen hat und/oder sein Penis nicht geschwollen ist, brauchen Sie sich keine Sorgen zu machen – auch wenn die Vorhaut eng erscheint. Erst ab der Frühpubertät sollte sie sich definitiv zurückstreifen lassen. Wenn nicht, wird erst einmal versucht, mit einer hormonhaltigen Creme die Engstelle weiter zu bekommen. Das gelingt jedoch nicht immer zuverlässig. Dann wird die Engstelle in einer Operation beseitigt und die Vorhaut ganz oder teilweise entfernt. Dieser Eingriff kann bei entsprechenden Voraussetzungen ambulant durchgeführt werden.

SO HILFT DER ARZT

Bestehen Beschwerden, gehen Sie mit Ihrem Sohn möglichst bald zum Arzt: Schwellungen und/oder Schmerzen im Bereich der Vorhaut oder der Eichel sind Hinweis auf eine Infektion und sollten innerhalb der nächsten 24 Stunden untersucht werden. Dasselbe gilt, wenn er nicht (mehr) im Strahl urinieren kann, sonst aber keine Beschwerden hat. Genauso, wenn das Urinieren Schmerzen bereitet. Hat Ihr Sohn gleichzeitig Fieber, gehen Sie sofort zum Arzt. Bei einer Entzündung reicht normalerweise eine Lokaltherapie. Dazu zählen kurze Sitzbäder, um die Haut etwas aufzuweichen. Eventuell verschreibt der Arzt auch eine desinfizierende Creme.
Wurde die Vorhaut zurückgestreift und lässt sich nicht wieder vorziehen *(Paraphimose)*, müssen Sie sofort in die Praxis oder Notfallambulanz. Damit es nicht so wehtut, cremen Sie den Penis für den Weg vorsichtig ein und legen ein nicht fusselndes Taschentuch oder einen weichen Waschlappen in die Unterhose ein. Meist kann der Arzt das Problem beheben, indem er örtlich betäubt und die Vorhaut wieder vorzieht.

> **KEINE MANIPULATION**
> Versuchen Sie bei Babys oder kleinen Jungen auf keinen Fall, die Vorhaut zurückzuziehen. Sonst reißt die Schleimhaut ein und es gibt Vernarbungen, die zu einer Verengung führen können. Wollen Sie später die Vorhaut zurückziehen, um zu sehen, ob dies unproblematisch möglich ist, dann am besten in der Badewanne. Sie können den »Test« dann gegebenenfalls gleich mit der Reinigung verbinden und es tut auf jeden Fall weniger weh. Hat es Ihrem Sohn dennoch Schmerzen bereitet und ist sogar ein kleiner Einriss vorhanden (Blutstropfen), tragen Sie für einen oder zwei Tage eine pflegende Creme auf.

PHIMOSE

Bis Jungen etwa drei bis fünf Jahre alt sind, ist es völlig normal, dass sich die Vorhaut nicht zurückstreifen lässt – bitte probieren Sie dies auch nicht mit Kraft aus! Erst ab dem Vorschulalter kann die Behandlung einer verengten Vorhaut sinnvoll werden, entweder mit einer speziellen Salbe oder mit einer OP.

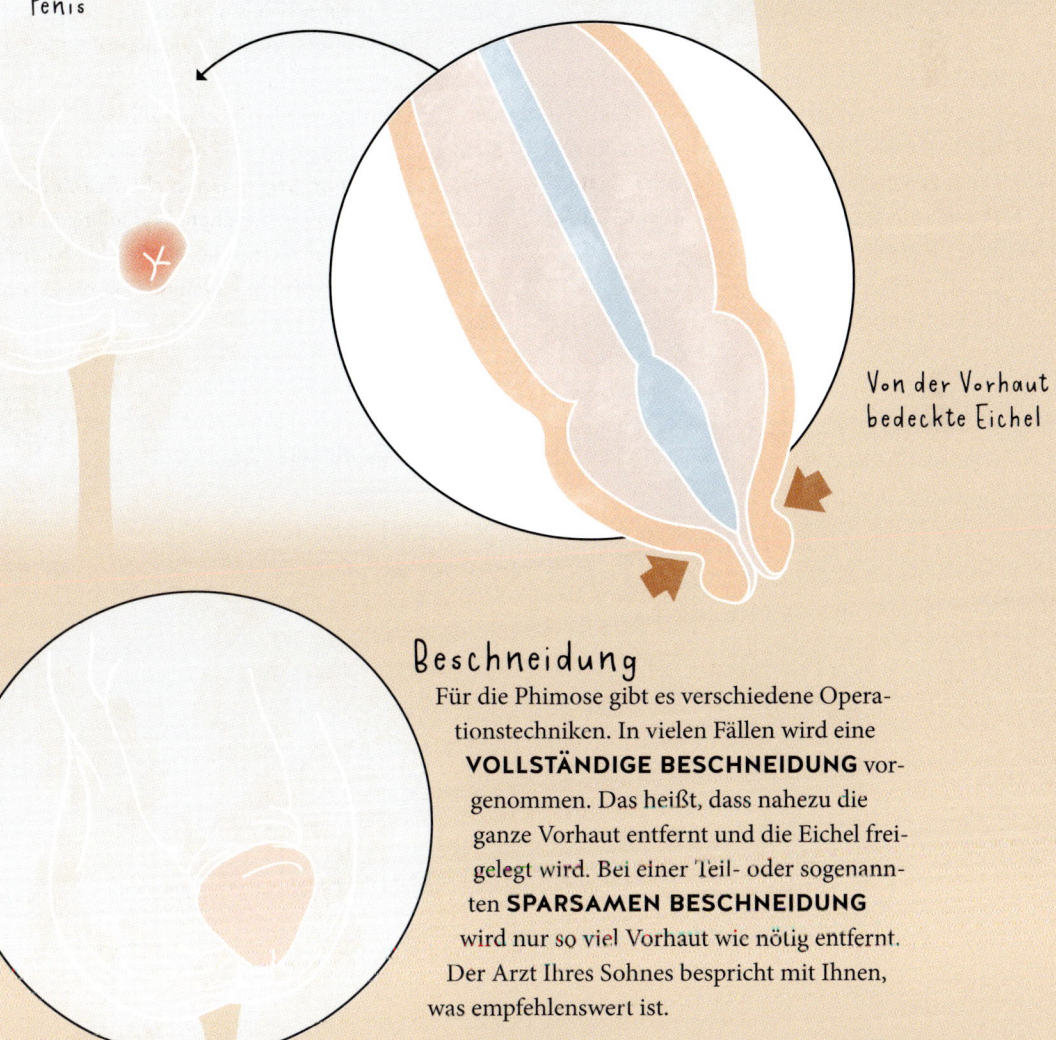

Vorhautverengung

Die Vorhaut kann nicht oder kaum über die Eichel zurückgezogen werden. Dadurch kann es zu **SCHWIERIGKEITEN BEIM WASSERLASSEN** kommen: Der Urin fließt nicht im Strahl ab, sondern rinnt und tröpfelt eher. Manchmal ist vorn am Penis ein Ballon vom aufgestauten Urin zu sehen.

Penis

Von der Vorhaut bedeckte Eichel

Beschneidung

Für die Phimose gibt es verschiedene Operationstechniken. In vielen Fällen wird eine **VOLLSTÄNDIGE BESCHNEIDUNG** vorgenommen. Das heißt, dass nahezu die ganze Vorhaut entfernt und die Eichel freigelegt wird. Bei einer Teil- oder sogenannten **SPARSAMEN BESCHNEIDUNG** wird nur so viel Vorhaut wie nötig entfernt. Der Arzt Ihres Sohnes bespricht mit Ihnen, was empfehlenswert ist.

HARNWEGE UND GESCHLECHTSORGANE

VULVITIS UND VAGINITIS

> **SYMPTOME**
> › Rötung im Scheidenbereich
> › Ausfluss oder oberflächliche Blutung
> › Schmerzen beim Wasserlassen

Bei Babys und Kleinkindern im Windelalter ist es nicht ungewöhnlich, dass der Genitalbereich ab und zu gerötet und entzündet ist, vor allem bei Darminfekten mit viel Durchfall – wobei Mädchen mehr Probleme damit haben als Jungen.

Auch nach dem Windelalter ist bei Mädchen in den meisten Fällen ungünstige Hygiene für Entzündungen im Genitalbereich verantwortlich. Denn durch die Nähe zum After können leicht unerwünschte Bakterien in Genitalbereich und Scheide gelangen.

Seltener dagegen sind Pilzinfektionen in dieser Region, wie sie sich zum Beispiel im Rahmen einer Antibiotikabehandlung entwickeln können. Kleine Mädchen stecken sich außerdem manchmal kleine Fremdkörper in die Scheide, was zu einer hartnäckigen Entzündung führt. Würmer können ebenfalls Probleme auslösen.

Entzündungen im Genitalbereich können dazu führen, dass das Urinieren vermieden wird, weil es sehr schmerzhaft ist. Vor allem kleine Mädchen »klemmen« dann, wodurch sich dann ein Harnwegsinfekt entwickeln kann.

DAS KÖNNEN SIE SELBST TUN

Indem Sie vom Babyalter an auf die richtige Hygiene achten, tragen Sie äußerst effektiv dazu bei, Entzündungen der äußeren Geschlechtsorgane *(Vulvitis)* oder der Scheide *(Vaginitis)* vorzubeugen. Verwenden Sie keine Feuchttücher, weil sie das Wachstum von Bakterien eher fördern, weil sie den natürlichen Hautschutz stören. Ein feuchter Waschlappen, allenfalls Neutralseife sind schonender.

Keime können das gesunde Gleichgewicht stören und schmerzhafte Entzündungen der äußeren und inneren weiblichen Genitalien verursachen.

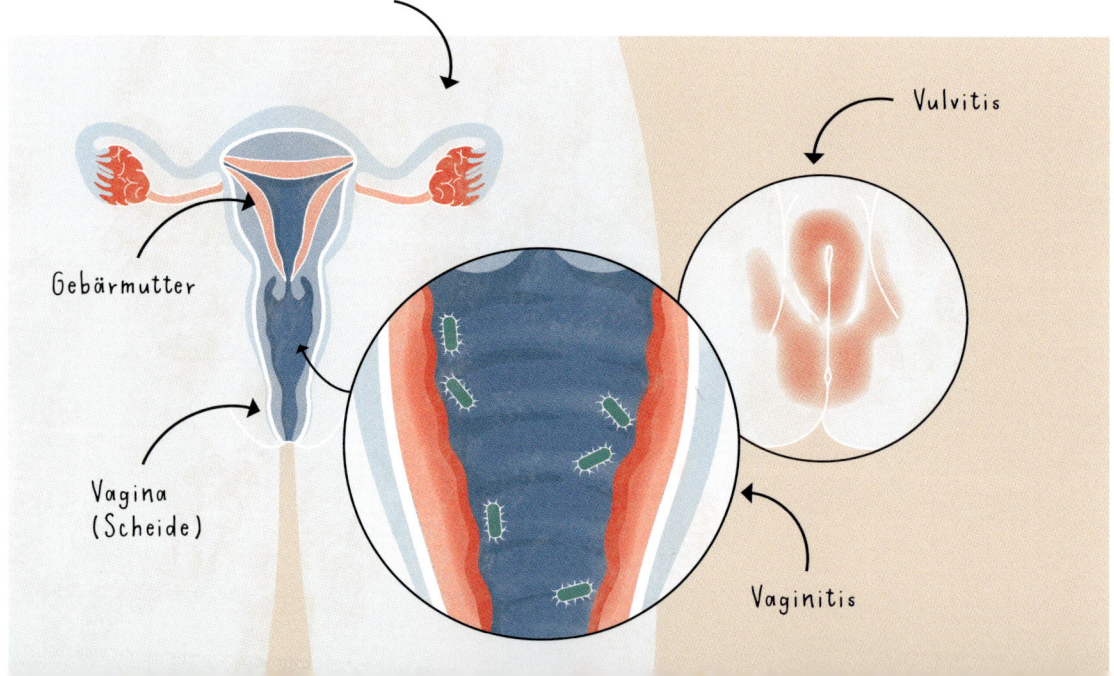

Genauso entscheidend ist, dass Sie Ihrer Tochter später beibringen, welche Dinge sie selbst beim Toilettengang berücksichtigen sollte:

Das Wichtigste ist:

› Unterhose ganz herunterziehen, damit die Knie »auseinanderfallen« und der Urin frei abfließen kann. Bei kleinen Mädchen ist ein Fußbänkchen sinnvoll, auf dem sie die Füße aufstellen können. Anderenfalls beugen sie sich nach vorn, um das Gleichgewicht zu halten. Der Po hängt dann in die Schüssel und der Urin fließt überallhin.

› Reinigt man nach dem Stuhlgang von hinten nach vorn (beziehungsweise greift man auf der Toilette zwischen den Beinen durch), kann Stuhl in die Genitalregion verschleppt werden. Dadurch gelangen Bakterien zwischen die Schamlippen und in den Scheideneingang, was zur Entzündung führt. Daher immer von vorn nach hinten wischen.

› Zu enge Wäsche verhindert, dass der Genitalbereich Luft bekommt, und fördert dadurch ein bakterienfreundliches Milieu.

SO HILFT DER ARZT

Hat Ihre Tochter regelmäßig oder dauerhaft Entzündungen im Intimbereich oder hat sie vor Eintritt der Pubertät Ausfluss oder Blutungen, sollten Sie mit ihr zum Kinderarzt gehen. Frauenärzte sind meist wenig erfahren bei der Untersuchung und Behandlung kleiner Mädchen in den ersten Lebensjahren. Und spezialisierte kindergynäkologische Ambulanzen gibt es nur in einigen Städten.

Es gibt einige chronische Erkrankungen, die derartige Probleme verursachen. Besteht der Verdacht oder gibt es Anhaltspunkte, dass sich jemand Ihrer Tochter in ungeeigneter Weise nähert, besprechen Sie dies ebenfalls mit dem Kinderarzt. Denn auch sexueller Missbrauch kann zu Entzündungen führen. Allerdings hinterlässt er in sehr vielen Fällen keine körperlichen Spuren (mehr zu diesem Thema auf Seite 334 und 335).

Unter Umständen ergibt bereits die körperliche Untersuchung Hinweise auf Ursache und Erreger der Entzündung. In einigen Fällen ist dazu eine Bakterienkultur nötig und bei Verdacht auf einen Fremdkörper wird die Scheide vorsichtig untersucht.

Um die Beschwerden zu lindern und damit die Entzündung rasch abheilt, empfehlen sich normalerweise warme Sitzbäder, zum Beispiel mit Kamille, Gerbstoffen oder einem milden Desinfektionsmittel. Bei Pilzinfektionen kann eine medikamentenhaltige Creme sinnvoll sein.

JUCKREIZ UND BLUTUNGEN

Juckreiz im Genitalbereich ist ein häufiges Problem. Er kann zum einen übergangslos in Schmerzen übergehen, weil er über dieselben Nervenfasern übertragen wird. Zum anderen bedeutet Juckreiz meist auch, dass sich die Kinder kratzen, was wiederum leicht zu oberflächlichen Blutungen führt (diese dürfen nicht mit Blutungen aus der Scheide verwechselt werden). Manche kleinen Mädchen empfinden den Juckreiz zeitweise als angenehm und stimulieren sich selbst, was ebenfalls zu Kratzspuren führen kann.

Ist der Juckreiz sehr quälend oder wird das dadurch ausgelöste Verhalten zum Problem, muss der Kinderarzt die Ursache suchen und behandeln.

Mögliche Ursachen für Juckreiz sind:

› Entzündung.

› Viele Mädchen, vor allem im Schulalter, geben an, während der Pollensaison Juckreiz in der Scheide zu verspüren. Manchmal besteht auch ein Zusammenhang mit Nahrungsmittelallergien.

› Würmer können vor allem bei Kleinkindern starken und überwiegend nächtlichen Juckreiz hervorrufen (siehe auch Seite 180).

Selten haben schon kleine Mädchen einen sogenannten *Lichen sclerosus*. Bei dieser vom Immunsystem ausgelösten Erkrankung wird die Schleimhaut (oft auch um den After herum) weiß und blutet bei Berührung sehr leicht. Bei Mädchen vor der Pubertät ist die Erkrankung zwar weniger ernst als bei erwachsenen Frauen. Sie ist jedoch selbst unter Ärzten wenig bekannt. Eine medikamentöse Lokalbehandlung ist manchmal zumindest zeitweise sinnvoll.

DIE PUBERTÄTSENTWICKLUNG

Der Beginn der Pubertät ist ein wichtiger Meilenstein in der Entwicklung zum Erwachsenen. Ein kleiner Bereich im Stammhirn gibt das Signal, das dann von der Hirnanhangsdrüse aufgenommen wird, die daraufhin mit der Produktion von Eiweißstoffen beginnt, die beim Mädchen die Eierstöcke und beim Jungen die Hoden wachsen lassen und deren Hormonproduktion anregen.

JUNGEN

Ungefähr ab dem 11., spätestens jedoch mit etwa 14 Jahren beginnt bei Jungen der Penis deutlich zu wachsen. Erst entwickelt er sich dabei mehr in die Länge, ehe er innerhalb von rund zwei Jahren allmählich die Erwachsenenform bekommt. Die Hoden beginnen ebenfalls ab der Pubertät zu wachsen und erreichen innerhalb einiger Jahre die Erwachsenengröße. Mit dem Wachstum beginnt die Produktion von männlichen Sexualhormonen und Spermien. In dieser Zeit kommt es häufig zu unwillkürlichen Samenergüssen im Schlaf. Dies ist Ihrem Sohn vielleicht peinlich und unangenehm, aber völlig normal.

Die Vorhaut ist spätestens ab der Vorpubertät nicht mehr mit der Eichel verwachsen (siehe Seite 222). Regelmäßiges Reinigen ist jetzt gut möglich und auch nötig.

Die Schamhaare wachsen zunächst vereinzelt, manchmal schon ab dem 9., meist aber erst um den 13. Geburtstag herum. Wenn der Junge 17 ist, haben sie die gleiche Ausdehnung wie bei Erwachsenen.

Anlass für einen Arztbesuch sollte sein:
› vorzeitige Zeichen der Geschlechtsreifung,
› ausbleibende oder stark verzögerte Geschlechtsentwicklung (noch keine Schamhaare mit 14 Jahren, kein Penis- und Hodenwachstum),
› einseitiges starkes Hodenwachstum: Die Hoden wachsen nicht immer genau gleichzeitig und auch nicht ganz gleichmäßig. Wenn aber eine Seite sehr stark oder vorzeitig wächst, kann in seltenen Fällen ein Tumor dahinterstecken.

Beratung bezüglich sexuell übertragbarer Krankheiten sowie der Empfängnisverhütung gehören zu den Jugend-Vorsorgeuntersuchungen (siehe Seite 23).
Gute Informationen für Jungen in der Pubertät finden sich auch unter: **www.jungensprechstunde.de**.

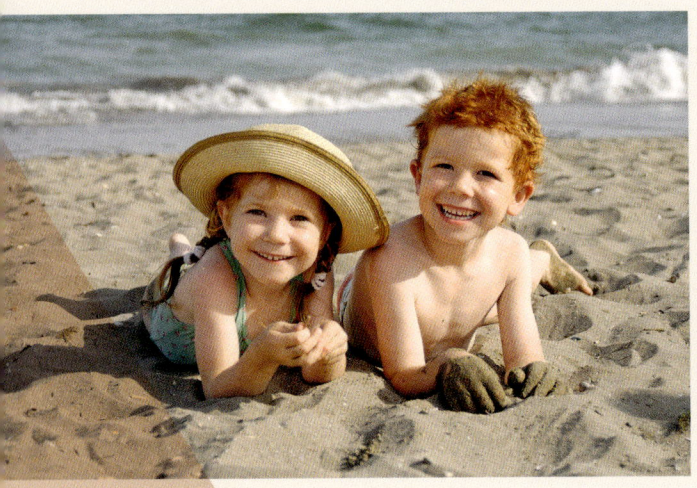
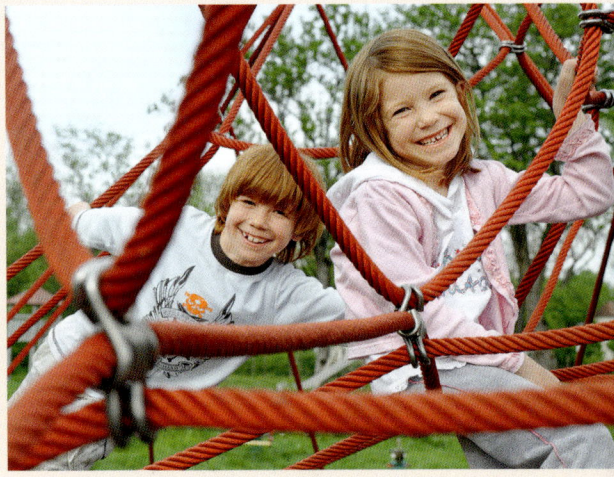

MÄDCHEN

Bei Mädchen zeigt sich der Beginn der körperlichen Reife meist als Erstes an der Brustentwicklung. Sie beginnt bei jedem 20. Mädchen bereits mit knapp 9 Jahren, durchschnittlich mit 10 ½ und spätestens mit etwa 13. Zunächst bemerkt man einen etwa haselnussgroßen Knoten unter der Brustwarze, die dann auch gleich mitwächst. In diesem Stadium treten manchmal Schmerzen auf, vor allem wenn Ihre Tochter auf dem Bauch liegt. Viele Mädchen (und vor allem auch Eltern) sind zudem verunsichert, wenn nur eine Brust zu wachsen scheint. Aber das ist normal. Es können durchaus einige Monate vergehen, bis die zweite Seite »nachzieht«. Zwischen 12 und 16 Jahren hat die Brust die Form wie bei einer erwachsenen Frau. Die Schambehaarung beginnt bei Mädchen mit einzelnen kleinen Haaren oft schon mit 8 Jahren und hat mit 11 bis 15 Jahren die Ausdehnung wie bei Erwachsenen erreicht.

Unter dem Einfluss der Östrogene wachsen die Schamlippen. Und während die Scheide in der Kindheit kaum Sekret produziert, haben Mädchen in der Frühpubertät weißlichen Ausfluss. Er geht jedoch mit der körperlichen Reife wieder zurück.

Die Reifung der Gebärmutter zeigt sich am deutlichsten durch den Beginn der Monatsblutung. Manche Mädchen haben bereits mit knapp 11 Jahren das erste Mal ihre Tage, andere erst mit etwa 15. Alles innerhalb dieser Zeitspanne ist normal.

Der Zyklus ist am Anfang oft noch unregelmäßig, sodass starke und schwächere Blutungen sich abwechseln können und auch die Zeitabstände manchmal länger sind. Das liegt daran, dass in den ersten ein bis zwei Jahren nur bei einer geringen Zahl von Monatszyklen eine Eizelle heranreift. Typischerweise stabilisiert sich der Zyklus gegen Ende der Pubertät. Normalerweise wird die Pubertätsentwicklung im Rahmen der Vorsorge untersucht und der Kinderarzt wird Ihre Tochter und Sie bei Besonderheiten darauf ansprechen. Abgesehen davon sollten Anlass für einen Arztbesuch sein:

› Vorzeitige Zeichen der Geschlechtsreifung. Sie können Folge einer hormonellen Störung sein und sollten gegebenenfalls beim Kinderendokrinologen abgeklärt werden.

› Ausbleibende oder stark verzögerte Geschlechtsentwicklung (noch keine Schamhaare mit 12 Jahren, keine Brustentwicklung mit 12 bis 13 Jahren, keine Blutung mit 15 Jahren); auch dafür können verschiedene hormonelle Störungen verantwortlich sein.

› Blutung aus der Scheide ohne Zeichen der körperlichen Reifung. Dies ist kein Pubertätszeichen!

› Sehr starke oder sehr unregelmäßige Monatsblutungen sowie starke Schmerzen während der Blutung sind Grund für die frauenärztliche Abklärung.

Wie bei den Jungen gehört die Beratung bezüglich sexuell übertragbarer Krankheiten sowie der Verhütung zu den Jugend-Vorsorgeuntersuchungen. Vor allem die Verhütung ist immer noch überwiegend Frauensache, während die Jungen sich weniger Gedanken darüber machen. Daher ist es wichtig, dass Ihre Tochter hier gut Bescheid weiß.

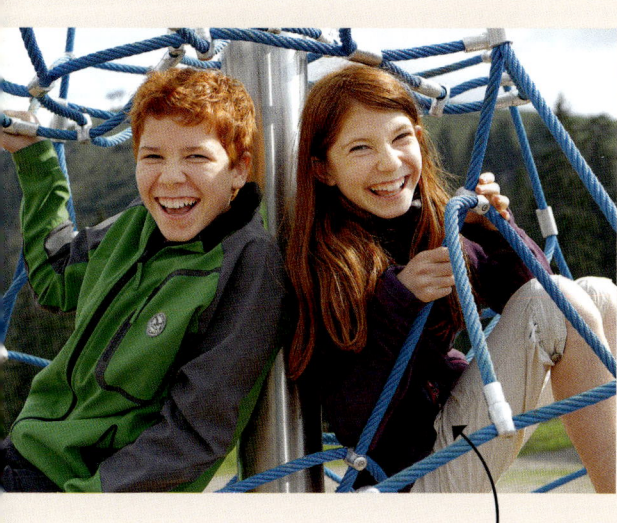

Noch weiß man nicht, warum die Geschlechtsreife zu einem bestimmten Zeitpunkt eintritt beziehungsweise wie das Zeitprogramm für diese Steuerung funktioniert.

HARNWEGE UND GESCHLECHTSORGANE

Schnelle Hilfe

> **SEIFE, SHAMPOO UND ÄHNLICHES** reizen stark. Das Brennen verschwindet meist schnell, wenn man mit klarem Wasser hinterherspült.
> **ÄTZENDE SUBSTANZEN** müssen sofort mit viel lauwarmem, klarem Wasser ausgespült werden. Am besten halten Sie dabei das Auge des Kindes mit Daumen und Zeigefinger offen.
> **FREMDKÖRPER** sollten ebenfalls so schnell wie möglich ausgewaschen werden. Lassen sie sich nicht entfernen oder schmerzt das Auge weiterhin, fahren Sie das Kind zum Augenarzt.
> **VERLETZUNGEN IM AUGE** nicht selbst behandeln, sondern das Auge mit einem sauberen Tuch abdecken und umgehend zum Augenarzt fahren.

Blinzel...

Die Hornhaut hat sehr empfindliche Nerven, die sofort melden, wenn ein größerer **FREMDKÖRPER** auf ihr liegt und sie beim Bewegen der Lider zerkratzen könnte. Daraufhin werden sofort besonders viele **TRÄNEN** gebildet, die den Fremdkörper wegspülen.

Sehnerv

Hornhaut

Augapfel

Netzhaut

Tränen-Nasen-Kanal

Tränenkanälchen

Tränensack

Nasenhöhlen

Die **TRÄNENFLÜSSIGKEIT** läuft über die **TRÄNENKANÄLCHEN** in die Nase ab. Sind diese Wege verstopft, tränt das Auge ständig.

AUGEN

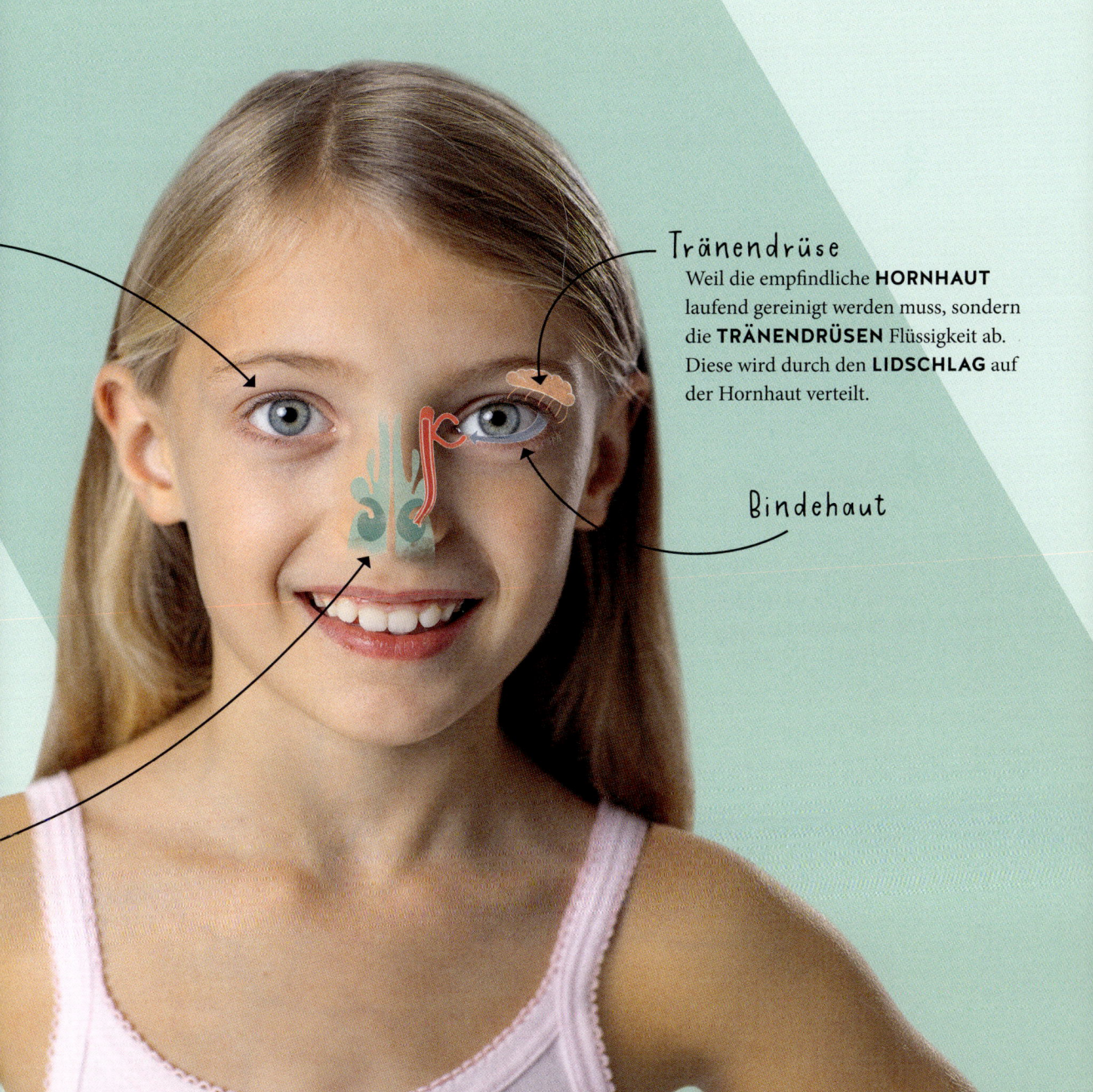

Tränendrüse
Weil die empfindliche **HORNHAUT** laufend gereinigt werden muss, sondern die **TRÄNENDRÜSEN** Flüssigkeit ab. Diese wird durch den **LIDSCHLAG** auf der Hornhaut verteilt.

Bindehaut

BINDEHAUTREIZUNG UND -ENTZÜNDUNG

SYMPTOME
> Gerötete Augen (beidseitig, selten einseitig)
> Stark vermehrter Tränenfluss
> Schmerzen oder Fremdkörpergefühl
> Schwellung der Lider

Der Bindehaut – das Weiße im Auge – und den dazugehörenden Anteilen an der Innenseite der Lider kommt die Aufgabe zu, die empfindlichen Strukturen des äußeren Auges zu schützen. Krankheitserreger und andere Reize führen jedoch dazu, dass die Bindehaut verstärkt durchblutet wird. Sie erscheint dann rötlich und schwillt an – zuweilen deutlich. Weil das Auge dann juckt und/oder schmerzt, reibt sich das Kind, was die Irritation weiter verstärkt.
Eine Bindehautentzündung *(Konjunktivitis)* kann verschiedene Ursachen haben:
> **Virusinfektionen** wie Schnupfen oder andere Infekte können auch die Augen betreffen, meist beidseitig. Bei einer Infektion durch Coxsackie-Viren ist die Rötung oft zu Beginn einseitig, das zweite Auge folgt einige Tage später. Coxsackie-Viren sind sehr ansteckend und verbreiten sich vor allem im Sommer (»Schwimmbadkonjunktivitis«). Deshalb sollten infizierte Kinder nicht in den Kindergarten oder die Schule und erst recht nicht ins Schwimmbad gehen. Infektionen mit Herpesviren sind seltener, können aber bei Anwendung von Kortison-Augentropfen vorkommen.
> **Bakterielle Infektionen** sind deutlich seltener, führen aber zu einer starken, meist eitrigen Sekretbildung. Besonders häufig sind sie bei Babys.
> **Allergische Reaktion:** Klassiker ist der Heuschnupfen mit roten Augen, sobald es im Frühjahr warm wird. Aber auch andere Allergene können eine Bindehautreizung hervorrufen, zum Beispiel Tierhaare oder Staubmilben (siehe auch ab Seite 61).
> **Fremdkörper:** Wimpernhaare, Insektenteile, Sand und Ähnliches reizen das Auge stark und lösen meist sehr schnell eine ausgeprägte Entzündung mit Rötung und Tränenfluss aus. Durch den automatisch einsetzenden starken Tränenfluss wird ein Fremdkörper oft von selbst wieder herausgespült. Dabei hilft es, den Kopf eher nach unten zu halten und vorsichtig von außen nach innen zu streichen. Sie können zudem versuchen, mit klarem Wasser nachzuhelfen, was die meisten Kinder jedoch nicht so gern mögen. Im Zweifel hilft man Ihnen beim Kinderarzt oder in der Augenklinik.
> **Irritationen durch Chemikalien:** Sie können ebenfalls eine sehr ausgeprägte Bindehautreizung hervorrufen. Bekanntestes Beispiel: Tränengas, bei dem der Effekt sozusagen erwünscht ist. Im Haushalt kommen Kinder immer wieder in Kontakt mit vergleichsweise ungefährlichen Stoffen wie Seife, Shampoo oder auch beim Zwiebelschneiden. Wie bei physikalischen Reizen hilft am schnellsten, erst die Ursache zu beseitigen und das Auge anschließend mit reichlich klarem Wasser zu spülen.
> **Verletzungen der Hornhaut:** Wie Fremdkörper führen sie zu einer vermehrten Tränenproduktion und einer Entzündung der Bindehaut. Wenn es sich nicht eindeutig »nur« um einen Kratzer handelt, weil sich das Kind ins Auge gefasst hat, und die Reizung innerhalb eines Tages nicht deutlich abnimmt, ist eine augenärztliche Kontrolle nötig.
> **Irritation durch Licht:** Sonnenschutz ist nicht nur für die Haut wichtig, sondern auch für die Augen. Sicher haben Sie selbst schon mal erlebt, dass diese nach viel Sonnenlicht (etwa im Schnee oder am Strand) gereizt und gerötet waren.
> **Gerstenkorn** (mehr dazu auf Seite 233).

DAS KÖNNEN SIE SELBST TUN

Tränt das Auge stark, können Sie es mit einem feuchten, fusselfreien Lappen vorsichtig auswischen – immer in Richtung Nase. Bei einer allergischen Reaktion empfinden es die meisten Kinder als angenehm, wenn sie sich zum Beispiel nach der Schule etwas hinlegen können und man ihnen einen feuchten Waschlappen auf die geschlossenen Augen legt. Vor allem kleinere Kinder leiden sehr. Daher können Sie in Absprache mit Ihrem Arzt zusätzlich zu den verordneten Augentropfen ein Schmerzmittel geben.

Waschen Sie sich nach jedem Kontakt mit dem Auge die Hände, um die Erreger nicht weiter zu verbreiten. Wichtig ist auch, die Risiken für eine Entzündung möglichst gering zu halten. Das lässt sich gerade bei UV-Licht leicht bewerkstelligen, indem Ihre Tochter oder Ihr Sohn in so einer Situation eine Sonnenbrille trägt. Das gilt umso mehr, wenn das Kind zu denjenigen Menschen zählt, die ohnehin extrem auf Licht reagieren (»Sonnenallergie«) – gerade im Frühjahr.

Vorsicht: Sehr billige Sonnenbrillen sehen vielleicht lustig aus, erfüllen aber ihren Zweck oft nicht. Das UV-Licht sollte schon gut abgefangen werden.

Versuchen Sie, Reizungen so gut es geht zu vermeiden. Zeigen Sie Ihrem Kind zum Beispiel, wie es den Kopf beim Haarewaschen halten kann, damit keine Seife ins Auge kommt. Passiert es doch einmal, spülen Sie das Auge mit reichlich klarem Wasser aus.

Ist ein Fremdkörper ins Auge gelangt und wird er nicht durch den automatisch einsetzenden Tränenfluss wieder herausgespült, können Sie versuchen, das Auge mit den Fingern offen zu halten und mit der anderen Hand vorsichtig Wasser hineinzugießen – möglichst in Richtung Nase. Bei größeren Verletzungen oder Fremdkörpern decken Sie das Auge mit einem sauberen Tuch ab und begeben sich schleunigst zum Kinderarzt oder gleich in die Augenklinik.

SO HILFT DER ARZT

Durch Befragung und Untersuchung wird der Kinderarzt schnell daraufkommen, was die Bindehautentzündung ausgelöst hat. Daher ist in den seltensten Fällen eine Überweisung zum Augenarzt beziehungsweise in die Augenklinik nötig.

Bei einer virusbedingten Bindehautentzündung kann man im Prinzip nur abwarten. Oft werden aber trotzdem auch noch antibiotische Augentropfen verordnet – zum einen, weil sich die Viren nicht eindeutig nachweisen lassen, zum anderen, weil oft eine Mischinfektion entsteht. Bei bakteriellen Infektionen ist natürlich immer ein Antibiotikum nötig, bei Babys nicht nur als Augentropfen, sondern auch zum Schlucken.

Bei einer allergisch ausgelösten Entzündung können antihistaminikahaltige Augentropfen helfen, die es unter verschiedenen Namen rezeptfrei in der Apotheke gibt. Rezeptpflichtige kortisonhaltige Augentropfen sind ebenfalls eine Option. Sie sollten jedoch nur unter augenärztlicher Kontrolle und nur ab dem sechsten Lebensjahr verwendet werden, da vor allem bei einer länger dauernden Behandlung Herpesinfektionen der Hornhaut begünstigt werden.

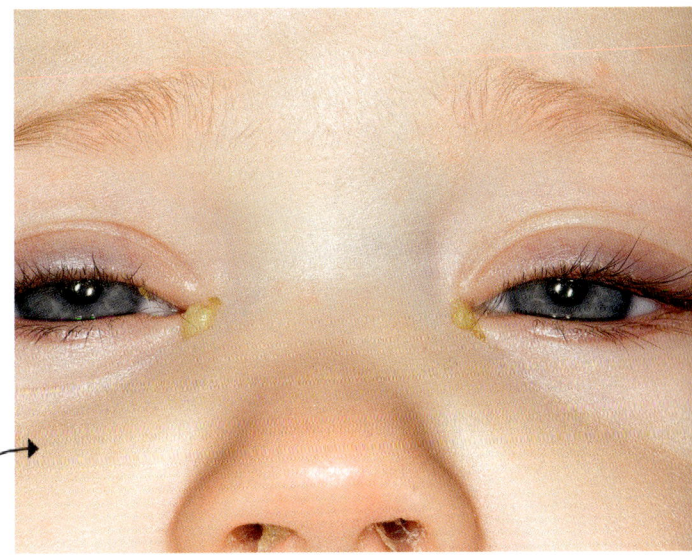

Bei einer bakteriellen Bindehautentzündung wird eitriges Sekret abgesondert.

LIDSCHWELLUNG

SYMPTOME
› Geschwollenes Lid, ein- oder beidseitig
› Meistens Rötung

Das lockere Gewebe des Augenlids kann, wenn es gereizt wird, schnell anschwellen. Bei einer einseitigen Schwellung muss man nach einer lokalen Ursache suchen. Hauptverantwortlich sind:

Bei Babys:
› Bakterielle Infektionen (zügig untersuchen lassen).

Bei Kindern und Jugendlichen:
› Infektionen der Talg- beziehungsweise Schweißdrüsen des Oberlids (Gerstenkorn, siehe Seite 233) sowie der Kiefer- oder Stirnhöhle (das Kind hat dann auch Fieber und Schmerzen).

Bei allen Altersgruppen:
› Insektenstiche können eine teils sehr ausgeprägte Schwellung hervorrufen. Manche Kinder können nach einem Bienen- oder Wespenstich in das Oberlid für ein bis zwei Tage nicht aus dem Auge schauen. Dies ist keine Allergie!
› Folge einer Verletzung.

BEIDSEITIGE LIDSCHWELLUNG

Sind beide Seiten angeschwollen, spielen in der Regel andere Ursachen eine Rolle. Sie haben oft primär mit den Augen gar nichts zu tun:

Bei Babys:
› Vor allem Babys, die in der Klinik eine Infusion erhalten, können beidseitige Lidschwellungen bekommen, wenn die Flüssigkeitsmenge zu reichlich war oder nebenher noch getrunken wurde. Diese »Überwässerung« ist meist ungefährlich.

Bei Kindern und Jugendlichen:
› Infekte, vor allem durch Viren, lassen die Lider häufig anschwellen.
› Allergien, besonders solche gegen bestimmte Nahrungsmittel und Insektenstiche, führen häufig zu Reaktionen am ganzen Körper – mit Schwellung der Lider und Oberlippe, meist auch Nesselsucht und weiteren Symptomen.
› Medikamentenunverträglichkeiten; die Reaktion erfolgt meist nicht unmittelbar nach der Einnahme, sondern einige Stunden später.

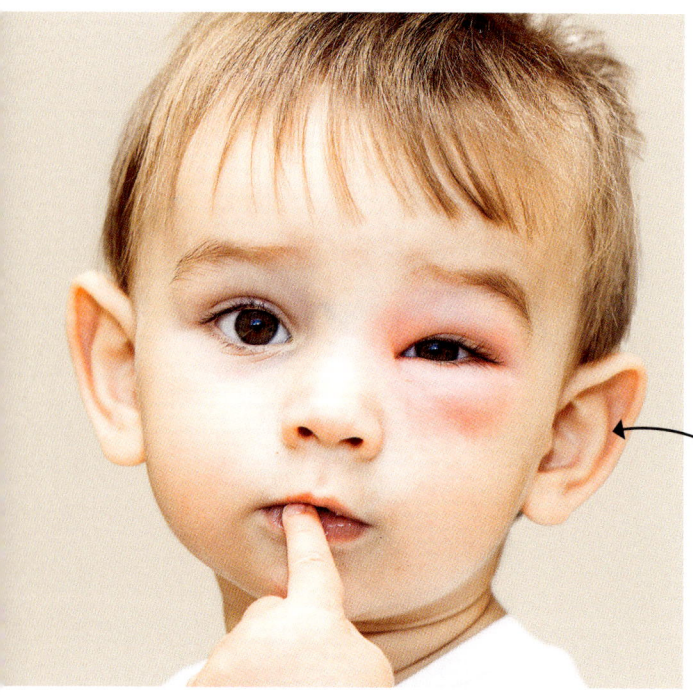

Ein Teil des Augenlids oder das ganze Lid wölbt sich über die normale Form hinaus.

› Geht über die Niere Eiweiß verloren (*Nephrotisches Syndrom*), kommt es im ganzen Körper zu Schwellungen (*Ödeme*). Am besten und meist auch zuerst sieht man dies an geschwollenen Lidern. Die Bindehaut ist dabei nicht entzündet. Überprüfen Sie in so einem Fall, ob auch die Beine angeschwollen sind und ob Ihr Kind kurzfristig (durch Wassereinlagerung) stark zugenommen hat.

Darüber hinaus gibt es einige sehr seltene Erkrankungen, bei denen auch eine Lidschwellung auftritt.

DAS KÖNNEN SIE SELBST TUN

Oft ist die Ursache der Lidschwellung klar und relativ harmlos (Insektenstich, kleine Verletzung, bekannte Allergie ohne wesentliche Zusatzprobleme). Kühle Umschläge helfen, dass die Schwellung schnell wieder zurückgeht. Ansonsten heißt es abwarten: Bei Unklarheiten suchen Sie den Arzt auf.

> **WANN WIRD ES KRITISCH?**
> Ist das Auge bei einer Entzündung beziehungsweise Lidschwellung stark vorgetreten, sollte sehr zügig eine Untersuchung erfolgen. Bei zugleich starkem Kopfweh unbedingt sofort Notfalluntersuchung.

SO HILFT DER ARZT

Können Sie sich selbst nicht erklären, weshalb das Lid/die Lider Ihrer Tochter oder Ihres Sohnes geschwollen ist/sind, sollte der Kinderarzt weiterhelfen. Er leitet bei Bedarf die entsprechende Behandlung ein oder grenzt durch Blutuntersuchungen beziehungsweise Allergietests die Ursache weiter ein. In wenigen Fällen sind weitergehende (zum Beispiel bildgebende) Untersuchungen notwendig.

GERSTENKORN

Im Augenlid finden sich Talg- und Schweißdrüsen. Entzünden sie sich, weil durch Reiben und Ähnliches Bakterien ans Auge gelangen, entsteht ein schmerzhaftes Gerstenkorn (*Hordeolum*). Der Lidrand ist an der entsprechenden Stelle dann leicht gerötet und geschwollen und tut fast immer auch weh. In den meisten Fällen bildet sich die Schwellung wieder von selbst zurück, allerdings entleert sich dabei der Inhalt des Eiterpickels und reizt dabei das Auge. In der Regel verschreibt der Kinderarzt eine antibiotikahaltige Salbe, die für einige Tage auf den Lidrand aufgetragen wird. Nur selten ist eine augenärztliche Behandlung beziehungsweise ein kleiner chirurgischer Eingriff nötig, um die Eiteransammlung zu öffnen. **Wichtig:** Waschen Sie sich nach jedem Kontakt mit dem betroffenen Auge die Hände, damit Sie die Infektion nicht weitertragen.

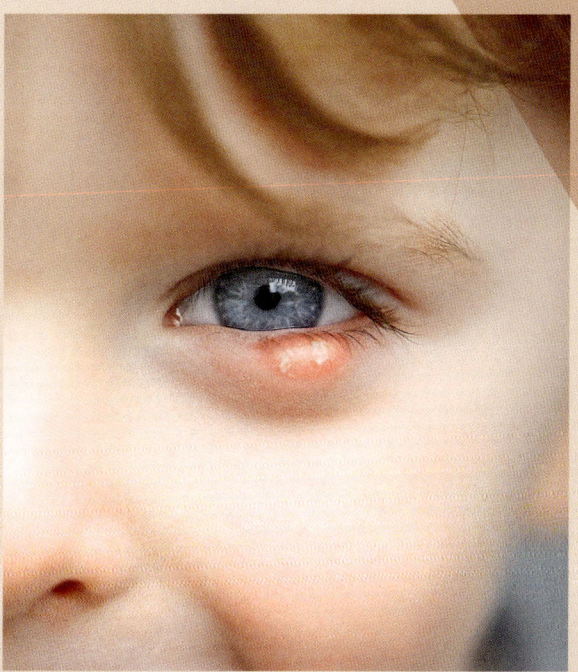

AUFBAU DES AUGES

Der Sehvorgang ist relativ komplex. Der optische Apparat mit Hornhaut, Linse, Iris und Glaskörper bringt das Gesehene auf die Netzhaut. Von dort werden die Informationen über die Sehbahn Richtung Gehirn weitergeleitet. Die Umschaltung und Auswertung erfolgt in der Sehrinde im hinteren Teil des Großhirns.

Die **IRIS** (Regenbogenhaut) funktioniert wie die Blende einer Kamera. Sie reguliert mithilfe ihrer Ringmuskel den Lichteinfall auf die **NETZHAUT** (Retina). Wenn es hell ist, zieht sie sich zusammen und die **PUPILLE** wird kleiner. Im Gegensatz dazu weitet sich die Pupille, wenn es dunkel ist, damit mehr Licht einfällt.

Die **FARBE DER IRIS** wird durch die Pigmentschicht auf deren Hinterseite bestimmt. Bei mitteleuropäischen Babys ist diese zunächst bläulich. Erst im Lauf des ersten Lebensjahres lagert sich mehr und mehr **MELANIN** in die Iris ein. Durch diesen braun färbenden Farbstoff verändert sich die Augenfarbe.

Die **AUGENFARBE** beeinflusst auch die **LICHTEMPFINDLICHKEIT**. Je mehr Melanin in der Iris eingelagert ist, je dunkler die Augen also sind, desto stärker sind sie vor UV-Strahlung geschützt.

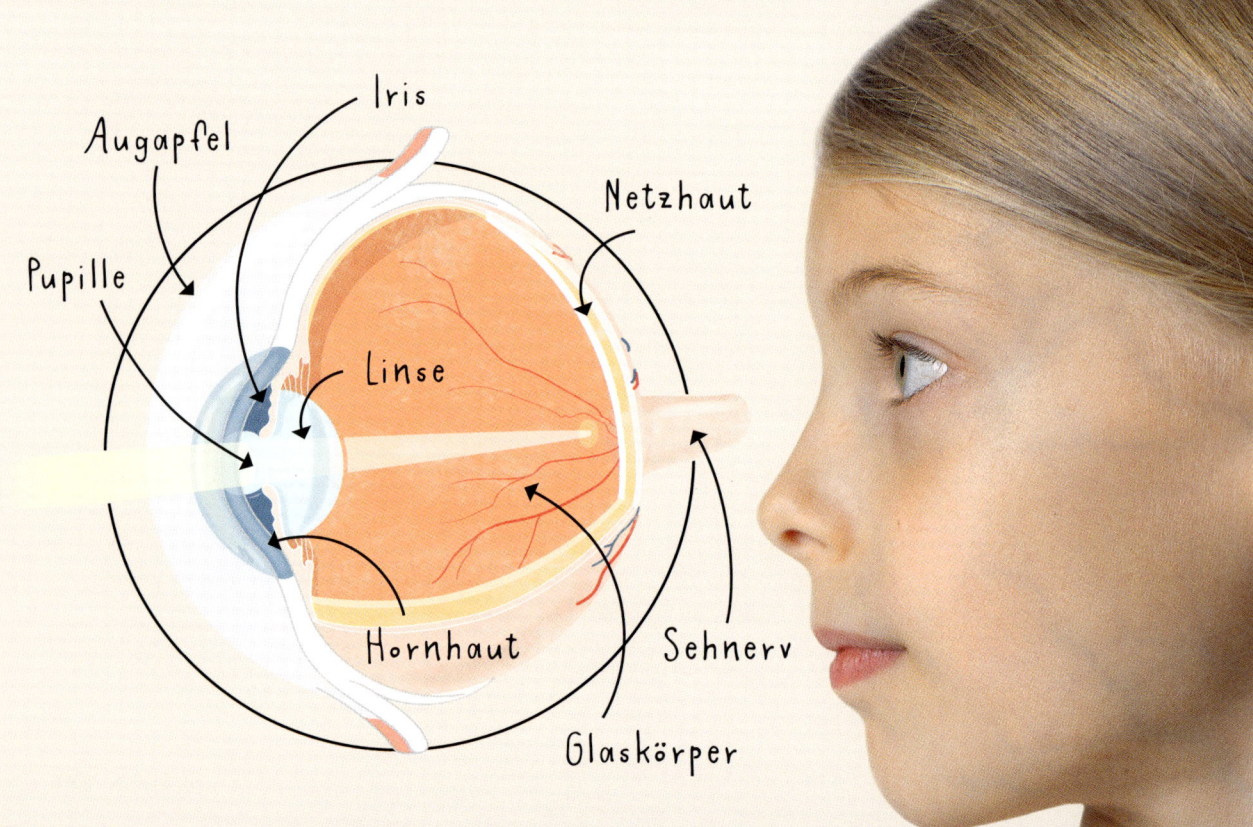

FEHLSICHTIGKEIT

> **SYMPTOME**
> - Auffälliges Nachfragen, wenn man in die Ferne deutet
> - Schlechtes Erkennen von Personen und Gegenständen, die sich nicht in unmittelbarer Nähe befinden
> - Kopfschmerzen (vor allem bei Schulkindern)

Bei aller natürlichen Perfektion kommt es doch recht häufig vor, dass die optischen Anteile des Auges nicht optimal aufeinander abgestimmt sind. Bei jungen Kindern ist die Linse jedoch noch sehr elastisch und kann sich daher gut zwischen nah und fern anpassen (sogenannte große Akkomodationsbreite). Dadurch lässt sich in den ersten Lebensjahren einiges ausgleichen und außerdem sind die Anforderungen an die Sehfähigkeit noch nicht so hoch wie bei Schülern. Durch das Wachstum des Auges können sich zudem die optischen Eigenschaften ändern. Deshalb ist es nicht ungewöhnlich, dass erst ab einem bestimmten Alter eine Sehhilfe benötigt wird oder dass die Brille neu angepasst werden muss.

Ein besonderes Problem kann bestehen, wenn sich beide Augen bezüglich der Brechungskraft extrem unterscheiden. Dann entstehen nach der Korrektur mittels sehr unterschiedlich starker Gläser zwei verschieden große Bilder in den Augen. Doch das Gehirn schafft es mit etwas Übung, auch diese widersprüchlichen Informationen »umzurechnen«.

KURZSICHTIGKEIT

Ihr Kind ist kurzsichtig, wenn es im Nahbereich sehr gut sieht, ab einer bestimmten Entfernung aber nichts mehr scharf erkennt. Die Linse kann dann weiter entfernte Objekte auch bei maximaler Entspannung nicht auf die Netzhaut fokussieren.

In den Industrienationen hat die Zahl an kurzsichtigen Kindern in den letzten Jahrzehnten erheblich zugenommen; am extremsten ist die Situation in Südkorea. Es gilt als sehr sicher, dass diese Entwicklung mit der exzessiven Benutzung kleiner Bildschirme zusammenhängt, die man zusammengerechnet über Stunden dicht vor den Augen hält. Dauernd in die Nähe zu sehen strengt an und der noch wachsende Augapfel richtet sich danach, sodass Nahsehen normal wird.

WEITSICHTIGKEIT

Bei weitsichtigen Kindern kann die Linse bei näher gelegenen Objekten nicht scharf einstellen. Die Akkomodationsbreite ist in diesem Fall zu gering, weil der Augapfel zu kurz und das Bild hinter der Netzhaut scharf ist.

ASTIGMATISMUS

Ist die Hornhaut in verschiedenen Richtungen unterschiedlich stark gekrümmt, werden auf der Netzhaut punktförmige Objekte als kleine Striche abgebildet, sodass nie ein richtig scharfes Bild entsteht. Man bezeichnet den Astigmatismus deshalb auch als Stabsichtigkeit.

FARBSINNSTÖRUNG

Die häufigste und daher bekannteste Farbsinnstörung ist die Rot-Grün-Schwäche, bei der Farben im Rot-Grün-Spektrum nicht erkannt werden. Stattdessen sehen Kinder mit diesem Sehfehler nur verschiedene Grautöne. In der Schule bereitet das meist keine wesentlichen Probleme. Erst bei der Berufswahl gibt es einige Ausschlüsse, sofern Farbverwechslungen gefährlich sein könnten (zum Beispiel als Elektriker).

SEHEN UND HÄUFIGE SEHFEHLER

Normalsichtigkeit

Ein Bild beziehungsweise Licht trifft auf das Auge, geht durch die Pupille und fällt auf die Linse. Diese bündelt die Strahlen und wirft sie auf die Netzhaut des Auges. Der Sehnerv nimmt den Reiz auf und leitet das Bild ans Gehirn weiter. Sind alle Augenanteile optimal aufeinander abgestimmt, entsteht ein **SCHARFES BILD**.

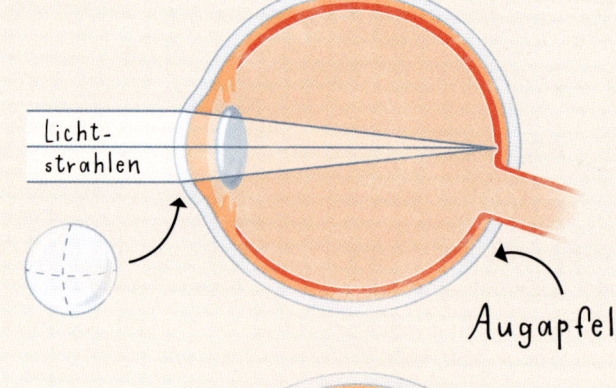

Astigmatismus

Da die Hornhaut unregelmäßig gekrümmt ist, entsteht auf der Netzhaut ein verzerrtes Bild. Man spricht auch von einer **HORNHAUTVERKRÜMMUNG**.

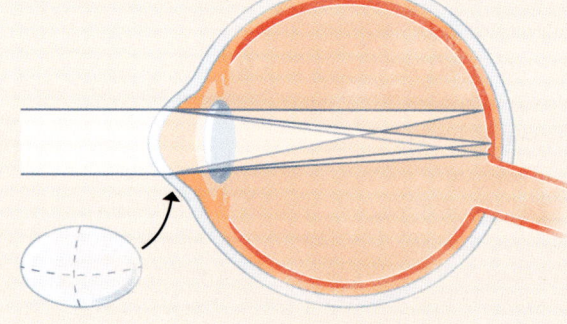

Kurzsichtigkeit

Der Augapfel ist **ZU LANG** und die von der Linse gebündelten Lichtstrahlen landen nicht auf der Netzhaut, sondern davor. In der Folge sieht man im Nahbereich zwar gut, aber schlecht in die Ferne.

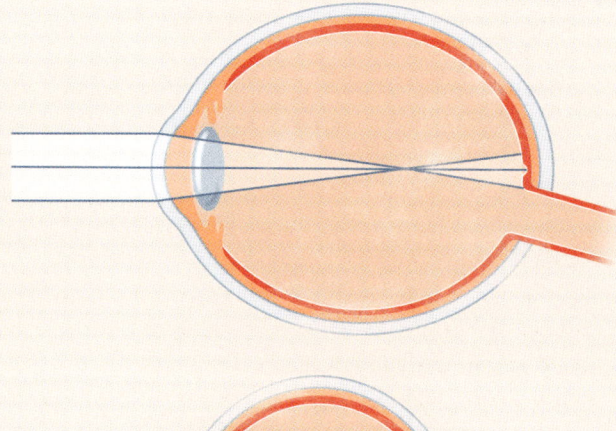

Weitsichtigkeit

Der Augapfel ist **ZU KURZ** und Lichtstrahlen werden nicht auf der Netzhaut, sondern hinter ihr gebündelt. Dadurch kann man nahe Gegenstände nicht scharf sehen und zum Beispiel auch schlechter lesen. Die Weitsicht ist hingegen gut.

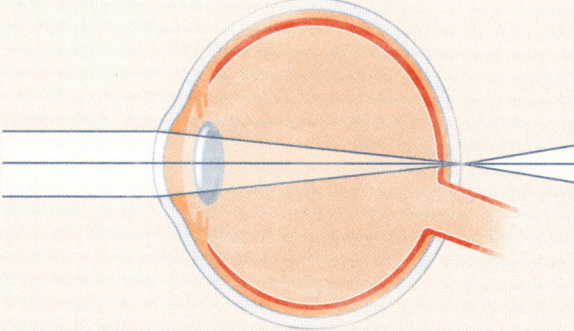

Rot-Grün-Schwäche wird vererbt und betrifft nur Jungen. Sie ist nicht behandelbar.

Deutlich seltener als die Rot-Grün-Schwäche ist die Gelb-Blau-Blindheit. Und nur sehr wenige Kinder können überhaupt keine Farben sehen.

DAS KÖNNEN SIE SELBST TUN

Da im Rahmen der empfohlenen Vorsorgeuntersuchungen immer auch die altersgemäße Sehfähigkeit überprüft wird, macht der Kinderarzt von sich aus darauf aufmerksam, sofern es Hinweise auf eine Sehstörung gibt. Haben Sie zwischen den Untersuchungen den Eindruck, dass Ihr Kind nicht gut beziehungsweise schlechter sieht, sollten Sie möglichst bald einen Kontrolltermin vereinbaren.

Bei Schulkindern fällt manchmal recht lange nicht auf, dass sie schlecht sehen. Nachlassende oder unerklärliche schlechte Leistungen, viele Fehler beim Abschreiben von der Tafel und vor allem häufige Kopfschmerzen können ein Indiz dafür sein und sind deshalb ein Anlass, die Sehleistung zu prüfen.

Braucht Ihr Kind eine Brille, ist es Ihre wichtigste Aufgabe, es immer wieder zu motivieren, sie regelmäßig zu tragen – auch in der Freizeit. Vergessen Sie außerdem nicht, jährlich einen Sehtest durchführen zu lassen, um zu prüfen, ob die Stärke noch stimmt oder ob die Brille angepasst werden muss.

Um Kurzsichtigkeit zu verhindern oder um ihre Ausprägung zumindest zu reduzieren, sorgen Sie dafür, dass Ihr Kind möglichst oft und möglichst lang in die Ferne schaut, beispielsweise auf dem Spielplatz oder bei Sport und Bewegung im Freien. Beschränken Sie zudem die Benutzung von kleinen, in der Hand gehaltenen Bildschirmen (wie Handy, Spielekonsolen und Tablet).

SO HILFT DER ARZT

Sehtests in der Kinderarztpraxis erfolgen altersgerecht mit einfachen Methoden. Trotzdem können sie, auch wenn das Kind nur mittelmäßig mitmacht, schon gute Hinweise auf eine mögliche Kurz- oder Weitsichtigkeit, einen Astigmatismus und auf relevantes Schielen (siehe Seite 338 f.) geben. Farbsinnstörungen können beim Kinderarzt ebenfalls durch einen recht einfachen Test ermittelt werden.

Die genaue Untersuchung erfolgt dann beim Augenarzt und/oder Optiker, wobei nicht alle Praxen oder Geschäfte auf kleinere Kinder eingestellt sind. Informieren Sie sich im Vorfeld oder lassen Sie sich beim Kinderarzt erfahrene Ansprechpartner empfehlen.

Ist die Sehstörung relevant und lässt sie sich korrigieren, wird der Arzt Ihrer Tochter oder Ihrem Sohn eine Brille verordnen.

BRILLE UND KONTAKTLINSEN

Schon sehr kleine Kinder profitieren von einer guten Brille, noch wichtiger wird sie jedoch bei Schuleintritt. In besonderem Maße gilt dies für kurzsichtige Kinder, damit sie dem Unterricht gut folgen können und auf dem Schulweg sowie im Schulgebäude nicht die Orientierung verlieren. Eine gute Kinderbrille muss dazu geeignet sein, ständig getragen zu werden, auch im Sport- und Schwimmunterricht – vor allem bei starker Kurzsichtigkeit. Gläser aus bruchsicherem Kunststoff sind für Kinder Pflicht, außerdem wird die Brille dadurch leichter. Auch der richtige Sitz auf der Nase ist wichtig.

Kontaktlinsen sind für jüngere Kinder nicht geeignet. Bei Jugendlichen kann man darüber diskutieren. Wichtig ist vor allem die richtige Reinigung der Linsen, um die Hornhaut nicht dauerhaft zu schädigen, etwa infolge von Infektionen. Von Operationen zur dauerhaften Korrektur der Fehlsichtigkeit (etwa durch Laserung) ist bei Kindern abzuraten, weil das Wachstum der Augäpfel bei ihnen noch nicht abgeschlossen ist.

SCHIELEN

SYMPTOME
- »Silberblick«, das Kind scheint Sie nur mit einem Auge anzuschauen
- Schlechte Koordination, zum Beispiel beim Ballfangen
- Kopfschmerzen

Die Augäpfel sitzen nicht starr in den Augenhöhlen. Sie werden durch Muskeln bewegt und ständig so eingestellt, dass sie auf dasselbe Objekt ausgerichtet sind. Nur dadurch ist es möglich, räumlich zu sehen. Je näher sich ein fixiertes Objekt zum Auge befindet, desto mehr müssen sich die Pupillen beider Augen einander nähern. Gibt es bei dieser koordinierten Bewegung ein Problem, spricht man vom Schielen: Die Augen fixieren dann verschiedene Dinge. Weil unser Gehirn jedoch nur einem Objekt die volle Aufmerksamkeit schenken kann, blendet es mit der Zeit die Information des schwächeren Auges aus und »benutzt« einfach nur noch das andere. Dadurch geht das räumliche Sehen verloren. Das nicht benutzte Auge wird zudem immer weniger funktionstüchtig und kann eine bleibende starke Sehschwäche *(Amblyopie)* entwickeln, die sich auf keine Weise wieder ausgleichen lässt.

Man unterscheidet verschiedene Schielarten:
- Beim Einwärtsschielen blickt das schielende Auge in Richtung Nase. Es bewegt sich mit dem anderen Auge mit, wenn die Blickrichtung wechselt.
- Beim Auswärtsschielen blickt das schielende Auge nach außen. Es bewegt sich ebenfalls parallel zum sehenden Auge.
- Beim Lähmungsschielen wird das schielende Auge nicht oder atypisch bewegt – und in manche Richtungen kann es sich gar nicht bewegen.

Da Schielen innerhalb von Familien gehäuft vorkommt, nimmt man an, dass es eine erbliche Komponente gibt. Infektionen, aber auch ein erhöhter Hirndruck können vorübergehendes Schielen auslösen. Nur in sehr seltenen Fällen sind Lähmungen der Augenmuskeln dafür verantwortlich. Oft lässt sich gar keine klare Ursache für das Schielen finden.

Übrigens: Manche Babys schielen in den ersten Monaten immer wieder so stark, dass ihren Eltern schwindelig wird. Das ist in den ersten Monaten aber völlig normal. Sie können auch solche Objekte fixieren, die sich sehr dicht vor ihrem Gesicht befinden. Wenn sie also zum Beispiel ihre Finger vor die Nase führen und fixieren, sieht das für die weiter wegstehenden Eltern wie starkes Schielen aus.

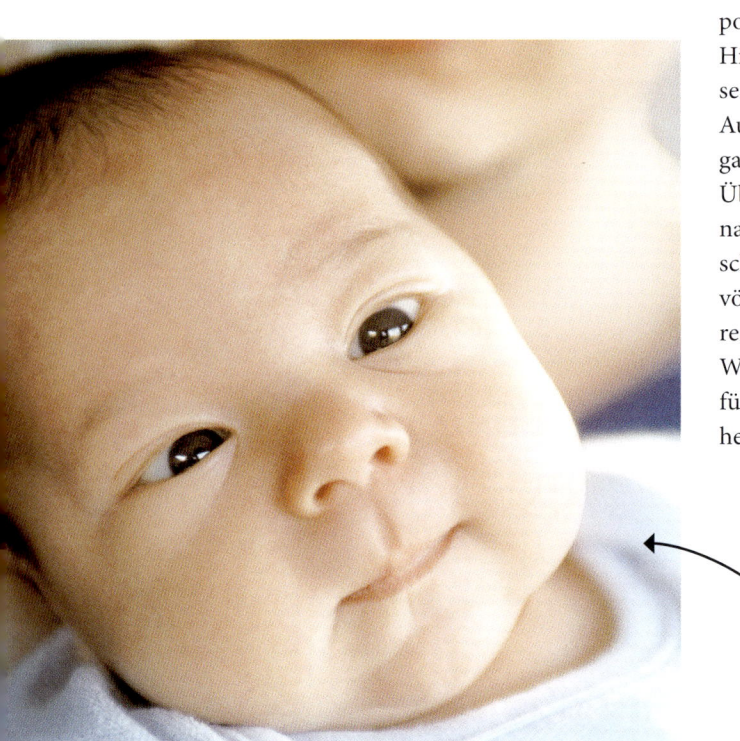

Manche Babys schielen, weil ihre Augen noch »trainieren«. Wenn das Problem die ersten Lebenswochen überdauert, könnte aber auch ein Sehfehler der Grund sein.

DAS KÖNNEN SIE SELBST TUN

Früher machte man Kindern oft Angst, indem man sagte, dass absichtliches Schielen dauerhaft bliebe, wenn dabei die Uhr schlägt. Das ist natürlich Unsinn, denn absichtliches Schielen strengt stark an und kann nie dauerhaft werden. Umso wichtiger ist es, Ihrem Kind genau zu erklären, wozu Maßnahmen wie Abkleben oder Sehschule wichtig sind und dass sie daher konsequent durchgeführt werden müssen. Vor allem wenn das bessere Auge abgeklebt wird, meutern die Kinder gelegentlich und wollen das schwächere nicht benutzen. Hier hilft nur Geduld und die Erklärung, dass dieses Auge üben muss. Babys dürfen schielen, aber allerspätestens mit sechs Monaten sollte diese Phase vorüber sein. Schielt Ihr Kind danach weiter, beobachten Sie über ein paar wenige (!) Wochen, ob dies immer oder sehr häufig vorkommt. Am besten protokollieren Sie, in welchen Situationen das Schielen stärker wird und mit welchem Auge das Kind Sie anschaut. Sie können Ihrem Baby auch einfach spielerisch abwechselnd die Augen zuhalten und prüfen, ob es mit dem offenen Auge sieht beziehungsweise ob es sich energisch gegen das Zuhalten des besseren Auges wehrt.

Schielt Ihr Kind, egal in welchem Alter, plötzlich und hat es dazu vielleicht sogar noch Kopfschmerzen, gibt es Doppelbilder an oder ist ihm übel, ist eine zügige Untersuchung nötig. Dahinter kann eine Erkrankung innerhalb des Kopfs mit Anstieg des Hirndrucks stecken.

SO HILFT DER ARZT

Der Kinderarzt überprüft, wie es um die Sehfähigkeit beider Augen bestellt ist, und findet mit recht einfachen Methoden Hinweise auf ein behandlungsbedürftiges Schielen. Im Zweifel ist im Anschluss eine augenärztliche Untersuchung nötig. Manchmal liegt es nur an einer Fehlsichtigkeit, dass das Kind schielt. Sie muss dann korrigiert werden. **Achtung:** Nicht alle Augenärzte können die Sehfunktion von Babys zuverlässig feststellen, fragen Sie daher Ihren Kinderarzt, wer dies untersuchen soll.

Wichtig ist, die Schielbehandlung frühzeitig zu beginnen. Nur so kann die Sehfähigkeit des weniger benutzten Auges erhalten und das spätere räumliche Sehen ermöglicht werden. Die Behandlung startet meist mit dem abwechselnden Abkleben *(Okklusion)* der Augen, um die Sehfähigkeit auf beiden Seiten zu erhalten. In der Sehschule lernt Ihre Tochter oder Ihr Sohn dann, die Augen zu koordinieren. Bekommt man mit diesen Maßnahmen das Schielen nicht in den Griff, sollte mit drei bis fünf Jahren gegebenenfalls operativ korrigiert werden. Dabei werden die Sehnen der Augenmuskeln in der Länge so angepasst, dass die Augen dasselbe Objekt fixieren.

Denken Sie daran, auch nach einer erfolgreichen Behandlung die Sehfähigkeit einschließlich des räumlichen Sehens regelmäßig überprüfen zu lassen – und zwar bis zum Ende des Wachstums.

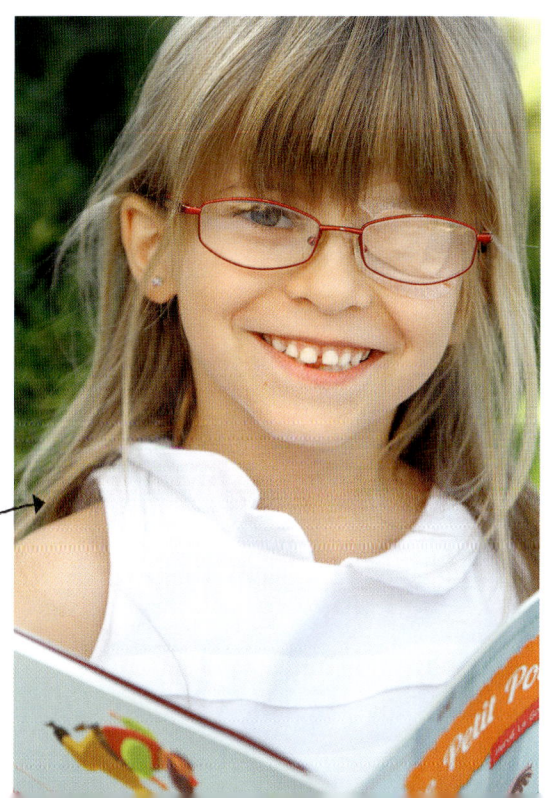

Um das schielende Auge zu trainieren, wird das gesunde zeitweise abgeklebt.

HERZ, KREISLAUF UND BLUT

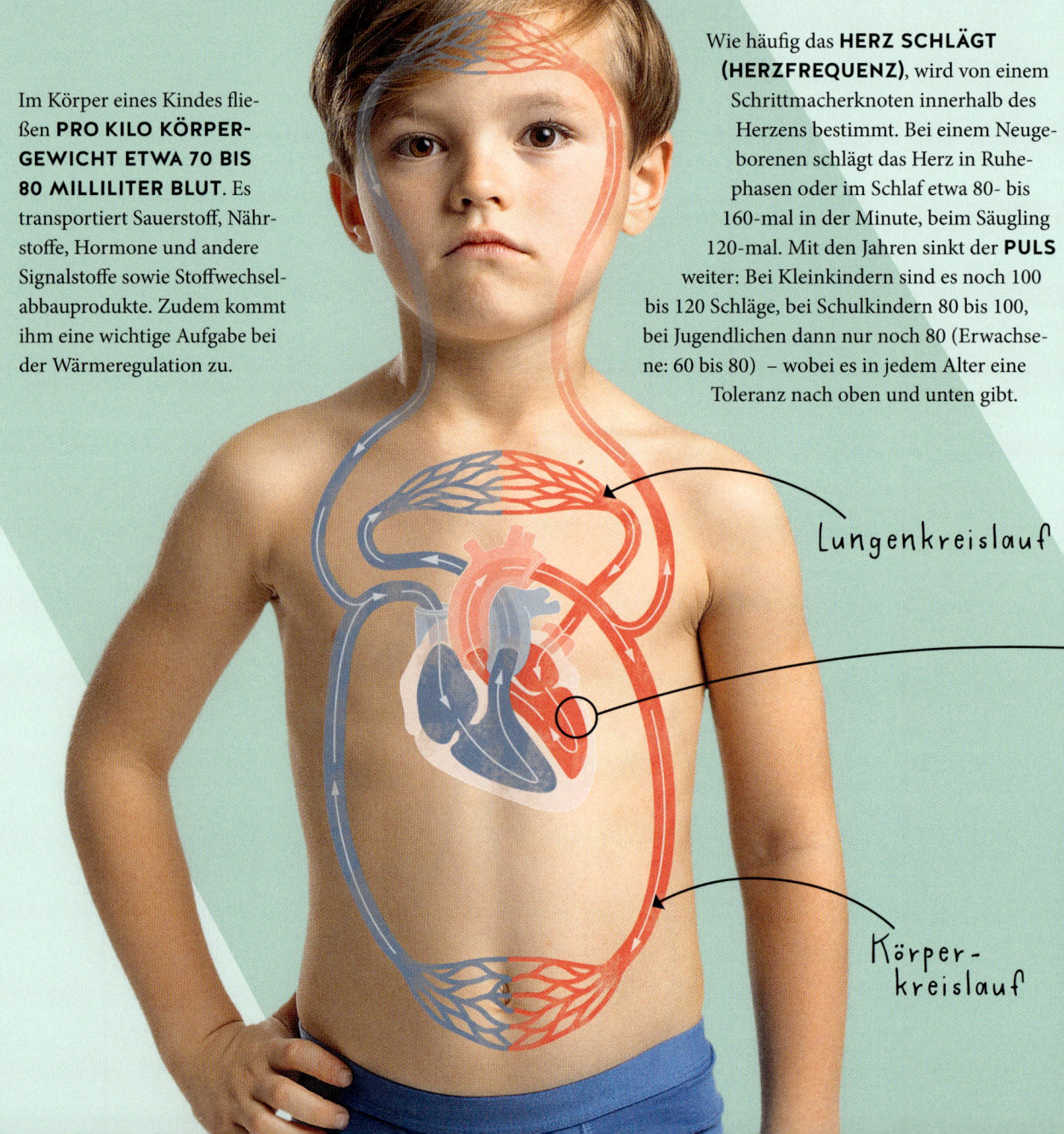

Im Körper eines Kindes fließen **PRO KILO KÖRPERGEWICHT ETWA 70 BIS 80 MILLILITER BLUT**. Es transportiert Sauerstoff, Nährstoffe, Hormone und andere Signalstoffe sowie Stoffwechselabbauprodukte. Zudem kommt ihm eine wichtige Aufgabe bei der Wärmeregulation zu.

Wie häufig das **HERZ SCHLÄGT (HERZFREQUENZ)**, wird von einem Schrittmacherknoten innerhalb des Herzens bestimmt. Bei einem Neugeborenen schlägt das Herz in Ruhephasen oder im Schlaf etwa 80- bis 160-mal in der Minute, beim Säugling 120-mal. Mit den Jahren sinkt der **PULS** weiter: Bei Kleinkindern sind es noch 100 bis 120 Schläge, bei Schulkindern 80 bis 100, bei Jugendlichen dann nur noch 80 (Erwachsene: 60 bis 80) – wobei es in jedem Alter eine Toleranz nach oben und unten gibt.

Lungenkreislauf

Körperkreislauf

Das Gefäßsystem

> **ARTERIEN** heißen auch Schlagadern, weil man an ihnen den Pulsschlag spürt. Die **AORTA (HAUPTSCHLAGADER)** übernimmt das Blut aus dem linken Herzen und verteilt es in einem verzweigten System über den ganzen Körper. Aufgrund des hohen Drucks in ihrem Inneren ist der Blutverlust bei Verletzungen der Arterien hoch. Daher verlaufen die meisten dieser Blutgefäße gut verborgen im Körperinneren.
> **VENEN (BLUTADERN)** transportieren sauerstoffarmes Blut zurück zum Herz. Der Druck in ihnen ist gering, sodass bei Verletzungen zwar Blut fließt, aber nicht spritzt. Venen verlaufen oft dicht unter der Oberfläche. Besonders am Handrücken kann man sie gut sehen. Daher eignen sie sich auch gut für die Blutentnahme.
> **KAPILLAREN (HAARGEFÄSSE)** verbinden wie ein feinmaschiges Netzwerk Arterien und Venen. Sie sind so klein, dass man sie mit bloßem Auge nicht sehen kann. Wegen ihrer unmittelbaren Nähe zu allen Körperzellen sind sie verantwortlich für den Stoffaustausch zwischen Blutkreislauf und Gewebe.

Bumbum ...

Das Herz

ist in eine linke und eine rechte Seite unterteilt. Aus der linken Herzhälfte fließt das in der Lunge mit **SAUERSTOFF** angereicherte Blut über den Körperkreislauf in alle weiteren Organe und versorgt sie so mit Sauerstoff und Nährstoffen. Auf dem Rückweg zum Herzen transportiert das Blut dann Stoffwechselendprodukte ab, zum Beispiel **KOHLENDIOXID**. Über die rechte Herzhälfte gelangt es wieder in die Lunge, wo es neuen Sauerstoff aufnimmt. Bis das gesamte Blut den Körper einmal durchflossen hat, vergeht etwa eine Minute.

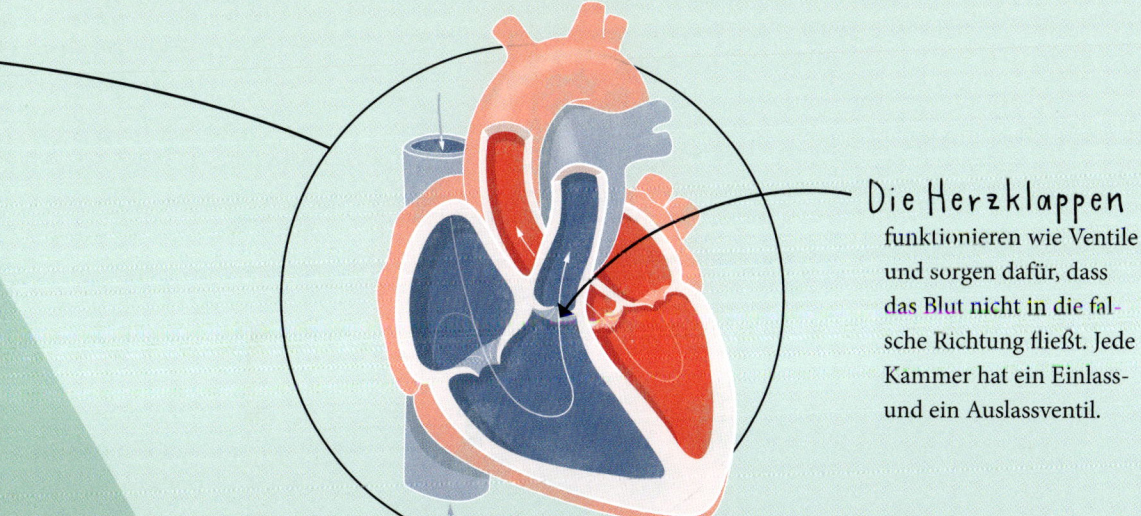

Die Herzklappen

funktionieren wie Ventile und sorgen dafür, dass das Blut nicht in die falsche Richtung fließt. Jede Kammer hat ein Einlass- und ein Auslassventil.

HERZFEHLER

SYMPTOME

BEI NEUGEBORENEN UND BABYS:
› »Blausucht«: Das ganze Baby einschließlich der Lippen und der Zunge ist blau
› Trinkschwäche

AB DEM BABYALTER:
› Schlechte Belastbarkeit
› Häufige Lungenentzündungen
› Herzrhythmusstörungen

In Deutschland kommt etwa jedes hundertste Baby mit einem angeborenen Herzfehler zur Welt. Viele davon sind relativ harmlos und bedürfen keiner Notfallbehandlung. Einige jedoch sind extrem kompliziert und die Ärzte haben alle Mühe, das Baby am Leben zu halten.

Grundsätzlich kann man zwei Gruppen von Herzfehlern unterscheiden: Bei Herzfehlern ohne Blausucht hat das Baby eine normale Farbe. Es ist auch nicht unbedingt auffällig schlecht belastbar, nicht einmal Herzrhythmusstörungen sind zwingend. Bei diesen Babys fließt das Blut von der linken Herzseite in die rechte, wodurch im Körper zu wenig Blut, in der Lunge zu viel Blut ankommt. Zu dieser Gruppe gehört der häufigste Herzfehler: der Ventrikelseptum-Defekt (Loch in der Herzscheidewand), bei dem der Arzt in der Regel ein charakteristisches Herzgeräusch hören kann. Auch der zweithäufigste Herzfehler geht ohne Blausucht einher: der Vorhofseptum-Defekt (Verbindung zwischen den beiden Vorhöfen). Bei ihm ist oft kein abnormes Herzgeräusch zu hören, sodass er häufig gar nicht sofort erkannt wird – manchmal sogar erst Jahre später.

Darüber hinaus gibt es mehrere, teils sehr seltene Herzfehler, die sich weniger leicht einordnen lassen, sowie Fehlbildungen an den Herzklappen und den herznahen großen Blutgefäßen.

Bei einem Herzfehler mit Blausucht *(Zyanose)* haben Haut, Lippen und Zunge eine blaue Grundfarbe und die Babys sind oft sehr schlecht belastbar. Der Grund dafür: Ein Teil des sauerstoffarmen Bluts fließt fälschlicherweise wieder in den Körper zurück. Dadurch gelangt nur sehr wenig Blut in die Lunge – und damit auch wenig Sauerstoff in den Körper. Dies ändert sich selbst durch Zufuhr von Sauerstoff nicht.

Zu den Herzfehlern mit Blausucht zählen neben anderen die Fallot-Tetralogie (zu große Aorta, zu kleine Lungenarterie, Defekt der Kammerscheidewand und Rechtsherzbelastung) und die Transposition (Hauptschlagadern gehen von den falschen Kammern ab).

DAS KÖNNEN SIE SELBST TUN

Herzfehler sind in Art und Schwere sehr unterschiedlich, weshalb auch sehr verschiedene Probleme auftreten. Wichtige Bereiche sind:

› **Belastbarkeit:** Bei Babys ist das wichtigste Zeichen für einen Herzfehler die Trinkschwäche. Später merkt man an allen Aktivitäten, wie sehr ein Kind belastbar ist. Kinder überschätzen sich jedoch manchmal und wollen alles mitmachen. Sie sollten deshalb genau wissen, wie weit Ihre Tochter oder Ihr Sohn körperlich belastbar ist (informieren Sie auch Betreuer und Lehrer darüber).

Ändert sich die Belastbarkeit plötzlich, ist eine möglichst rasche kardiologische Kontrolle nötig.

› **Antikoagulation:** Manche Kinder mit Herzfehler müssen blutverdünnende Mittel einnehmen, vor allem wenn künstliche Klappen oder Gefäße eingebaut wurden. Die dadurch herabgesetzte Blutgerinnung kann bei Verletzungen zum Problem werden. Daher muss genau geklärt sein, was Ihr Kind kann und darf und ob es Risiken gibt, die es zu vermeiden gilt. Informieren Sie bei Notfällen den Arzt oder ärztlichen Nothelfer außerdem unbedingt darüber, welche Medikamente Ihr Kind nimmt.

> **LEBEN MIT HERZFEHLER**
> Mit das Wichtigste ist, dass Sie versuchen, das Leben Ihres herzkranken Kindes so normal wie möglich zu gestalten. Bei den allermeisten Kindern lässt sich dies auch realisieren.
> Informationen und Selbsthilfegruppen finden Sie unter: www.kinderherzstiftung.de und www.herzkind.de.

› **Antibiose:** Einige Kinder mit Herzfehler sind extrem anfällig für bestimmte Infektionen. Manche Bakterien können sich leicht im Herzen festsetzen (beispielsweise an künstlichen Klappen) und eine bedrohliche Entzündung auslösen. Gefährdete Patienten erhalten einen sogenannten Endokarditis-Pass, den Sie allen Ärzten (auch Zahnärzten) bei jeder Behandlung oder Erkrankung vorlegen müssen.

› **Schrittmacher:** Trägt Ihr Kind einen Herzschrittmacher, werden Ihnen die Kinderkardiologen genau erklären, was alles zu beachten ist. Wird der Puls plötzlich und dauerhaft sehr langsam oder unregelmäßig, ist eine sofortige Kontrolle nötig.

› **Orthopädische Spätfolgen:** Manchmal liegt das Augenmerk nur auf dem Herz, sodass Deformierungen am Brustkorb und/oder an der Wirbelsäule infolge von Eingriffen im Babyalter übersehen werden. Sprechen Sie Ihren Arzt gegebenenfalls darauf an.

SO HILFT DER ARZT

Die medizinische Behandlung richtet sich natürlich nach dem jeweiligen Herzfehler und den aktuellen Problemen. Sie erfolgt in kinderkardiologischen Zentren, die meist großen Kinderkliniken oder Universitätskliniken angegliedert sind. Die weitere Betreuung vor Ort findet dann durch Ihren Kinderarzt statt – gegebenenfalls in Kooperation mit einem Kinderkardiologen.

Bei Herzfehlern mit Blausucht ist ein Eingriff oft relativ frühzeitig nötig. In der Regel erfolgt er am offenen Herzen. Das Hauptziel ist, mehr Blut in die Lunge zu bekommen, damit mehr Sauerstoff in den Körper gelangen kann. Leider aber lassen sich viele dieser Herzfehler nicht komplett korrigieren, sodass nach einem Notfalleingriff im Neugeborenenalter später weitere Eingriffe hinzukommen können.

Bei Herzfehlern ohne Blausucht ist die Größe des Defekts entscheidend. Manche Löcher schließen sich im Laufe des Wachstums von selbst. Dann benötigt Ihr Kind nur regelmäßige Kontrollen und keine Behandlung im eigentlichen Sinne. Ist der Defekt jedoch sehr groß, muss er schon im Babyalter repariert werden. Nicht immer wird dazu gleich der Brustkorb geöffnet. Oft versuchen die Ärzte erst einmal, über einen Katheter, der in der Leiste eingeführt wird, bis ins Herz zu gelangen und das Loch zu verschließen.

Je nach Art des Eingriffs ist vorübergehend oder dauerhaft die Gabe von blutverdünnenden Arzneimitteln notwendig, damit sich an den reparierten Stellen beziehungsweise eingebrachten Materialien keine Gerinnsel bilden. Weitere Medikamente und Maßnahmen kommen im Einzelfall dazu.

Nicht jeder Herzfehler geht mit ungewöhnlichen Herztönen oder Herzgeräuschen einher, daher fällt die Diagnose nicht immer leicht.

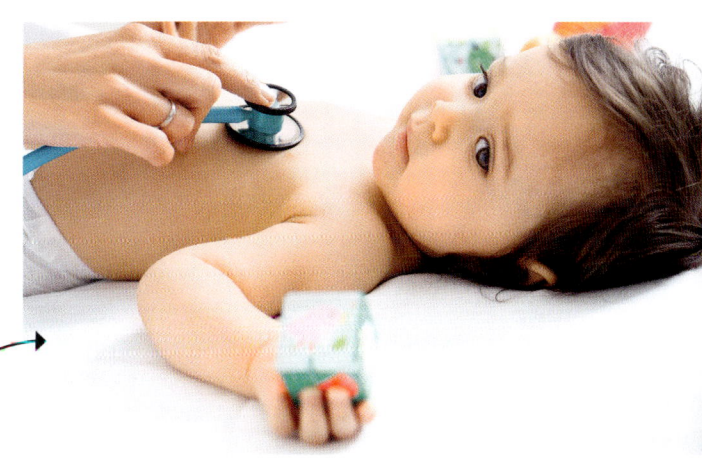

BLUTHOCHDRUCK

SYMPTOME
› Bei Kindern meist symptomlos

Damit das Blut alle Bereiche des Körpers erreichen und mit ausreichend Sauerstoff und Nährstoffen versorgen kann, muss es mit einem bestimmten Druck in den Arterien fließen. Doch nicht immer läuft alles so glatt, wie es soll: Manchmal ist der Blutdruck zu niedrig (siehe Seite 245), in anderen Situationen steigt er zu stark in die Höhe *(Hypertonie)*. Bleibt das keine vorübergehende Episode, sondern ist der Wert dauerhaft erhöht, schädigt dies die Blutgefäße und zieht weitere Folgeerscheinungen nach sich.

Im Gegensatz zu den meisten Fällen im Erwachsenenalter ist ein zu hoher Blutdruck bei Kindern bis etwa zehn Jahren in der Regel sekundär. Das heißt, ein anderes Organ ist dafür verantwortlich, dass der Blutdruck vom Sollwert abweicht. So erhöhen zum Beispiel sehr viele chronische Nierenerkrankungen den Blutdruck. Dasselbe gilt für manche neurologischen Erkrankungen des Gehirns. Einige Medikamente, etwa große Mengen an Kortison (als Tablette oder Infusion verabreicht), können als Nebenwirkung den Blutdruck ebenfalls nach oben treiben.

Etwa ab dem zehnten Lebensjahr ist Übergewicht die häufigste Ursache für eine sogenannte essenzielle Hypertonie. Dieser Begriff bezeichnet einen Bluthochdruck, der nicht durch andere Grunderkrankungen verursacht wird. Essenzielle Hypertonie ist wegen der Langzeitfolgen besonders problematisch.

DAS KÖNNEN SIE SELBST TUN

Hat Ihr Kind zu hohe Blutdruckwerte und liegt das eindeutig am Übergewicht, ist die Konsequenz eigentlich klar: Ihr Kind muss abnehmen. Leider ist dies jedoch nicht so einfach (siehe auch ab Seite 308).

Wenn es mit der Gewichtsreduktion nicht so recht klappen mag, können regelmäßige Bewegung und Sport helfen, den Blutdruck langfristig zu senken. Seien Sie Ihrer Tochter oder Ihrem Sohn ein Vorbild und werden Sie selbst möglichst oft aktiv – am besten sogar gemeinsam.

Nicht selten gelingt es mit solchen »einfachen« Maßnahmen, den Blutdruck des Kindes zu senken – vor allem wenn er nicht sehr stark erhöht ist. Reduzieren Sie außerdem den Salzkonsum (gerade Fertignahrung ist häufig sehr salzhaltig) und versuchen Sie, im Alltag Ihres Kindes einen Gang herunterzuschalten. Denn auch Stress erhöht den Blutdruck auf nicht unerhebliche Weise.

SO HILFT DER ARZT

Helfen weder die Veränderungen bei der Ernährung noch beim Lebensstil, verordnet der Kinderarzt blutdruckreduzierende Medikamente. Laufende Kontrollen sind wichtig.

BLUTDRUCKWERTE
Kinder haben generell niedrigere Blutdruckwerte als Erwachsene:
1–3 Jahre: 90/60 mm HG
7–9 Jahre: 100/60 mm HG
13–14 Jahre: 110/70 mm HG
Diese Werte sind jedoch lediglich Anhaltswerte, es sind erhebliche Schwankungen nach oben und unten möglich. Insbesondere kleinere Kinder benötigen zudem andere Blutdruckmanschetten als Erwachsene. Anderenfalls kann die Messung möglicherweise scheinbar viel zu hohe Werte ergeben.

NIEDRIGER BLUTDRUCK

SYMPTOME
› Schwindel, es wird schwarz vor den Augen, Sternchensehen – bis hin zur Ohnmacht

Anders als Bluthochdruck ist ein zu niedriger Blutdruck *(Hypotonie)* eine vorübergehende Erscheinung: Vor allem bei Schulkindern und noch mehr bei Jugendlichen funktioniert die Regulation des Blutdrucks nicht immer perfekt, sodass der Druck, besonders beim Aufstehen, in der oberen Körperhälfte und damit auch im Gehirn schnell einmal abfällt *(Orthostase)*. Dasselbe kann passieren, wenn das Kind länger steht. Ihm wird dann schwindelig und schwarz vor den Augen. Manchmal sieht es auch Sternchen und andere optische Phänomene.

Wenn Ihr Kind diese Warnzeichen nicht bemerkt, wird es eventuell kurz bewusstlos. Meist kann es sich aber noch schnell hinsetzen oder -legen. Tritt das Problem nur vereinzelt auf, besteht kein Grund zur Sorge. Sollte es aber öfter geschehen oder sogar stark zunehmen, besprechen Sie dies mit Ihrem Kinderarzt. Dann könnte auch eine Erkrankung dahinterstecken, etwa eine Blutarmut (siehe Seite 248 f.).

DAS KÖNNEN SIE SELBST TUN

Wenn der Blutdruck in den Keller sackt, helfen folgende Tipps weiter:
› Kippt Ihr Kind um, legen Sie es erst einmal hin und lagern seine Beine hoch. Nach einigen Minuten kann es sich dann vorsichtig wieder aufsetzen und danach ebenso langsam aufstehen. Ausreichende regelmäßige körperliche Bewegung ist für die Stabilisierung des Blutdruckes günstig.
› Kommt es häufig vor, dass Ihrer Tochter oder Ihrem Sohn schwindelig wird? Vermeiden Sie dann möglichst langes Stehen.
› Animieren Sie Ihr Kind außerdem regelmäßig dazu, sich mehr zu bewegen.
› Kaffee oder Tee sind für Schulkinder und Jugendliche nicht giftig: Morgens eine Tasse davon kann den Blutdruck milde erhöhen und stabilisieren.

SO HILFT DER ARZT

Bei zu niedrigem Blutdruck sind Medikamente fast nie nötig und helfen auch wenig. Sackt der Blutdruck infolge von Schockzuständen ab, ausgelöst durch schwere Infektionen, Blutverlust, schwere allergische Reaktionen oder Ähnliches, wird der Notarzt entsprechende Maßnahmen einleiten.

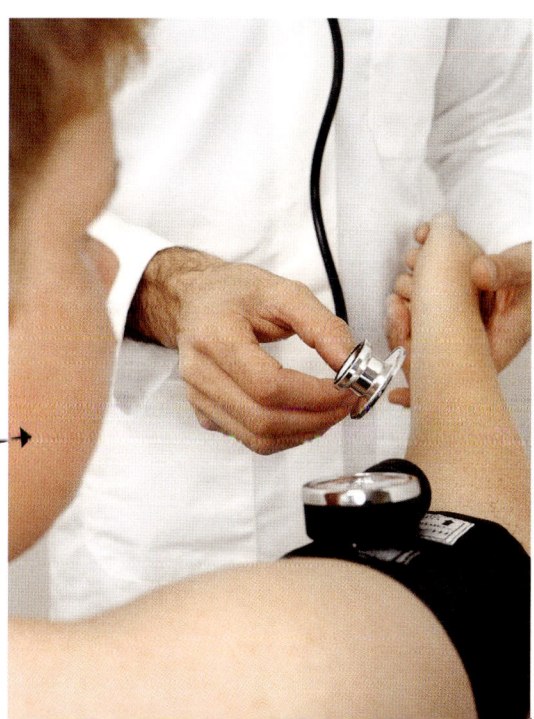

Blutdruckmessungen unterliegen bei Kindern oft Schwankungen. Ist für eine Erkrankung eine exakte Messung nötig, sind meist Mehrfach- oder Langzeitmessungen angebracht.

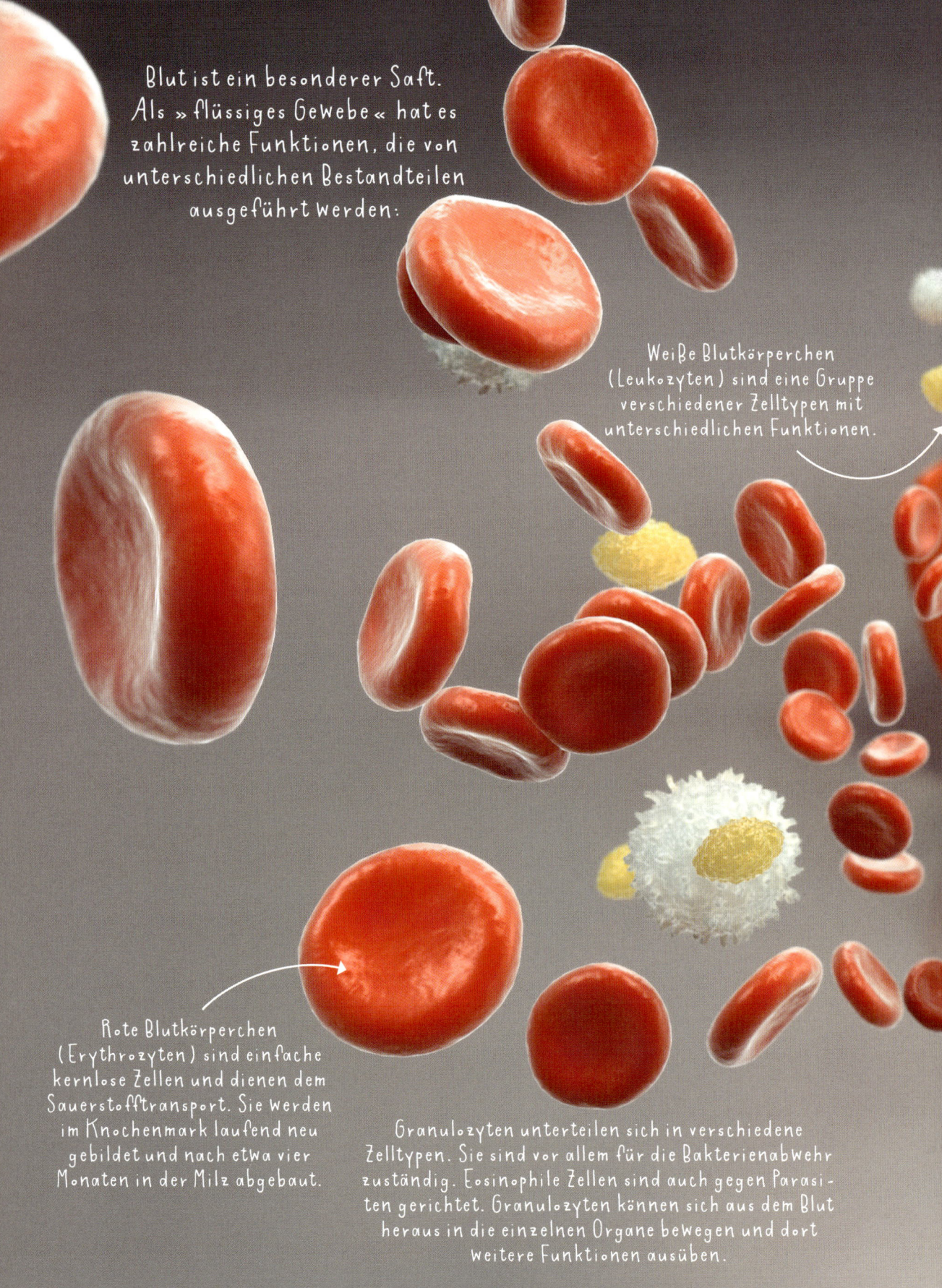

Blut ist ein besonderer Saft. Als »flüssiges Gewebe« hat es zahlreiche Funktionen, die von unterschiedlichen Bestandteilen ausgeführt werden:

Weiße Blutkörperchen (Leukozyten) sind eine Gruppe verschiedener Zelltypen mit unterschiedlichen Funktionen.

Rote Blutkörperchen (Erythrozyten) sind einfache kernlose Zellen und dienen dem Sauerstofftransport. Sie werden im Knochenmark laufend neu gebildet und nach etwa vier Monaten in der Milz abgebaut.

Granulozyten unterteilen sich in verschiedene Zelltypen. Sie sind vor allem für die Bakterienabwehr zuständig. Eosinophile Zellen sind auch gegen Parasiten gerichtet. Granulozyten können sich aus dem Blut heraus in die einzelnen Organe bewegen und dort weitere Funktionen ausüben.

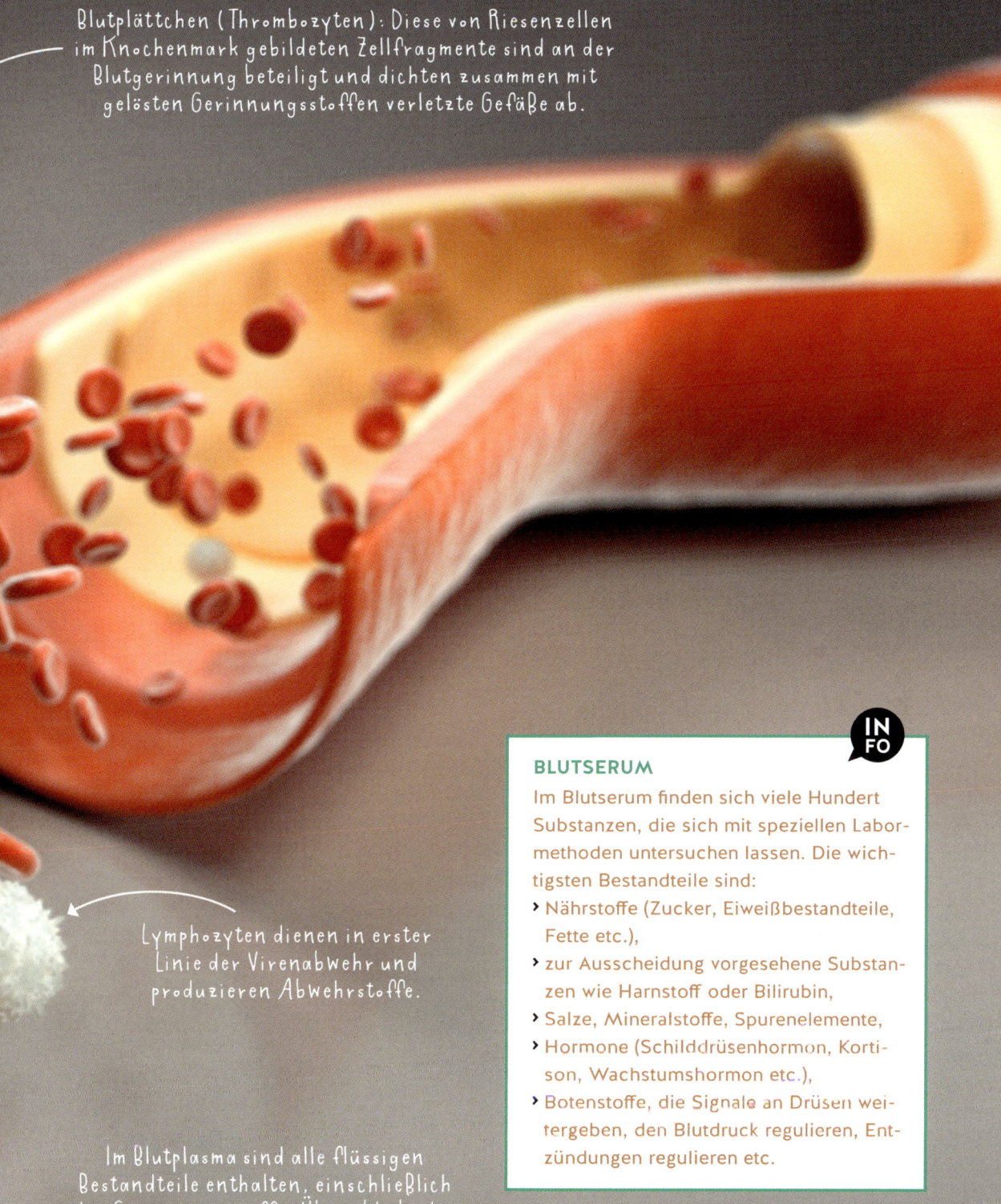

Blutplättchen (Thrombozyten): Diese von Riesenzellen im Knochenmark gebildeten Zellfragmente sind an der Blutgerinnung beteiligt und dichten zusammen mit gelösten Gerinnungsstoffen verletzte Gefäße ab.

Lymphozyten dienen in erster Linie der Virenabwehr und produzieren Abwehrstoffe.

Im Blutplasma sind alle flüssigen Bestandteile enthalten, einschließlich der Gerinnungsstoffe. Übrig bleibt der flüssige Teil, das Blutserum.

INFO

BLUTSERUM

Im Blutserum finden sich viele Hundert Substanzen, die sich mit speziellen Labormethoden untersuchen lassen. Die wichtigsten Bestandteile sind:
- Nährstoffe (Zucker, Eiweißbestandteile, Fette etc.),
- zur Ausscheidung vorgesehene Substanzen wie Harnstoff oder Bilirubin,
- Salze, Mineralstoffe, Spurenelemente,
- Hormone (Schilddrüsenhormon, Kortison, Wachstumshormon etc.),
- Botenstoffe, die Signale an Drüsen weitergeben, den Blutdruck regulieren, Entzündungen regulieren etc.

BLUTARMUT

SYMPTOME
- Blässe
- Kreislaufprobleme, schneller Puls
- Schwäche
- Atemnot (bei Belastung)

Um alle Körperfunktionen aufrechtzuerhalten, ist nicht nur ein bestimmter Blutdruck, sondern auch eine bestimmte Blutmenge erforderlich. Besonders wichtig ist dabei die Anzahl der roten Blutkörperchen, da sonst nicht genug Sauerstoff in die Organe gelangen kann. Der Begriff »Blutarmut« ist daher eigentlich nicht ganz korrekt: Meist ist nämlich nicht die Blutmenge zu gering, sondern das Blut ist nur zu »dünn«, weil der wichtigste Bestandteil fehlt.

Die Zahl der roten Blutkörperchen kann aufgrund innerer oder äußerer Blutungen zu niedrig sein oder weil sie im Rahmen von Infektionen oder anderen Erkrankungen zerfallen.

Wenn das Knochenmark nicht optimal arbeitet oder ernährungsbedingt beziehungsweise aufgrund einer Nahrungsmittelunverträglichkeit zu wenige Bausteine (vor allem Eisen) zur Verfügung stehen, werden zudem zu wenige neue rote Blutkörperchen gebildet *(Anämie).* Bei einigen Kindern ist ein angeborener Defekt dafür verantwortlich, dass nicht genügend normale Blutkörperchen produziert werden können. Und manchen Mädchen machen verstärkte Monatsblutungen zu schaffen.

Eine leichte Blutarmut wird Ihr Kind kaum bemerken. Wenn Sie selbst schon einmal Blut gespendet haben, erinnern Sie sich vielleicht an das leichte Schwindelgefühl, das jedoch bald wieder vorübergehend. Unser Körper kann den Verlust bis zu einem gewissen Grad gut ausgleichen und bildet sehr schnell wieder neues Blut. Erst wenn die Regulation nicht mehr recht klappt, treten Warnzeichen auf.

DAS KÖNNEN SIE SELBST TUN

Solange Ihre Tochter oder Ihr Sohn blutarm ist, sollten Sie auf ihre/seine verminderte Belastbarkeit Rücksicht nehmen. In den meisten Fällen gewöhnen sich Kinder jedoch an das wenige Blut und kommen auch ohne Transfusion aus – sofern die Ursache für den Mangel behandelbar ist.

In Absprache mit dem Kinderarzt muss jedoch unter Umständen die Ernährung besonders gestaltet und extra Eisen oder Vitamin B_{12} zugeführt werden – je nachdem, was fehlt, und nur nach ärztlicher Anweisung, auch wenn Sie diese Substanzen rezeptfrei in der Apotheke erhalten.

Eisentropfen schmecken nicht besonders gut und werden daher gerade von kleineren Kindern oft abgelehnt. Am besten verabreichen Sie sie direkt vor einer Mahlzeit, dann vergeht der schlechte Geschmack schnell. Gelegentlich führen die Tropfen zu Bauchschmerzen und grünlich verfärbtem Stuhlgang, was jedoch harmlos ist.

Ist der Eisenmangel ernährungsbedingt, kann eine professionelle Ernährungsberatung helfen. Fleisch enthält viel Eisen, Hülsenfrüchte auch relativ viel, Spinat eher wenig.

Achtung bei der Urlaubsplanung, solange die Anämie noch besteht: Aufenthalte im Hochgebirge und Flüge können zu einem Sauerstoffmangel beziehungsweise zu Kreislaufproblemen führen, denn bei

POLYGLOBULIE

Sie ist das Gegenteil der Anämie, es sind also zu viele Blutkörperchen vorhanden. Dies kann zu Durchblutungsstörungen in den feinsten Adern führen. Die Polyglobulie kommt allerdings äußerst selten vor.

plötzlicher Höhenexposition steigt das Herzzeitvolumen bei Blutarmut stark an, wodurch es nochmals zu Sauerstoffmangel kommt. Fragen Sie daher vorher den Kinderarzt, ob Sie eine solche Reise unternehmen können.

SO HILFT DER ARZT

Mittels einer Blutuntersuchung kann der Kinderarzt feststellen, ob wirklich eine Blutarmut vorliegt oder ob diese nur durch Blässe »vorgetäuscht« wird. Im Blutbild und mit einigen wenigen weiteren Tests sieht man zudem sehr schnell, in welche Richtung weiter untersucht werden muss. Danach richtet sich letztendlich auch die Behandlung.

Nicht zuletzt erkennt der Kinderarzt bei der Analyse, ob nur die roten Blutkörperchen fehlen oder ob darüber hinaus ein Mangel an anderen Blutbestandteilen dazukommt, wie zum Beispiel zu wenige weiße Blutkörperchen oder Blutplättchen.

SYMPTOME, DIE AUF EINE BLUTARMUT HINWEISEN KÖNNEN

Blutarmut entsteht in den meisten Fällen nicht plötzlich. Da das Kind über Wochen und Monate allmählich blasser wird, stellen Eltern sie gar nicht so leicht fest. Dazu kommt, dass Kinder sich sehr gut anpassen können und auch bei ausgeprägter Blutarmut erstaunlich leistungsfähig bleiben.

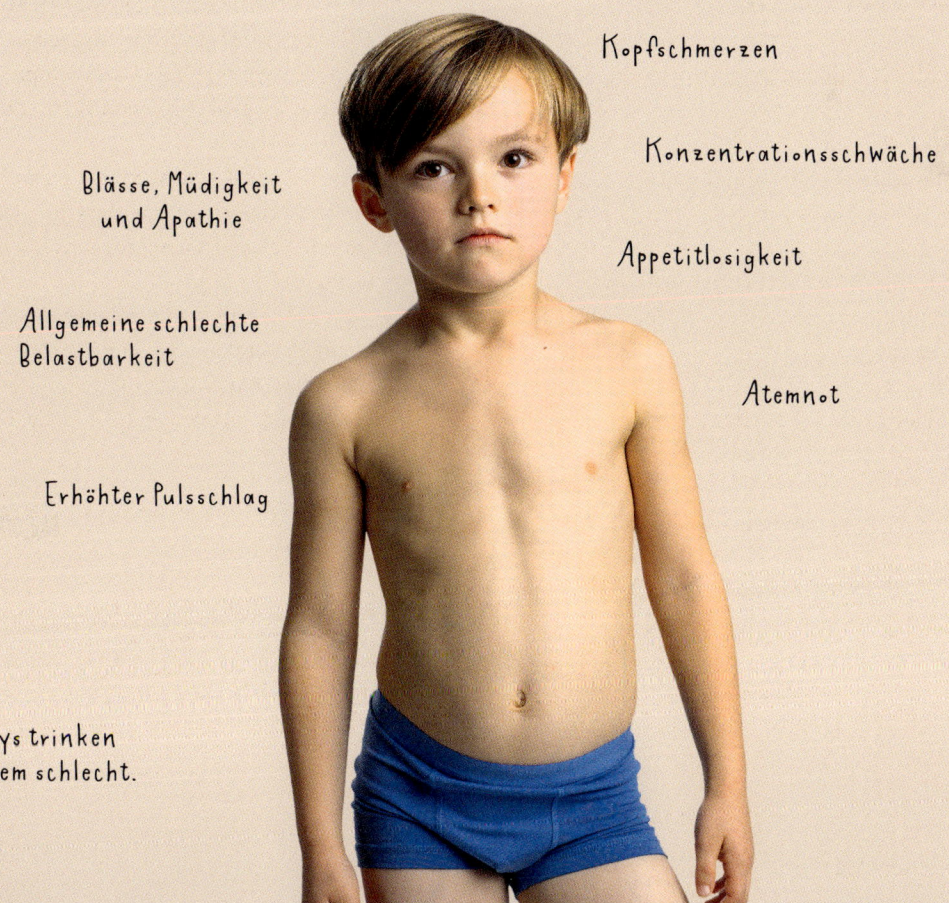

- Kopfschmerzen
- Konzentrationsschwäche
- Appetitlosigkeit
- Atemnot
- Blässe, Müdigkeit und Apathie
- Allgemeine schlechte Belastbarkeit
- Erhöhter Pulsschlag
- Babys trinken zudem schlecht.

BLUTUNGSNEIGUNG

SYMPTOME
- Blutergüsse schon durch relativ kleine Verletzungen
- Lang anhaltendes Bluten auch bei kleinen Wunden/Abschürfungen
- Schwarzer Stuhlgang
- Bei Mädchen extrem lange und starke Monatsblutung

Damit bei Verletzungen nicht unnötig viel Blut verloren geht, sorgen bestimmte Bestandteile im Blut dafür, dass dieses gerinnt und so die Blutung gestillt wird. An diesem äußerst komplexen Vorgang sind sehr viele Faktoren beteiligt, die alle perfekt zusammenspielen müssen – auch weil die Blutgerinnung ja nur bei Problemen aktiviert werden soll und nicht im Normalzustand. Der Mechanismus darf keinesfalls versehentlich gestartet werden und auch nicht zu schnell oder zu stark ablaufen, sonst bildet sich ein Blutgerinnsel *(Thrombose)*, das im schlimmsten Fall schwere Schäden anrichten kann.

Es ist eigentlich kein Wunder, dass in einem derart komplexen System Störungen auftreten. Manche davon sind angeboren, wie die Bluterkrankheit oder das Willebrand-Jürgens-Syndrom. In anderen Fällen werden, wie bei schweren Infekten, vermehrt Gerinnungsfaktoren verbraucht oder diese werden, wie bei einem Vitamin-K-Mangel oder bei Leberfunktionsstörungen, nur unzureichend gebildet.

Einige Medikamente wie ASS und Heparin beeinflussen die Blutgerinnung ebenfalls. Man nutzt diesen Effekt zum Beispiel nach Herzoperationen, um zu verhindern, dass sich Gerinnsel bilden.

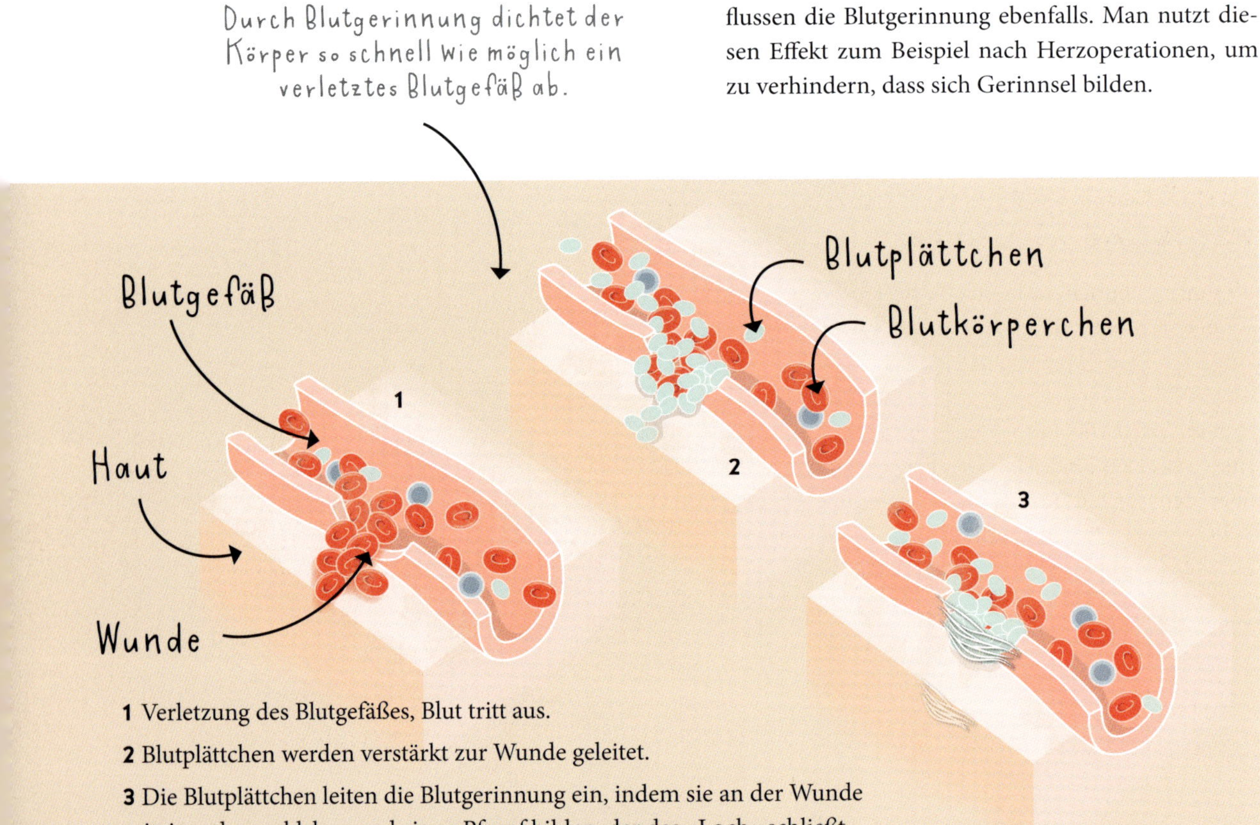

Durch Blutgerinnung dichtet der Körper so schnell wie möglich ein verletztes Blutgefäß ab.

1 Verletzung des Blutgefäßes, Blut tritt aus.
2 Blutplättchen werden verstärkt zur Wunde geleitet.
3 Die Blutplättchen leiten die Blutgerinnung ein, indem sie an der Wunde miteinander verkleben und einen Pfropf bilden, der das »Loch« schließt.

> **WO UND WIE KANN ES BLUTEN?**
>
> Blutungen können überall auftreten. Besonders häufig aber sind sie …
> - in der Haut – als winzige Pünktchen (meist bei Infekten) oder als blaue Flecken mit mehr oder weniger großer Ausdehnung,
> - in der Schleimhaut, vor allem der Nase (siehe Seite 253) und am Zahnfleisch,
> - aus dem Darm. Blut im Stuhl kann verschiedenste Ursachen haben: Infekte, Nahrungsmittelunverträglichkeiten bei Babys, entzündliche Darmerkrankungen bei größeren Kindern. Blutet es im oberen Bereich des Darms, ist der Stuhl schwarz, liegt das Problem im Enddarm oder am After, sieht das Blut frisch und rot aus,
> - in inneren Organen, wobei man dies oft nur an den Folgeerscheinungen erkennt.
>
> Blutungen im Gehirn sind im Kindesalter selten – einmal abgesehen von kranken Neugeborenen.

Sinkt die Zahl der Blutplättchen allerdings sehr stark, kann es zu inneren Blutungen kommen, unter anderem auch im Gehirn. Daher sollten auch kleinere Unfälle tunlichst verhindert werden. Das Problem löst sich jedoch innerhalb einiger Wochen fast immer von selbst, sodass nur selten eine Behandlung oder ein Krankenhausaufenthalt nötig sind.

Andere Gründe für das Fehlen von Blutplättchen sind seltener, beispielsweise eine Funktionsstörung im Knochenmark bei Leukämie.

PURPURA SCHÖNLEIN-HENOCH

Wenn Blutgefäße nicht mehr dicht halten, kann es trotz mehr oder weniger normaler Gerinnung zu Blutungen kommen. Treten Hautblutungen sehr schnell und großflächig beziehungsweise als dunkelrote oder schwarze Flecken auf und bestehen zusätzlich Krankheitszeichen, bringen Sie Ihr Kind sofort in eine Klinik (Notarzt). Es könnte sich um eine gefährliche Infektion handeln.

IDIOPATHISCHE THROMBOPENISCHE PURPURA

Blutungen können auch dann auftreten, wenn nicht genügend Blutplättchen vorhanden sind (*Thrombozytopenie*). Auch dies kann verschiedenste Ursachen haben. Die häufigste: Nach einem Infekt zerstört das Immunsystem die Blutplättchen, bis kaum noch welche vorhanden sind. Die betroffenen Kinder haben über den ganzen Körper verteilt millimetergroße, flohstichartige Blutungen. Diese tun nicht weh und die Kinder sind auch sonst kaum beeinträchtigt.

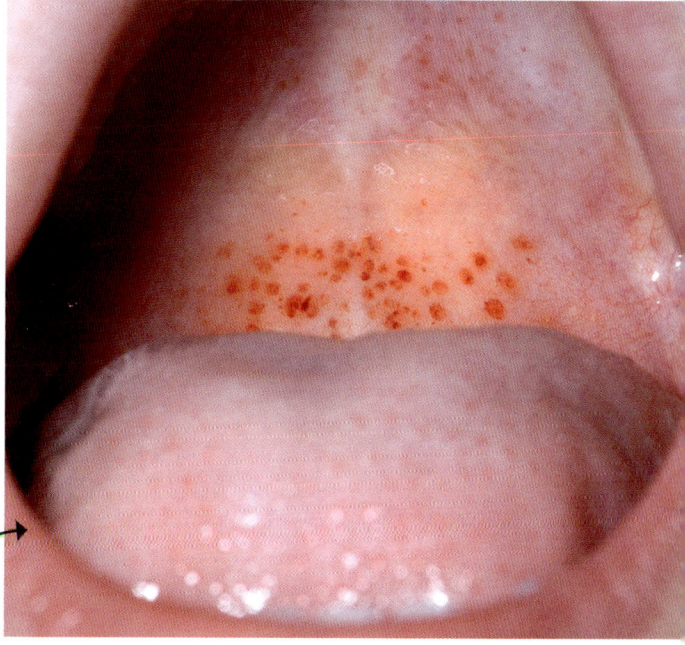

Idiopathische thrombopenische Purpura (ITP) mit punktförmigen Einblutungen in der Schleimhaut.

Häufiger jedoch entstehen kleine Blutungen bis zu einem Zentimeter Durchmesser, vor allem im Bereich des Gesäßes, an den Beinen und Armen, und meistens bei Kindern zwischen zwei und zehn Jahren. Oft sind dann auch die Knöchel und Knie geschwollen. Treten gleichzeitig Bauchschmerzen und/oder Blut im Urin auf, sind auch Niere und Darm betroffen. Es besteht der Verdacht auf Purpura Schönlein-Henoch, eine Krankheit, die Grund für einen sofortigen Besuch beim Kinderarzt ist (siehe Seite 251). Er wird den Schweregrad ermitteln und die Behandlung in die Wege leiten.

DAS KÖNNEN SIE SELBST TUN

Bewahren Sie Ruhe: Blut färbt sehr stark, daher werden die verlorenen Blutmengen meistens überschätzt. Dies ist übrigens ein überaus sinnvoller Mechanismus der Natur, denn so nimmt man den Blutverlust ernst, bevor es richtig gefährlich wird.
Große äußerliche Blutungen müssen Sie natürlich schnellstmöglich stillen (siehe auch Seite 342 f.) und anschließend umgehend vom Arzt versorgen lassen.
Bei blauen Flecken und Einblutungen können Sie letztlich nicht viel machen – außer sie zu beobachten und auf mögliche Warnzeichen zu reagieren.
Wurde Idiopathische thrombopenische Purpura diagnostiziert, darf Ihr Kind keine Medikamente einnehmen, die die Blutgerinnung beeinflussen. Zudem sollte es sportliche Aktivitäten vermeiden, solange die Thrombozytenzahl niedrig ist, um sich nicht versehentlich zu verletzen. Sagen Sie auch im Kindergarten oder in der Schule Bescheid, damit man besonders auf Ihr Kind achtet.
Bei Purpura Schönlein-Henoch ist Bettruhe wichtig. Motivieren Sie Ihr Kind dazu, sich auszuruhen, lesen Sie ihm zum Beispiel viel vor, stellen Sie ein Hörspiel an oder schauen Sie gemeinsam einen Film an. Gegen begleitendes Bauchweh hilft wenig, in Absprache mit dem Kinderarzt dürfen Sie Schmerzmittel geben.

SO HILFT DER ARZT

Bei unklaren Blutungen sollten Sie immer mit Ihrem Kind zum Arzt gehen, bei stärkeren oder großflächigen Blutungen fahren Sie am besten direkt in die Notfallambulanz. Hat ein Kind immer wieder unerklärliche blaue Flecken, sollte eine zügige Untersuchung beim Kinderarzt erfolgen.

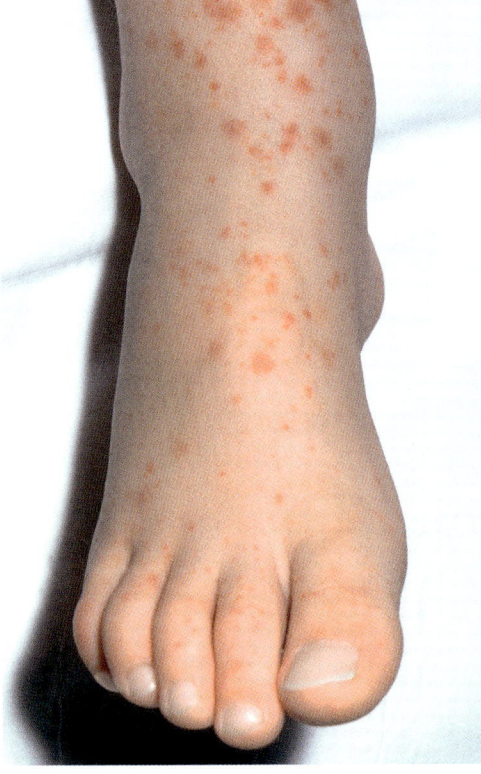

Die sogenannten Petechien an der Haut, aber auch an den Schleimhäuten sind charakteristisch für die Purpura Schönlein-Henoch. Sie treten schubweise in unterschiedlich starker Form über mehrere Wochen auf.

NASENBLUTEN

SYMPTOME
> Blutung aus der Nase

Weil die Nasenschleimhaut sehr gut durchblutet und zugleich etwas empfindlich ist, blutet fast jedes Kind irgendwann einmal aus der Nase. Am häufigsten passiert dies in der Kindergarten- und Grundschulzeit, mit dem Älterwerden nimmt das Problem meist deutlich ab.

In jungen Jahren sind selten Bluthochdruck, Verletzungen durch einen Schlag auf die Nase, Blutungsneigung oder Nebenwirkung von Medikamenten für das Nasenbluten verantwortlich. Weitaus häufiger kommt es vor, dass sich im Zuge eines Infekts, vor allem in der Abheilphase eines Schnupfens, harte Krusten bilden, die beim Lösen die Schleimhaut oberflächlich verletzen, sodass es blutet. Auch beim Nasenbohren kann der Fingernagel leicht die kleinen Blutgefäße verletzen. Fremdkörper in der Nase sind ebenfalls möglich, genauso wie Verletzungen der Nasenschleimhaut.

In der Heizperiode blutet die Nase besonders häufig, da bei geringer Luftfeuchtigkeit die Schleimhaut austrocknet, was sie besonders empfindlich macht.

DAS KÖNNEN SIE SELBST TUN

Meist können Sie Nasenbluten mit einfachen Maßnahmen stoppen: Lassen Sie Ihr Kind sich zunächst aufrecht hinsetzen. Das sorgt dafür, dass der Blutdruck nicht zusätzlich erhöht ist. Wenn es den Kopf nach vorne beugt, läuft das Blut aus der Nase und nicht in den Rachen, was häufig zu Übelkeit führt. Zudem lässt sich die Blutmenge so besser abschätzen. Drücken Sie für einige Minuten die Nasenflügel zusammen. Dadurch verschließen sich die Blutgefäße. Das Kind soll währenddessen ruhig durch den Mund atmen. Ein kalter Waschlappen oder ein Kühlpack im Nacken bewirken ebenfalls, dass sich die Blutgefäße in der Nase zusammenziehen.

In der Regel lässt die Blutung schnell wieder nach, sodass ärztliche Hilfe nicht nötig ist. Anders sieht es aus, wenn ...
> die Blutung länger als 20 Minuten dauert,
> das Blut auch bei nach vorne gebeugtem Kopf und zusammengedrückten Nasenflügeln weiter läuft – und vor allem in den Rachen,
> Ihr Kind eine Kopfverletzung hat und es deswegen aus der Nase blutet,
> es gerinnungshemmende Medikamente einnimmt oder eine andere Störung der Blutgerinnung besteht.

Bei diesen Warnsymptomen sollten Sie mit Ihrer Tochter oder Ihrem Sohn zum Kinderarzt oder in die Notfallambulanz gehen.

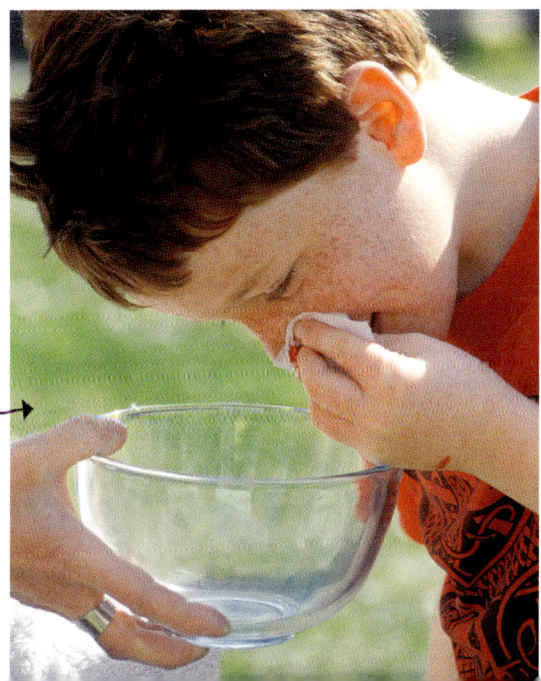

Kopf nach vorn beugen und Nasenflügel zusammendrücken: So lässt die Blutung rasch nach.

LEUKÄMIE

> **SYMPTOME**
> - Zunächst unspezifisch, später unklare blaue Flecken bzw. Blutungen in der Haut und den Schleimhäuten
> - Vergrößerte, jedoch nicht schmerzhafte Lymphknoten
> - Kopfschmerzen, Übelkeit, Sehstörungen
> - Rötlich-bläuliche Schwellungen in der Haut, an Tränendrüsen, Hoden und Ohrläppchen

Auch Kinder bleiben von bösartigen Erkrankungen wie Krebs nicht verschont. Zwar sind derartige Fälle zum Glück nicht häufig, dennoch gibt es allein in Deutschland jährlich etwa 2000 Neuerkrankungen. Unter den Krebserkrankungen stehen Leukämien an erster Stelle. Sie können in jedem Alter auftreten, ganz selten sogar schon bei Babys. Bei Leukämie vermehren sich die Immunzellen des Bluts (weiße Blutkörperchen) ungehemmt und haben auch ihre normale Funktion nicht mehr. Am häufigsten handelt es sich um entartete Lymphozyten beziehungsweise deren Vorläuferzellen. Weil die bösartigen Zellen das gesunde Knochenmark verdrängen, werden wenige rote Blutkörperchen und Blutplättchen gebildet. Die Leukämiezellen wandern zudem in andere Organe, vor allem Lymphknoten, Leber, Milz und Hirnhäute.

MÖGLICHE HINWEISE AUF EINE LEUKÄMIE

Der Beginn einer Leukämie äußert sich zunächst in unspezifischen (Krankheits-)Zeichen, die auch bei gesunden Kindern vorübergehend vorkommen können und daher oft nicht erkannt werden. Die Kinder sind blass, matt und haben keinen rechten Appetit. Infekte dauern länger als gewöhnlich an, das Gewicht sinkt und es bestehen diffuse Schmerzen.

In der Regel geben aber erst »echte« Alarmsymptome den Hinweis auf die Schwere der Erkrankung (siehe Symptomkasten), wobei nie alle Symptome gleichzeitig auftreten.

DAS KÖNNEN SIE SELBST TUN

Abgesehen von einigen wenigen genetischen Risikofaktoren ist es Schicksal, ob ein Kind an Leukämie oder einem anderen Tumor erkrankt. Umweltfaktoren spielen hierzulande keine messbare Rolle, auch wenn dies immer wieder vermutet oder vermeintlich nachgewiesen wurde.

Die Diagnose ist für die Eltern, das Kind, seine Geschwister sowie die restliche Familie erst einmal ein Schock. Das Familienleben wird gründlich durcheinandergewirbelt und vieles, das sonst wichtig war, wird erst einmal unwichtig. Alles dreht sich nur noch um die Krankheit und ihre Behandlung. Aber was kann man selbst tun? Der wertvollste Rat: Seien Sie für Ihr Kind da. Weil hier die gesetzlich gewährleisteten Krankheitstage am Arbeitsplatz meistens nicht ausreichen, wenden Sie sich am besten an den Sozialdienst der Klinik. Dort hilft man Ihnen weiter. Nehmen Sie aber auch Hilfe an und sorgen Sie für sich selbst (und die restlichen Familienmitglieder), damit Sie alle die körperliche und psychische Kraft haben, mit der Erkrankung umzugehen und Ihr krankes Kind wirklich zu unterstützen.

SO HILFT DER ARZT

Der Kinderarzt untersucht Ihr Kind, veranlasst ein Blutbild und schaut eventuell mit Ultraschall Leber, Milz und Lymphknoten an. Bestätigt sich der Verdacht, wird das Kind unverzüglich in eine kinderonkologische Abteilung eingewiesen. Denn alle weiteren Untersuchungen sowie die Behandlung können und sollten nur in solchen Kliniken stattfinden, die sich auf Kinder mit Leukämien und anderen Tumoren spezialisiert haben. Grundpfeiler der Behandlung ist die Chemotherapie, die in einigen Fällen mit einer Bestrahlung kombiniert wird. Die genaue Behandlungsstrategie richtet sich dabei nach individuellen Markern und danach, auf welche Medikamente das Kind anspricht. In einigen wenigen Fällen ist eine Knochenmarkstransplantation notwendig.

Die Therapie zieht sich insgesamt über viele Monate hin und es sind auch bei günstigem Verlauf jahrelange Nachkontrollen nötig.

WIE GEHT ES WEITER?

So schwer der Schock bei der Diagnose auch sein mag, die Heilungschancen bei einer Leukämie im Kindesalter stehen sehr gut. Fast 90 Prozent der Kinder mit einer lymphatischen Leukämie können dauerhaft geheilt werden. Bei anderen Leukämieformen und Tumoren sieht es zwar etwas schlechter aus, aber auch hier werden die meisten Kinder wieder gesund. Voraussetzung ist jedoch immer, dass die Behandlung nach dem jeweils aktuellen wissenschaftlich abgesicherten Stand erfolgt. Weil in Deutschland alle kinderonkologischen Abteilungen zusammenarbeiten, verbessern sich diese Standards laufend, sodass die Erfolge von Jahr zu Jahr besser werden (auch weil Ärzte innerhalb mehrerer Nationen, bei seltenen Tumorformen sogar weltweit eng vernetzt sind).

Für das einzelne Kind ist der Weg trotz allem sehr mühsam. Die Chemotherapie hat erhebliche Begleiterscheinungen und die Familie sieht sich vielen Belastungen ausgesetzt. In der Kinderonkologie gibt es deshalb immer auch Teams, die die psychischen und sozialen Folgen einer Leukämie gut kennen und in jeder Weise helfen. Darüber hinaus finden Sie unter **www.kinderkrebsstiftung.de** die Adresse der lokalen Selbsthilfegruppe.

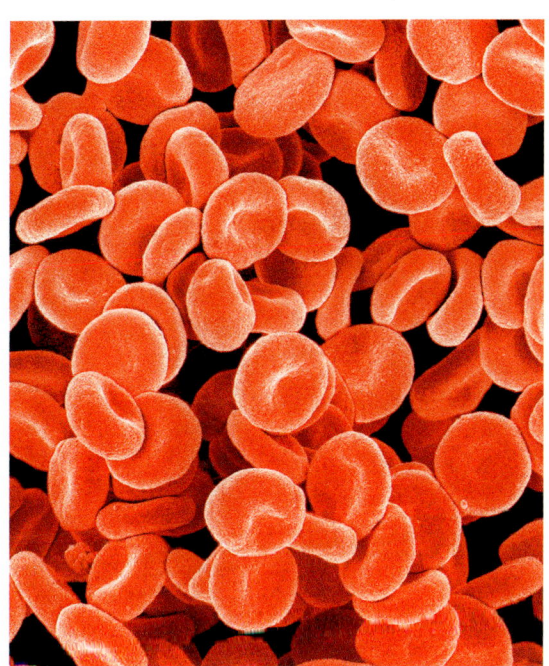
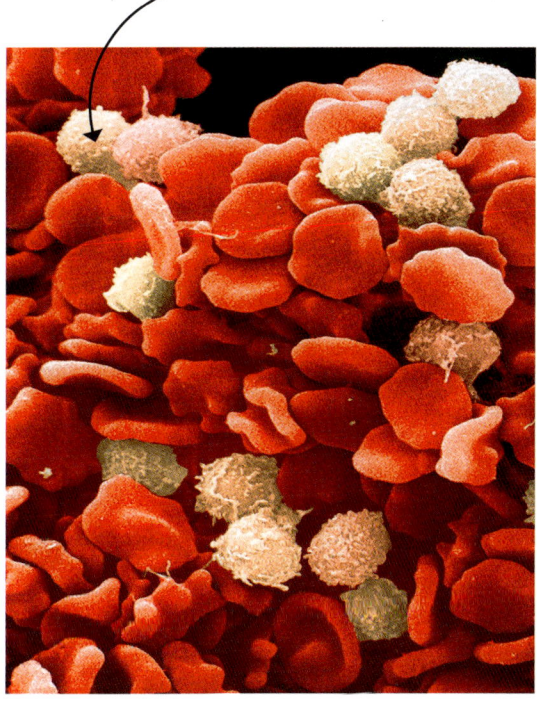

Im Gegensatz zum normalen Blutbild (links) verdrängen bei Leukämie (rechts) Vorläuferzellen der Lymphozyten mehr und mehr die anderen Blutbestandteile.

Wie Kinder wachsen

DIE KÖRPERLÄNGE steigt nicht gleichmäßig an, sondern Kinder wachsen in Phasen:
> Im 1. Lebensjahr wächst ein Kind durchschnittlich etwa 23 Zentimeter, im 2. Lebensjahr etwa 10 bis 12 Zentimeter – Jungen insgesamt rund 2 Zentimeter mehr als Mädchen. Dann kommen jährlich etwa 5 bis 9 Zentimeter dazu – mit abnehmender Tendenz.
> Ab dem 8. (bei Mädchen) beziehungsweise dem 9. Geburtstag (bei Jungen) nimmt das Längenwachstum zunächst langsam und dann vor der Pubertät deutlich zu.
> Die Endgröße ist bei Mädchen mit etwa 16 und bei Jungen mit etwa 18 Jahren erreicht – mit deutlichen individuellen Schwankungen.

FÜR DAS KNOCHENWACHSTUM ausschlaggebend ist das Wachstumshormon Somatropin (auch Somatotropin), das vor allem abends und nachts von der Hirnanhangdrüse ausgeschüttet wird.

huiiii ...

Knochen und Gelenke können sich nicht von allein bewegen. Das übernehmen die **SKELETTMUSKELN**, die an ihrem Ursprung und Ansatz jeweils durch Sehnen mit den Knochen verbunden sind. Anders als etwa die Muskulatur des Darms oder des Herzens lässt sich die Skelettmuskulatur **WILLENTLICH BEEINFLUSSEN**, sodass wir in der Lage sind, sie aktiv zu steuern. Erhalten die Fasern in den Muskeln über die Nerven entsprechende Signale aus dem Gehirn, ziehen sie sich zusammen und erzeugen so **BEWEGUNG**.

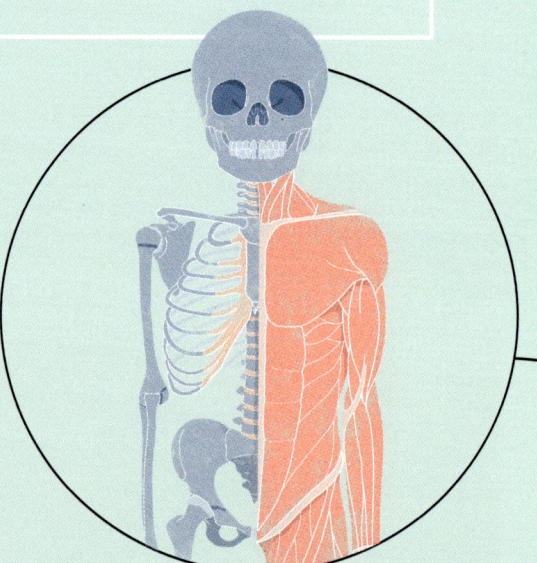

Einzelne Knochen sind durch **GELENKE** mit anderen Knochen verbunden, sodass sie sich strecken, beugen oder drehen lassen. Um dabei Reibung zu vermeiden, haben die Knochen im Gelenkbereich eine Oberfläche mit **KNORPEL**. In den Gelenken ist eine **GELENKFLÜSSIGKEIT**, die zur »Schmierung« dient. **GELENKKAPSELN** halten alles zusammen, feste **BINDEGEWEBSBÄNDER** wirken zusätzlich stabilisierend.

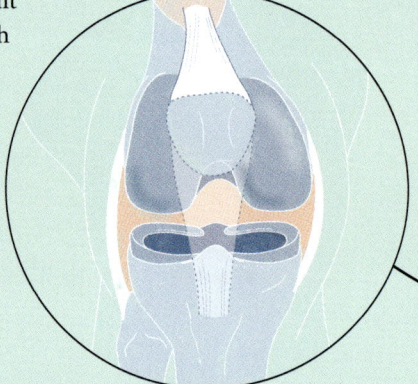

BEWEGUNGS-APPARAT

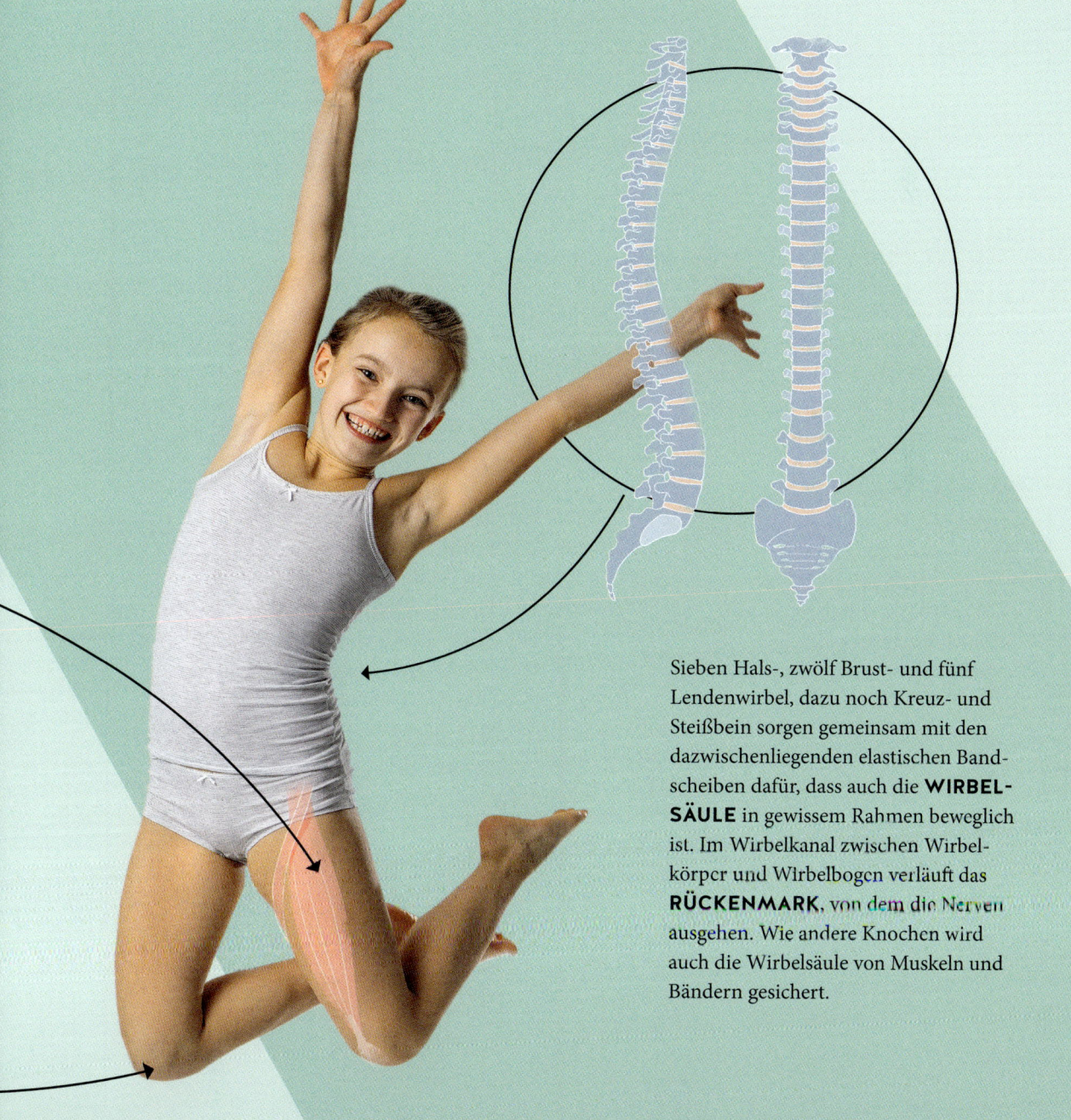

Sieben Hals-, zwölf Brust- und fünf Lendenwirbel, dazu noch Kreuz- und Steißbein sorgen gemeinsam mit den dazwischenliegenden elastischen Bandscheiben dafür, dass auch die **WIRBELSÄULE** in gewissem Rahmen beweglich ist. Im Wirbelkanal zwischen Wirbelkörper und Wirbelbogen verläuft das **RÜCKENMARK**, von dem die Nerven ausgehen. Wie andere Knochen wird auch die Wirbelsäule von Muskeln und Bändern gesichert.

MUSKELSCHMERZEN UND MUSKELKATER

SYMPTOME
› Schmerzen im Muskelbereich, vor allem in Beinen und Armen, an Bauch und Rücken

Schmerzen in den Muskeln können ganz unterschiedliche Ursachen haben, allen voran Prellungen und Verletzungen. Dass außerdem bei Grippe und anderen Virusinfektionen alle Muskeln wehtun können, weiß jeder aus eigener Erfahrung. Bleiben die Schmerzen in einem einzelnen Muskel, beschränken sie sich auf eine bestimmte Körperregion oder nehmen sie zu, suchen Sie bitte den Kinderarzt auf, damit er Ihre Tochter oder Ihren Sohn untersucht.

Sehr oft ist aber auch einfach nur ein Muskelkater für Schmerzen verantwortlich. In der Regel tut es dann nicht nur an einer Stelle weh, sondern es sind relativ große Bereiche des Körpers betroffen. Dennoch sind die Schmerzen harmlos. Vermutlich werden sie durch kleine Einrisse der Muskelfasern aufgrund der übermäßigen Belastung ausgelöst. An den betroffenen Stellen bilden sich winzige Entzündungsherde, die jedoch innerhalb verhältnismäßig kurzer Zeit wieder abheilen.

Muskelzerrungen können bei Überstreckung von Muskeln durch plötzliche Bewegungen und eine Fehlbelastung auftreten. Die Maximalform ist der Muskelfaserriss. Dies ist bei Kindern selten, eher schon tritt es bei jugendlichen Sportlern auf. Das Ganze tut sehr weh, fühlt sich an wie ein Peitschenhieb und kann zur Einblutung in den Muskel führen. Wichtig ist, die betroffene Partie hochzulegen und für einige Tage zu schonen. Bei starken Schmerzen oder sogar Verhärtung im Bereich des schmerzhaften Muskels ist eine kurzfristige Kontrolle durch einen Kinderarzt oder Chirurgen sinnvoll.

DAS KÖNNEN SIE SELBST TUN

In den meisten Fällen vergehen Muskelschmerzen innerhalb weniger Tage von allein. Folgende Maßnahmen helfen, besser über die Runden zu kommen:
› Hat sich Ihr Kind gestoßen, hilft ein kalter Waschlappen oder ein Kühlpad (nie direkt auf die Haut legen), damit die betroffene Partie nicht zu stark anschwillt und schmerzt.
› Muskelkater entwickelt sich langsam. Der Höhepunkt ist nach etwa 24 Stunden erreicht. Wärme, etwa bei einem Vollbad, lindert dann den Schmerz. Medikamente helfen dagegen nicht. Eiweißreiche Nahrung unterstützt den erneuten Muskelaufbau und beschleunigt so den Heilungsprozess. Dasselbe gilt für sanfte Aktivitäten. Bei Zerrungen sind sportliche Aktivitäten dagegen bis auf leichtes Dehnen erst einmal tabu, damit die Verletzung heilen kann.
› Um in Zukunft Muskelkater und -zerrungen möglichst zu vermeiden, erklären Sie Ihrem Kind, dass es sich vor größerer körperlicher Belastung gut aufwärmen muss, anstatt sofort mit Volldampf loszulegen.
› Bei längeren Wanderungen und Ähnlichem ist es wichtig, statt einer großen Rast lieber regelmäßig kurze Pausen einzulegen und dabei auch etwas zu essen. Das ist umso wichtiger, je jünger ein Kind ist.

SO HILFT DER ARZT

Wenn die Schmerzen über mehrere Tage bestehen bleiben und die Schwellung zunimmt, sollten Sie nicht warten, sondern mit Ihrem Kind möglichst bald zum Arzt gehen. Dies gilt vor allem, wenn Fieber oder andere Krankheitszeichen hinzukommen. Der Arzt untersucht, ob zum Beispiel ein Infekt, eine Entzündung, eine psychosomatische Krankheit oder eine Autoimmunerkrankung dahintersteckt.

MUSKELSCHWÄCHE

SYMPTOME
› Verringerte Muskelspannung oder -kraft

Jedes Kind kann einmal schlapp oder schwach sein, vor allem bei einem Infekt ist das keine Seltenheit. Uns Großen geht es selbst ja auch nicht anders: Wenn wir Grippe haben, sind wir zu körperlichen Leistungen kaum fähig. Genauso ist es normal, dass man sich nach einer starken Belastung (etwa nach ausgiebigem Sport) erst einmal kraftlos fühlt, weil sich die Muskeln wieder erholen müssen.

Für Eltern (und oft auch für Ärzte) ist es nicht immer einfach zu unterscheiden, wodurch eine Schwäche verursacht wird. Dies kann schließlich genauso gut an den Muskeln selbst liegen wie an den Nerven, den Knochen und sogar am Rückenmark oder am Gehirn. Die wichtigste grundsätzliche Frage zur Diagnosestellung lautet daher: Ist die Muskelschwäche akut beziehungsweise neu aufgetreten oder besteht sie schon länger?

MÖGLICHE URSACHEN

Die häufigste Ursache für vorübergehende Muskelschwäche sind tatsächlich Infekte. Meist hat das Kind daher dann auch Fieber, Schmerzen und zeigt weitere Krankheitszeichen. Manche Infekte (beispielsweise Coxsackie-Viren) können Muskeln auch ohne großes Fieber vorübergehend schädigen.

Eine plötzliche Muskelschwäche lässt sich in der Regel gut behandeln beziehungsweise heilt in vielen Fällen sogar von selbst wieder.

Besteht die Schwäche dagegen bereits über einen längeren Zeitraum und/oder verschlechtert sie sich allmählich und kontinuierlich, deutet dies eher auf eine angeborene, meist schwere Erkrankung hin. Die Muskelschwäche – sie kann von leichten Bewegungseinschränkungen bis hin zu Lähmungen reichen – wird dann zum Beispiel zentral durch das Gehirn ausgelöst und besteht von Anfang an, etwa infolge eines Sauerstoffmangels bei der Geburt. Genetische Erkrankungen können ebenfalls zu einer schleichenden Verschlechterung der Muskelkraft und Beweglichkeit führen. Manche dieser Erkrankungen beginnen sehr früh, sodass man sie bereits direkt nach der Geburt bemerkt. Andere dagegen zeigen sich erst im Kleinkindalter und manche sogar erst bei Erwachsenen.

Wenn Sie das Gefühl haben, dass bei Ihrem Kind die Kraft immer weiter nachlässt oder erlernte Fähigkeiten wieder verloren gehen, sollten Sie dies bald mit Ihrem Kinderarzt besprechen.

DAS KÖNNEN SIE SELBST TUN

Da vorübergehende Muskelschwäche in den meisten Fällen durch einen Virusinfekt ausgelöst wird, brauchen Sie eigentlich nur das Ende des Infekts abzuwarten, damit es Ihrem Kind wieder besser geht. Kleinere Kinder wissen instinktiv ziemlich genau, wann sie sich wieder belasten können, und machen dies einfach selbst. Ehrgeizige Schüler und Schülerinnen muss man dagegen häufig eher bremsen, damit sie sich nicht zu früh zu viel zumuten. Wenn Ihr Kind Sport macht, sollte es außerdem für einige Wochen mit dem Training aussetzen beziehungsweise es erst einmal langsam wieder angehen, um sich sanft an die Belastung zu gewöhnen.

SO HILFT DER ARZT

Wenn die Muskelschwäche nicht eindeutig durch einen harmlosen Infekt ausgelöst ist, sollten Sie Ihr Kind untersuchen lassen, damit der Kinderarzt die notwendigen weiteren Tests durchführen beziehungsweise veranlassen kann.

RÜCKENSCHMERZEN

SYMPTOME
> Schmerzen in Rücken und/oder Bauch
> Schiefe oder gekrümmte Haltung
> Bewegungseinschränkung

Rückenschmerzen haben in den letzten Jahrzehnten nicht nur bei Erwachsenen zugenommen. Auch immer mehr Kinder leiden darunter – ganz besonders ab dem Zeitpunkt, ab dem sie in die Schule kommen. Allerdings ist in den seltensten Fällen ein zu schwerer Schulranzen das Problem. So ist zum Beispiel eindeutig erwiesen, dass Kinder, die zur Schule gefahren werden, mehr Rückenschmerzen haben als ihre Klassenkameraden, die den Ranzen zu Fuß in die Schule tragen. Bewegungsmangel hat einen weitaus größeren Einfluss auf den Rücken, genauso wie Übergewicht oder langes Sitzen auf ungeeigneten Stühlen. Rückenschmerzen bei Kindern sind fast immer ein muskuläres Problem, das vor allem durch Bewegungsmangel und Fehlbelastung entsteht. Dagegen spielen Wirbelsäule und Bandscheiben als Schmerzursache nur selten eine Rolle.

DAS KÖNNEN SIE SELBST TUN

Beobachten oder fragen Sie Ihr Kind, wann, wie oft, wie lange und wo genau die Rückenschmerzen auftreten. Möglicherweise ergeben sich daraus schon wichtige Hinweise auf die Ursache. Das kann zum Beispiel ein ungünstiger Arbeitsplatz beim Hausaufgabenmachen sein oder sehr viele mit Computerspielen verbrachte Stunden.

Medikamente helfen nur kurz, beheben nie die Ursache und sollten daher nur in extremen Situationen eingesetzt werden. Massagen und Wärme, etwa ein Vollbad, eine heiße Dusche oder eine Wärmflasche, sind angenehm, lösen das Problem aber ebenfalls nur vorübergehend. Daher ist Ihre wichtigste Aufgabe, Ihr Kind dazu zu animieren, den Rücken zu stärken. Das gelingt am besten durch regelmäßige körperliche Betätigung. Vor allem Ausdauersportarten und Gymnastik kräftigen die Rücken- und Rumpfmuskulatur. Unter qualifizierter Anleitung sind manchmal sogar Fitnesssportarten möglich. Regelmäßige Bewegung ist natürlich auch unerlässlich, um in Zukunft Beschwerden zu verhindern.

Ebenfalls wichtig ist ein kritischer Kinderzimmercheck, um gegebenenfalls einen zu niedrigen Schreibtisch, einen unpassenden Stuhl oder eine zu weiche Matratze auszutauschen.

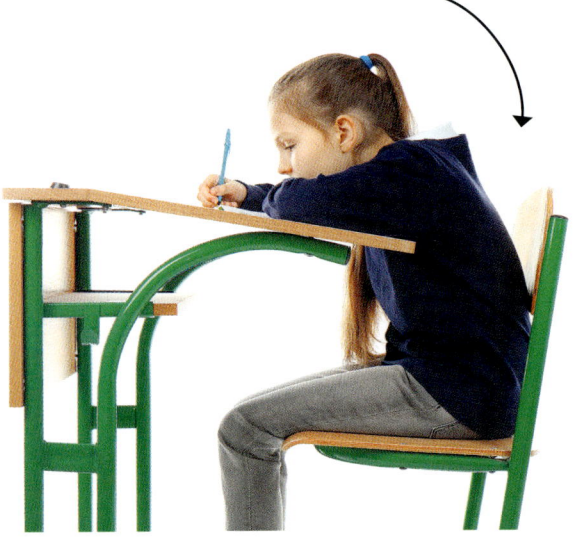

Mit rundem Rücken über einen zu hohen Schreibtisch gebeugt – kein Wunder, wenn bei einer solch falschen Sitzhaltung nach den Hausaufgaben der Rücken wehtut!

OSTEOPATHIE

Seit einiger Zeit hat sich eine spezielle Form der manuellen Therapie entwickelt: die Osteopathie. Trotz der breiten Anwendung gibt es bisher keinerlei wissenschaftlich fundierte Daten, dass die Behandlung wirksam ist, auch wenn viele Patienten sich dadurch besser fühlen. Bei Babys und Kleinkindern kann die Behandlung durch einen Osteopathen ohne ausreichende Kenntnisse und Erfahrungen in der Kinder- und Jugendmedizin sogar gefährlich sein und zu schwerwiegenden dauerhaften Schädigungen führen.

tere Abklärung nötig ist. Bei gelegentlich oder selten auftretenden Schmerzen ohne eine erkennbare Grunderkrankung wird er zur einmaligen Schmerzmittelgabe raten, damit das Kind sich trotz Verspannung bewegen kann.

Besteht tatsächlich ein relevantes muskuläres Problem beziehungsweise eine dauerhafte Schiefhaltung oder sind die Rückenschmerzen durch orthopädische Probleme ausgelöst (siehe auch Seite 266 und 267), wird der Arzt Physiotherapie verordnen, bei größeren Kindern eventuell kombiniert mit einer medizinischen Trainingstherapie.

SO HILFT DER ARZT

Wenn die Rückenschmerzen häufig auftreten und/oder dazu führen, dass sich Ihre Tochter oder Ihr Sohn nur noch ungern bewegt, sollten Sie unbedingt den Kinderarzt um Rat fragen. Er kann dann auch entscheiden, ob eine orthopädische Untersuchung einschließlich Röntgen nötig ist. Genauso müssen Sie bei Begleitsymptomen wie Fieber oder Gefühlsstörungen schnell reagieren – auch wenn zum Glück nur selten wirklich eine schwerwiegende Erkrankung die Beschwerden verursacht.

Je nach körperlichem Untersuchungsbefund entscheidet der Arzt, ob und in welcher Form eine wei-

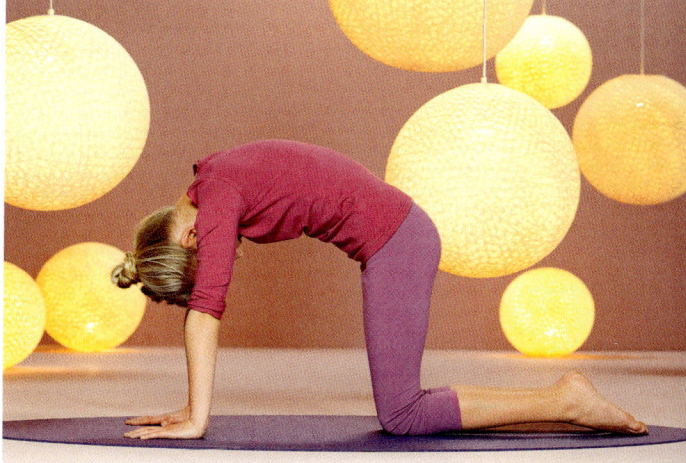

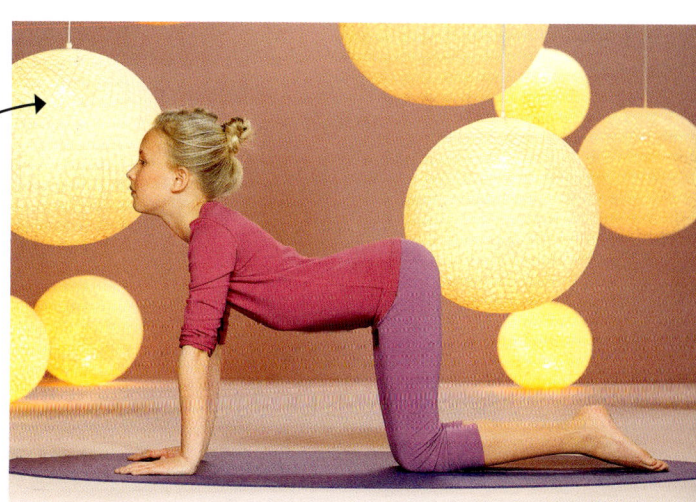

Eine einfache Übung zur Rückenentlastung - zum Beispiel für eine dynamische Lernpause: Ihr Kind geht in den Vierfüßlerstand und macht einen Katzenbuckel, den Kopf lässt es zwischen die Arme sinken. Anschließend ins Hohlkreuz wechseln und den Kopf leicht in den Nacken legen. Beide Positionen im fließenden Wechsel.

GELENK- UND KNOCHENSCHMERZEN

SYMPTOME
- Schwellung, bisweilen mit deutlich zu fühlender Flüssigkeitsansammlung
- Rötung der Umgebung
- Schmerzen
- Bewegungseinschränkung

Damit sich der Körper trotz seines starren Skeletts bewegen kann, sind einzelne Knochen durch Gelenke verbunden. Die Beweglichkeit ist aber sehr schnell eingeschränkt, wenn einer dieser Dreh- und Angelpunkte anschwillt oder sich entzündet.

Im Babyalter kommt es relativ häufig durch Bakterien zu Gelenkinfektionen. Weil es wehtut, das Baby aber seinen Schmerz noch nicht klar äußern kann, bewegt es seinen Arm oder sein Bein einfach nicht mehr, sodass diese Gliedmaßen zunächst wie gelähmt scheinen. Erst relativ spät wird dann eine Schwellung sichtbar.

Bei Kleinkindern können Viren das Hüftgelenk für einige Tage lahmlegen. Dieser sogenannte Hüftschnupfen ist harmlos und heilt von selbst wieder ab. Bis dahin hilft nur Abwarten. Bei einer fast schmerzlosen starken Schwellung eines einzelnen Kniegelenks kann es sich in diesem Alter um eine Borrelieninfektion nach einem Zeckenbiss handeln (siehe auch Seite 201).

Im Schul- und Jugendalter schließlich sind Verletzungen sowie Fehlbelastungen der häufigste Grund für Gelenkschmerzen.

Schmerzen in der Hüfte können bei Schulkindern und Jugendlichen aber auch ein Hinweis auf eine Knochennekrose sein: An einigen typischen Körperstellen werden Teile eines Knochens nicht richtig durchblutet. Besonders häufig geschieht dies bei Jungen zwischen dem fünften und zehnten Lebensjahr in der Hüfte. Grund dafür ist die störungsanfällige Blutversorgung des Hüftkopfes. Ähnliches kann unterhalb der Kniescheibe am Sehnenansatz vorne am Schienbein passieren. Die Region ist dann stark geschwollen und schmerzt heftig.

In beiden Fällen ist erst einmal Schonung angesagt und die Kontrolle durch einen Kinderorthopäden, der auch die weitere Behandlung festlegt.

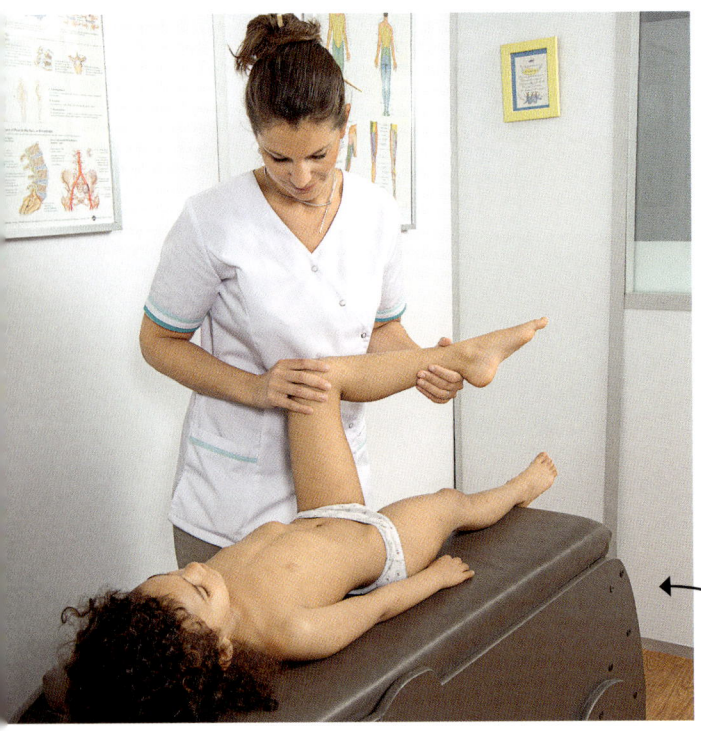

Bei Schmerzen am Bewegungsapparat testet der Arzt die Beweglichkeit der Gelenke.

Über einen längeren Zeitraum andauernde, von Fieber und/oder Schwellungen begleitete Gelenkschmerzen deuten auf eine rheumatologische Erkrankung hin (siehe Seite 264 f.).

Wochenlange Schmerzen und Schwellungen im Bereich der Beckenknochen oder auch ober- oder unterhalb des Knies können ein Hinweis auf einen Tumor sein. Machen Sie daher möglichst rasch einen Kontrolltermin beim Kinderarzt aus.

DAS KÖNNEN SIE SELBST TUN

Nach einer Verletzung hilft am besten, die betroffene Partie umgehend zu kühlen und die Gliedmaßen hoch zu lagern. Bei starken Schmerzen können Sie Ihrem Kind zudem für einen oder zwei Tage ein Schmerzmittel geben.

Bandagen können stärkere Schwellungen verhindern und ein verletztes, gedehntes oder überlastetes Gelenk stabilisieren. Am besten lassen Sie sich vom Arzt oder der Sprechstundenhilfe zeigen, wie Sie die Bandage anlegen.

Nach der unmittelbaren Heilungsphase ist das Wichtigste, dass Ihr Kind Fehlbelastungen vermeidet. Im Zweifelsfall erkundigen Sie sich beim Arzt, wann welche Belastungen (wieder) möglich sind.

SO HILFT DER ARZT

Wegen der vielfältigen Ursachen ist der Kinderarzt auf Ihre genauen Angaben angewiesen und erfragt daher zunächst einmal die näheren Umstände, ehe er Ihre Tochter oder Ihren Sohn untersucht.

Auf den ersten Blick ist von außen allerdings nicht immer leicht zu entscheiden, ob wirklich das Gelenk selbst entzündet oder gereizt ist oder nur die Umgebung. Eine Schwellung im Gelenkbereich kann nämlich durchaus sehr ausgeprägt, das Gelenk selbst aber völlig in Ordnung sein. Eine Ultraschalluntersuchung hilft in so einem Fall in jeder Altersstufe, sich ein klares Bild zu machen. Knochen dagegen lassen sich besser mittels einer Röntgenaufnahme begutachten. Und wenn das Knochenmark, die Muskeln, eine Gelenkkapsel oder andere Weichteile untersucht werden müssen, ist die Magnetresonanztomographie (MRT) die beste Methode.

Die tatsächliche Behandlung richtet sich dann nach der jeweiligen Ursache beziehungsweise Art der Erkrankung. In manchen Fällen allerdings lässt sich trotz ausführlicher Untersuchungen keine körperliche Ursache finden. Gerade wenn die Schmerzen am ganzen Körper auftreten, oft betont an den Extremitäten, und weder von Schwellungen noch von Fieber begleitet werden, können sie auch psychosomatisch sein, sie sind daher aber nicht minder schwer. Mädchen sind davon deutlich häufiger betroffen als Jungen.

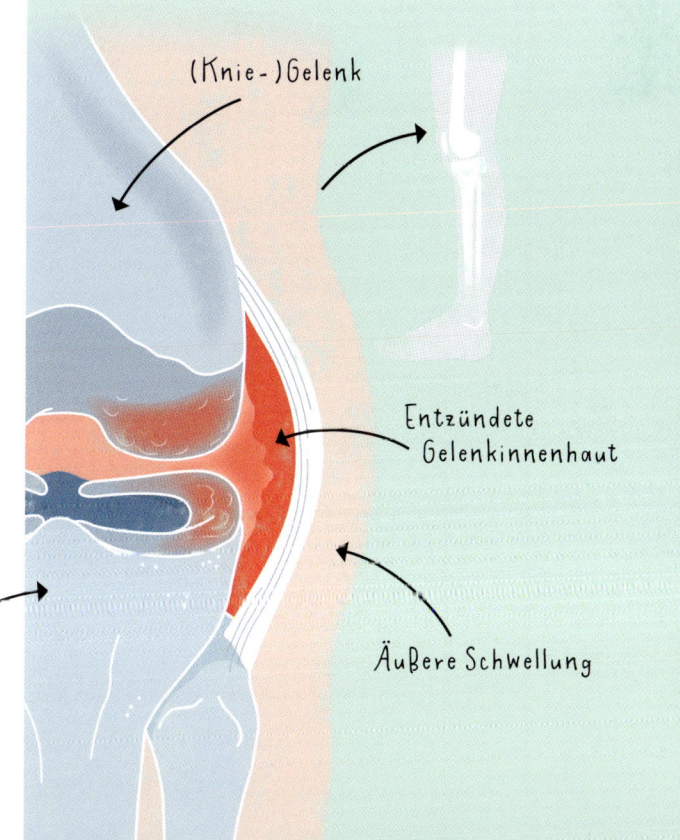

Gelenkschwellungen können durch akute Verletzung etwa beim Sport entstehen, aber auch einige Krankheiten können zu Gelenkentzündungen führen.

RHEUMATISCHE ERKRANKUNGEN

> **SYMPTOME**
> › Gelenkschmerzen über Monate
> › Schwellungen/Rötungen im Gelenkbereich
> › Fieber (nicht immer)
> › Hautausschläge

Bei Rheuma denkt man automatisch an ältere Menschen, schließlich assoziiert man mit dieser Krankheit erst einmal Verschleiß und Fehlbelastungen. Doch auch Kinder können Rheuma haben – hierzulande sind es geschätzt zwischen 15 000 und 20 000 (genaue Zahlen gibt es nicht, weil bei den meisten die Krankheit nicht immer gleichmäßig aktiv ist). Wenn Ihr Kind mindestens drei Monate lang Beschwerden hat, sollten Sie daher zum Arzt gehen.

Bei Kindern sind rheumatische Erkrankungen immer immunologisch bedingt. Das bedeutet, dass das Immunsystem das eigene Gewebe angreift und dadurch Gelenke oder Weichteile schädigt, seltener auch andere Regionen beziehungsweise Organe. Hinweise für eine rheumatische Erkrankung sind:

› Schmerzen über mehrere Monate an mehr oder weniger immer denselben Gelenken, wobei diese geschwollen und teilweise auch gerötet sind; meist sind mehrere Gelenke betroffen.

› Gelenkschmerzen, die von Müdigkeit, Stimmungsproblemen, Gewichtsstillstand und verschiedenen allgemeinen Krankheitszeichen begleitet werden; Fieber kann, muss aber nicht sein.

› Bei einigen Rheumaformen hat das Kind einen Ausschlag im Gesicht (Wangen, Nasenrücken).

DAS KÖNNEN SIE SELBST TUN

Rheuma bei Kindern ist schicksalhaft und hat mit falscher Ernährung genauso wenig zu tun wie mit zu wenig Bewegung oder anderen »ungesunden« oder sonstigen »falschen« Verhaltensweisen. Machen Sie sich also keine Vorwürfe und versuchen Sie auch nicht, eine »Ursache« zu finden. Durch so etwas werden Kinder oft viel zu lange mit zweifelhaften Diätmaßnahmen oder anderen unwirksamen Behandlungsmethoden traktiert.

Unterstützen Sie Ihr rheumakrankes Kind, damit es ein möglichst normales Leben führen kann. Sorgen Sie zum Beispiel dafür, dass die Krankengymnastik nicht nur einmal pro Woche in der Praxis erfolgt, sondern täglich in Eigenregie zu Hause – wenn das so verordnet ist. Fragen Sie genau nach, was Ihr Kind alles machen kann (Sport, Schulweg, sonstige Aktivitäten), und unterstützen Sie es dabei.

Als Eltern tragen Sie außerdem die Verantwortung dafür, dass Ihr Kind die richtigen Hilfsmittel (wie zum Beispiel dickere Stifte und selbstöffnende Scheren) bekommt und in der Schule in geeigneter Weise unterstützt wird. Weitere Hilfe zur Selbsthilfe finden Sie unter: **www.kinderrheuma.com**

SO HILFT DER ARZT

Bei Verdacht auf Rheuma untersucht der Arzt Ihre Tochter oder Ihren Sohn zunächst sehr gründlich. Anschließend folgen Blutanalysen, um die Entzündungsaktivität zu messen und weitere Hinweise auf die Art der Erkrankung zu finden. Die Gelenke werden im Ultraschall, unter Umständen auch im Kernspin (MRT) untersucht. Die Behandlung richtet sich dann nach Art und Aktivität der Erkrankung. Dabei können verschiedene Arten von Medikamenten einzeln oder in Kombination zum Einsatz kommen:

› entzündungs- und schmerzhemmende Mittel,
› Kortison (als Infusion über mehrere Tage alle paar Wochen und/oder regelmäßig als Tablette),
› Immunsuppressiva, beispielsweise Methotrexat,
› sogenannte Biologicals, das sind Medikamente, die einzelne Entzündungsstoffe abfangen beziehungs-

BEHANDLUNGSMÖGLICHKEITEN BEI KINDERRHEUMA

In wenigen Fällen betreffen rheumatische Krankheiten bei Kindern nur ein oder wenige Gelenke. Meist sind viele Gelenke und andere Organe beteiligt. Daher ist auch die Behandlung nicht nur auf das oder die Gelenke ausgerichtet: Das ganze Kind ist krank, und deswegen ist eine »systemische« Behandlung durch verschiedene Berufsgruppen fast immer notwendig.

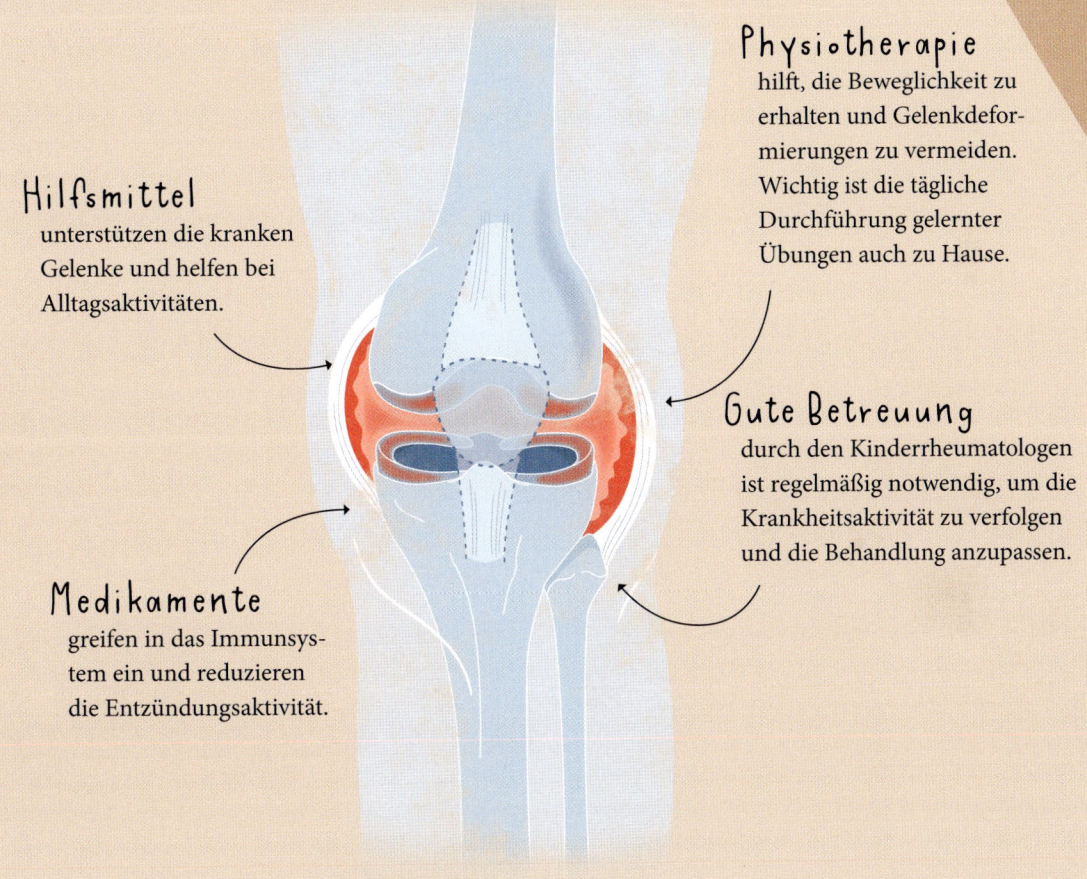

Physiotherapie hilft, die Beweglichkeit zu erhalten und Gelenkdeformierungen zu vermeiden. Wichtig ist die tägliche Durchführung gelernter Übungen auch zu Hause.

Hilfsmittel unterstützen die kranken Gelenke und helfen bei Alltagsaktivitäten.

Gute Betreuung durch den Kinderrheumatologen ist regelmäßig notwendig, um die Krankheitsaktivität zu verfolgen und die Behandlung anzupassen.

Medikamente greifen in das Immunsystem ein und reduzieren die Entzündungsaktivität.

weise blockieren. Sie müssen je nach Substanz wöchentlich bis alle drei Monate gespritzt werden. Parallel zur medikamentösen Behandlung wird eine intensive Physiotherapie verschrieben, um die Beweglichkeit der Gelenke zu erhalten beziehungsweise wiederherzustellen und um dauerhafte Deformierungen zu vermeiden.

Kindliches Rheuma ist eine chronische Erkrankung. Daher sind fortlaufende Kontrollen beim Kinderrheumatologen nötig – leider oft auch eine sehr langwierige und immer wieder angepasste Behandlung. Bei den meisten Kindern kann man erreichen, dass die Krankheit nur eine geringe Aktivität hat und somit ein weitgehend normales Leben möglich ist.

ORTHOPÄDISCHE THEMEN

Es gibt eine Reihe von Besonderheiten am Skelettsystem, die relativ häufig auftreten:

SCHÄDELDEFORMIERUNGEN

Sie sind meist lagebedingt, etwa weil ein Baby immer auf derselben Seite liegt. Wenn Sie bemerken, dass sich der Kopf Ihres Babys verformt, sprechen Sie den Kinderarzt bei der nächsten Vorsorge darauf an. In der Regel genügt es, das Kind in unterschiedlichen Positionen hinzulegen.

X-BEINE UND O-BEINE

Eine leichte X-Stellung der Beine ist bei Kleinkindern normal. Da bei den regelmäßigen Vorsorgeuntersuchungen auch die Beinstellung kontrolliert wird, veranlasst der Kinderarzt, sofern sich Besonderheiten ergeben, weitere Untersuchungen und Maßnahmen. O-Beine sind seit der Rachitisprophylaxe selten geworden. Kleinkinder stehen und laufen zwar oft breitbeinig, das darf aber nicht mit tatsächlichen O-Beinen verwechselt werden.

UNTERSCHIEDLICHE BEINLÄNGE

Kein Mensch hat zwei exakt gleich lange Beine. Ein Längenunterschied von bis zu einem halben Zentimeter ist normal. Bei größeren Abweichungen muss nach der Ursache gesucht werden. Eventuell ist ein Ausgleich im Schuh sinnvoll. Wichtig ist dann vor allem, den weiteren Verlauf zu beobachten, gerade im Hinblick auf eine Schiefstellung des Beckens und der Wirbelsäule.

HALTUNGSSTÖRUNGEN

Sobald Ihr Baby selbstständig sitzen kann, werden Sie beobachten, dass es nicht immer gerade sitzt. Das spielt keine Rolle, wenn es nicht ständig genau dieselbe schiefe Haltung einnimmt. Läuft Ihr Kind, lässt sich die Haltung sehr viel besser beurteilen, und bei jeder Vorsorge wird der Kinderarzt dies auch tun. Viele Eltern beklagen sich, weil ihre dann größeren Kinder ständig mit gebeugtem Rücken aufs Handy starren. So schnell, wie sie fürchten, führt dies je-

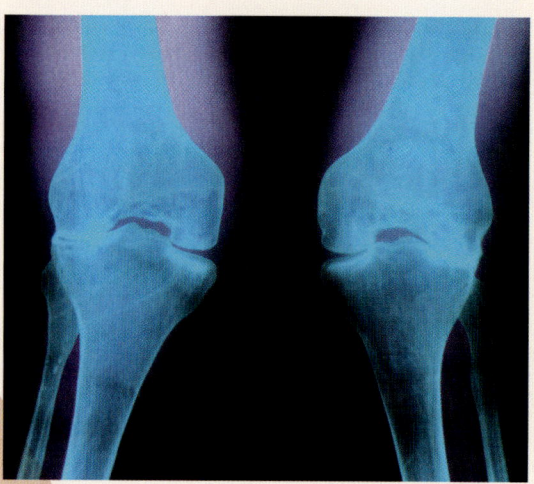

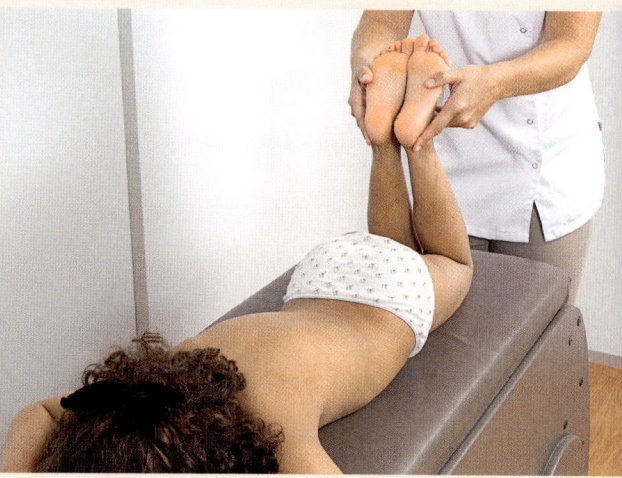

doch nicht zu dauerhaften Problemen. Erst wenn die Körperhaltung auch ohne Handy stark gebeugt ist oder das Kind eine andere auffällige Körperhaltung einnimmt, gibt es eventuell Gründe dafür, wie Veränderungen in der Wirbelsäule, ein Problem mit der Muskulatur oder auch psychische Probleme. Ist die Haltung über längere Zeit auffällig, sollte daher eine Untersuchung durch den Kinderarzt erfolgen.

SKOLIOSE

Eine dauerhafte Schiefstellung der Wirbelsäule *(Skoliose)* entsteht nicht durch schlechte Haltung, sondern ist schicksalhaft. Mädchen sind dabei deutlich häufiger betroffen als Jungen. Ganz selten ist eine Skoliose angeboren (durch Fehlbildungen der Wirbel) oder sehr früh erworben (durch Operationen am Brustkorb bei Neugeborenen). Meist entwickelt sie sich ab dem achten bis zehnten Lebensjahr – zunächst diskret, im Lauf der Pubertät dann verstärkt.

Handelt es sich nur um einen leichten Schiefstand, reicht eine Verlaufskontrolle im Abstand von etwa einem halben Jahr. Ist das Problem ausgeprägt oder nimmt die Skoliose schnell zu, erfolgt eine orthopädische Untersuchung.

In einem ersten Behandlungsschritt lernt das Kind, in der regelmäßigen Physiotherapie die Haltemuskulatur zu trainieren, um die Asymmetrie auszugleichen. Reicht dies nicht, kann ein Korsett sinnvoll sein. Dies ist nicht immer angenehm und auch anstrengend – und hilft vor allem nur, wenn das Kind das Korsett so oft und so lange trägt wie empfohlen. Eine operative Korrektur ist nur selten nötig, auch weil sie, abgesehen von den Operationsrisiken, erhebliche Nachteile für die Beweglichkeit hat.

TRICHTER- UND KIELBRUST

Bei vielen Kindern im Schulalter neigt sich das Brustbein im unteren Teil nach innen, weshalb der Brustkorb wie eingedellt scheint. Die Eltern befürchten, dass dadurch zu wenig Platz im Brustkorb wäre. Und tatsächlich kann das Herz durch die Trichterbrust etwas zur Seite geschoben sein. Auf seine Funktion hat dies jedoch keinen Einfluss. Auch die Lungenfunktion wird nicht beeinträchtigt.

Die Trichterbrust ist eher ein »kosmetisches« Problem. Wenn Ihre Tochter oder Ihr Sohn stark darunter leidet, kann man versuchen, das Brustbein mit einer Saugglocke nach vorne zu ziehen. Dies ist allerdings mühsam und hinterlässt über viele Monate einen unschönen großen roten Fleck. Die meisten Jugendlichen brechen die Behandlung vorzeitig ab. Eine sehr ausgeprägte Trichterbrust kann ab dem Jugendalter auch operiert werden, wobei die meisten Kinderchirurgen einen Metallbügel hinter dem Brustbein einsetzen, der den Brustkorb stabilisiert. Im Gegensatz zur Trichterbrust ragt bei der Kielbrust (»Hühnerbrust«) das Brustbein sehr stark nach vorne, wodurch der Brustkorb seitlich abgeflacht erscheint, obwohl er das gar nicht ist. Auch dies ist eher ein kosmetisches Problem und hat keine Folgen für die Organfunktionen.

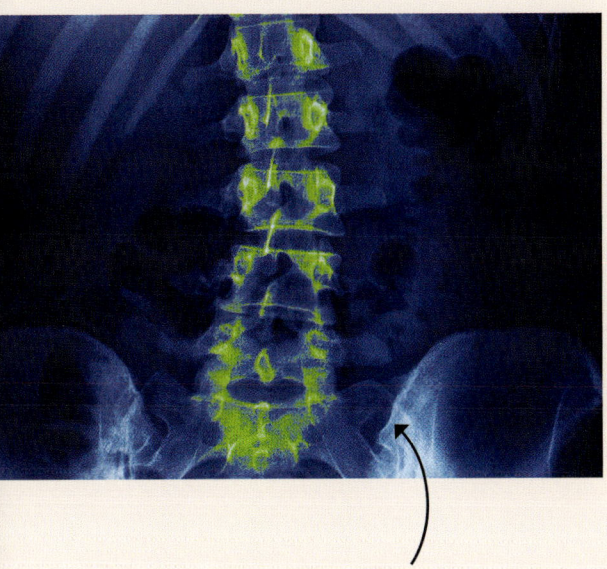

Bei einer seitlichen Fehlstellung der Wirbelsäule (Skoliose) kann eine Röntgenuntersuchung sinnvoll sein.

KOPF UND NERVENSYSTEM

Gehirn
DAS KOMPLEXESTE ORGAN überhaupt. Es besteht aus einer fast unendlichen Zahl von **NERVENZELLEN**, die alle ihre spezifischen Aufgaben haben und meist ziemlich perfekt zusammenarbeiten.

Rückenmark
Es steht in intensivem Austausch mit dem Gehirn und ist letztlich ein untrennbarer Teil von diesem. Es sammelt nicht nur **NERVENMELDUNGEN**, sondern auch Daten über den Aktivitätsgrad von Muskeln und die Stellung von Gelenken. Von hier aus gehen außerdem die Befehle an die Muskulatur.

Die fünf Sinne

› **TASTSINN:** Über den ganzen Körper sind in der Haut Sinneszellen verteilt, die Druck, Wärme oder Schmerz erkennen und melden.
› **SEHSINN:** Die Augen sind im Grunde ein nach vorn verlagerter Teil des Gehirns: Zwei Arten von Sinneszellen sind für Tages- und Farbensehen beziehungsweise für Nacht- und Schwarzweißsehen zuständig.
› **HÖRSINN:** Auch die Sinneszellen der Ohren liegen sehr nah am Gehirn.
› **GERUCHSSINN:** Die Riechzellen im oberen Bereich der Nasenhöhle sind direkt mit dem Gehirn verbunden. Sie können unzählige chemische Substanzen erkennen, auseinanderhalten und ans Gehirn melden.
› **GESCHMACKSSINN:** Unsere Zunge ist einfacher gestrickt als die anderen Sinne. Lediglich fünf verschiedene Qualitäten können mit ihr gemessen und über Nerven weitergeleitet werden, nämlich: süß, salzig, bitter, sauer und das herzhaft-würzige Umami.

tsssss ...

Nerven

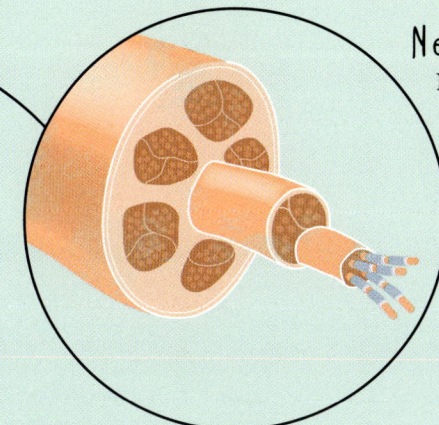

Nerven sind mit Kabelsträngen vergleichbar: Sie **TRANSPORTIEREN MELDUNGEN** von den Sinneszellen in der Haut, den Muskeln und Organen Richtung Rückenmark beziehungsweise Gehirn – und in entgegengesetzter Richtung Meldungen an die Muskelfasern. Weil Nerven leicht verletzt werden können, sind sie durch eine bindegewebige Hülle und andere Strukturen gut geschützt.

Nervenzellen

Die Nervenzellen des Gehirns kommunizieren untereinander durch viele Hunderte Ausläufer, die wie Kabel zwischen ihnen liegen und **REIZE ALS ELEKTRISCHE IMPULSE** von einer Zelle zur anderen übertragen. Während die Nervenzellen selbst weitestgehend bereits bei der Geburt vorhanden sind, müssen sich die Nervenausläufer zwischen ihnen zum größten Teil erst noch bilden. Auch Langzeitgedächtnis und Zeitgefühl entwickeln sich allmählich.

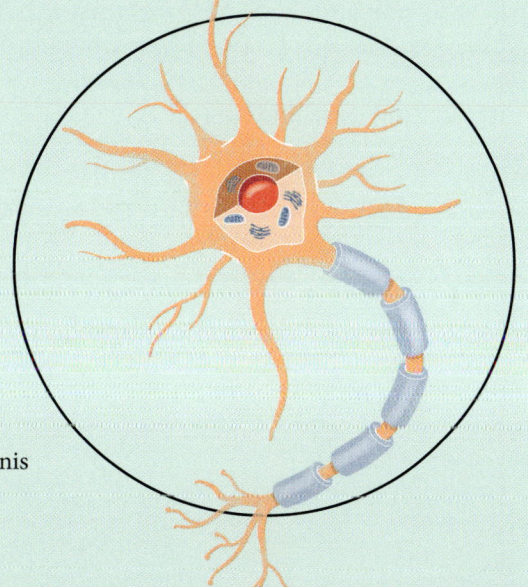

KOPFSCHMERZEN

> **SYMPTOME**
> › Stechende oder drückende Schmerzen
> › Einseitig oder beidseitig, vorne oder hinten oder am ganzen Kopf
> › Übelkeit, Erbrechen
> › Sehstörungen

Kopfschmerzen treten nicht erst im Erwachsenenalter auf. Jedem zehnten Schulkind brummt immer wieder mal der Schädel, manchem sogar regelmäßig. Auch Babys können wohl schon Kopfschmerzen haben. Allerdings können sie sich naturgemäß nicht zu diesem Thema äußern, sodass sich nur indirekt darauf schließen lässt.

Meist sind Kopfschmerzen harmlos, bei Erwachsenen genauso wie bei Kindern. Auslöser können (Schul-)Stress oder langes Sitzen vor dem Computer sein. Auch wenn die Brille nicht richtig passt oder das Kind einen Infekt mit Schnupfen oder Husten ausbrütet, ansonsten aber keine weiteren Alarmsymptome bestehen, tut der Kopf zuweilen weh, ohne dass dies besorgniserregend sein muss. Dasselbe gilt, wenn ein Kind Zahnweh hat.

Doch auch wenn keine große Gefahr von ihnen ausgeht, können Kopfschmerzen das Befinden stark beeinträchtigen, und wenn sie häufig auftreten, können sie die Lebensqualität deutlich mindern.

KOPFWEH ALS ALARMSIGNAL

Kopfschmerzen können aber auch ein wichtiger Hinweis darauf sein, dass etwas anderes nicht stimmt. So löst zum Beispiel eine unerkannte Sehstörung wie Kurzsichtigkeit (siehe Seite 235 ff.) auf lange Sicht Kopfweh aus. Auch psychosomatische Probleme, etwa eine depressive Verstimmung, zeigen sich gern in Kopfschmerzen.

Besonders ernst zu nehmende Alarmsymptome bei Kopfschmerzen sind:

Bei Babys und sehr kleinen Kindern:
› Schrilles Schreien, Berührungsempfindlichkeit, möglicherweise auch Erbrechen.

Bei Kindern und Jugendlichen:
› Die Kopfschmerzen nehmen innerhalb von 24 Stunden nach einem Unfall (Kopf angestoßen) zu und Bewusstseinsstörungen treten auf. Dies kann ein Hinweis auf eine Hirnblutung sein, Sie sollten daher sofort den Notarzt verständigen.
› Dämmert das Kind immer wieder oder dauerhaft weg, lässt es sich nicht oder kaum wecken und ist es nicht ansprechbar, besteht ebenfalls akute Gefahr (Notarzt!). Hat das Kind zugleich Fieber, könnte eine Hirnhaut- oder Gehirnentzündung dahinterstecken.
› Ohne Fieber können Bewusstseinsstörungen Zeichen für einen zu hohen Hirndruck sein. Die Ursachen sind vielfältig und reichen vom Hitzeschaden bis hin zu Tumoren.
› Schwindel ist zwar oft harmlos (etwa wenn er eine Migräneattacke begleitet), kann aber auch auf Blutdruckprobleme oder eine Blutarmut hindeuten (siehe auch Seite 245 und 248 f.).

> **KOPFSCHMERZTAGEBUCH**
> Bei chronischen oder wiederkehrenden Kopfschmerzen können Sie wesentlich bei der Ursachenabklärung helfen, indem Sie möglichst genaue Informationen über die Schmerzen sammeln. Neben den Aspekten, wann und wo sie auftreten, ist zum Beispiel wichtig, wie sie sich anfühlen, wie die allgemeine psychische und physische Verfassung des Kindes war, ob es in den Tagen zuvor genug geschlafen hat.

› Erbrechen auf nüchternen Magen direkt nach dem Aufstehen beziehungsweise beim Aufrichten kann ein Hinweis auf einen zu hohen Hirndruck sein, beispielsweise aufgrund eines Hirntumors. Unbedingt untersuchen lassen.

› Bewegungsstörungen oder Lähmungen können in manchen Fällen zwar auch bei Migräne auftreten, häufiger aber sind sie ein Hinweis auf ein gravierendes Problem im Gehirn. Die unverzügliche Kontrolle durch den Kinderarzt ist ratsam.

› Sehstörungen, sofern sie nicht Begleiterscheinung einer Migräne sind und entsprechend anfallsweise auftreten, Gesichtsfeldausfall oder Augenzittern erfordern eine zügige Untersuchung.

› Kopfschmerzen und Erbrechen bei vollem Bauch oder bei eindeutigen Infektzeichen sind in der Regel harmlos und erfordern nur selten Rücksprache oder Kontrolle durch den Kinderarzt.

Bei Jugendlichen:
› Schwindel, Erbrechen, Bewusstseinsstörungen können in diesem Alter auch auf Alkohol- oder Drogenmissbrauch hinweisen.

DAS KÖNNEN SIE SELBST TUN

Kopfschmerzen sind selbst in jungem Alter fast immer harmlos, deshalb sollten Sie Ruhe bewahren. Geben Sie Ihrem Kind etwas zu trinken und bereiten Sie ihm ein gemütliches Lager auf dem Sofa, damit es

Wie fühlt sich der Schmerz an, wo tritt er auf, wie lange dauert er? Falls Ihr Kind diese Fragen schon beantworten kann, liefern die Antworten dem Kinderarzt wichtige Informationen.

SPANNUNGSKOPFSCHMERZEN
› Eher drückende Schmerzen
› Meist beidseitig
› Dauern bis zu einem ganzen Tag
› Oft mit Schlafstörungen und Schwindel verbunden

MIGRÄNE
› Eher pochender Schmerz
› Meist nur einseitig
› Dauert bis zu drei Tagen
› Mit Übelkeit, Erbrechen und Lichtempfindlichkeit verbunden

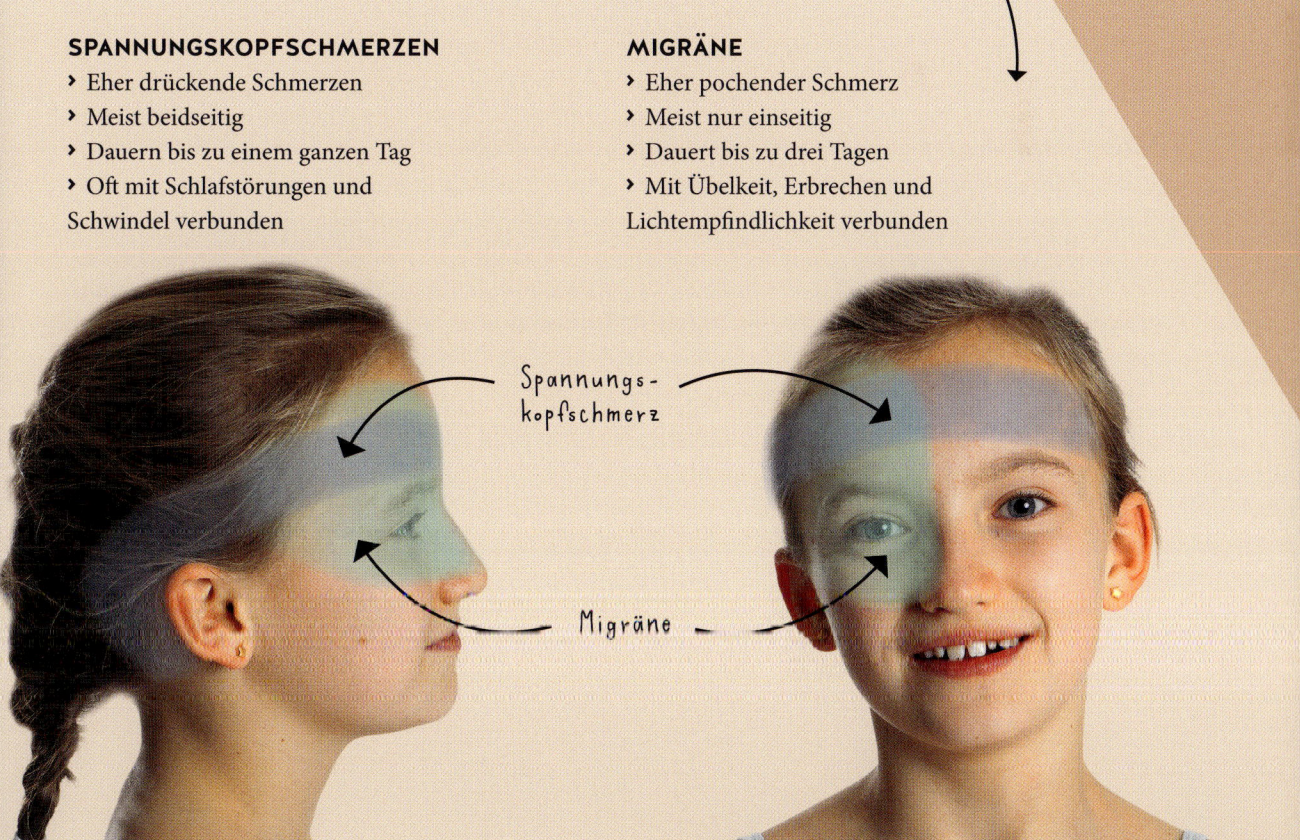

VERSCHIEDENE ARTEN VON SCHMERZ

Man unterscheidet zwischen primären und sekundären Kopfschmerzen. Bei den ersten (Spannungskopfschmerzen und Migräne) ist das Kopfweh selbst die Erkrankung, bei den zweiten ist es »nur« Begleiterscheinung anderer Probleme.

- Spannungskopfschmerzen sind diffus, gehen häufig von der Stirn bis in den Nacken und scheinen manchmal den Kopf einzuschnüren. Sie treten meist erst ab dem zehnten Lebensjahr auf und entstehen überwiegend durch muskuläre Verspannungen und Stress – bevorzugt am Nachmittag oder abends.
- Migräne (siehe ab Seite 273)
- Sekundärer Kopfschmerz entsteht, weil zum Beispiel der Schmerz von den Ohren, den Zähnen, der Nase und anderen Organen in den Kopf ausstrahlt oder die Brille nicht passt.

sich hinlegen und die Augen zumachen kann. Lassen Sie sich dann möglichst exakt schildern, wie sich die Kopfschmerzen anfühlen und wo genau es wehtut. Können Sie eines der auf Seite 270 und 271 genannten Alarmsignale erkennen, ist natürlich unverzügliches Handeln gefragt. Ansonsten helfen Ihrem Kind jetzt vor allem viel Ruhe und Ihre liebevolle Zuwendung. Achten Sie auch darauf, dass es ausreichend trinkt, denn Flüssigkeitsmangel verstärkt den Kopfschmerz. Ein kalter Umschlag oder Waschlappen auf der Stirn wird oft als angenehm empfunden, weil er den Schmerz lindert. Bei Kindern ab zwölf Jahren können Sie Schläfen und Nacken sanft mit je einem Tropfen ätherischen Pfefferminzöls massieren. Die meisten anderen »Hausmittel« gegen Kopfschmerzen wirken dagegen leider eher nicht.

Bei häufigen stressbedingten Spannungskopfschmerzen sollten Sie die Lebenswelt Ihres Kindes analysieren: Geht es in die richtige Schule? Hat es zu viele Hobbys und kaum mehr »echte« Freizeit? Schläft es zu wenig oder zu unregelmäßig? Entspannungsmethoden wie die progressive Muskelentspannung nach Jacobson sind sinnvoll und funktionieren ab dem Jugendalter.

Selbst verordnete Medikamente und hier insbesondere Schmerzmittel sollten Sie nicht über einen längeren Zeitraum geben. Sie dienen als Notfallbehandlung für einzelne Tage. Bei zu häufigem Gebrauch besteht die Gefahr, dass das Medikament selbst Kopfschmerzen auslöst. Für Kinder geeignet sind vor allem Ibuprofen und Paracetamol.

SO HILFT DER ARZT

Bei regelmäßig auftretenden Kopfschmerzen deutet oft die Qualität der Schmerzen – zum Beispiel stechend, drückend oder pulsierend – sowie der Bereich, in dem es wehtut, auf die Ursachen hin. Das macht es dem Arzt leichter, harmlose von gefährlichen Kopfschmerzen zu unterscheiden. Genauso sollten Sie dem Kinderarzt natürlich möglicherweise beobachtete Alarmsymptome schildern, damit er schneller auf die Ursache stößt und entsprechend handeln kann.

Der Arzt wird zunächst eine körperliche und eine neurologische Untersuchung durchführen und dann vorschlagen, was seiner Meinung nach zur weiteren Abklärung nötig ist. Das kann ein EEG (Messung der Hirnstromkurve) sein, bei Hinweisen auf Hirndruck auch eine MRT-Untersuchung (Magnetresonanztomographie). Die weitere Abklärung erfolgt oft in einer Praxis mit Schwerpunkt Kinderneurologie oder in einer entsprechenden Klinikambulanz.

Wenn Ihr Kind untersucht wurde und keine kritischen beziehungsweise behandelbaren Ursachen für die Kopfschmerzen entdeckt werden, kann der vorübergehende Einsatz von Schmerzmitteln sinnvoll sein. Zur Gewohnheit dürfen sie aber nicht werden. Stressreduzierende Maßnahmen, eine Verhaltenstherapie und die Verordnung einer passenden Brille sind viel wichtiger.

MIGRÄNE

SYMPTOME
- (Halbseitiger) Kopfschmerz
- »Aura« mit Lichtblitzen und anderen optischen Phänomenen
- Erbrechen
- Bauchschmerzen
- Lähmungen

Etwa zehn Prozent aller Menschen haben hierzulande zumindest gelegentlich einen Migräneanfall, darunter auch einige Kinder. Dabei lässt sich eine deutliche familiäre Häufung feststellen: Bei rund drei Viertel aller Migränekinder werden nahe Verwandte ebenfalls von diesem Leiden geplagt.

In der Regel tritt Migräne ab einem Alter von etwa zehn Jahren auf. Zuweilen beginnt sie aber schon sehr viel früher, manchmal bereits vor dem dritten Lebensjahr.

Typischerweise fangen die Kopfschmerzen sehr schnell an und meist sind sie halbseitig – Ihr Kind gibt sie außerdem vermutlich eher vorne und seitlich an. Sie sind oft sehr stark und pulsieren mit dem Herzschlag. Jüngere Kinder haben öfter auch beidseitige Kopfschmerzen und spüren das pulsierende Klopfen weniger. Licht- und geräuschempfindlich sind aber fast alle Betroffenen.

Der Migräneanfall kann mehrere Stunden dauern, wobei das Kind sich häufig hinlegen will und oft auch schnell einschläft. Wenn es später wieder erwacht, ist der Anfall meist vorüber.

Bei etwa einem Fünftel der Patienten geht der Migräneattacke eine sogenannte Aura voraus, die etwa eine Viertelstunde andauert. Dabei können neben Lichtblitzen, gezackten Linien und anderen Sehstörungen auch Kribbeln in den Händen oder weitere Zeichen auftreten, die durch eine vorübergehende Störung der Nerven ausgelöst werden.

Allerdings gibt es gerade bei Kleinkindern sehr oft keine typischen Symptome (mal abgesehen davon, dass man in diesem Alter die Beschwerden nicht gut schildern kann). Und auch später noch können Migräneanfälle sehr untypisch sein und sich zum Beispiel vorwiegend in Form von wiederkehrenden Bauchschmerzen äußern.

MÖGLICHE URSACHEN

Wodurch Migräne letztendlich verursacht wird, konnte bislang nicht geklärt werden. Bei Migräne sind zwar einige Blutgefäße im Hirn erweitert, aber das ist nicht die eigentliche Ursache des Anfalls. Denn zu Beginn der Attacke sind die Gefäße noch normal weit. Genauso vermutet man zwar, dass verschiedene Botenstoffe für den Anfall verantwortlich sind. Schlüssig bewiesen ist dies allerdings nicht. Denkbar ist natürlich auch, dass es unterschiedliche Mechanismen geben kann.

Mögliche Auslöser für den einzelnen Anfall lassen sich dagegen oft finden. Zu den häufigsten zählen Stress, Schlafmangel, ein unregelmäßiger beziehungsweise veränderter Tagesrhythmus, emotionale Belastung sowie hormonelle Faktoren (zum Beispiel die Periode oder die Antibabypille bei jungen Mädchen). Auch bestimmte Nahrungsmittel können bei manchen Menschen Anfälle auslösen. Dazu zählen unter anderem Schokolade, Hartkäse, Fisch, Nüsse und Tomaten. Verantwortlich für die Reaktion sind die in diesen Lebensmitteln in hoher Konzentration enthaltenen biogenen Amine (das sind natürliche gefäßaktive Stoffe).

Auch Hunger kann ein Auslöser für Migräne sein – und wenn man bei Heißhunger etwas isst und daraufhin einen Migräneanfall bekommt, wird das Nahrungsmittel meist fälschlich beschuldigt. Auch aus diesem Grund ist die reine diätetische Behandlung der Migräne wenig erfolgreich.

WAS GESCHIEHT BEI MIGRÄNE?

Der Migräneschmerz
Er sitzt meist nur auf einer Seite des Kopfes, zum Beispiel im Bereich der Stirn.

Entzündetes Gewebe

Blutgefäß mit Blutkörperchen

Nervenzellen

Schmerzmeldung

Vor und während eines Migräneanfalls gibt es Schwankungen in der **WEITE DER BLUTGEFÄSSE**, wobei sie beim Anfall eher erweitert sind. Da auch **ENTZÜNDUNGSSTOFFE** produziert werden, geht man davon aus, dass die Gefäßwände gereizt sind und sich ausdehnen, was von Nervenenden an die Zellen gemeldet wird. Dies erklärt den **PULSIERENDEN SCHMERZ**.

DAS KÖNNEN SIE SELBST TUN

Hat Ihr Kind einen Migräneanfall, ist vor allem anderen eine dunkle und ruhige Umgebung wichtig. Sie macht den Anfall erträglicher und kürzt ihn oft auch ab. Also: ab ins Bett, Licht aus, Vorhang zu, Handy aus und schlafen lassen.

Treten die Migräneattacken häufiger auf, kann ein Kopfschmerz- beziehungsweise Anfallskalender zur Identifizierung auslösender Faktoren beitragen (siehe Seite 270). Diese sind dann natürlich künftig möglichst zu meiden.

Ein gleichmäßiger Tagesablauf und Wach-Schlaf-Rhythmus, möglichst wenig Stress und Druck sowie ausreichend Bewegung und regelmäßige Essenszeiten können ebenso helfen, Migräneattacken bei dafür empfindlichen Kindern vorzubeugen.

Im Notfall können Sie auch Paracetamol oder Ibuprofen geben – gleich zu Beginn der Attacke und in der vom Arzt empfohlenen Dosierung (siehe auch Seite 46 f.). Haben Sie aufgrund mehrerer vorhergehender Migräneattacken Medikamente beziehungsweise einen Behandlungsplan vom Arzt, handeln und dosieren Sie entsprechend.

Entspannungstechniken sind wirksam, müssen jedoch gezielt erlernt werden. Sie sind daher eher etwas für Jugendliche.

Hilfe zur Selbsthilfe finden Sie unter: www.migraeneliga.de. Fachinformationen unter: www.dmkg.de.

SO HILFT DER ARZT

Der Kinderarzt versucht erst einmal festzustellen, ob es sich wirklich um Migräne handelt. Dafür gibt es eine standardisierte Symptomliste, mit der Migräne von anderen Kopfschmerzen unterschieden werden kann. Hierbei hilft, wenn Sie ihm die Symptome Ihrer Tochter oder Ihres Sohnes möglichst genau beschreiben. Weisen Sie den Arzt auch darauf hin, wenn Begleitsymptome aufgetreten sind beziehungsweise auftreten, wie Kribbeln oder vorübergehende Lähmungserscheinungen.

Oft folgt eine Elektroenzephalografie (EEG), weil sich bei der Messung der Hirnstromkurve typische Veränderungen zeigen können.

Zunächst empfiehlt der Arzt in der Regel, im akuten Migräneanfall möglichst frühzeitig ein Schmerzmittel einzunehmen. Zeigt die Erfahrung, dass dies nicht ausreicht, gibt es je nach Schweregrad und Häufigkeit der Anfälle spezielle Reservemedikamente für Migränepatienten.

Die medikamentöse Prophylaxe steht erst an zweiter Stelle. Meist werden dazu Betablocker verwendet, die die Toleranz gegenüber auslösenden Faktoren erhöhen. **Wichtig:** Für Kinder mit Asthma ist diese Behandlung nicht geeignet.

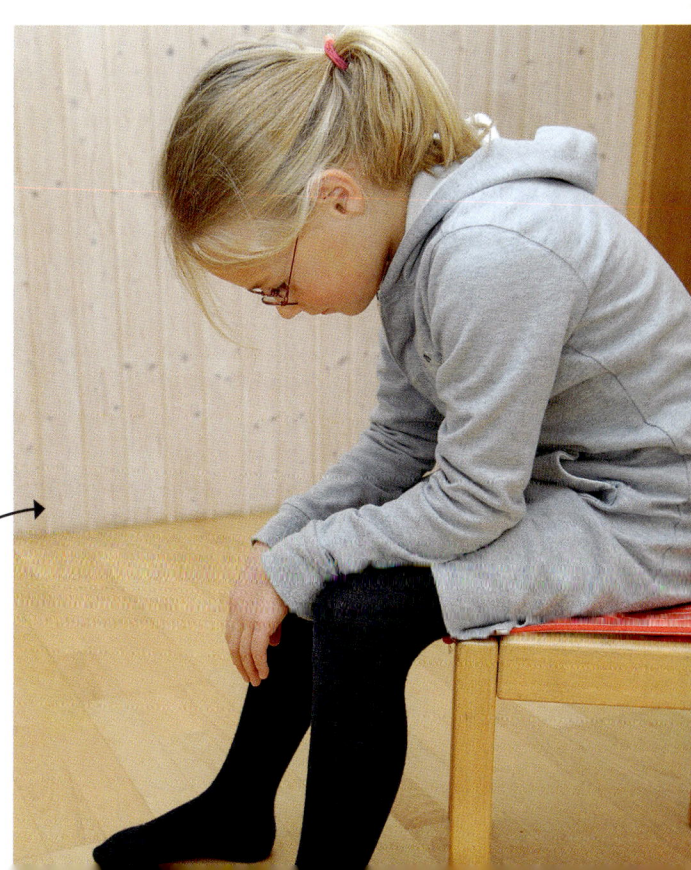

Bereits Kinder empfinden ihren Alltag manchmal als stressig. Der Kutschersitz ist eine einfache Entspannungsübung, die man zwischendurch leicht machen kann.

SCHWINDEL

> **SYMPTOME**
> › Alles »dreht« sich
> › Sehstörungen
> › Ruckartige Augenbewegungen (Nystagmus)
> › Gleichgewichtsstörungen
> › Unsicherheit beim Gehen und Stehen
> › Übelkeit, eventuell auch Erbrechen
> › Blässe

Kleinkinder finden es oft lustig, wenn sie herumgewirbelt werden, sodass es ihnen (kurz) schwindelig ist, und sie wollen, dass ihre Eltern wieder und wieder Karussell mit ihnen spielen. Wenn sie anschließend ganz benommen im Kreis laufen, ist das eine neue Sinneserfahrung.

Schwindel kann jedoch nicht nur absichtlich herbeigeführt werden, wie durch schnelles Drehen oder beim Karussellfahren. Er entsteht, wenn sich die Meldungen des Gleichgewichtsorgans ans Gehirn von denen der anderen Sinne unterscheiden. Vielen Kindern (und auch noch Erwachsenen) wird daher im Auto, im Flugzeug oder auf einem Schiff schwindelig – vor allem wenn der Abgleich mit der Außenwelt unterbrochen ist, weil sie nicht herausschauen (können). Gerade jüngere Kinder haben dieses Problem häufig, weil sie ein Fahrzeug als geschlossenen Raum wahrnehmen, der jedoch entgegen ihrer sonstigen Lebenserfahrung nicht starr auf einem Platz bleibt, sondern sich bewegt.

Darüber hinaus kann zum Beispiel eine Spülung des Mittelohrs mit kalter Flüssigkeit, etwa beim Schwimmen, unbeabsichtigt Schwindel verursachen. Dasselbe gilt für Entzündungen im Bereich des Ohrs.

Älteren Kindern und Jugendlichen wird zuweilen infolge von Kreislaufproblemen schwindelig, vor allem wenn sie einen niedrigen Blutdruck haben beziehungsweise der Blutdruck beim Aufstehen plötzlich abfällt. In seltenen Fällen ist der Schwindel Folge von Durchblutungsstörungen im Gehirn, auch im Rahmen von Blutarmut.

DAS KÖNNEN SIE SELBST TUN

Um zu verhindern, dass Ihr Kind umkippt, sollte es sich erst einmal hinsetzen oder hinlegen, wenn ihm schwindelig ist – vielleicht sogar mit einem Kissen unter den Beinen.

Wird Ihrem Kind regelmäßig beim Autofahren schlecht, achten Sie in Zukunft darauf, dass es während der Fahrt aus dem Fenster schauen kann – und das auch tut. Lenken Sie notfalls seine Aufmerksamkeit gezielt auf die an ihm vorbeiziehende Welt. Unter Umständen sollten Sie auch einen zu »dynamischen« Fahrstil zurücknehmen.

Jugendlichen, die aufgrund des niedrigen Blutdrucks morgens regelmäßig mit Schwindelgefühlen zu kämpfen haben, kann eine Tasse Kaffee zum (nicht zu sparsamen) Frühstück guttun. Ansonsten helfen ein normales Leben und regelmäßiger Sport. Dadurch verschwindet das Problem in der Regel nach einiger Zeit ganz von selbst.

SO HILFT DER ARZT

Gibt es klar erkennbare Ursachen für den Schwindel, wie zum Beispiel eine Autofahrt oder Übermüdung, bedarf es keiner ärztlichen Untersuchung. Hat Ihr Kind dagegen wiederholt und vielleicht sogar ohne erkennbaren Anlass Schwindelgefühle, lassen Sie es beim Kinderarzt durchchecken.

Bei Jugendlichen (vor allem den schlanken und schnell in die Höhe gewachsenen), denen beim Aufstehen oft einen Moment schwindelig ist, sodass sie sich erst mal wieder hinsetzen müssen, ist ebenfalls eine gelegentliche ärztliche Untersuchung sinnvoll, etwa um eine Blutarmut frühzeitig zu erkennen.

GLEICHGEWICHT UND SCHWINDEL

Innenohr

Mittelohr

Gleichgewichtsnerv

Bogengänge

vorderer

hinterer

seitlicher

Hörnerv

Im Gleichgewichtsorgan gibt es drei **»BOGENGÄNGE«**. Sie enthalten eine wässrige Flüssigkeit und sind jeweils in eine andere Raumrichtung ausgerichtet. **SINNESZELLEN** erfassen, ob die Flüssigkeit sich bewegt. Durch die Massenträgheit kommt sie bei Lageänderungen des Kopfs in Bewegung, sodass die entsprechende **BEWEGUNGSRICHTUNG** erfasst und ans Gehirn gemeldet wird. Normalerweise stimmt dies mit den Eindrücken überein, die andere Sinnesorgane aufnehmen und ans Gehirn weitergeben. Stimmen die Meldungen jedoch nicht überein, ist Schwindel die Folge.

KOPF UND NERVENSYSTEM

HIRNHAUTENTZÜNDUNG UND HIRNENTZÜNDUNG

> **SYMPTOME**
>
> **BEI BABYS:**
> › Plötzliche Atemstörungen
> › Plötzliches sehr blasses Aussehen
> › Erbrechen
> › Trinkschwäche, Auslassen von Mahlzeiten
> › Berührungsempfindlichkeit
> › Krampfanfall bzw. nicht unterbrechbare Zuckungen
> › Plötzlicher Anstieg des Kopfumfangs
>
> **BEI KINDERN UND JUGENDLICHEN:**
> › Kopfschmerzen und hohes Fieber
> › Bewusstseinsstörung
> › Nackensteifigkeit, das heißt, Ihr Kind kann den Kopf nicht mehr nach vorn beugen; hebt man ihn vorsichtig an, treten Schmerzen bis in den Rücken auf
> › Gleichzeitig rote oder schwarze Flecken/Hautblutungen (dringlicher Notfall)

Normalerweise ist das Gehirn gut geschützt. Die Hirnhäute bilden eine stabile Hülle, in der Gehirn und Rückenmark schwimmend gelagert sind und die Bakterien, Viren und andere Schadstoffe wirksam fernhalten. Über die Blutbahn können normalerweise ebenfalls keine »Eindringlinge« in die Hirnsubstanz gelangen. Die Barriere, die sogenannte Blut-Hirn-Schranke, kann jedoch unter bestimmten Bedingungen brüchig sein beziehungsweise werden. Vor allem bei Neugeborenen und Säuglingen funktioniert sie noch nicht so gut, sodass die Infektionsgefahr höher ist. Auch jenseits des Babyalters können einzelne Erreger die Hirnhäute oder das Gehirn selbst erreichen und Schaden anrichten, wie etwa:

Bei Babys und Kleinkindern:
› **Herpesviren:** Neugeborene sind besonders empfindlich und dürfen auf keinen Fall in Kontakt mit Herpesviren kommen, weil diese schnell eine Hirnentzündung auslösen können, die in sehr vielen Fällen zu bleibenden Schäden und sogar zum Tod führt. Mit zunehmendem Alter sinkt diese Gefahr deutlich.
› **Haemophilus-Bakterien:** Eine Untergruppe dieser Erreger kann sich relativ leicht bis zu den Hirnhäuten vorarbeiten. Um das zu verhindern, sollten Sie Ihr Kind impfen lassen (siehe ab Seite 26).
› **Pneumokokken:** Einige Untertypen dieser Atemwegserreger können in die Blutbahn eindringen und bis zu den Hirnhäuten gelangen. Gegen die gefährlichsten Typen gibt es daher eine Schutzimpfung.

Bei allen Altersstufen:
› **Meningokokken:** Diese Bakterien siedeln sich gern in den Hirnhäuten an. Es gibt verschiedene Untergruppen (A, B, C, W, Y) und gegen einige können Sie Ihr Kind mit einer Impfung wirkungsvoll schützen. Infektionen durch Meningokokken sind besonders gefährlich und verlaufen auch sehr schnell.
› **Masern:** Sie infizieren sehr oft die Nervenzellen des Gehirns. Zwar heilt dies in den meisten Fällen wieder ab. Einige Kinder tragen jedoch auch bleibende Schäden davon und bei einer Sonderform verliert das Gehirn über Jahre komplett seine Funktion.
› **Mumps:** Die Viren lösen relativ häufig Hirnhautentzündung aus. Auch wenn diese meist keine Langzeitfolgen hat, sollten Sie Ihr Kind impfen lassen.
› **Einige andere Viren** spielen saisonabhängig und von Jahr zu Jahr stark wechselnd eine insgesamt geringere Rolle. Fast immer handelt es sich dabei um Durchfallerreger, die eine meist recht harmlos verlaufende Hirnhautentzündung verursachen. Zudem gibt es andere Bakterien, die je nach Altersstufe eine Hirnhautentzündung auslösen.

> **ACHTUNG, ANSTECKUNG**
> Bei einigen Erregern besteht die Gefahr, dass sie auf gesunde Personen übertragen werden. In diesem Fall erhalten Sie von der Klinik oder vom Gesundheitsamt Anweisungen, wie Sie sich und andere schützen können, wer sich untersuchen lassen sollte und welche weiteren Maßnahmen nötig sind.

DAS KÖNNEN SIE SELBST TUN

Entscheidend ist, schnell zu reagieren und unverzüglich zum Kinderarzt beziehungsweise in die Notaufnahme der nächsten Kinderklinik zu fahren, wenn es Hinweise auf eine Hirnhautentzündung gibt.

Bei einer Hirnhaut- oder Hirnentzündung braucht das Kind Ruhe. Ein Elternteil kann in der Regel in der Klinik mit aufgenommen werden. Andere Besucher (Geschwister, Verwandte) sollten sich jedoch fernhalten – auch wegen der Ansteckungsgefahr.

Nach einer Hirnhautentzündung sind Kinder nicht gleich wieder normal belastbar. Bei Folgeschäden wie Hör- oder Bewegungsstörungen sind rehabilitierende Maßnahmen nötig. Fragen Sie daher die behandelnden Ärzte, wann und in welcher Intensität Ihre Tochter oder Ihr Sohn wieder ihren/seinen gewohnten Alltag aufnehmen kann.

SO HILFT DER ARZT

Mithilfe der körperlichen Untersuchung stellt der Kinderarzt sehr schnell fest, ob eine vergleichsweise harmlose Erkrankung hinter den Beschwerden steckt oder ob sich der Verdacht auf eine Hirnhautentzündung oder eine Beteiligung des Gehirns selbst erhärtet. Dann muss Ihr Kind in die Klinik eingewiesen werden. Dort wird es von den Ärzten erneut untersucht. Auch wenn kein eindeutiger oder hochgradiger Verdacht auf eine Hirnhautentzündung besteht, entscheidet man sich oft dafür, das Kind zur Beobachtung aufzunehmen und zum Beispiel ein paar Stunden später nochmals zu untersuchen.

Bestätigt sich, dass eine schwere Infektion vorliegt, wird sofort eine Untersuchung des Nervenwassers (Lumbalpunktion) veranlasst. In dem abgezogenen Nervenwasser *(Liquor)* wird zunächst nach Entzündungszellen und weiteren Hinweisen auf eine Infektion gesucht. Ferner werden bei entsprechendem Hinweis Kulturen zur Bakterienanzucht angelegt. Das dauert ungefähr 48 Stunden. Um keine Zeit zu verlieren, wird bei Hinweisen auf eine bakterielle Infektion sofort mit der Antibiotikabehandlung über die Vene begonnen. Je nach Zustand des Kindes und Art des vermuteten Erregers kommen dazu weitere Maßnahmen, wobei es oft nötig ist, dass das Kind anfangs auf der Intensivstation liegt.

Bei Babys mit einer Herpesinfektion oder nach Herpeskontakt beginnt man mit einer virusspezifischen Behandlung (Aciclovir als Infusion über fünf Tage).

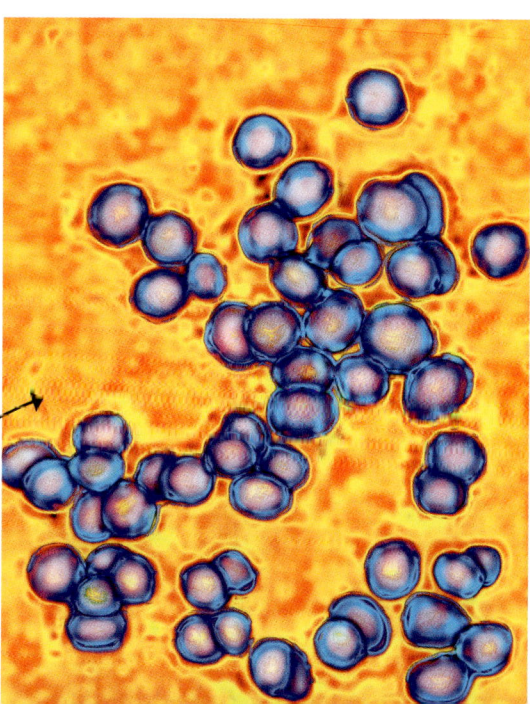

Meningokokken unter dem Mikroskop: Diese Bakterien können innerhalb kürzester Zeit schwerste Erkrankungen auslösen.

KRAMPFANFALL

> **SYMPTOME**
> › Bewusstlosigkeit
> › Zittern, Zucken
> › Augenverdrehen
> › »Verkrampfen« des ganzen Körpers
> › Unwillkürliche Zuckungen einzelner Extremitäten
> › »Träumen«, »Abwesenheit«

Etwa jeder 20. Mensch hat im Laufe seines Lebens mindestens einen vom Gehirn ausgehenden Krampfanfall (epileptischen Anfall). Die meisten dieser Anfälle treten im Kindesalter auf; bei zwei von drei Menschen mit Epilepsie beginnt die Erkrankung vor dem 20. Lebensjahr.

Es gibt Gelegenheitskrämpfe, die einzeln auftreten und sich auch nicht unbedingt wiederholen. Meist sind dann äußere Auslöser verantwortlich dafür, dass das Kind krampft. Am häufigsten kommt es bei Kleinkindern mit hohem Fieber zu solchen einzelnen Anfällen (siehe Seite 48 f.). Man findet sie aber auch bei Hirnhautentzündung und Gehirnentzündung (siehe Seite 278 f.), bei einem sehr niedrigen Blutzucker (vor allem bei Patienten mit Diabetes, siehe ab Seite 290), bei Verletzungen des Schädels oder Gehirns, bei Vergiftungen (auch durch Alkohol) und bei Gehirntumoren oder anderen Strukturen, die auf das Hirn drücken oder den Abfluss des Nervenwassers aus den Hirnhöhlen erschweren.

Kam es ohne erkennbaren äußeren Anlass zu mindestens drei Anfällen, spricht man von Epilepsie. Die Medizin unterscheidet neben ein paar seltenen Typen vor allem zwischen den folgenden fünf Typen von Krampfanfällen:

› **Fokale Anfälle:** Es krampft nur eine Seite oder auch nur eine einzelne Gliedmaße – manchmal über fünf Minuten oder länger. Das Bewusstsein ist meist erhalten und geht in der Regel nur dann verloren, wenn der Krampfanfall sich auf weitere Körperregionen »ausbreitet«.

› **Generalisierte Anfälle:** Hier sind Art und Dauer der Anfälle verschieden, allen gemeinsam ist aber, dass das ganze Gehirn betroffen ist und das Kind sein Bewusstsein verliert.

› **»Großer« Anfall:** Der typische epileptische Anfall kann mit einer sogenannten Aura beginnen – sekundenlange Vorsymptome mit optischen oder anderen Halluzinationen. Dann wird das Kind bewusstlos, fällt zum Beispiel hin, und es beginnt der eigentliche Krampfanfall mit Anspannung der Muskulatur (tonisch) und rhythmischen Zuckungen (klonisch). Der »große« Anfall dauert meist ein bis drei Minuten. Währenddessen kann das Kind Urin und Stuhl nicht halten. Viele beißen sich im Anfall auch auf die Zunge. Nach dem Anfall schläft das Kind.

› **Absencen:** Sie sind besonders häufig im Vorschul- und Grundschulalter. Das Kind unterbricht seine Tätigkeit kurz und sein Blick geht ins Leere. Diese Anfälle sind extrem kurz, treten aber teils sehr häufig auf – mitunter sogar im Minutentakt –, weswegen sie die Aktivitäten und Entwicklung erheblich beeinträchtigen können.

› **Myoklonisch-astatischer Anfall:** Eher selten kommt es vor, dass ein Kind sehr kurz in sich zusammensackt, eventuell kombiniert mit einem kurz eingeschränkten Bewusstsein.

Bisweilen verhalten sich Kinder auch nur so, dass ihre Eltern fürchten, sie hätten einen Krampf. Dies ist zum Beispiel der Fall, wenn ein Kind aufgrund von Kreislaufproblemen stark zittert oder beim Einschlafen abrupt aufschreckt und das Gefühl hat, aus dem Bett zu fallen.

Eine sehr seltene Erkrankung ist die Narkolepsie, bei der Schulkinder und Jugendliche regelmäßig völlig unvermittelt und ohne jeden Grund für eine Tagesmüdigkeit einschlafen.

KRAMPFANFÄLLE BEIM BABY

Eine spezielle Anfallsform ist das West-Syndrom (BNS-Anfälle): Das Baby reißt die Augen auf, neigt den Kopf ruckartig nach vorn und zieht Arme und Beine kurz an. Jeder einzelne Anfall dauert nur Sekunden, es gibt aber oft Serien von Anfällen. Weil diese Epilepsieform auch im Hinblick auf die weitere Entwicklung sehr problematisch ist, ist es gut, wenn sie sehr früh erkannt und behandelt wird.

DAS KÖNNEN SIE SELBST TUN

Ergreifen Sie bei einem Anfall umgehend die nötigen Sofortmaßnahmen: Drehen Sie Ihr Kind auf die Seite, damit es sich nicht am Speichel verschlucken kann, und bleiben Sie bei ihm, damit es sich nicht verletzen kann. Fassen Sie ihm jedoch nicht in den Mund und halten Sie es nicht fest.

Schauen Sie auf die Uhr, damit Sie ungefähr wissen, wie lang der Anfall dauert. Krampft Ihr Kind das erste Mal und ist eine zweite Person zur Stelle, kann diese das Geschehen mit dem Handy filmen. Das hilft dem Arzt später bei der Diagnose.

Bei mehrfachen Anfällen ist diese Form der Dokumentation nicht mehr nötig. Stattdessen sollten Sie einen Anfallskalender führen, in dem Sie Zeitpunkt, Dauer und Besonderheiten jedes einzelnen Anfalls notieren. Außerdem ist wichtig, dass die vom Arzt verordneten Notfallmedikamente stets griffbereit sind (auch unterwegs und auf Reisen).

Hatte Ihr Kind schon öfter Krampfanfälle, hat es sich nicht verletzt und gibt es keine Hinweise auf andere zusätzliche Erkrankungen, muss nicht unbedingt jedes Mal eine ärztliche Untersuchung erfolgen. Lassen Sie Ihr Kind nach dem Anfall einfach schlafen.

Wenn Sie wissen, was die Anfälle auslöst, wie zum Beispiel Flackerlicht oder eine zu schnelle Atmung, sollten Sie natürlich versuchen, diese Faktoren zu vermeiden. Ist Ihr Kind schon älter, kann es eventuell lernen, Anfälle frühzeitig selbst zu erkennen oder auslösenden Situationen aus dem Weg zu gehen.

Wichtig: Informieren Sie unbedingt den Kindergarten oder die Schule über die Erkrankung Ihres Kindes. Alle Aufsichtspersonen brauchen eine schriftliche Anweisung, was bei einem Anfall zu tun ist.

Wie sehr Ihr Familienleben und vor allem das Leben Ihrer Tochter oder Ihres Sohnes durch die Epilepsie beeinträchtigt ist, hängt von den Grunderkrankungen und Zusatzproblemen ab – und natürlich vom Erfolg der Behandlung. Ziel ist es auf jeden Fall, dass Ihr Kind sich normal entwickeln kann, dass es ganz normal am Kindergarten oder an der Schule teilhaben und den üblichen Aktivitäten nachgehen kann.

Mögliche Problembereiche können sein:

> Schwimmen: Kinder mit Epilepsie müssen besonders überwacht werden und dürfen auf keinen Fall allein zum Baden gehen (gilt auch für Erwachsene mit Krampfanfällen).

> Sport ist normalerweise kein Problem. Es gibt jedoch Ausnahmen, etwa Klettern und andere Risikosportarten. Hier ist das Verletzungsrisiko durch einen Anfall groß – noch dazu weil Ihr Kind durch einen Krampfanfall auch andere gefährden kann.

> Die Teilnahme am Straßenverkehr kann zum Problem werden, wenn Anfälle häufiger auftreten. Den Führerschein darf Ihr Kind dennoch machen, allerdings sollte es die Erkrankung vorher kundtun. Es darf auch Auto fahren, wenn es mindestens zwei Jahre keinen Anfall mehr hatte.

> Bei der späteren Berufswahl gibt es ebenfalls einige Einschränkungen.

Selbsthilfe und weitere Informationen finden Sie unter: **www.epilepsie-vereinigung.de**.

SO HILFT DER ARZT

Falls Ihr Kind immer noch krampft, wenn der (Not-)Arzt eintrifft, wird dieser den Anfall mithilfe eines Medikaments unterbrechen. Handelt es sich um einen einzelnen Gelegenheitskrampf, behandelt der Arzt die Ursache, zum Beispiel indem er das Fieber senkt oder etwas gegen den zu niedrigen Blutzucker

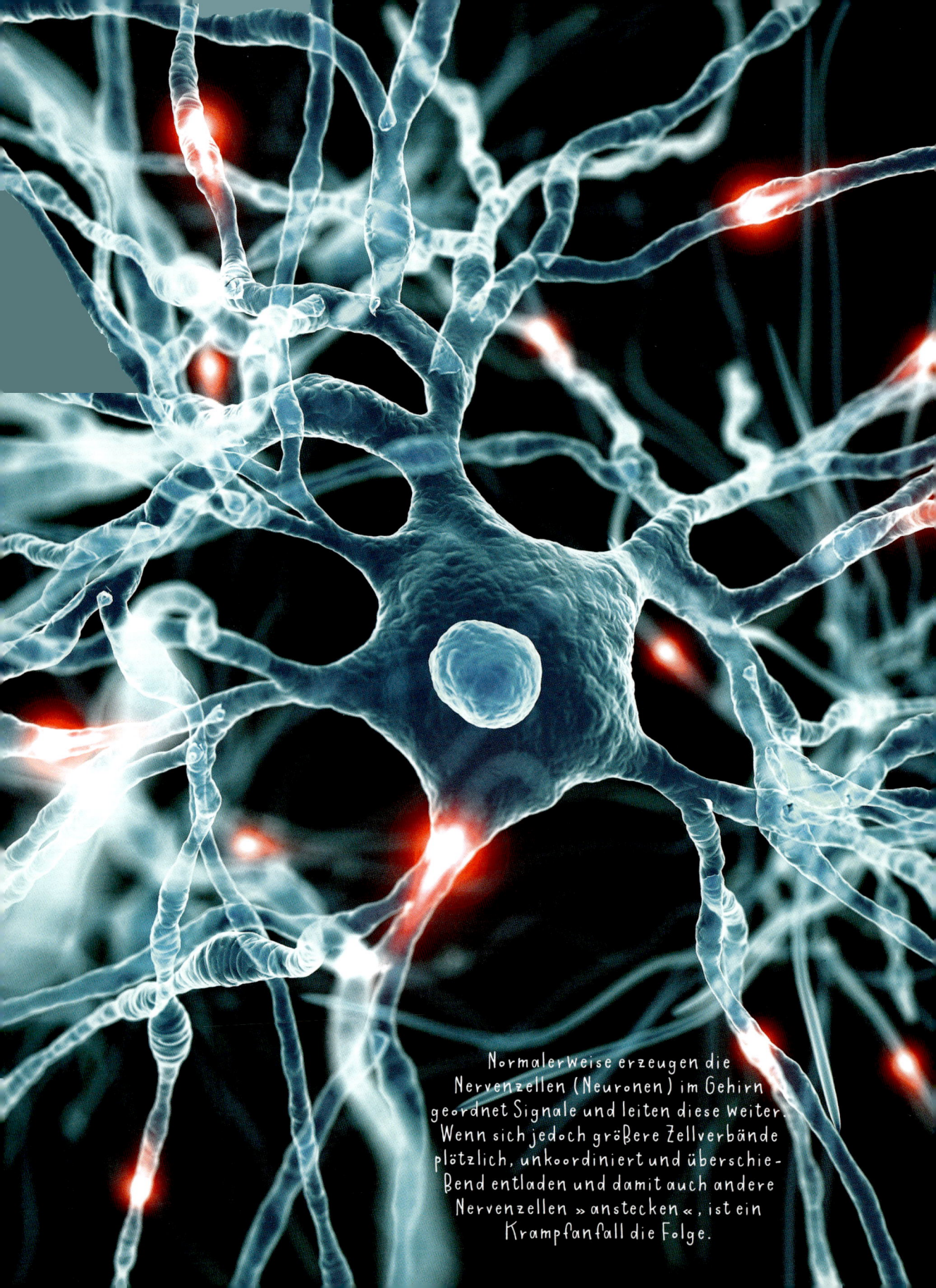

Normalerweise erzeugen die Nervenzellen (Neuronen) im Gehirn geordnet Signale und leiten diese weiter. Wenn sich jedoch größere Zellverbände plötzlich, unkoordiniert und überschießend entladen und damit auch andere Nervenzellen »anstecken«, ist ein Krampfanfall die Folge.

unternimmt. In einigen Fällen ist aber auch eine sofortige Untersuchung in der Klinik nötig, etwa wenn Hinweise auf einen erhöhten Hirndruck bestehen.
Handelt es sich nicht um einen Fieber- oder einzelnen Gelegenheitskrampf, wird der Arzt empfehlen, möglichst bald einen Termin für die Untersuchung der Hirnstromkurve (EEG) zu vereinbaren. Dabei wird die Hirnaktivität in Ruhe, manchmal auch in speziellen Situationen gemessen. Durch Flackerlicht oder schnelles Atmen lassen sich gezielt Anfälle auslösen beziehungsweise treten die Veränderungen bei Anfallsbereitschaft deutlicher hervor. Ähnliches gilt für EEGs in der Einschlafphase.
Zeigt sich im EEG eine Anfallsbereitschaft beziehungsweise erfüllt Ihr Kind die Kriterien für eine Epilepsie, muss in der Regel eine Behandlung begonnen werden. Es gibt eine große Zahl von krampfverhindernden Medikamenten, sodass anhand des Alters, der Art der Krampfanfälle und weiterer Gesichtspunkte das richtige für Ihr Kind ausgesucht wird. Häufig müssen auch mehrere Medikamente eingenommen werden.
Bei den meisten Epilepsiemedikamenten ist eine bestimmte Dosis nötig, damit sie überhaupt wirken. Zu viel davon ist aber auch nicht gut. Daher nimmt der Arzt in regelmäßigen Abständen Blut bei Ihrem Kind ab und misst den Medikamentenspiegel. Außerdem prüft er, ob das Medikament Nebenwirkungen an Leber oder Blutbild verursacht, was leider vorkommen kann.
Das alles zeigt schon, dass die Behandlung einer Epilepsie keine kurzfristige Angelegenheit ist. Stellen Sie sich auf eine jahrelange, in einzelnen Fällen auch lebenslange medikamentöse Behandlung ein. Nur in wenigen Fällen lassen sich andere Behandlungswege in Erwägung ziehen – vor allem, wenn Medikamente nicht erfolgreich wirken. Manchen Patienten hilft dann eine spezielle Ernährung (ketogene Diät mit wenig Kohlenhydraten und dafür viel Fett), die jedoch nur mit genauer Anweisung und unter ärztlicher Kontrolle erfolgen sollte. Ein chirurgischer Eingriff, um einen krampfauslosenden Teil des Gehirns auszuschalten, ist nur sehr selten sinnvoll.

NOTFALLMASSNAHMEN

WICHTIGE SOFORTMASSNAHMEN:
- Mindern Sie die Verletzungsgefahr bei Ihrem Kind, indem Sie ihm zum Beispiel die Brille abnehmen, seine Kleidung lockern oder es vor Stürzen sichern.
- Versuchen Sie, Ihr Kind in die Seitenlage zu bringen, damit es sich nicht an seiner eigenen Spucke verschluckt und Erbrochenes nicht in die Lunge gerät.
- Rufen Sie den Notarzt – zumindest beim ersten Krampfanfall.
- Geben Sie, wenn vorhanden, das vom Arzt verschriebene Notfallmedikament in der entsprechenden Dosierung.

NOTFALLMEDIKAMENTE:
- Bei Babys und Kleinkindern verschreibt der Arzt für gewöhnlich Diazepam als Mini-Rektiole in 5- oder 10-mg-Dosis. Öffnen Sie die Packung, entfernen Sie den Deckel und führen Sie die Rektiole wie bei einem Einlauf tief in den After ein, ehe Sie sie ausdrücken.
- Ab dem Schulkindalter gibt es Midazolam-Tabletten. Legen Sie die verordnete Zahl von Tabletten in die Wangentasche (also außerhalb der Zähne), dort lösen sie sich extrem schnell auf. Fassen Sie auf keinen Fall zwischen die Zähne. Das birgt ein sehr hohes Unfallrisiko.

UNNÖTIGE ODER SOGAR SCHÄDLICHE MASSNAHMEN:
- Mund-zu-Mund-Beatmung
- Klopfen, Schreien, Auf-den-Rücken-Schlagen
- Kaltes Wasser ins Gesicht spritzen
- Arme und/oder Beine festhalten
- Mit der Hand den Kiefer zu öffnen versuchen, um die möglicherweise eingeklemmte Zunge zu befreien (jeweils schwere Bissverletzungen möglich)

KOPF UND NERVENSYSTEM

GEFÜHLSSTÖRUNGEN UND LÄHMUNGEN

SYMPTOME
- Pelziges Gefühl, Taubheitsgefühl
- Schlaffe Lähmung ohne Schmerzen
- Keine Schmerzen bei Verletzungen etc.

Lähmungen und Gefühlsstörungen treten oft kombiniert auf. Denn die meisten Nerven transportieren neben Meldungen der Sinneszellen in Richtung Rückenmark und Gehirn auch antreibende Signale an die Muskeln. Lediglich im Gesicht sind diese beiden Funktionen getrennt, sodass bei einer Gesichtslähmung das Gefühl erhalten bleibt und bei einer Gefühlsstörung die Muskeln bewegt werden können.

Die leichteste Form der Lähmung kennt jeder: »eingeschlafene« Arme oder Beine. Wenn das Körperteil ungünstig liegt, wird es entweder schlechter durchblutet oder ein Nerv wird gedrückt. Das Gehirn merkt aber, dass aus der betreffenden Region keine Meldung kommt, und sorgt dafür, dass man zügig reagiert und die Lage wechselt.

MÖGLICHE URSACHEN

Bei der Geburt kann das Gehirn durch Sauerstoffmangel geschädigt werden, sodass die Signale für die Bewegung gar nicht erst erzeugt werden. Im Kinder- und Jugendalter gehen Migräneanfälle manchmal mit einer vorübergehenden Lähmung einher, etwa des Arms. Eine Borrelieninfektion infolge eines Zeckenbisses kann den Gesichtsnerv lähmen *(Fazialisparese)*. Andere plötzlich auftretende Lähmungen sind eher selten.

Neben »echten« gibt es scheinbare Lähmungen – besonders bei Neugeborenen und Babys. Weil sie sich noch nicht anders verständigen können, bewegen sie zum Beispiel bei einem Schlüsselbeinbruch im Rahmen der Geburt den Arm nicht. Genauso wollen Kinder in den ersten zwei bis drei Jahren bei einer Gelenkentzündung in der Hüfte nicht laufen. Das wirkt dann so, als sei das Bein gelähmt, obwohl alles, was die Nerven angeht, ganz normal funktioniert.

DAS KÖNNEN SIE SELBST TUN

Sorgen Sie dafür, dass die Beweglichkeit der gelähmten Extremität erhalten bleibt. Was genau Sie dafür tun müssen, lernen Sie in der Krankengymnastik. Wichtig ist, dass Sie und Ihr Kind die Übungen regelmäßig und häufig durchführen.

Ihr Kind merkt eventuell nicht, wenn die Durchblutung des gelähmten Körperteils schlechter wird. Deshalb ist es Ihre Aufgabe, darauf zu achten, dass der betroffene Arm oder das Bein in einer entspannten lockeren Haltung gelagert wird – so wie Sie es selbst am bequemsten fänden. Durch die gestörte Empfindung kann es auch leichter zu Verletzungen kommen. Ihr Kind spürt zum Beispiel nicht, wenn etwas drückt oder heiß ist. Achten Sie auch darauf. Ist der Gesichtsnerv gelähmt, kann das Kind auf der betroffenen Seite das Auge nicht richtig schließen. Damit die Hornhaut trotzdem nicht austrocknet, muss regelmäßig eine spezielle Augensalbe aufgetragen werden – auch nachts. Trinken kann vor allem bei Babys zum Problem werden, weil sie den Mund nicht richtig schließen können.

SO HILFT DER ARZT

Durch die Untersuchung stellt er rasch fest, ob es sich um eine »echte« oder scheinbare Lähmung handelt, und veranlasst zügig die weitere Diagnostik. Die Behandlung richtet sich dann nach der Ursache.

ERKRANKUNGEN DER MUSKELN UND DES NERVENSYSTEMS

Erworbene Erkrankungen der Muskeln und des Nervensystems beginnen oft plötzlich und heilen in den meisten Fällen wieder aus (siehe auch Seite 284). Bei genetisch bedingten Erkrankungen dagegen verschlechtern sich die Symptome zunehmend. Zum Glück sind sie jedoch recht selten, weshalb sie hier nur kurz angesprochen werden.

SPINALE MUSKELATROPHIE

Bei dieser Erbkrankheit gehen die motorischen Vorderhornzellen im Rückenmark verloren, die den Muskelfasern signalisieren, dass sie sich zusammenziehen sollen. Die nicht benutzte Muskelfaser wandelt sich so in funktionsloses Bindegewebe um.

Bei der typischen Form dieser Erkrankung sind bereits in der Schwangerschaft die Kindsbewegungen reduziert. Auch später ist das Baby sehr schlaff und bewegt sich kaum. Umdrehen oder Sitzen lernt es nie und normalerweise stirbt es mit ein bis zwei Jahren an Atemlähmung oder Lungenentzündung.

Die weniger schwer verlaufende Form (Typ II) führt ebenfalls zu Lähmungen, die Kinder können aber recht gut sitzen und lernen anfangs auch laufen. Meist müssen sie mit etwa drei Jahren in den Rollstuhl. Mit guter Unterstützung können sie aber eine normale Schule besuchen und erreichen meist das Erwachsenenalter.

Selbsthilfe und weitere Informationen finden betroffene Eltern unter: **www.initiative-sma.de**

PROGRESSIVE MUSKELDYSTROPHIE

Die progressive Muskeldystrophie (Morbus Duchenne) ist x-chromosomal erblich und betrifft daher fast nur Jungen. Die Ursache für den »Muskelschwund« liegt bei dieser Krankheit in der Muskulatur selbst: Sie verliert allmählich ihre Funktion. Die Kinder lernen spät und nur mühsam zu laufen und sind nie besonders schnell und geschickt. Ungefähr mit zehn Jahren müssen sie in den Rollstuhl. Weil die Erkrankung immer weiter fortschreitet, kommt es meist im jungen Erwachsenenalter zu einer allmählichen Atemlähmung.

Neben der typischen Form gibt es weitere Formen mit langsamerem Verlauf und Erhalt der Gehfähigkeit bis in das Erwachsenenalter.

Mehr Informationen und Hilfe zur Selbsthilfe finden Sie unter: **www.aktionbenniundco.de**

MYASTHENIA GRAVIS

Bei dieser Krankheit funktioniert die Signalübertragung zwischen Nervenendigung und Muskelfaser nicht. Der Grund: Das Immunsystem hat Antikörper gegen die Rezeptoren gebildet, sodass der Muskel das chemische Signal nicht empfangen kann.

Die Erkrankung beginnt meist im Jugendalter: Das erste Anzeichen ist der sogenannte müde Blick infolge des herabsinkenden Oberlids. Die betroffenen Kinder werden überhaupt rasch müde und brauchen nach körperlicher Aktivität sehr lange Erholungsphasen, um wieder Kraft zu tanken. Das Problem nimmt dabei im Laufe des Tages zu.

Die Behandlung der Myasthenia gravis besteht darin, entweder die Konzentration des Überträgerstoffs mittels Medikamenten zu erhöhen oder die Anzahl der Antikörper zu reduzieren. Bei Neugeborenen kann es durch mütterliche Antikörper zu Problemen kommen, wenn die Mutter krank ist.

Weitere Informationen zu dieser Erkrankung sowie Hilfe zur Selbsthilfe finden Sie unter: **www.dmg-online.de**

ENTWICKLUNGSVERZÖGERUNG UND BEHINDERUNG DURCH HIRNSCHÄDEN

SYMPTOME
- Geistige Behinderung unterschiedlichen Ausmaßes
- Essprobleme
- Sprachprobleme
- Lähmungen und Bewegungsstörungen

Aus verschiedenen Gründen kann die Entwicklung eines Kindes durch Hirnschäden verzögert oder eingeschränkt sein *(Infantile Cerebralparese)*. Eine dieser Ursachen ist ein Sauerstoffmangel vor, während oder nach der Geburt (mit oder ohne Hirnblutung) oder eine andere angeborene Fehlbildung des Gehirns. Infektionen während der Schwangerschaft (zum Beispiel mit Röteln oder Toxoplasmose), im frühen Babyalter (durch Herpes) oder später (Hirnhautentzündung, Gehirnentzündung, siehe Seite 278 f.) können Auswirkungen auf das Gehirn haben. Das Gleiche gilt für genetisch bedingte Erkrankungen, wie Stoffwechselstörungen oder Speichererkrankungen. Sehr viele derartige Defekte haben direkte oder indirekte Auswirkungen auf das Gehirn und andere Organe – und stören dadurch die Entwicklung in unterschiedlichem Ausmaß. Größtenteils lassen sie sich nicht ursächlich behandeln. Nicht zuletzt können während der ganzen Kindheit Hirnverletzungen infolge eines Unfalls oder Tumors auftreten.

In einigen Fällen bemerken die Ärzte gleich nach der Geburt, dass ein Kind sich ungewöhnlich verhält, dass seine Reflexe anders sind als normalerweise oder es nicht trinken kann. Genauso kann man bei manchen Geburtskomplikationen oder anderen Ereignissen relativ sicher sagen, dass eine Schädigung eingetreten ist, die eine normale Entwicklung verhindert. Bevor man die endgültige Diagnose Infantile Cerebralparese stellt, sollte aber einige Zeit ins Land gehen (mindestens ein Jahr, noch besser zwei Jahre) und der Verlauf der Entwicklung gut dokumentiert werden.

MÖGLICHE SYMPTOME

Kinder mit Infantiler Cerebralparese zeigen sehr unterschiedliche Symptome. Man kann noch nicht einmal von der Art der Störung auf die Ursache schließen. Jedes Kind ist anders. Was sie verbindet, sind die zusätzlichen Probleme, die bei den meisten von ihnen auftreten, wie zum Beispiel geistige Behinderung unterschiedlichen Ausmaßes, Seh- und Hörstörungen (weniger durch Schäden am Auge beziehungsweise an den Ohren, sondern aufgrund einer geschädigten Reizverarbeitung), Schluckprobleme und/oder Schwierigkeiten bei der Nahrungsaufnahme, Epilepsie und Folgeerscheinungen wie Verkrümmungen der Wirbelsäule, verminderte Knochendichte oder Atemprobleme.

Auch bezüglich ihrer Bewegungsstörung unterscheiden sich die Kinder: Bei etwa 80 Prozent steht laut Statistik die Spastik im Vordergrund. Das Kind hat eine hohe Muskelspannung, seine Bewegungen sind zähflüssig und langsam und es streckt die Extremitäten eher, als dass es sie beugt. Etwa zehn Prozent der betroffenen Kinder sind dyskinetisch, das heißt, ihre Bewegungen sind unwillkürlich, unkontrolliert und oftmals gleichartig wiederholt, ihre Reflexreaktionen sind untypisch bei eher niedriger Muskelspannung. Rund fünf Prozent sind ataktisch, was bedeutet, dass ihre Bewegungen unkoordiniert sind und über das

Ziel hinausschießen. Bei den restlichen Kindern mit Infantiler Cerebralparese liegt eine Mischung dieser Bewegungsstörungen vor und einige verhalten sich auch völlig atypisch.

DAS KÖNNEN SIE SELBST TUN

Es gehört zu den schlimmsten Ereignissen im Leben der Eltern, wenn man ihnen mitteilt, dass ihr Kind behindert ist und bleibt. Obwohl die Behinderung meist schicksalhaft eingetreten ist, haben viele Mütter und Väter Schuldgefühle und werden mit dem Problem oft nicht fertig. Nicht wenige Familien zerbrechen daran. Gerade vor diesem Hintergrund ist es wichtig zu versuchen, das Leben auch nach der Diagnose so normal wie möglich zu gestalten und dem Kind alle Entwicklungschancen zu geben, die es hat. Aufgrund der verbesserten Möglichkeiten der Inklusion können sehr viele Kinder mit Infantiler Cerebralparese heute einen normalen Kindergarten besuchen, einige sogar eine Regelschule.

Behinderte Kinder sind generell gefährdet für Mangel- und Fehlernährung. Bei Kindern mit gering ausgeprägter Infantiler Cerebralparese geschieht allerdings oft auch genau das Gegenteil: Sie nehmen durch die eingeschränkte Bewegungsmöglichkeit stark zu, wodurch ihre körperlichen Fähigkeiten mit der Zeit noch mehr zurückgehen. Es wird dann immer schwieriger, sie innerhalb und außerhalb der Wohnung zu bewegen.

Durch die Bewegungseinschränkung aufgrund von Lähmungen, Spastik oder geringer Aktivität verkürzen sich oft die Muskeln des Kindes. Wird dem nicht entgegengewirkt, verkrümmt sich mit der Zeit die Wirbelsäule und es entstehen Schäden an den Gelenken. Weil zudem die Knochen nicht aktiv bewegt werden können, brechen sie leichter – bei bettlägrigen Kindern manchmal schon bei der Körperpflege. Es ist aus diesen Gründen unbedingt notwendig, dass Sie als Eltern eine alters- und situationsangepasste Physiotherapie erlernen und vor allem, dass Sie sie regelmäßig durchführen.

Eine ebenso wichtige Aufgabe für Sie ist aber auch, genügend für sich selbst zu sorgen. Nur so behalten Sie die Kraft, sich um Ihr behindertes Kind zu kümmern. Sie müssen üben loszulassen – genauso wie bei einem gesunden Kind auch. Einem behinderten Kind geht es in der Tagespflege nicht schlecht und später fühlt es sich in der Werkstatt für Behinderte vielleicht sogar ziemlich wohl, wenn es gelernt hat, nicht immer nur zu Hause zu sein.

SO HILFT DER ARZT

Im Rahmen der Vorsorge wird gerade in den ersten Lebensmonaten sehr genau danach geschaut, wie sich Ihr Baby entwickelt. Daher fällt es oft zuerst dem Kinderarzt auf, wenn irgendetwas in der Entwicklung nicht normal ist. In so einem Fall erfolgen automatisch weitere Untersuchungen, um die Ursache für die Entwicklungsverzögerung herauszufinden.

Fast immer rät der Kinderarzt zur Frühförderung, was die Betreuung durch ein multiprofessionelles Team beinhaltet, etwa in einem sozialpädiatrischen Zentrum. Begleitprobleme wie zum Beispiel Epilepsie, orthopädische Folgen durch die Bewegungsstörungen, Atemprobleme und Ernährungsprobleme werden ebenfalls behandelt.

Bei einer ausgeprägten Spastik können Medikamente helfen, die Muskelspannung zu mindern. Dies verbessert nicht nur die aktiven Bewegungen, sondern erleichtert auch die Körperpflege.

Operative Eingriffe sollten nur durch Spezialisten erfolgen, die sich mit Infantiler Cerebralparese sehr gut auskennen und Gelenke und Knochen möglichst muskulaturerhaltend korrigieren.

Tritt die Hirnschädigung erst irgendwann später im Leben des Kindes ein, erfolgen die Behandlung und Betreuung in einer ähnlichen Weise. In so einem Fall wird man immer versuchen, so viele bereits erworbene Fähigkeiten wie möglich zu erhalten beziehungsweise wiederherzustellen. Sozialpädiatrische Zentren können spezielle Rehabilitationsmaßnahmen vorschlagen und durchführen.

STOFFWECHSEL UND HORMONE

Bauchspeicheldrüse
Gibt Verdauungssaft in den Darm ab und produziert **INSULIN**, das über das Blut verteilt wird.

Nebennieren
Hier werden **KORTISON** und **ALDOSTERON** (wichtig für den Wasser- und Salzhaushalt) sowie Sexualhormone produziert, im Mark Adrenalin, das den Kreislauf reguliert.

Die Aufgabe der Hormone

› **CHEMISCHE BOTENSTOFFE:** Hormone übermitteln innerhalb des Körpers Informationen und steuern so verschiedenste Vorgänge wie Stoffwechsel, Wachstum oder sexuelle Entwicklung und so auch das Verhalten.
› **PRODUKTION:** Hormone werden in den Drüsen bestimmter Organe gebildet, von dort ins Blut ausgeschüttet und mit diesem zu Zellen transportiert, die ihre »Nachrichten« lesen können.
› **MANGEL:** Eine zu geringe Hormonproduktion bringt das Gleichgewicht im Körper genauso durcheinander wie ein Überangebot.

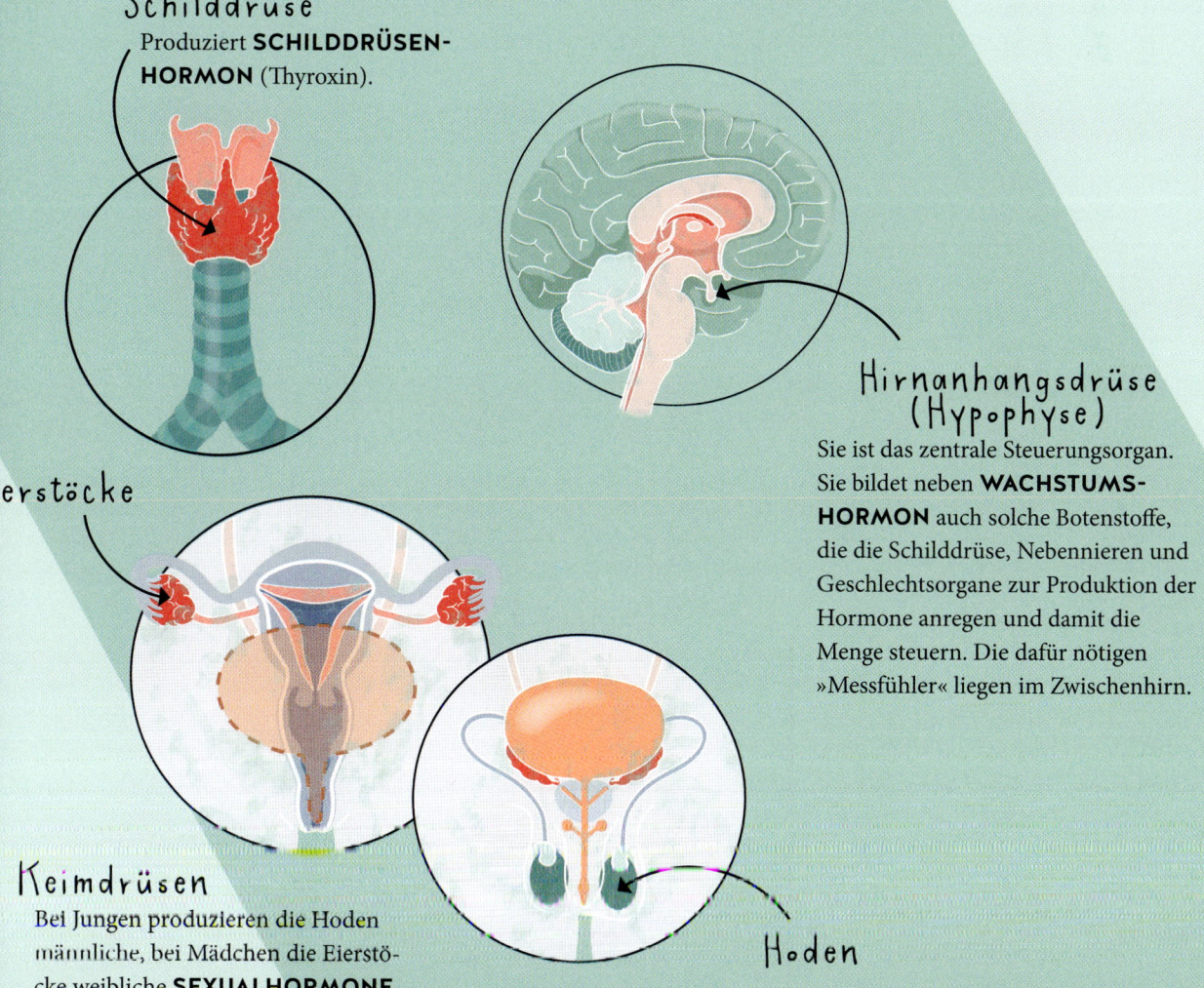

Schilddrüse
Produziert **SCHILDDRÜSENHORMON** (Thyroxin).

Hirnanhangsdrüse (Hypophyse)
Sie ist das zentrale Steuerungsorgan. Sie bildet neben **WACHSTUMSHORMON** auch solche Botenstoffe, die die Schilddrüse, Nebennieren und Geschlechtsorgane zur Produktion der Hormone anregen und damit die Menge steuern. Die dafür nötigen »Messfühler« liegen im Zwischenhirn.

Eierstöcke

Hoden

Keimdrüsen
Bei Jungen produzieren die Hoden männliche, bei Mädchen die Eierstöcke weibliche **SEXUALHORMONE**.

DIABETES MELLITUS

SYMPTOME
- Ungewöhnlich starker Durst
- Viel Urin, vor allem auch nachts
- Ungewollte Gewichtsabnahme
- Schlappheit, Schwäche
- Bauchschmerzen
- Atem riecht nach Azeton

Damit Ihr Kind gesund und leistungsfähig bleibt, benötigt sein Körper rund um die Uhr Energie. Ein Großteil davon stammt aus Traubenzucker (*Glukose*), den es beim Verzehr von Kohlenhydraten aufnimmt. Letztere werden im Dünndarm in ihre Bestandteile zerlegt und die Glukose gelangt über die Darmschleimhaut in den Körper. Mit dem Blut wird sie zu denjenigen Nerven- und Körperzellen transportiert, die gerade Energie brauchen.

Vor Ort kann die Glukose nur dann ins Zellinnere gelangen, wenn das Hormon Insulin vorhanden ist. Es wird in den sogenannten Langerhansschen Inseln der Bauchspeicheldrüse gebildet und immer dann vermehrt ausgeschüttet, wenn die Glukosemenge im Blut ansteigt, etwa nach einer Mahlzeit.

Insulin sorgt durch ein ausgetüfteltes Prinzip aber nicht nur dafür, dass die Energie zeitnah verwertet werden kann, sondern auch dafür, dass der Blutzuckerspiegel möglichst rasch wieder auf den Normalwert sinkt.

Produziert die Bauchspeicheldrüse aus irgendeinem Grund zu wenig oder gar kein Insulin mehr, kann der Zucker aus dem Blut nicht mehr in ausreichendem Maß in die Zellen gelangen. Stattdessen staut er sich im Blut – und die Zellen »hungern« trotz des Überangebots. Der Körper hat einen Diabetes mellitus (Zuckerkrankheit) entwickelt.

Wird ein Diabetes unzureichend behandelt – auch schon im Kindesalter –, kann dies zu Spätschäden an den Blutgefäßen führen, wie zum Beispiel eine Einschränkung der Nierenfunktion, Bluthochdruck oder eine Schädigung der Netzhaut im Auge mit Sehstörungen.

Unbehandelt kann der Diabetes innerhalb weniger Wochen oder Monate zum Tode führen.

VERSCHIEDENE DIABETESTYPEN

Man unterscheidet, einmal abgesehen von ein paar extrem seltenen zusätzlichen Formen, zwei Arten der Zuckerkrankheit:

› **Diabetes Typ 1** kommt vor allem bei Kindern und Jugendlichen vor. Bei dieser Form besteht immer ein Insulinmangel, weil die Bauchspeicheldrüse ihre Funktion ganz oder teilweise verloren hat. Hier muss lebenslang Insulin gespritzt werden.

Der Typ-1-Diabetes kann in jedem Alter beginnen, sehr selten findet man ihn bereits bei Babys. Häufiger jedoch ist, dass er erstmalig im Kindergartenalter und in der Frühpubertät auftritt. Die Krankheit beginnt dabei fast immer plötzlich, meist mit etwas Abstand nach einem Infekt.

Es gibt einen genetisch bedingten Oberflächenmarker an den Insulin produzierenden Zellen, der eine zufällige Ähnlichkeit mit manchen Virushüllen hat. Daher tritt der Diabetes oft im Anschluss an einen solchen Infekt auf, weil das Immunsystem die Viren vernichten will und gleichzeitig die Insulin produzierenden Zellen trifft. Der Diabetes Typ 1 ist also eine Autoimmunerkrankung. Deswegen haben nahe Verwandte von Diabetikern auch ein erhöhtes Risiko, selbst zu erkranken.

› **Diabetes Typ 2** (»Altersdiabetes«) betrifft vorwiegend ältere Menschen, zunehmend findet sich dieser Typ aber auch bei stark übergewichtigen Jugendlichen. Ihr Körper produziert zwar noch Insulin, die Zellen sprechen aber nicht in ausreichendem Maße

INSULIN SCHLEUST DEN ZUCKER IN DIE ZELLEN

Die Funktion des Insulins wird oft mit der eines Türöffners oder Schlüssels verglichen: Das Hormon »schließt« die Zellen auf, sodass Glukose in die Zellen gelangen kann. Produziert die Bauchspeicheldrüse nicht genug Insulin, bleiben die Zellen quasi verschlossen.

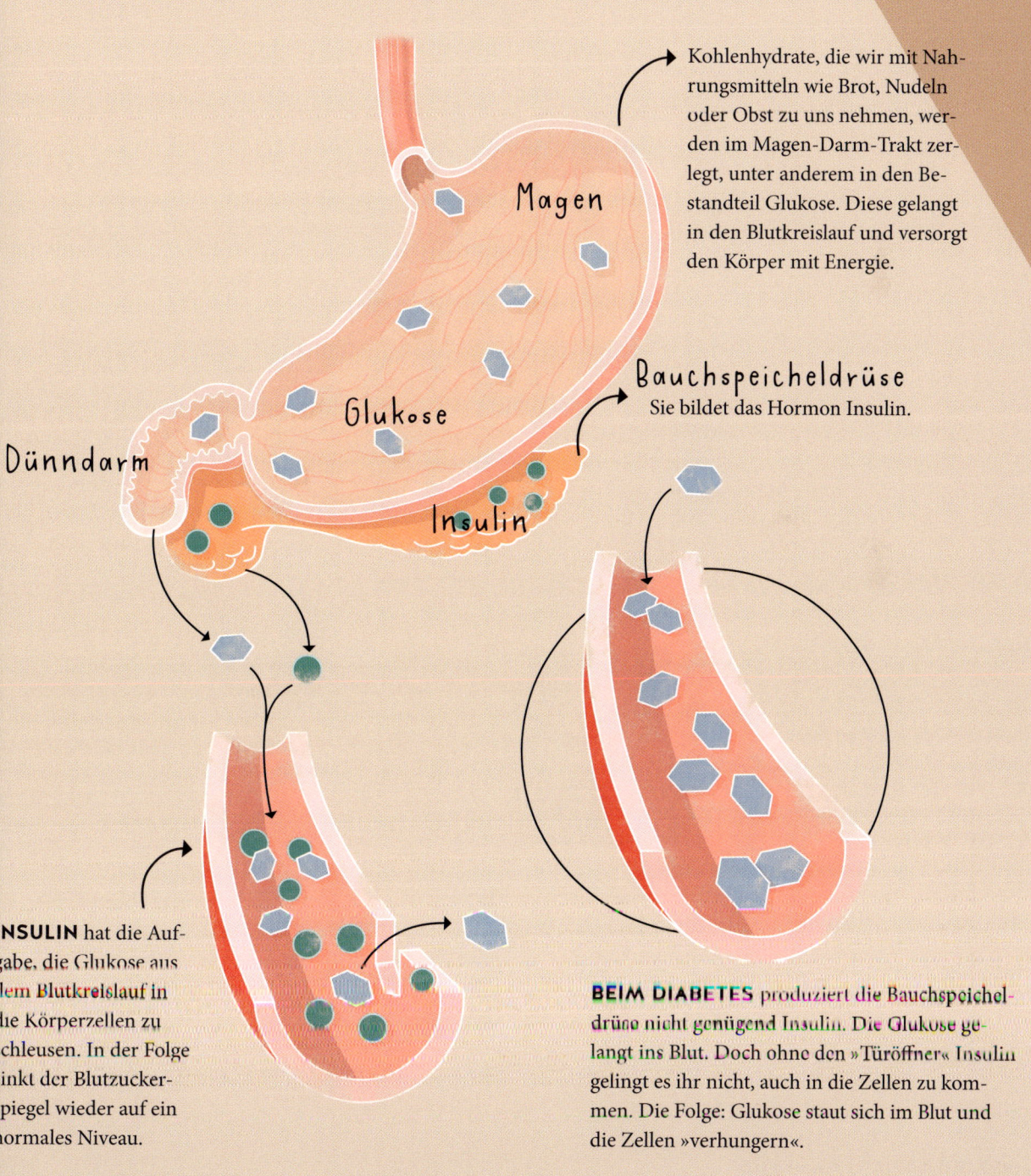

Kohlenhydrate, die wir mit Nahrungsmitteln wie Brot, Nudeln oder Obst zu uns nehmen, werden im Magen-Darm-Trakt zerlegt, unter anderem in den Bestandteil Glukose. Diese gelangt in den Blutkreislauf und versorgt den Körper mit Energie.

Bauchspeicheldrüse
Sie bildet das Hormon Insulin.

INSULIN hat die Aufgabe, die Glukose aus dem Blutkreislauf in die Körperzellen zu schleusen. In der Folge sinkt der Blutzuckerspiegel wieder auf ein normales Niveau.

BEIM DIABETES produziert die Bauchspeicheldrüse nicht genügend Insulin. Die Glukose gelangt ins Blut. Doch ohne den »Türöffner« Insulin gelingt es ihr nicht, auch in die Zellen zu kommen. Die Folge: Glukose staut sich im Blut und die Zellen »verhungern«.

darauf an (Insulinresistenz). Dadurch bleibt der Blutzuckerspiegel kontinuierlich erhöht – mit allen negativen Folgen für die Gesundheit.

Der Abbau von Übergewicht und regelmäßige Bewegung können im Anfangsstadium einen Typ-2-Diabetes sogar wieder zum Verschwinden bringen.

DAS KÖNNEN SIE SELBST TUN

Wenn Sie bei Ihrer Tochter oder Ihrem Sohn Zeichen entdecken, die auf einen Diabetes hinweisen, schildern Sie zuerst Ihrem Kinderarzt, was Sie beobachtet haben. Manche Eltern besorgen sich auch einen Messstreifen für Urinzucker in der Apotheke. Allerdings kann viel Zucker im Urin zwar auf einen Diabetes hindeuten, er ist aber noch kein Beweis dafür. Lassen Sie daher in einem solchen Fall möglichst bald den Blutzucker Ihres Kindes messen.

Hat Ihr Kind tatsächlich Diabetes, gilt wie bei allen anderen chronischen Erkrankungen: Gestalten Sie das Leben so normal, wie es geht. Ziel ist, dass es möglichst alle alterstypischen Aktivitäten durchführen kann und bald selbstständig mit dem Diabetes umgeht. Am besten lernt es dies in einer Diabetesschulung, die jedes Diabeteszentrum anbietet. Viele Kinder können schon im Grundschulalter selbstständig ihren Blutzucker messen und auf das Messergebnis richtig reagieren.

Natürlich ist es selbstverständlich, dass Sie Ihr Kind dabei unterstützen, die Ernährungsregeln einzuhalten. Dazu gehört der Verzicht auf große Mengen Zucker genauso wie die Abschätzung des Kohlenhydratanteils einer Mahlzeit und die Gabe der dazu passenden Menge Insulin.

Bewegung ist wie bei allen Kindern auch bei Diabetikern wichtig. Sport senkt den Insulinbedarf und stabilisiert den Diabetes.

SO HILFT DER ARZT

Der Kinderarzt kann sehr schnell feststellen, ob der Blutzucker bei Ihrem Kind wirklich erhöht ist. Bestätigt sich der Verdacht auf einen Diabetes, weist er Ihr Kind in eine Kinderklinik mit Diabeteserfahrung ein. Dort erfolgt dann die Stabilisierung, die Ersteinstellung und eine Schulung.

Die wichtigsten Dinge, die Kinder und Eltern mit Diabetes wissen und lernen müssen, sind:
› Wie messe ich den Blutzucker? Wann ist eine Messung nötig?
› Wie berechne ich den Kohlenhydratanteil meiner Nahrungsmittel?
› Wann muss ich Insulin spritzen? Wie viel und welches?
› Wie erkenne ich Unterzucker?

Im Diabeteszentrum wird regelmäßig die Stoffwechseleinstellung überprüft – und hier vor allem der sogenannte Langzeitzucker (HbA1c). Er ist das Maß für den durchschnittlichen Blutzuckerwert. Ferner wird Ihr Kind regelmäßig bezüglich seiner körperlichen Entwicklung sowie eventueller Komplikationen untersucht. Bei Bedarf erfolgt eine entsprechende Nachschulung.

INSULIN: PEN ODER PUMPE

Insulin ist ein Eiweißstoff und muss immer gespritzt werden. Dazu gibt es momentan zwei Möglichkeiten. Die erste: Sie beziehungsweise Ihr Kind spritzen mithilfe eines sogenannten Pen, der aussieht wie ein dicker Kugelschreiber, zu jeder Mahlzeit die passende Menge Insulin. Dazu kommt ein- oder zweimal am Tag ein Verzögerungsinsulin, das langsam freigesetzt wird und den Grundbedarf deckt.

> **HILFE ZUR SELBSTHILFE**
> Viele Kliniken und örtliche Selbsthilfegruppen vermitteln für die Ferien spezielle Diabetes-Camps. Dort lernen die Kinder recht gut von- und miteinander – und haben obendrein viel Spaß. Selbsthilfegruppen in Ihrer Nähe finden Sie unter: www.diabetes-kids.de.

Die andere Möglichkeit ist, eine Insulinpumpe zu verwenden. Dazu wird ein kleiner Schlauch mit Kanüle ins Unterhautfettgewebe eingeführt (meist am Bauch), über den das Insulin mittels einer Pumpe die ganze Zeit über langsam gespritzt werden kann. An der Pumpe lässt sich auch einstellen, welche Extramenge Insulin zu den Mahlzeiten abgegeben werden soll. Das Schlauchsystem muss aus Hygienegründen etwa alle zwei Tage gewechselt werden. Und: Die Pumpe reduziert zwar das »Piksen«, dafür muss Ihr Kind sie ständig am Körper tragen. Welches System verwendet wird, hängt von verschiedenen Faktoren und nicht zuletzt der persönlichen Präferenz ab.

BLUTZUCKER MESSEN

Um den jeweils aktuellen Blutzucker zu ermitteln, gibt es ebenfalls zwei Methoden:

› Die meisten Kinder messen »blutig«. Das bedeutet, dass mittels einer Stechhilfe ein winziger Blutstropfen gewonnen wird, der aufgefangen und mit einem Messgerät analysiert wird.

› Die zweite, relativ neue Möglichkeit ist die kontinuierliche Messung der Gewebeglukose. Je nach Gerät wird dazu ein Sensor mit einer daran befindlichen Nadel für einige Wochen aufgeklebt oder gleich für einige Monate implantiert. Das Ergebnis wird dann auf ein elektronisches Gerät übertragen, beispielsweise auf ein Smartphone. Die automatische Auswertung und Übertragung auf die Pumpe ist nur eine Frage der Zeit. Kleiner Wermutstropfen: Bei der kontinuierlichen Messung fallen sehr viele Werte an. Das verunsichert manche Familien. In der Regel kann man den Empfehlungen der Elektronik jedoch vertrauen und wie vorgeschlagen spritzen. Und einmal täglich muss das Gerät mit einer »blutigen« Messung nachgeeicht werden.

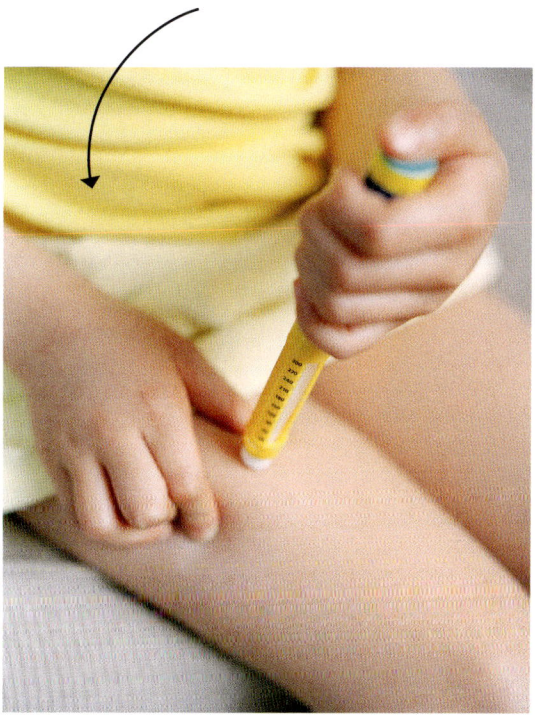

Das fehlende Insulin muss per Pumpe oder Pen gespritzt werden. Geschlucktes Insulin würde von den Verdauungssäften im Magen zerstört.

SCHILDDRÜSENUNTER- UND -ÜBERFUNKTION

SYMPTOME

UNTERFUNKTION
- Schlappheit und Antriebslosigkeit
- Gewichtszunahme trotz relativ geringer Nahrungsmenge und mangelndem Appetit
- Verstopfung
- Langsamer Ruhepuls
- Trockene Haut und stumpfe Haare bzw. Haarausfall
- Bei längerer Dauer kommt es zu einer Entwicklungsverzögerung

ÜBERFUNKTION
- Unruhe, Schlafstörungen
- Feuchte, »schwitzige« Haut
- Erhöhter Ruhepuls
- Gewichtsabnahme trotz reichlicher Nahrungszufuhr

Die Schilddrüse ist ein kleines schmetterlingsförmiges Organ unterhalb des Kehlkopfs. Sie produziert ein jodhaltiges Hormon, das in zwei Unterformen über das Blut in andere Organe gelangt. Es steuert viele lebenswichtige Vorgänge im Körper, vor allem den Energiestoffwechsel und damit indirekt das Herz-Kreislauf-System und den Magen-Darm-Trakt, das Wachstum und die geistige Entwicklung.

SCHILDDRÜSENUNTERFUNKTION

Ist zu wenig Schilddrüsenhormon vorhanden *(Hypothyreose)*, laufen die Stoffwechselprozesse langsamer ab. Das Kind ist dadurch schlapp und antriebslos, hat einen auffällig niedrigen Ruhepuls, trockene Haut, stumpfes Haar und Verstopfung. Ein weiteres wichtiges Merkmal: Obwohl das Kind wenig Appetit hat und kaum isst, nimmt es zu.

Bei etwa einem von 4000 Neugeborenen arbeitet die Schilddrüse von Geburt an nicht richtig, meist weil nicht genug (oder gar kein) Schilddrüsengewebe vorhanden ist. Die Schilddrüsenunterfunktion ist somit die häufigste angeborene hormonelle Erkrankung. Sie wird beim Neugeborenen-Screening (siehe Seite 14 f.) jedoch sicher erkannt, sodass frühzeitig die Behandlung gestartet werden kann.

Auch im Lauf der Kindheit kann es zu einer Schilddrüsenunterfunktion kommen. Bei Jugendlichen entwickelt sich relativ häufig eine Abwehrreaktion des Körpers gegen das eigene Schilddrüsengewebe (Hashimoto-Erkrankung). Die Schilddrüse ist dann chronisch entzündet, was schließlich zur Unterfunktion führen kann.

Jodmangel kann zur Vergrößerung der Schilddrüse führen *(Struma)*. So ein »Kropf« kam früher in Jodmangelgegenden häufig vor, durch die Jodprophylaxe ist er heute jedoch sehr selten geworden. Jugendliche haben aufgrund des schnellen Wachstums häufiger einen Jodmangel als Kinder in anderen Altersstufen.

SCHILDDRÜSENÜBERFUNKTION

Bei einer Überfunktion der Schilddrüse *(Hyperthyreose)* werden die körpereigenen Stoffwechselvorgänge durch den Überschuss an Schilddrüsenhormon stark angeregt. Dies führt dazu, dass ein Kind trotz regen Appetits beständig abnimmt. Wichtige Signale sind innere Unruhe, Schlafstörungen, feuchte Haut durch verstärktes Schwitzen und ein ungewöhnlich hoher Ruhepuls.

Die Überfunktion der Schilddrüse ist im Kindesalter wesentlich seltener als eine Unterfunktion.

DAS KÖNNEN SIE SELBST TUN

Lang anhaltende Phasen von Schlapp- und Trägheit bis hin zur depressiven Verstimmung können nicht nur psychische, sondern auch organische Ursachen haben. Fragen Sie im Zweifelsfall Ihren Kinderarzt um Rat. Er erkennt in der Regel schnell, ob zum Beispiel die Schilddrüse dahintersteckt.

Einem Jodmangel lässt sich am besten durch die richtige Ernährung vorbeugen. Seefisch enthält am meisten Jod, er sollte daher regelmäßig auf den Tisch kommen. Auch Milch und Milchprodukte enthalten kleinere Mengen Jod. Sehr einfach und wirksam ist die Verwendung von jodhaltigem Speisesalz – vor allem wenn man nicht regelmäßig Fisch isst.

Selbsthilfegruppen finden Sie unter: www.sd-bv.de und www.schilddruesenliga.de.

SO HILFT DER ARZT

Bei der körperlichen Untersuchung wird neben anderen Hinweisen auf eine mögliche Unter- oder Überfunktion die Schilddrüse abgetastet und eventuell auch mittels Ultraschall untersucht.

Mit einer Blutuntersuchung lässt sich ganz genau feststellen, ob Schilddrüsenhormone in der richtigen Menge vorhanden sind oder ob der Körper durch Steuerungssignale einen Mangel meldet. Die genauere Klärung der Ursache erfolgt meist in Zusammenarbeit mit einem Kinderendokrinologen.

Wenn »nur« Jod fehlt, wird dieses ersetzt. Auch ein Mangel an Schilddrüsenhormonen lässt sich relativ leicht beheben, indem man das Hormon in Tablettenform einnimmt. Allerdings muss von Zeit zu Zeit überprüft werden, ob die im Blut vorhandene Menge (noch) stimmt.

Eine Schilddrüsenüberfunktion kann aus verschiedenen Gründen entstehen und die Behandlung richtet sich nach der jeweiligen Ursache.

Die Schilddrüse steuert viele lebenswichtige Vorgänge im Körper und ist das beste Beispiel dafür, dass die Größe eines Organs nichts über seine Bedeutung aussagt.

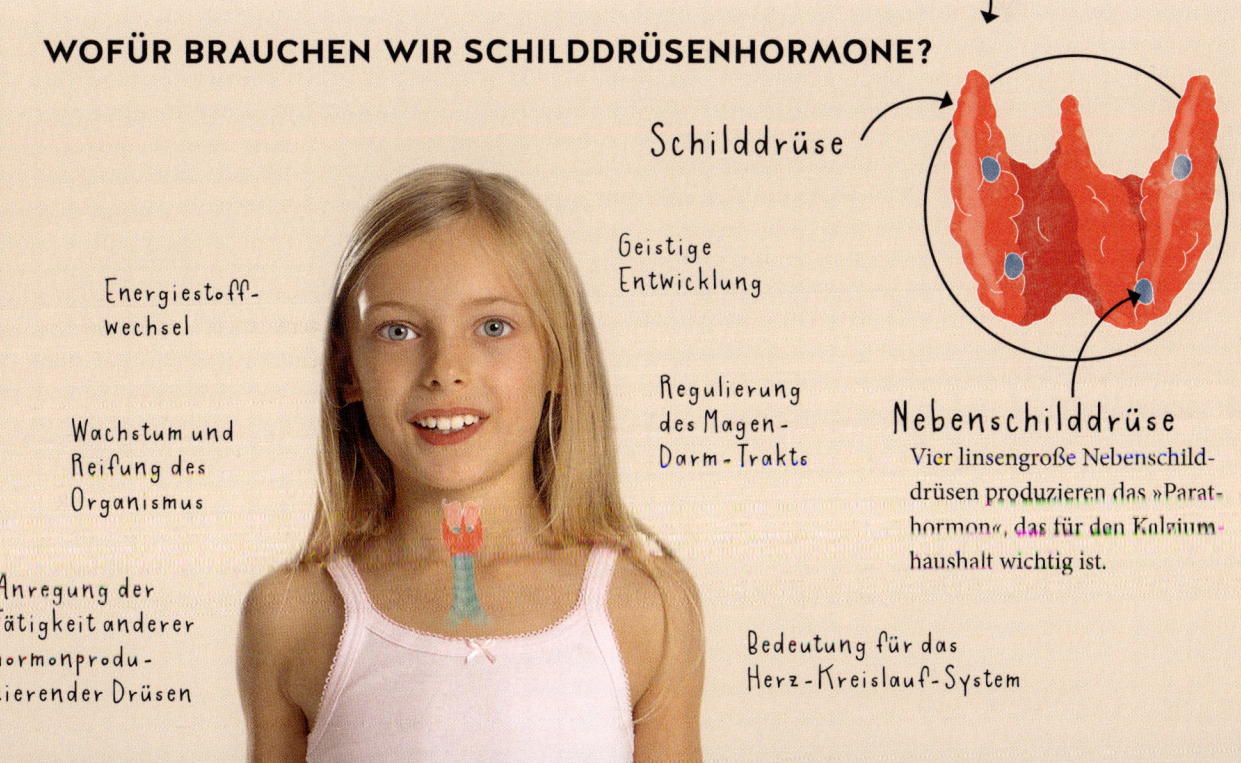

WOFÜR BRAUCHEN WIR SCHILDDRÜSENHORMONE?

- Schilddrüse
- Energiestoffwechsel
- Geistige Entwicklung
- Wachstum und Reifung des Organismus
- Regulierung des Magen-Darm-Trakts
- Nebenschilddrüse: Vier linsengroße Nebenschilddrüsen produzieren das »Parathormon«, das für den Kalziumhaushalt wichtig ist.
- Anregung der Tätigkeit anderer hormonproduzierender Drüsen
- Bedeutung für das Herz-Kreislauf-System

WACHSTUMSSTÖRUNGEN

SYMPTOME
› Die Körperlänge des Kindes liegt im Vergleich zu Gleichaltrigen unterhalb der 3. oder oberhalb der 97. Perzentile

Kindheit und Jugend sind Zeiten des Wachstums. Viele Eltern messen ihre Kinder regelmäßig und dokumentieren die Entwicklung zum Beispiel mit einem Bleistiftstrich am Türrahmen Auch der Kinderarzt protokolliert bei jeder Vorsorgeuntersuchung das Wachstum und trägt das Ergebnis in die entsprechenden Kurven im gelben Untersuchungsheft ein (sogenannte Perzentilenkurven). Dabei gibt es vier grundsätzliche Abweichungen, die Anlass zu Untersuchungen sein können:
› Die Körpergröße liegt unter der 3. Perzentile, was heißt, dass das Kind zu klein ist.
› Die Körpergröße liegt über der 97. Perzentile, was bedeutet, dass es zu groß ist.
› Das Wachstum verlangsamt sich und das Kind verlässt »seine« Perzentile nach unten.
› Das Wachstum beschleunigt sich und das Kind verlässt »seine« Perzentile nach oben.
Fällt ein Kind in eine dieser Gruppen, wollen seine Eltern natürlich die Ursache dafür erfahren und – wenn möglich – auch behandeln.

ZU KLEIN ODER ZU GROSS

Ist ein Kind deutlich kleiner als seine Altersgenossen, liegt das in den meisten Fällen an einer sogenannten konstitutionellen Wachstumsverzögerung. Das bedeutet, dass das Kind aufgrund seiner erblichen Anlagen langsamer wächst als andere. Viele dieser Kinder kommen jedoch auch erst spät in die Pubertät und holen dann noch einiges an Wachstum nach, während die Schulkameraden schon lange ausgewachsen sind. Dennoch bleiben diese Kinder am Ende häufig kleiner als der Durchschnitt.
Wächst ein Kind dagegen aufgrund seiner erblichen Anlagen deutlich schneller als seine Altersgenossen und wird es dabei relativ groß, handelt es sich bis auf sehr wenige Ausnahmen um eine sogenannte konstitutionelle Wachstumsbeschleunigung. Das Kind kommt dann mit hoher Wahrscheinlichkeit auch recht früh in die Pubertät.

VERLANGSAMTES ODER BESCHLEUNIGTES WACHSTUM

Wenn ein Kind anfangs normal wächst, dann aber »seine« Wachstumslinie in den unteren Bereich verlässt, steckt meist eine Erkrankung dahinter, zum Beispiel eine Zöliakie (siehe ab Seite 177), die wie viele andere chronische Krankheiten zur Wachstumsverzögerung führt. In einigen Fällen ist ein verlangsamtes Wachstum auch Nebenwirkung einer medizinischen Behandlung. So haben beispielsweise hohe Kortisonmengen (als Tabletten) bei schweren Autoimmunerkrankungen eine Auswirkung auf das Größenwachstum. Kortisoncremes und -sprays dagegen führen bei sachgerechter Anwendung nicht zu Wachstumsstörungen.
Im Gegensatz zu langsam oder »normal« wachsenden Kindern verlassen einige Altersgenossen (vor allem Mädchen) etwa ab dem zehnten Lebensjahr plötzlich die normalen Wachstumskurven nach oben und sind dann vergleichsweise groß. Diese Kinder kommen in der Regel aber früh in die Pubertät und wachsen dann nur noch sehr langsam, sodass sie am Ende wieder normal groß sind. Es handelt sich also lediglich um einen früh einsetzenden Pubertätswachstumsschub.
Andere Ursachen für ein Verlassen der bisherigen Wachstumslinie nach oben sind vergleichsweise selten und müssen individuell abgeklärt werden.

DAS KÖNNEN SIE SELBST TUN

Kinder machen sich oft Gedanken um ihre Körpergröße, vor allem ab dem Schulalter. Sie merken dann deutlich, wenn sie von der »Norm« abweichen. Allerdings ist die Spanne, was »normal« ist, ziemlich groß: Ein Junge kann bereits mit fünf Jahren 1,20 Meter groß sein, ein anderer erreicht dieses Maß dagegen erst mit acht. Beides ist nicht ungewöhnlich. Genauso kann ein Mädchen mit elf Jahren 1,36 Meter groß sein, ein anderes 1,60 Meter. Auch das ist absolut normal.

Haben Sie sich mithilfe des Kinderarztes vergewissert, dass kein gesundheitliches Problem und keine Wachstumsstörung besteht, müssen Sie dies Ihrem Kind auch klarmachen: Die Menschen sind unterschiedlich, und das bedeutet auch, dass nicht alle Kinder gleich groß sind. Gleichzeitig müssen Sie Ihr Kind schützen: Wenn ein kleiner Achtjähriger gefragt wird, ob er denn bald in die Schule kommt, kann der daraufhin schon einmal beleidigt sein. Bestärken Sie Ihr Kind darin, nicht an sich zu zweifeln und sich die Kommentare anderer nicht zu sehr zu Herzen zu nehmen.

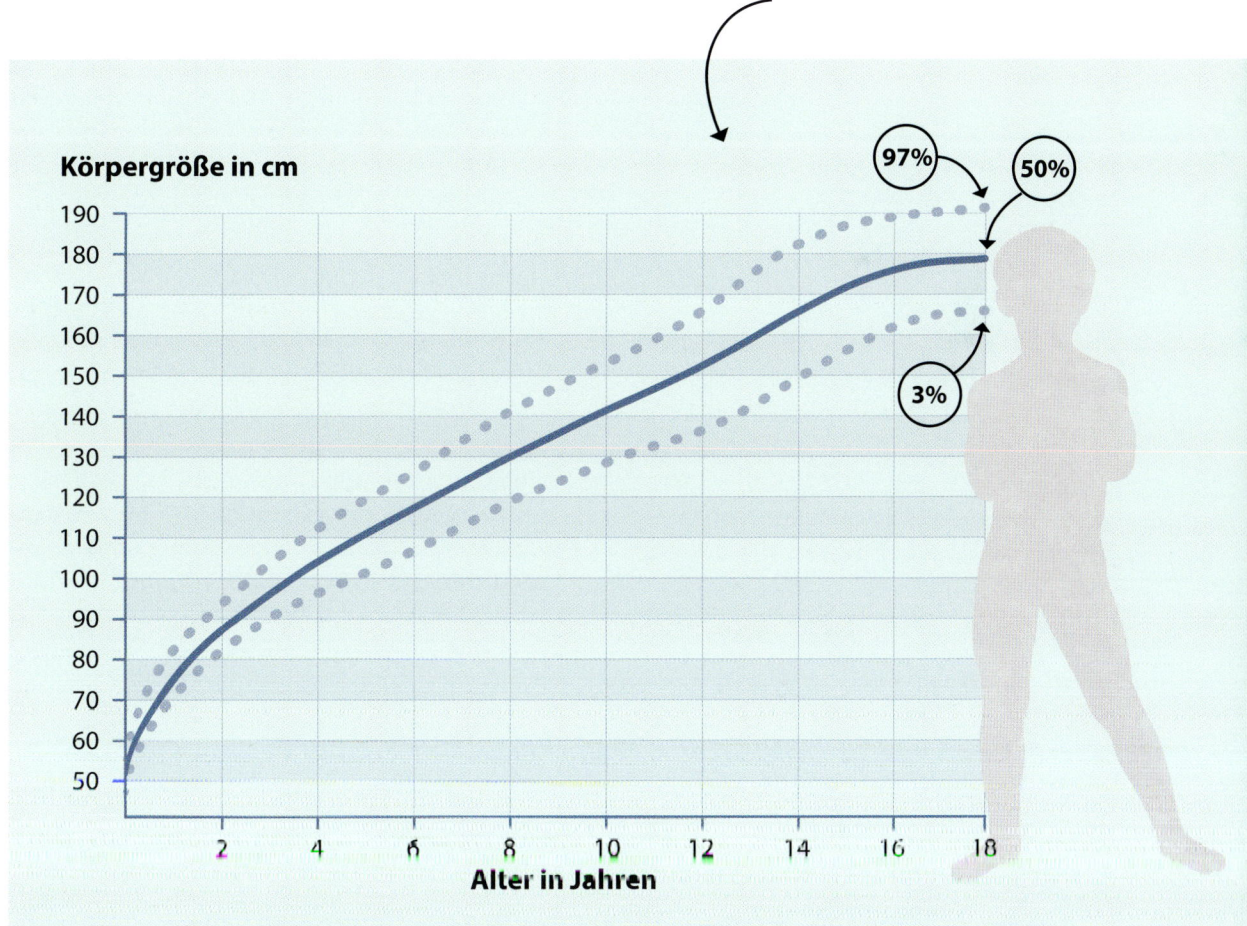

Die durchschnittlichen Körpergrößen bei Jungen. Der rein rechnerische Mittelwert liegt bei der 50. Perzentile.

STOFFWECHSEL UND HORMONE

Genauso brauchen groß gewachsene Kinder den Rückhalt durch die Eltern. Sie werden aufgrund ihrer Größe nämlich oft älter eingeschätzt und deshalb leicht einmal überfordert.

Was gern einmal vergessen wird: Damit ein Kind normal wächst, braucht es eine ausgewogene Ernährung (siehe auch ab Seite 30). Dies betrifft alle Altersstufen, vor allem auch Jugendliche. Bei besonderen Ernährungsformen – zum Beispiel vegan – sollten Sie und Ihr Kind daher unbedingt eine Ernährungsberatung in Anspruch nehmen, um einem möglichen Mangel entgegenzuwirken. Es ist leider gar nicht so selten, dass eine ungewöhnliche oder für das Alter ungeeignete Ernährungsweise die Ursache für Minderwuchs ist.

SO HILFT DER ARZT

Der Kinderarzt protokolliert von Geburt an die Wachstumsdaten Ihres Kindes in seinen Unterlagen und im gelben Vorsorgeheft. Schon dadurch bemerkt er Abweichungen frühzeitig und wird bei Bedarf von sich aus aktiv. Ist das Wachstum Ihres Kindes in irgendeine Richtung auffällig, untersucht er es gründlich. Oft ergeben sich dabei schon Hinweise auf die Ursache, etwa untypische oder frühe Pubertätszei-

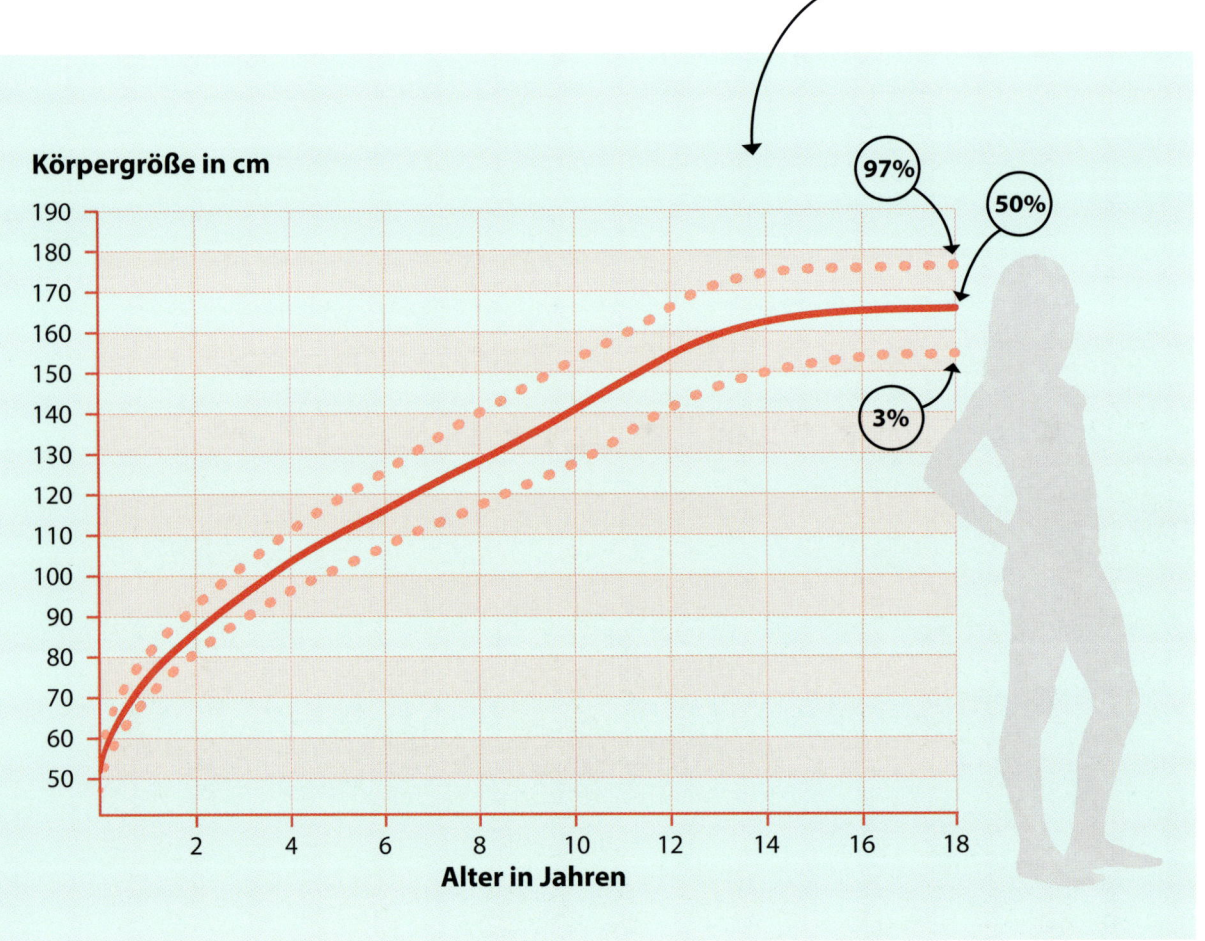

Durchschnittskörpergröße bei Mädchen: Unterhalb der 3./oberhalb der 97. Perzentile spricht man von Wachstumsstörungen.

chen, auf die Körperproportionen, den Zahnstatus oder den Ernährungszustand. Zur weiteren Abklärung gehört meist auch eine Blutentnahme.

Bei Kindern, die außerhalb der Normlinien liegen, also unterhalb der 3. beziehungsweise oberhalb der 97. Perzentile, kann man ab einem Alter von etwa fünf Jahren das »Knochenalter« bestimmen. Standardmäßig wird dazu die linke Hand geröntgt.

Der Zeitpunkt der Verknöcherung (Umwandlung von Knorpel zu reifem Knochen) ist bei den vielen Handwurzel- und Fingerknochen stark vom Alter abhängig. Wenn beispielsweise ein sehr kleines neunjähriges Kind ein »Knochenalter« von sechs Jahren hat, kann man es auf der Wachstumskurve für Sechsjährige eintragen. Der Wert ist dann normal. Dieses Kind wird voraussichtlich auch drei Jahre später in die Pubertät kommen und drei Jahre länger wachsen als Durchschnittskinder, am Ende aber eine »normale« Erwachsenengröße erreichen. Diese lässt sich durch die Untersuchung ungefähr ermitteln.

Menschen, die aus genetischen Gründen klein sind, kann man auch mithilfe von Wachstumshormon nicht groß machen.

Haben die Untersuchungen ergeben, dass ein Kind vermutlich eine Endgröße weit oberhalb der Norm erreichen wird, fragen viele Eltern – gerade bei Mädchen – immer wieder, ob und wie sich der übermäßige Wachstumsprozess stoppen lässt.

Einfach zu hungern und dem Körper durch Nahrungsentzug »auszubremsen«, hilft hier auf keinen Fall. Man riskiert damit nur Stoffwechsel- und im schlimmsten Fall auch Essstörungen. Allenfalls können die betroffenen Familien mit dem Arzt besprechen, ob sich durch die Gabe von Sexualhormonen die Pubertät vorzeitig auslösen lässt, wodurch sich die Wachstumsfugen früher schließen würden. Unter Umständen ist auch eine spezielle »Pille« als Wachstumsbremse sinnvoll.

Die Wachstumsfugen schließen sich im Lauf der Jahre mehr und mehr. Wie weit der Prozess bei einem Kind fortgeschritten ist, lässt sich auf Röntgenaufnahmen erkennen.

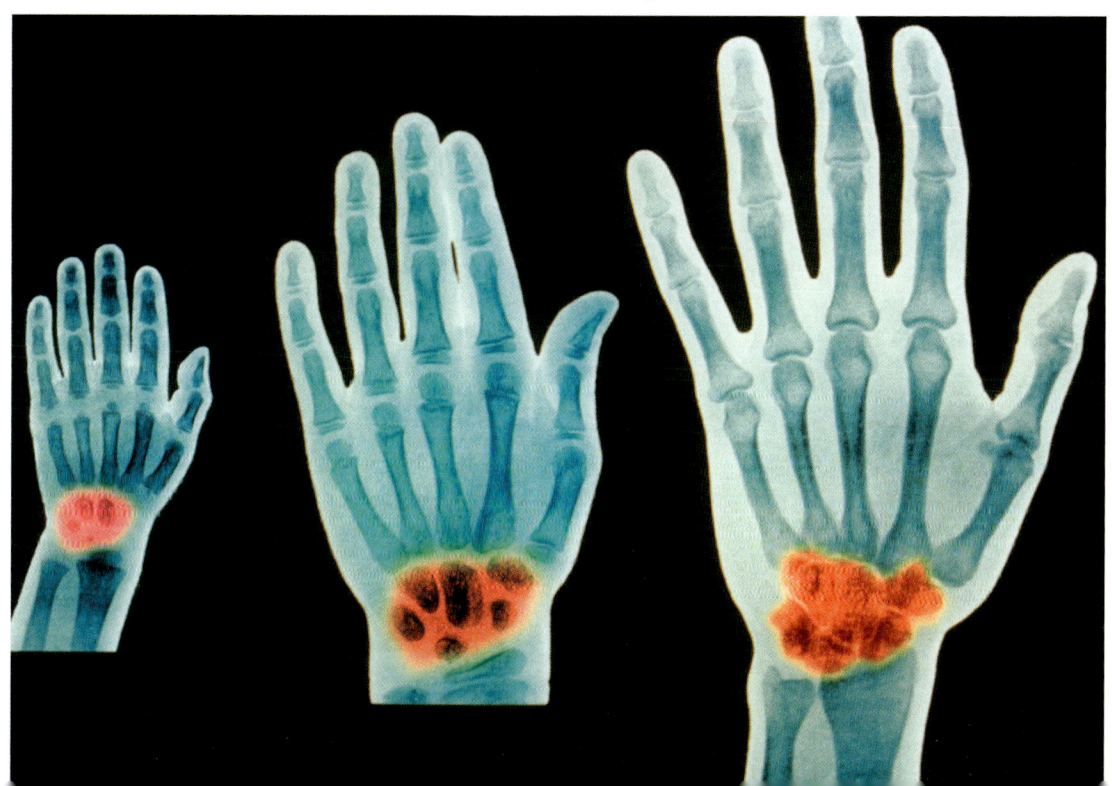

VERHALTEN UND PSYCHE

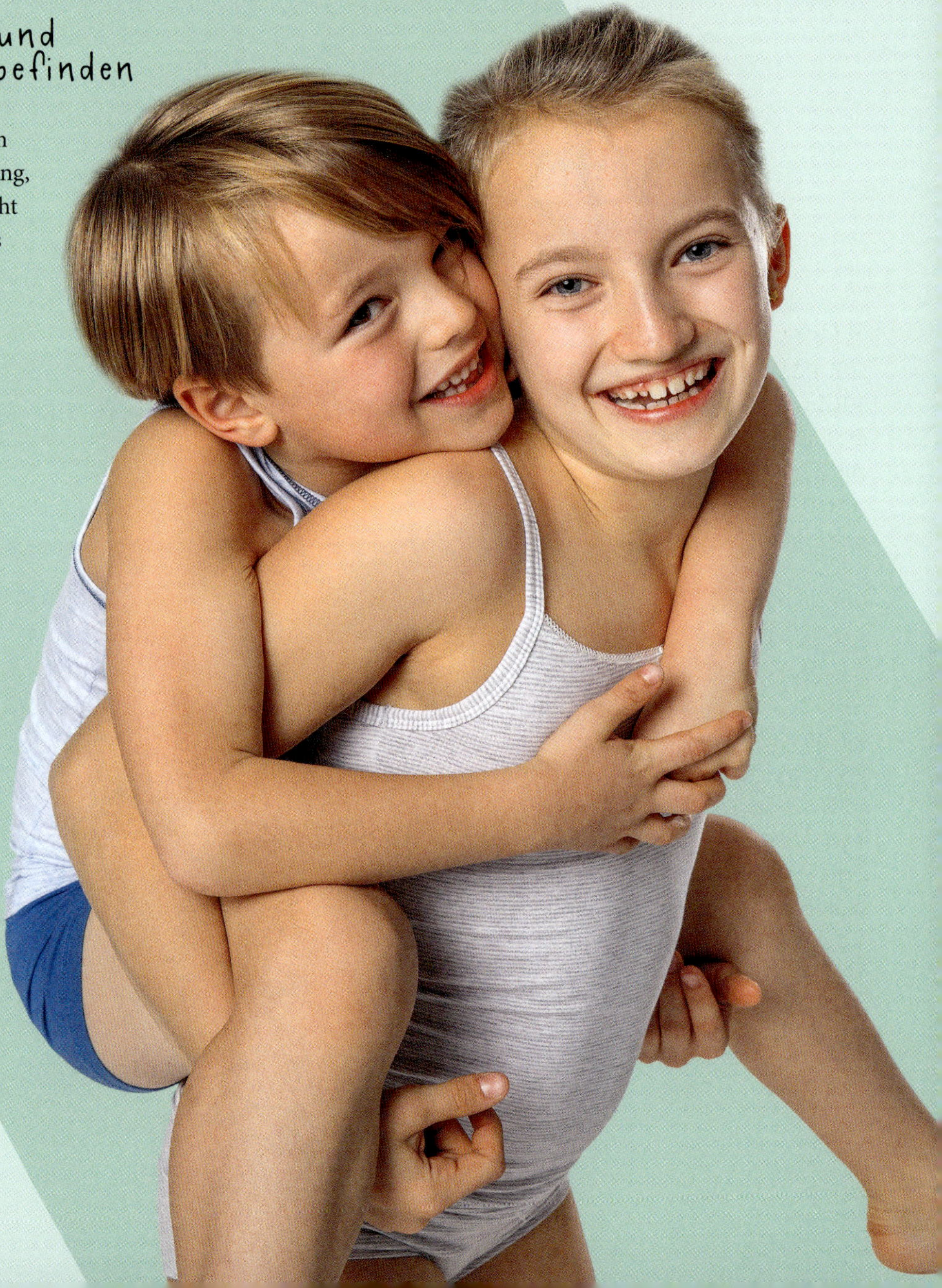

Verhalten und seelisches Wohlbefinden

hängen eng miteinander zusammen. Geht es einem Kind wegen einer Belastung, Stress oder Krankheit nicht gut, verhält es sich anders als gewohnt.

Probleme

Etwa 10 bis 20 Prozent aller Kinder und Jugendlichen haben in irgendeiner Form **PSYCHISCHE PROBLEME**, wie Aufmerksamkeits-, Denk- und Antriebsstörungen oder Schwierigkeiten bei der schulischen Entwicklung.

Kinder brauchen Verständnis

Für Eltern ist es oft sehr schwer, die **RICHTIGE BALANCE** und eine gewisse **GELASSENHEIT** zu finden. Nicht alles ist pathologisch, nur weil es aktuell nicht in den gesellschaftlichen Rahmen passt. Nicht jedes Kleinkind, das auf dem Spielplatz andere mit Sand bewirft, muss zur Psychotherapie. Ein Kind ist nicht grundsätzlich gewalttätig, weil es bei einer Schlägerei beteiligt war. Und Jugendliche mit Stimmungsschwankungen, die sich zeitweise zurückziehen oder ungewöhnliche Interessen haben, sind nicht gleich depressiv oder künftige Terroristen. Genauso wenig, wie jeder Ladendiebstahl in diesem Alter den Beginn einer kriminellen Karriere bedeutet. Was Kinder in jedem Alter brauchen, ist die **LIEBE UND VERTRAUENSVOLLE UNTERSTÜTZUNG** durch ihre Eltern, die hinter ihnen stehen, nicht aus jeder Mücke einen Elefanten machen, aber bei belastenden Problemen Hilfe und Lösungen anbieten.

ruhig ...

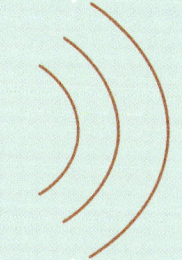

Entwicklung

DIE PSYCHISCHE UND SOZIALE ENTWICKLUNG eines Kindes verläuft ebenso wie die körperliche in Schritten und folgt dabei einem vorgegebenen Muster. Allerdings ist die **BANDBREITE** einer »normalen« Entwicklung besonders groß. Zudem ist die Art, wie man sich verhält, nicht für immer wie in Stein gemeißelt. Früh erlernte beziehungsweise angeeignete Verhaltensmuster behält man zwar meist ein Leben lang bei. Aber im **SOZIALEN MITEINANDER** und durch Lernen können sich Verhaltensweisen bis ins hohe Alter wieder ändern. Genauso können aber auch bei einem ansonsten gesunden Kind durch **ÄUSSERE EINFLÜSSE**, teils aber auch ohne erkennbaren Anlass psychische Probleme und Krankheiten entstehen.

Miteinander

Menschen sind **SOZIALE WESEN**. Für die gesunde Entwicklung ist es daher ganz entscheidend, wie Eltern und Kind(er) miteinander umgehen. Manchmal ist aber bereits im frühen Babyalter ein Problem so groß, dass die normale **BINDUNG** und Beziehung zwischen Eltern und Kind nicht gelingt. Auch hier kann Ihnen Ihr Kinderarzt beistehen (siehe auch Seite 123).

SYMPTOME
Da die Symptome bei psychischen Problemen sehr stark variieren können – weitaus mehr als bei körperlichen Erkrankungen –, finden Sie in diesem Kapitel im Gegensatz zu den vorangegangenen Seiten keine entsprechenden Infokästen.

SCHLAF UND SCHLAFSTÖRUNGEN

»Der schönste Moment am Tag ist der, wenn die Kinder schlafen.« Dieser Stoßseufzer einer gestressten Mutter ist nur allzu verständlich – hat sie dann vielleicht doch endlich einmal ein bisschen Zeit für sich selbst. Wie gut, dass das Schlafbedürfnis vor allem kleinerer Kinder größer ist als das der Eltern. Nichtsdestotrotz sind in den ersten Monaten die Nächte in den meisten Familien recht turbulent, weil Babys einen anderen Schlaf-Wach-Rhythmus haben als Erwachsene (siehe Seite 95).

Erst mit ungefähr neun Monaten schlafen vier von fünf Kindern regelmäßig durch oder die Aufwachphasen verringern sich zumindest und es kehrt auch für die Eltern nachts wieder mehr Ruhe ein. Das bedeutet aber nicht, dass das Thema Ein- und Durchschlafen damit ein für alle Mal vom Tisch wäre. Kinder können ihre Eltern abends und nachts auch später noch ziemlich auf Trab halten.

Das Schlafbedürfnis eines Kindes ist individuell sehr unterschiedlich und hängt natürlich auch vom jeweiligen Alter ab. Auf Vorrat schlafen funktioniert nicht und genauso wenig kann man das grundsätzliche Schlafbedürfnis eines Kindes verändern. Langschläfer brauchen ihr Leben lang mehr Schlaf als andere, Kurzschläfer weniger. Daher sollten Sie sich danach richten und sich entsprechend verhalten: Wenn Ihre Tochter oder Ihr Sohn wenig Schlaf braucht, macht es keinen Sinn, sie/ihn frühzeitig ins Bett zu schicken. Sie/er liegt dann nur wach und ärgert sich über Sie oder wälzt sich nervös von einer Seite zur anderen. Andersherum sollte Ihr Kind, wenn es sehr viel Schlaf braucht, diesen auch bekommen.

Haben Sie mehrere Kinder und ist deren Schlafbedürfnis sehr unterschiedlich, ist das natürlich eine erzieherische Herausforderung. Daher sollten Sie Regeln aufstellen, an die sich alle Beteiligten halten.

SO VIEL SCHLAFEN KINDER

Alter/in Jahren	Durchschnittliche Nachtruhe in Stunden	minimal*	maximal*	Besonderheiten
1	9	8	10	zusätzlich ein Mittagsschlaf von 1 bis 3 Stunden
4	9	8	12	Mittagsschlaf wird kürzer; ab 5 Jahren entfällt er oft ganz
10	9	8	11	am Wochenende schläft das Kind oft länger
> 12	8	7	9	ideal wären 8 bis 9 Stunden, real sind eher 7
Erw.	7	5	9	

*Circa-Werte

Etwa dass ein Kind länger aufbleiben darf, sich aber leise beschäftigen muss, damit das andere schlafen kann. Das Gleiche gilt am Morgen für Frühaufsteher und Langschläfer.

SCHLAFTIEFE UND SCHLAFPHASEN

Der Schlaf ist in mehrere Phasen unterteilt: Die leichteste davon ist der sogenannte REM-Schlaf. In dieser Phase bewegen sich die Augen unter den geschlossenen Lidern schnell hin und her (*rapid eye movement*), man träumt viel und kann relativ leicht geweckt werden. Die Atmung ist unregelmäßig.

Neben den REM-Phasen gibt es die tieferen Schlafphasen, in denen man nur schwer geweckt werden kann, sehr tief schläft und nicht träumt. Die Atmung ist ganz regelmäßig.

Im Laufe einer Nacht durchleben wir mehrere Schlafzyklen, in denen sich REM-Phasen und Tiefschlafphasen abwechseln. Und gar nicht so selten wacht man kurz auf, dreht sich zum Beispiel um, nimmt vielleicht sogar kurz die Umgebung wahr und schläft dann weiter. Sehr schön lässt sich das bei Kleinkindern beobachten, wenn sie beispielsweise während einer Familienfeier selbst bei größtem Trubel nebenher auf dem Sofa schlafen.

SCHLAFSTÖRUNGEN BEI KLEINKINDERN

Es kommt sehr oft vor, dass der Schlaf eines Kindes in den ersten Lebensjahren unterbrochen oder gestört ist. Wenn Ihr Kind zum Beispiel krank ist, sind unruhige Nächte ganz normal. Sehr oft wird Ihr Kind auch wach, weil es schlecht geträumt hat. Aus Sorge vor ähnlichen Träumen will es dann möglicherweise gar nicht mehr ins Bett gehen, was allabendlich zu endlosen Diskussionen führen und das Familienleben auf die Dauer sehr belasten kann. Typische Schlafprobleme sind:

› **ALBTRÄUME:** Diese angstauslösenden Träume können oft relativ detailliert geschildert werden. Sie kommen ab dem dritten oder vierten Lebensjahr häufig vor, sind aber nur bei wenigen Kindern so oft, dass dies Probleme bereitet. Meist reicht es, das Kind kurz zu trösten und zu beruhigen, damit es bald wieder weiterschläft.

› **NACHTSCHRECK:** Das nächtliche Aufschrecken beschränkt sich in der Regel auf die Phase zwischen dem zweiten und vierten Lebensjahr: Das Kind schreit nachts plötzlich laut auf und ist sehr unruhig sowie untröstlich, weil der Traum so schrecklich war. Auch wenn es ganz oft gar nicht mehr schildern kann, was »geschehen« ist, hat es das Gefühl, dass es sich um ein reales Erlebnis gehandelt hat. Weil es sich auch durch Argumente nicht vom Gegenteil überzeugen lässt, ist es entsprechend schwer zu beruhigen. Am besten nehmen Sie Ihre Tochter oder Ihren Sohn einfach in den Arm und trösten sie/ihn – zumindest wollen dies die meisten Kinder. Fast immer können sie dann nach einigen Minuten friedlich weiterschlafen.

› **SCHLAFWANDELN** beginnt meist mit etwa fünf bis sechs Jahren und verschwindet bis zum Jugendalter wieder. In der Zeit dazwischen wird ungefähr jedes achte Kind zumindest gelegentlich zum »kleinen Nachtgespenst«.

Beim Schlafwandeln läuft das Kind zwar herum. Weil es aber nur unvollständig erwacht, reagiert es kaum oder überhaupt nicht auf Ansprache und Umgebungsreize. Bekannte Wege (etwa zur Toilette) kann es problemlos laufen, manchmal spricht das Kind sogar. Allerdings ist es mit der »schlafwandlerischen Sicherheit« nicht weit her. Daher sind ein offen stehendes Fenster oder eine nicht abgeschlossene Wohnungstür gefährlich.

› **EINSCHLAFZUCKUNGEN:** Ruckartige Bewegungen beim Einschlafen sind normal (auch Erwachsene haben sie immer mal wieder). Das Kind hat dann vielleicht das Gefühl, aus dem Bett gefallen zu sein, wirklich passieren kann dabei aber nichts. Die Störung ist harmlos.

› **SPRECHEN IM SCHLAF:** Kann gelegentlich vorkommen, vor allem bei fiebernden Kindern, ist aber harmlos.

KRANKE KINDER SCHLAFEN SCHLECHT

Es gibt einige krankheitsbedingte Risikofaktoren für Schlafstörungen, wie:
› vergrößerte Rachenmandel (siehe Seite 148)
› Rückfluss von Mageninhalt in die Speiseröhre (siehe Seite 179)
› Atemnot, etwa ein unzureichend behandeltes Asthma (siehe ab Seite 138)
› Erkrankungen des Nervensystems

Einige Kinder haben auch psychische Probleme, die nachhaltig den Schlaf stören und einer Behandlung bedürfen, vor allem können dies Angststörungen sein (siehe Seite 322 f. und 323).

› **ZÄHNEKNIRSCHEN:** Mitunter ist die Kaumuskulatur auch im Schlaf aktiv, wobei dies keine besondere Bedeutung hat. Hat Ihr Kind bereits seine bleibenden Zähne und knirscht es nachts häufig damit, sollte es vom Zahnarzt eine Aufbissschiene bekommen, damit die Zähne nicht beschädigt werden.

WEINEN UND SCHREIEN LASSEN ODER NICHT?

Nicht nur das nächtliche Aufwachen kann Probleme bereiten. Manche Kleinkinder im zweiten oder dritten Lebensjahr (gelegentlich auch später noch) wollen ihre Eltern abends nicht loslassen. Sie weigern sich standhaft, allein einzuschlafen, beziehungsweise fangen sofort an zu weinen oder schreien, sobald die Eltern die Bettkante verlassen.

Oft spielt sich so ein Verhalten ein, nachdem das Kind krank war und deswegen besonders viel Zuwendung und Aufmerksamkeit erfahren hat.

Gehen Eltern darauf ein und bleiben im Kinderzimmer, herrscht zwar Ruhe. Das Einschlafen kann sich unter Umständen aber über Stunden hinziehen, weil das Kind ständig schauen muss, ob die Eltern noch da sind. Oder weil es bei jedem Versuch, das Zimmer zu verlassen, wieder aufwacht.

Ähnlich sieht es aus, wenn das Kind die Eltern in der Einschlafphase unzählige Male zu sich zurückruft. Auch das bringt keinerlei Entspannung, sondern sorgt im Gegenteil für große Unruhe.

Mit so einer Situation fühlen sich nicht nur die Eltern unwohl, sondern auch das Kind. Es erlebt Mama und Papa als unsicher und inkonsequent – und gerade das will ein Kleinkind nicht. Es will sich sicher und geborgen fühlen. Nicht nur tagsüber, sondern auch abends, wenn es ins Bett geht. Nur in der Gewissheit, dass Mama und Papa immer (für es) da sind, kann es lernen, allein einzuschlafen.

Es gibt viele verschiedene Wege und Methoden, wie Sie Ihr Kind dabei unterstützen. Jede Familie muss herausfinden, welche am besten zu ihr passt. Eltern müssen einen Weg finden, den sie selbst auch gehen wollen und konsequent gehen können. Das Ziel sollte dabei langfristig immer sein, dass das Kind lernt, sich selbst zu beruhigen, selbstständig wieder einschlafen zu können und nicht auf elterliche Aktivitäten angewiesen zu sein. Mit das Wichtigste dabei ist, dass sich beide Elternteile einig sind und auf dieselbe Weise reagieren. Sonst weiß das Kind nicht, was Sache ist, und die Situation droht weiter zu eskalieren.

DAS KÖNNEN SIE SELBST TUN

Kinder wollen, wenn es ans Schlafen geht, oft bis weit ins Schulalter hinein immer denselben Ablauf erleben. Waschen, Zähne putzen, Schlafanzug anziehen, vorlesen … Alles muss genau in der Reihenfolge erfolgen, wie sie es gewohnt sind. Viele Kinder fordern dies direkt ein und reagieren auf Veränderungen oder Abweichungen sehr kritisch.

Mama und Papa dürfen dabei ruhig auch verschiedene Zu-Bett-bring-Rituale haben. Kinder verstehen sehr gut, dass der eine zum Beispiel immer aus einem ganz bestimmten Buch vorliest, der andere lieber noch kurz mit ihm redet oder ihm etwas vorsingt.

Einige Kinder mögen auch, wenn es nicht stockdunkel ist, sondern im Kinderzimmer ein Nachtlicht brennt oder die Tür einen Spaltbreit offen bleibt. Genauso kann es helfen, wenn sie die Eltern nebenher noch leise hören können.

Wenn Ihr Kind nachts aufschreckt oder einen Albtraum hat, sollten Sie natürlich Trost spenden, es dann aber bald wieder zurück in sein Bett bringen. Vor allem, wenn Sie fernsehen, sollte das Kind nicht bei Ihnen auf dem Sofa kuscheln. Was es im halbwachen Zustand auf dem Bildschirm sieht, ist nicht selten Auslöser für den nächsten schlechten Traum.

Wacht Ihre Tochter oder Ihr Sohn manchmal nachts auf, ist hellwach und will spielen? Gehen Sie nicht zu sehr darauf ein. Vermutlich ist der Tag-Nacht-Rhythmus vorübergehend ein wenig aus dem Takt geraten. Wenn Sie sich mehr oder weniger willig darauf einlassen, festigt sich das eher noch. Und dann können Sie jede Nacht aufstehen und stundenlang mit Ihrem Kind spielen.

Im Schulalter liegen Kinder oft noch lange wach im Bett – mit oder ohne Beschäftigung. Dass sie nicht in den Schlaf finden, liegt vor allem an dem altersentsprechend geänderten Schlafmuster. Besonders bei Kindern über zehn Jahren wird der Schlafbedarf häufig stark überschätzt. Manche brauchen tatsächlich relativ wenig Schlaf, dann lässt sich eine längere Dauer auch nicht erzwingen.

Ein relativ neues und in der Tragweite kaum beachtetes Phänomen ist die Handy- und Bildschirmnutzung kurz vor dem Schlafengehen oder im Bett. Durch den hohen Blauanteil der Displaybeleuchtung erhält das Gehirn das Signal »Tag«, obwohl es längst dunkel ist. Dadurch verschiebt sich der Tag-Nacht-Rhythmus. Wenn Ihr Kind oft nicht gut einschlafen kann, sollte es in der letzten Stunde, bevor es ins Bett geht, auf Bildschirmnutzung verzichten.

Sehr wichtig: Kinder brauchen keine Schlaftabletten, deshalb dürfen Sie Ihrer Tochter oder Ihrem Sohn nicht selbstständig irgendein Medikament geben. Alternativmedizinische Schlafmittel sind zwar, was die Nebenwirkungen betrifft, weniger kritisch. Trotzdem lernt Ihr Kind, dass man ohne Arznei nicht gut schlafen kann. Und das ist wahrlich kein gutes Lernziel.

SO HILFT DER ARZT

Um auszuschließen, dass die Schlafstörungen durch eine (unerkannte) Erkrankung verursacht werden, unterhält sich der Kinderarzt erst einmal mit Ihrem Kind und Ihnen. Dabei finden sich zudem eventuell Hinweise auf psychische Belastungsfaktoren.

Handelt es sich um eine reine Schlafstörung ohne sonstige Probleme, schlägt der Arzt ein Drei-Stufen-Konzept vor. Zu diesem zählen ein regelmäßiger Tagesablauf, das Erfassen des Schlafbedarfs (braucht Ihr Kind wirklich so viel/so wenig Schlaf, ist die Bettzeit richtig bemessen?) und die Förderung des selbstständigen Einschlafens. Bei älteren Schulkindern und Jugendlichen kann eine Untersuchung im Schlaflabor sinnvoll sein, vor allem wenn es um Schnarchen, Atemaussetzer und ähnliche Probleme geht. Die Überweisung erfolgt durch den Kinderarzt.

> **INFO**
>
> **JUGENDLICHE UND SCHLAF**
>
> Mit zunehmendem Alter regeln Kinder ihren Schlafrhythmus selbst. Dazu gehören Experimente, mit wie wenig Schlaf man auskommt, genauso wie Aktivitäten, die definitiv Schlafmangel bedeuten. Jugendliche entwickeln zunehmend das Schlafmuster der Erwachsenen. Die Schlaftiefe ist im Durchschnitt geringer als bei jüngeren Kindern. Hinzu kommt ein veränderter Biorhythmus, der auch mit den hormonellen Umstellungen zusammenhängt. Einschlafen fällt schwer und morgens aufstehen noch schwerer. Eigentlich müsste die Schule für Jugendliche ein bis zwei Stunden später beginnen. Aber das lässt sich natürlich nicht so einfach umsetzen.

ESSPROBLEME

Nicht alle Kinder essen so, wie es sich ihre Eltern wünschen würden. Streng genommen muss man dabei jedoch zwischen Fütterproblemen und Essproblemen unterscheiden: Wenn ein Kind sich nicht füttern lassen will, spielt die Interaktion zwischen Erwachsenem und Kind eine ganz wesentliche Rolle. Wenn es nicht essen will, könnte es eigentlich selbst essen, tut es aber nicht.

Essprobleme können verschiedene körperliche Ursachen haben, wie zum Beispiel:
› Entzündungen im Mund, etwa durch Infekte, und damit verbundene Schmerzen,
› Erkrankungen im Magen-Darm-Trakt – angefangen von der Speiseröhre (Entzündungen etc.) bis hin zur chronischen Verstopfung,
› Erkrankungen des Nervensystems, die den Schluckakt beeinträchtigen,
› Herzerkrankungen (vor allem Herzfehler),
› vorangegangene Operationen (beispielsweise aufgrund einer Speiseröhrenfehlbildung) oder lange Aufenthalte auf der Intensivstation ohne die Möglichkeit einer normalen Nahrungsaufnahme.

(Sehr kleine) Frühgeborene mit und ohne Folgeschäden am Nervensystem essen, wenn sie größer sind, ebenfalls häufig schlecht.

Es kommt jedoch auch vor, dass gesunde Kinder ein problematisches Essverhalten entwickeln, ohne dass eine Erkrankung sie am Essen hindern würde. Allerdings liegt auch diesem Problem anfangs häufig eine körperliche Ursache zugrunde: Hatte ein Kind zum Beispiel eine Virusinfektion mit schmerzhaften Blasen im Mund, kann sich durch eine in der Regel ungewollt ungeschickte beziehungsweise ungeeignete Reaktion der Eltern ein Essproblem entwickeln.

Weitere Risikofaktoren für problematisches Essverhalten sind:
› Ablenkbarkeit,
› eine extrem eingeschränkte Auswahl von Nahrungsmitteln (durch das Kind),
› dauernde kleine Zwischenmahlzeiten, die verhindern, dass ein »echtes« Hungergefühl entsteht,
› vorangegangene unangenehme Esserfahrungen (etwa Zwangsfütterung).

Solche Probleme sind häufig und können bei beinahe jedem fünften Kind irgendwann einmal vorübergehend auftreten.

Manche Kinder verunsichern ihre sowieso schon maximal gestressten und verzweifelten Eltern zusätzlich, indem sie bei anderen Personen (relativ) gut essen – nur eben zu Hause nicht.

WENN ESSEN ZUM PROBLEM WIRD

Von einer Essverhaltensstörung spricht man, wenn sich das Essproblem derart zuspitzt, dass es überhaupt keine normalen Mahlzeiten mehr gibt und dadurch bereits körperliche Folgen auftreten (das Kind hat Untergewicht).

»MACHTKAMPF« ESSEN

Je jünger ein Kind ist, desto weniger Möglichkeiten hat es, seinen Willen durchzusetzen. Einer der wenigen Schauplätze, auf denen schon die Kleinsten ihre Macht demonstrieren können, ist der Esstisch. Es ist also kein Wunder, dass es bei fast jedem Kleinkind irgendwann Konflikte wegen des Essens gibt. Doch auch wenn die fest aufeinandergepressten Lippen und vergeblichen Fütterversuche in dieser Entwicklungsphase für die Eltern meist Stress pur bedeuten: Grund zur Sorge sind sie in der Regel nicht. Irgendwann geht der Mund auch wieder auf.

Schimpfen, Drohen oder gewaltsames Füttern lösen das Problem nicht. Auch wenn Eltern den ganzen Tag mit dem Löffel hinter ihrem Kind herlaufen und versuchen, ihm zwischendurch immer mal wieder etwas »unauffällig« in den Mund zu schieben, erhöht sich die Nahrungsaufnahme kaum. Füllt das Kind dann im Halbschlaf seinen Magen mit einem Milchfläschchen, haben sie zwar Kalorien in den kleinen Körper gebracht, das Problem wird dadurch aber nicht gelöst. Im Gegenteil: Sie verstärken das Problem dadurch eher, weil sich alle Beteiligten an die Umstände gewöhnen und die »Bedingungen«, unter denen das Kind doch etwas isst, immer skurriler werden und schwieriger einzuhalten sind.

Haben sich Essverhaltensstörungen erst einmal etabliert, sind sie oft sehr dauerhaft und ziehen sich nicht selten über viele Jahre hin. Daher ist es wichtig, es gar nicht erst so weit kommen zu lassen, sondern möglichst schnell auf das problematische Essverhalten zu reagieren.

DAS KÖNNEN SIE SELBST TUN

Am wichtigsten ist Gelassenheit – was zugegebenermaßen leichter gesagt als getan ist, wenn ein dünnes Kind einfach nicht zunimmt. Die Bemerkungen der Mitmenschen helfen dabei nicht gerade weiter.

Seien Sie selbstkritisch: Haben Sie gemeinsam mit Ihrem Kind Verhaltensmuster entwickelt, die von einem vorübergehenden Essproblem in eine Verhaltensstörung münden können? Bei schweren Essverhaltensstörungen brauchen Sie unbedingt professionelle Hilfe. Vor allem sollten Sie nicht zu lange zögern, diese zu suchen und auch anzunehmen.

Am erfolgversprechendsten ist es, eine klare und für das Kind erkennbare Struktur zu etablieren:

› Es gibt (gemeinsame) feste Mahlzeiten, bei denen »nur« gegessen wird und nichts anderes passiert (kein Vorlesen, keine Filmchen auf dem Handy und keine anderen »Programme«).

› Zwischen den Mahlzeiten gibt es nichts zu essen; bieten Sie Ihrem Kind lediglich immer wieder etwas Wasser an, falls es sehr heiß ist.

Nehmen Sie in Kauf, dass das Gewicht Ihres Kindes anfangs eventuell weiter sinkt.

Wenn Sie sich nicht an die Regeln halten oder in der Klinik während einer solchen Therapie heimlich zufüttern, kann dies das Essproblem verstärken und verlängern. Vitaminsäfte und Co. lösen das Problem nicht beziehungsweise allenfalls dann, wenn damit eine (unbewusste) Verhaltensänderung einhergeht.

SO HILFT DER ARZT

Zunächst versucht der Kinderarzt herauszufinden, ob möglicherweise eine körperliche Krankheit vorliegt, die das Essverhalten beeinträchtigt. Um das abzuklären, gibt es Standarduntersuchungen, wozu unter anderem eine Blutentnahme, ein Ultraschall und im Einzelfall noch weitere Tests nötig sind. Vielleicht lässt sich der Arzt auch von Ihnen zeigen, wie Sie Ihr Kind füttern, oder er bittet Sie um ein Video, damit er die Interaktion zwischen Ihnen und Ihrem Kind beobachten kann.

Findet sich keine körperliche Erkrankung, bespricht der Arzt mit Ihnen Strategien, wie Sie mit dem Problem umgehen können. In den meisten Fällen reicht das aus, um das Kind wieder dazu zu bringen, besser zu essen. Freilich braucht es dafür Geduld, denn von einem auf den anderen Tag kann sich das Verhalten nicht ändern. Genauso wird es mit Sicherheit immer wieder mal einen Rückfall geben.

Manche Eltern wünschen sich, dass der Arzt ihrer Tochter oder ihrem Sohn appetitanregende Medikamente verschreibt. Die Wirkung solcher Präparate ist jedoch nicht nur zweifelhaft. Sie haben auch nennenswerte Nebenwirkungen.

Bei Kindern mit einer schweren Essverhaltensstörung ist manchmal ein (längerer) Aufenthalt in der Kinderklinik oder Kinderpsychosomatik notwendig, wo man ein strukturiertes Verhaltensprogramm beginnt (siehe oben). Dies betrifft vor allem auch Mädchen und Jungen mit Grundproblemen wie Behinderung, vorangegangenen Operationen im Neugeborenenalter und nach langen intensivmedizinischen Behandlungen.

ÜBERGEWICHT

Die Natur hat es so eingerichtet, dass der menschliche Körper Fettreserven einrichtet, wenn die Nahrungsmenge den aktuellen Bedarf übersteigt. Was bis ins letzte Jahrhundert hinein angesichts von Hungersnöten überlebensnotwendig war, wird heute für immer mehr Menschen zum Problem. Zum einen steht für die meisten Nahrung heute rund um die Uhr zur Verfügung. Zum anderen begünstigen veränderte Ernährungsgewohnheiten mit sehr viel Fett und Süßem (auch durch die vielen Fertignahrungsmittel) eine Nahrungsaufnahme über den Bedarf hinaus. So ist es kein Wunder, dass auch immer mehr Kinder Übergewicht *(Adipositas)* haben. Mitteleuropa liegt diesbezüglich im Mittelfeld: Jedes zehnte Kind und fast jeder fünfte Jugendliche ist hierzulande übergewichtig – Tendenz leicht steigend.

Übergewicht ist kein »optisches« Problem, sondern birgt vor allem ein gesundheitliches Risiko – auch schon im Kindes- und Jugendalter. Folgekrankheiten wie Fettleber, Bluthochdruck, Zuckerstoffwechselstörungen, Schäden an Knochen und Gelenken, Depressionen und Hautinfektionen beginnen oft schon früh. Im Erwachsenenalter kommen dann weitere Risiken dazu. Letztlich ist die Lebensqualität deutlich eingeschränkt beziehungsweise die Lebenserwartung reduziert, wenn man übergewichtig ist und es bleibt. Nicht zu vergessen: Dicke Kinder werden von ihren Altersgenossen oft gemobbt.

WAS MACHT EIGENTLICH DICK?

Die Regulierung des Körpergewichts erfolgt mehr oder weniger automatisch durch die Balance zwischen Nahrungsaufnahme und Aktivität. Bei Kindern kommt als wichtiger »Energieverbraucher« noch das Wachstum dazu.

Übergewicht ist fast immer durch Überernährung bedingt. Der Grundstock dafür wird überwiegend in den ersten Lebensjahren gelegt, wenn ein Kind zu reichlich und/oder mit ungeeigneten Lebensmitteln ernährt wird. Der individuelle »Sollwert« für das Gewicht wird im Vorschulalter eingestellt, genauso die Aktivität der fettspeichernden Zellen.

Seit einigen Jahren weiß man, dass die Bakterienpopulation im Darm *(Mikrobiom)* ebenfalls Einfluss auf das Körpergewicht hat. Da man die Darmbakterien in der Regel von seinen Eltern erbt, gibt es eine familiäre Häufung von Übergewicht. An dem früheren Sprichwort vom »guten Futterverwerter« ist also durchaus etwas Wahres dran. Das heißt aber nicht, dass ein Kind (oder auch Erwachsener) mit dem entsprechenden Mikrobiom zwangsläufig übergewichtig werden muss. Es braucht nur etwas mehr Disziplin, um sein Normalgewicht zu halten.

DICK DURCH KRANKHEIT

In einigen Fällen kann das Übergewicht auch krankheitsbedingt sein. Dies ist zum Beispiel der Fall, wenn Ihr Kind …
- eine chronische Erkrankung hat, wegen der es im Rollstuhl sitzt beziehungsweise sich nicht ausreichend bewegen kann,
- über längere Zeit bestimmte Medikamente einnehmen muss oder musste, etwa große Mengen orales Kortison (bei schweren Autoimmunerkrankungen),
- einen schlecht eingestellten Diabetes hat (relative Insulinüberdosierung),
- psychische und soziale Probleme hat.

Zählt Ihre Tochter oder Ihr Sohn zu einer dieser Risikogruppen, empfiehlt es sich, regelmäßig eine Ernährungsberatung aufzusuchen. Denn Abnehmen ist unter solchen Umständen sehr schwer.

AB WANN IST MEIN KIND ÜBERGEWICHTIG

Anders als bei Erwachsenen ist der Body-Mass-Index (BMI) in der Wachstumsphase nicht so einfach zu beurteilen. Bei Kindern wird der Normwert mittels Gewicht, Körpergröße, Alter und Geschlecht ermittelt und in einer Tabelle (Perzentilenkurve) beurteilt. Der Kinderarzt ermittelt diese bei den Vorsorgeuntersuchungen und bespricht sie mit Ihnen. Ab der 90. Perzentile (das heißt 90 Prozent der gleichaltrigen, gleich großen Kinder sind leichter) spricht man von Übergewicht, ab der 97. Perzentile von Adipositas (Fettsucht).

DAS KÖNNEN SIE SELBST TUN

Am besten ist es natürlich, wenn Sie von vornherein darauf achten, dass sich Übergewicht gar nicht erst entwickelt. Interpretieren Sie daher im Babyalter nicht schon jedes Schreien als Hunger. Ungünstiges Essverhalten beginnt oft schon sehr früh. Wenn Ihr Kind in den ersten zwei Lebensjahren lernt, dass jedes Unlustgefühl, jede Langeweile, jeder Schmerz mit Essen und Trinken beantwortet wird, ist sein Risiko, übergewichtig zu werden, sehr stark erhöht. Kleinkinder sollten sich nicht einfach selbst bedienen können, etwa aus einer Schublade mit Snacks. Genauso sollten gesüßte Getränke (dazu zählen auch Säfte) die Ausnahme sein. Gegen Durst hilft Wasser. Das ist auch für die Zähne besser.

Beim Abnehmen brauchen Kinder die Hilfe ihrer Eltern. Am besten ist, gar nicht erst etwas Verführerisches im Haus zu haben. Dann fällt es leichter zu verzichten.

Tägliche Bewegung ist selbstverständlich. Gehen Sie zu Fuß in den Kindergarten oder zur Schule oder fahren Sie gemeinsam mit dem Rad. Bewegungsmangel verstärkt das Risiko für Übergewicht – und weil sich Übergewichtige nicht gern bewegen, beißt sich die Katze in den Schwanz. Seien Sie daher vor allem auch selbst positives »Bewegungsvorbild«. Dann kennt es Ihre Tochter oder Ihr Sohn von Anfang an gar nicht anders.

Bringt Ihr Kind schon etwas zu viel auf die Waage, ist es wichtig, möglichst frühzeitig zu reagieren: Wenn Ihre Tochter oder Ihr Sohn in den ersten fünf Lebensjahren zu viel zunimmt, lässt sich noch vergleichsweise einfach gegensteuern, vor allem durch Verhaltensänderung. Allerdings müssen Sie in so einem Fall alle Familienmitglieder und anderen Personen, die täglich mit Ihrem Kind Umgang haben, sehr energisch davon überzeugen, dass Ihr gesundes dickes Kind eben nicht so richtig gesund ist.

Hat Ihr Kind bereits eine verhaltenstherapeutische Schulung oder Reha hinter sich, müssen Sie es unbedingt darin unterstützen, das Gelernte auch im Alltag weiterhin umzusetzen. Das fällt besonders

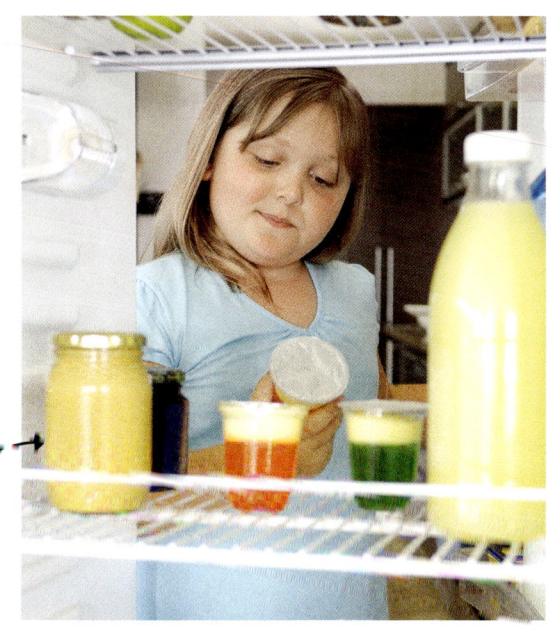

schwer, wenn Sie vielleicht selbst übergewichtig sind. Die Verhaltensänderung gemeinsam anzupacken ist natürlich ideal, funktioniert allerdings am besten mit kontinuierlicher therapeutischer Unterstützung. Bei Kindern vor dem Pubertätswachstumsschub ist es dabei meist schon ein Erfolg, wenn sie nicht weiter zunehmen, weil das Übergewicht dann allein durch das Wachstum irgendwann zurückgeht. Später gibt es diese Chance nicht mehr und Ihr Kind muss tatsächlich abnehmen.

SO HILFT DER ARZT

Bei allen Vorsorgeuntersuchungen wird Ihre Tochter oder Ihr Sohn gewogen, das Gewicht mit der Länge in Beziehung gesetzt und im gelben Vorsorgeheft notiert. So lässt sich die Gewichtsentwicklung sehr genau verfolgen. Wenn nötig, spricht der Kinderarzt das Thema Übergewicht bei der Vorsorge an.

Da Übergewicht bei mehr als 99 Prozent aller Kinder keine krankhafte Ursache hat, ist es nur in Ausnahmefällen nötig, die Ursachen abzuklären. Doch auch wenn die »Behandlung« deshalb theoretisch ganz einfach wäre, ist es in der Realität extrem schwer, das Gewicht zu reduzieren. Es gibt verschiedene verhaltenstherapeutisch orientierte Programme, um mit Kindern und Jugendlichen ein verändertes Essverhalten zu trainieren und gleichzeitig das Bewegungs- und Sportverhalten zu verbessern. Informationen erhalten Sie zum Beispiel unter: www.mobykids.de. Jugendliche profitieren am meisten von einer altersgleichen Gruppe, in der sie aufgrund ihres Gewichts nicht stigmatisiert werden und unabhängig von den Eltern eigene Strategien entwickeln können. Den Begriff »Übergewicht« mögen Jugendliche gar nicht und Worte wie »fett« hören sie oft genug auf dem Schulhof. Einige Rehakliniken haben sich deswegen auf diese spezielle »Zielgruppe« spezialisiert. Damit der Erfolg jedoch dauerhaft und das neue Gewicht gehalten werden kann, ist eine nachhaltige Verhaltensänderung zu Hause unbedingt notwendig. Deshalb ist vor Beginn einer solchen Therapie wichtig, sich zu fragen:

› Ist mein Kind selbst und sind wir als Familie gewillt, etwas zu ändern? Oder kam der Anstoß von außen? Ohne eine starke eigene Motivation brauchen Sie beziehungsweise Ihr Kind gar nicht anzufangen, die Behandlung würde alle frustrieren – einschließlich die Therapeuten.
› Sind unsere Erwartungen realistisch?
› Können und wollen wir unseren Alltag nachhaltig verändern?
› Macht die ganze Familie/das soziale Umfeld mit?
› Wurden soziale und/oder psychische Probleme als Hindernisse erkannt und ausgeräumt?

Nur wenn alle diese Fragen klar mit Ja beantwortet wurden, besteht eine Aussicht auf Erfolg.

Mehr Bewegung ist der beste Weg zur Gewichtsreduktion. Doch vor allem am Anfang ist viel Motivation nötig.

AUSSCHEIDUNGSSTÖRUNGEN

Wenn ein Kind auf die Welt kommt, kann es seine Ausscheidungen nicht kontrollieren. Das lernt es erst nach und nach im Lauf der ersten Lebensjahre. Die meisten Kleinkinder sind stolz, wenn sie den Tag ohne Windel verbringen und irgendwann klappt es dann auch nachts.

Mit spätestens vier Jahren können Kinder den Stuhlgang in der Regel zuverlässig kontrollieren, mit spätestens fünf auch den Urin – von gelegentlichen (meist nächtlichen) Episoden abgesehen (siehe ab Seite 215). Auch wenn die meisten Kinder schon deutlich früher trocken und sauber sind, gibt es wie bei allen anderen Entwicklungsaufgaben eine erhebliche Schwankungsbreite. Ein Vergleichen, wessen Kind zuerst trocken ist, ist daher nicht sinnvoll.

Von Einkoten oder Stuhlausscheidungsproblemen spricht man erst, wenn ein Kind nach dem vierten Geburtstag häufiger als einmal im Monat den Stuhl an nicht dafür vorgesehenen Stellen absetzt. In den meisten Fällen besteht »nur« ein Reifungs- oder Verhaltensproblem. Relativ häufig ist zum Beispiel das sogenannte Toiletten-Verweigerungs-Syndrom: Das Kind verweigert in der Phase des Sauberwerdens, den Stuhl ins Töpfchen beziehungsweise in die Toilette zu entleeren. Es sitzt dort zwar eventuell geduldig und macht auch Pipi, will für den Stuhlgang aber wie bisher eine Windel.

Hat ein Kind während der »Sauberkeitsgewöhnung« eine dauerhafte Verstopfung, kann die Stuhlentleerung so schmerzhaft sein, dass es sich weigert, überhaupt Stuhl zu entleeren (siehe auch Seite 169 ff.). In diesem Fall fließt flüssiger Stuhl aus dem Darm an den festen Stuhlmassen im Enddarm vorbei, den das Kind nicht halten kann, sodass immer Spuren in der Unterhose sind (»Stuhlschmieren«). Dieses Problem muss unbedingt zeitnah gelöst werden. Sonst empfindet das Kind eine Kette von Misserfolgen als eigenes Versagen und entwickelt ein immer schwierigeres Verhältnis zur Stuhlentleerung.

Anatomische Ursachen für einen erschwerten Stuhlgang, etwa eine fehlerhafte oder fehlende Nervenversorgung des Enddarms, sind extrem selten und werden meist bereits im Babyalter entdeckt.

DAS KÖNNEN SIE SELBST TUN

Auf keinen Fall dürfen Sie Ihr Kind bestrafen oder ihm die Zuwendung entziehen, wenn es Stuhl in die Hose gemacht hat. Sie müssen aber auch nicht so tun, als ob Sie sich darüber freuen.

Das beste Stuhltraining: Setzen Sie Ihre Tochter oder Ihren Sohn nach den Hauptmahlzeiten jeweils fünf bis zehn Minuten aufs Töpfchen oder auf die Toilette. Durch den gefüllten Magen wird der sogenannte gastrokolische Reflex ausgelöst, das heißt, die Magenfüllung führt quasi automatisch zur Entleerung des Dickdarms. Besonders gut funktioniert das am Morgen, weil nach der Nachtruhe die Bauchmuskulatur angespannt wird und die einsetzende körperliche Aktivität die Darmentleerung fördert. Wichtig ist, dass Ihr Kind entspannt sitzt (siehe Seite 170).

SO HILFT DER ARZT

Er untersucht zunächst den Enddarm vorsichtig mit dem Finger, um festzustellen, ob der Schließmuskel die richtige Spannung hat und/oder sich Stuhl im Enddarm befindet. Dies deutet auf eine Verstopfung hin, die behandelt werden muss. Eventuell folgt ein Bauchultraschall. Weitere Untersuchungen sind nur bei Hinweisen auf körperliche Ursachen für eine Ausscheidungsstörung nötig. Oft rät der Arzt, dem Kind erst einmal wieder Windeln anzuziehen und ihm zu erklären, dass es erst dann wieder Unterhosen anziehen darf, wenn es auf die Toilette gehen will – was das Problem übrigens sehr oft schon löst. Bei einkotenden Schulkindern finden sich oft psychische Probleme, die behandelt werden müssen.

TROTZVERHALTEN UND AGGRESSIVITÄT

Es gibt Kleinkinder, die ihre Eltern und überhaupt ihr soziales Umfeld immer wieder zur Verzweiflung bringen. Sie toben und schreien an der Supermarktkasse so lange, bis man ihnen – unter den missbilligenden Blicken der anderen Kunden – etwas kauft. Sie legen sich mitten auf der Straße auf den Zebrastreifen und weigern sich, aufzustehen und weiterzulaufen. Daheim geht es dann weiter: Besteck und Geschirr werden vom Tisch gefegt, Radio oder TV-Gerät immer wieder ein- und ausgeschaltet, An- und Ausziehen sind ein Drama …

Die meisten Eltern machen ihren Kindern in solchen Situationen unmissverständlich klar, dass so etwas nicht geht. Dadurch lernt der Nachwuchs recht schnell, welche Verhaltensweisen in Ordnung sind beziehungsweise toleriert werden und welche nicht. Im Grunde weiß das Kind dies natürlich schon vorher, es lotet aber die Grenzen seiner Macht aus. Wenn es diese Grenzen nicht spürt, fühlt es sich unsicher und verschiebt sie immer weiter – bis etwas passiert. Umso wichtiger ist es, dass Sie Ihrer Tochter oder Ihrem Sohn Ihre erzieherische Kompetenz zeigen und erwünschtes von unerwünschtem Verhalten trennen. Das muss nicht rigide und kompromisslos geschehen. Die Grenzen sind auch nicht in jeder Familie gleich. Wichtig ist für Ihr Kind nur, dass es die Grundlinie erkennt.

Die Grenzen zwischen der normalen kleinkindlichen »Trotzphase« hin zu einem sozial problematischen oppositionellen Verhalten und ungebremster Aggressivität sind fließend. Schon Kleinkinder zeigen mitunter Persönlichkeitsmerkmale, die eigentlich nicht dem eigenen Erziehungs- und Lebensstil entsprechen. Unabhängig davon gibt es Risikofaktoren vonseiten der Eltern beziehungsweise der Umgebung, die ein solches Verhalten auslösen oder verstärken können, zum Beispiel:

› eine ineffektive Erziehung (die Eltern verhalten sich völlig inkonsequent und das Kind darf alles),
› eine geringe häusliche Struktur,
› psychische Erkrankungen (insbesondere Depression der Mutter),
› negative Lebensereignisse (wie zum Beispiel elterlicher Streit oder Trennung),
› eine gefährliche Nachbarschaft mit hohem Aggressionspotenzial.

Treffen diese Faktoren auf ein Kind mit entsprechendem Temperament, muss man damit rechnen, dass es mit den Jahren immer öfter zu erheblichen Problemen kommt, sofern man nicht frühzeitig und erfolgreich interveniert.

ÄLTERE KINDER

Bei Schulkindern und Jugendlichen mit vergleichbaren Problemen spricht man von einer »Störung des Sozialverhaltens«. Entsprechend dem Alter sind dann die Symptome etwas anders gelagert – vor allem in Erziehungsinstitutionen und hier besonders in der Schule kommt es immer wieder zu Konflikten. Beispiele dafür sind:
› oppositionelles Verhalten gegenüber Autoritätspersonen (Lehrer),
› Regel- und Gesetzesverstöße,
› Sachbeschädigung,
› Körperverletzung und Grausamkeit gegenüber Gleichaltrigen,
› häufiges Schulschwänzen.

Im Gegensatz zum »Trotzalter« bei Kleinkindern sind diese Verhaltensweisen nicht mehr in der Bandbreite des Normalen zu sehen. Sehr oft stecken hinter solchen Fällen erhebliche psychische Probleme oder erzieherische Fehlentwicklungen. Auf jeden Fall ist professionelle Hilfe möglichst frühzeitig notwendig.

INFO

WANN WIRD ES KRITISCH?

Von einer relevanten Störung des Sozialverhaltens spricht man, wenn mindestens vier der folgenden Probleme über mehr als sechs Monate auftreten: Das Kind …
› verliert oft komplett die Beherrschung,
› streitet sich oft und dauerhaft mit Erwachsenen,
› widersetzt sich häufig und aktiv Regeln,
› tut absichtlich etwas, das andere ärgert,
› schiebt oft anderen die Schuld für eigene Fehler in die Schuhe,
› ist oft reizbar und verärgert,
› ist oft wütend und beleidigt,
› ist oft boshaft und nachtragend.

DAS KÖNNEN SIE SELBST TUN

Das Wichtigste bei der Erziehung ist liebevolle Konsequenz. Kleinkinder erwarten starke Eltern, die klar erkennbare Vorstellungen von der Welt haben und davon, was sie von ihren Kindern erwarten. Sie wollen Eltern, die ihnen zeigen, dass es ihnen nicht egal ist, was sie machen und lernen. Dazu gehört, dass …
› Sie als Eltern ein Vorbild sind,
› es grundlegende Regeln in der Familie gibt, wie gemeinsam essen, kein Handy bei Tisch (auch nicht für die Eltern), abends Zähne putzen und so weiter,
› Sie keine Versprechungen machen, die Sie nicht einhalten – und auch keine, die andere einhalten müssen (»Der Kinderarzt hat heute keine Spritze«, obwohl man genau weiß, dass eine Impfung ansteht),
› Sie Ihr Kind in Bereichen, die ihm wichtig sind, nicht anlügen (»Ja, morgen fahren wir zur Oma«, auch wenn Sie wissen, dass das nicht so sein wird).

SO HILFT DER ARZT

Zunächst lässt sich der Kinderarzt die Probleme von Ihnen schildern und er beobachtet dabei auch das Kind und seine Interaktion mit Ihnen. Manchmal kann es sinnvoll sein, weitere Personen (etwa eine Erzieherin aus der Kita, die Tagesmutter oder die Lehrerin) in die Befragung mit einzubeziehen – natürlich nur mit dem Einverständnis der Eltern.

Der Kinderarzt kann recht gut beurteilen, ob ein Verhalten noch innerhalb der Toleranzgrenze liegt und sich bei konsequenter Erziehung und stabilem Umfeld wieder verbessert. In vielen Fällen schlägt er vor, eine Erziehungsberatungsstelle aufzusuchen und sich professionelle Hilfe zu holen (strukturiertes Elterntraining). Eine oft sehr erfolgreiche Methode für Drei- bis Sechsjährige und deren Eltern ist das Präventionsprogramm für expansives Problemverhalten (PEP). Über die Erziehungsberatung oder über ein sozialpädiatrisches Zentrum können Sie erfahren, wer in Ihrer Nähe dieses oder ein vergleichbares Programm anbietet.

Reicht das alles nicht aus, ist der nächste Schritt eine psychologische Verhaltenstherapie. Medikamente sind nicht sinnvoll – es sei denn, dass gleichzeitig und eindeutig eine ADHS besteht (siehe Seite 314 f.).

Die kleinkindliche Trotzphase ist ein ganz normaler Entwicklungsschritt. Erst später kann ständige Opposition bedenkliche Auswirkungen haben.

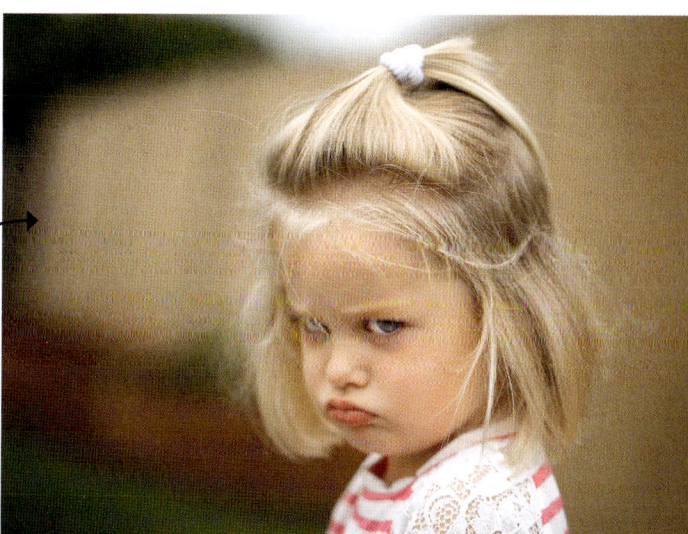

ADHS

Bei einigen Kindern fällt schon sehr früh auf, dass sie nicht lang bei einer Sache bleiben, sich also schlecht konzentrieren können. Sie sind dazu äußerst unruhig, springen von einer Ecke in die andere, von einer Tätigkeit zur nächsten. Weil es jedoch schwierig ist, ein solches Verhalten von der normalen Unruhe kleinerer Kinder abzugrenzen und der Übergang zu normal aktiven Kindern nicht nur im Kleinkindalter fließend ist, kann eine Aufmerksamkeitsdefizit-Hyperaktivitäts-Störung, kurz ADHS, auf keinen Fall vor dem vierten Lebensjahr diagnostiziert werden – auch wenn es möglicherweise schon vorher Hinweise darauf gibt.

Wie häufig ADHS tatsächlich ist, hängt davon ab, wen man fragt. Eltern, Kinderärzte und Therapeuten schätzen die Zahl recht unterschiedlich ein. Bezieht man die Grenzfälle mit ein, ist etwa jedes 20. Kind von ADHS betroffen – Jungen deutlich häufiger als Mädchen. Der häufig synonym verwendete Begriff »Spektrum-Störung« soll zum Ausdruck bringen, dass es zwischen ADHS und unkompliziertem Verhalten ein weitreichendes Spektrum verschiedener Verhaltensweisen gibt, die man als relativ großen Graubereich ansehen kann.

Die Abgrenzung einer Aufmerksamkeitsdefizit-Hyperaktivitäts-Störung zu anderen Problemen beziehungsweise Krankheiten, wie Bindungsstörung, Autismus-Spektrum-Störung, psychischen Krankheiten, Sozialverhaltensstörung, Intelligenzminderung, Überforderung oder Traumatisierung, ist oft schwierig. Dies gilt umso mehr, als ADHS sehr oft mit einem dieser Probleme kombiniert auftritt.

Wesentliche Merkmale der ADHS sind Aufmerksamkeitsstörung, Hyperaktivität und Impulsivität. Um die Verdachtsdiagnose zu stellen, müssen mindestens zwei Lebensbereiche davon betroffen sein (Familie, Kindergarten/Schule/Beruf, Freundeskreis). Zudem müssen die ersten Symptome vor dem siebten Lebensjahr beginnen (nach anderer Definition vor dem zwölften) und über mehr als sechs Monate hinweg bestehen.

Letztlich beruht die Diagnose auf der Untersuchung, Verhaltensbeobachtung sowie den Berichten der Erwachsenen aus den verschiedenen Lebensbereichen. Dabei sollten im Idealfall auch die betreuenden Personen aus Kita und/oder Schule befragt werden.

MÖGLICHE URSACHEN

Was die ADHS verursacht, dazu gibt es verschiedene Erklärungsmodelle. Man vermutet, dass einige Botenstoffe im Gehirn nicht gut gesteuert sind. In welcher Weise dies jedoch dazu führt, dass bei der Planung und Kontrolle von Handlungen, Motorik und Affekten Probleme auftreten, ist unklar. Fast jedes Jahr »entdeckt« irgendjemand neue »Ursachen«, von denen sich jedoch bisher noch keine als absolut stichhaltig erwiesen hat.

Ein wichtiger Faktor für die Verschlimmerung der ADHS-Symptome ist riskante Mediennutzung (exzessive Benutzung von PC und/oder Smartphone). Weitere Risikofaktoren für das Auftreten oder die Verschlechterung von ADHS-Symptomen sind:
› Ausgrenzungserfahrungen im Kindergarten und in der Schule (Mobbing unter Kindern) – wobei sich hier Ursache und Folge nicht immer sicher voneinander unterscheiden lassen,
› alleinerziehender Elternteil,
› Armut und niedriger Bildungsstatus.

Es gibt in der Diagnosestellung große regionale Unterschiede. Einzelne Praxen haben beziehungsweise hatten sehr viele ADHS-Patienten und handhaben Diagnose und Therapie teils sehr großzügig. In der Folge gibt es immer wieder alarmierende Presseberichte darüber, dass ADHS stark zunehmen würde. Auf der anderen Seite wird (ebenso undifferenziert) immer öfter davor gewarnt, normale und nur etwas unruhige Kinder sofort zu pathologisieren.

Ein Zeit lang galt ADHS als eine Art »Modediagnose«, sodass man gelegentlich den Eindruck hatte, Eltern wären froh darüber, wenn ihr Kind als hyperaktiv bezeichnet wird. Schließlich lässt sich damit manches sozial unerwünschte Verhalten in der Schule entschuldigen. Weil sich auch viele Lehrer an diesem Trend beteiligt haben, wurde so manches kritische und unbequeme Kind stigmatisiert.

Zwischenzeitlich beginnt sich jedoch durch die Entwicklung von Leitlinien zur Diagnose und Behandlung der ADHS eine sehr qualifizierte Diagnostik zu etablieren. Dazu hat sicher auch beigetragen, dass kritische Berichte über eventuelle Folgen der medikamentösen Behandlung breit diskutiert wurde.

DAS KÖNNEN SIE SELBST TUN

ADHS-Kinder brauchen eine liebevolle und verständnisvolle Umgebung. Wie es sich anfühlt, ausgegrenzt zu werden, mussten sie meist schon oft genug erfahren. Dennoch ist eine klare und strukturierte Erziehung bei Kindern mit ADHS sehr wichtig. Dazu gehört auch, dass es zum Beispiel feste Zeiten für Hausaufgaben gibt und diese eingehalten werden. Genauso gilt aber auch, dass Sie es mit den Pflichten nicht übertreiben, wenn einmal gar nichts klappen will. Genügend Freiraum für körperliche Aktivitäten ist genauso wichtig, hier können besonders Väter mithelfen. Spezielle »ADHS-Diäten« scheinen wenig sinnvoll zu sein. Sie haben allenfalls eine strukturierende erzieherische Funktion und wirken, wenn überhaupt, auf diesem Umweg.

Ganz entscheidend ist dagegen die Medienerziehung. Bildschirmfreie Zeiten sind essenziell, vor allem am späteren Abend. Mehr Informationen finden Sie unter: www.adhs-deutschland.de.

SO HILFT DER ARZT

Nachdem er sich ein Bild gemacht hat, entscheidet der Kinderarzt gemeinsam mit Ihnen und Ihrem Kind, ob die Schwierigkeiten in der Familie und im Kindergarten oder in der Schule so groß sind, dass über eine Erziehungsberatung hinaus weitere Untersuchungen nötig sind beziehungsweise ob eine Behandlung geplant werden soll.

Vor einer solchen steht aber erst einmal die genauere ADHS-Diagnostik. Einige Kinderärzte haben selbst die Qualifikation dazu, in den meisten Fällen erfolgt sie jedoch in einem sozialpädiatrischen Zentrum, beim Kinder- und Jugendpsychiater oder bei einem spezialisierten Psychologen.

Die anschließende Behandlung erfolgt immer »multimodal«. Das bedeutet, es sind verschiedene Berufsgruppen beteiligt. An erster Stelle stehen die Aufklärung und die Beratung. Fast immer sind auch Heilpädagogik beziehungsweise Maßnahmen der Jugendhilfe nötig (etwa Lerntherapie, Hausaufgabenbetreuung, Schulbegleiter oder Schulsozialarbeit, Erziehungshilfe). Von entscheidender Bedeutung ist zudem das Elterntraining durch das ADHS-Behandlungsteam. Sein Ziel ist die Verbesserung der Eltern-Kind-Interaktion, wie zum Beispiel durch gemeinsames Spielen oder andere Aktivitäten. Besonders wichtig und auch erfolgreich ist es hierbei, die Väter mit einzubeziehen.

Medikamente können frühestens ab einem Alter von vier Jahren eingesetzt werden – und auch dann nie exklusiv, sondern immer nur im Rahmen eines therapeutischen Gesamtkonzeptes.

Es gibt zwei verschiedene Medikamentengruppen:
› Stimulantien (Methylphenidat und ähnliche Substanzen) müssen täglich konsequent eingenommen werden. Die Dosierung wird individuell angepasst und darf nicht eigenmächtig geändert werden. Methylphenidat fällt unter das Betäubungsmittelgesetz, weshalb ein spezielles Rezept nötig ist.
› Bei Nichtstimulantien (Atomoxetin, Guanfacin) ist es weniger problematisch, wenn einmal eine Dosis ausgelassen oder vergessen wird. Bei diesen relativ neuen Stoffen dauert es drei bis zwölf Wochen, ehe eine Wirkung eintritt.

Welche Medikamente besser sind, darüber scheiden sich die Geister. Eine wissenschaftlich eindeutige Aussage ist zum jetzigen Zeitpunkt nicht möglich – auch was Langzeitwirkung und -risiken betrifft.

AUTISMUS-SPEKTRUM-STÖRUNG

Frühzeichen für eine Autismusstörung können bereits im späten Babyalter auftreten: Wenn Ihr Kind nicht auf seinen Namen reagiert, zum Abschied nicht winkt, kaum etwas nachmacht und sich nichts zeigen lässt, kann dies ein erster Hinweis auf diese Erkrankung sein.

Typische Symptome bei Kleinkindern sind:
> Defizite in der sozialen Interaktion (das Kind findet keinen Anschluss an andere Kinder),
> Mühe mit Nähe und Distanz, das Kind schaut seine Gesprächspartner nicht an,
> Schwierigkeiten, sich in andere hineinzuversetzen (das Kind versteht Gefühle nicht),
> fehlende Toleranz bezüglich geänderter Abläufe, keinerlei Freude an Überraschungen,
> Störung der nonverbalen Kommunikation (Gestik, Mimik, Blickverhalten).

Bei älteren Kindern bemerkt man zudem entsprechend der Entwicklung, dass sie …
> Ironie oder Humor nicht verstehen und nicht »zwischen den Zeilen lesen« können,
> nur über ihr Lieblingsthema reden wollen,
> extrem viel Zeit für Spezialinteressen und Hobbys aufwenden, die sie allein ausüben können (etwa Programmieren, Modellbau),
> verletzende Bemerkungen machen und nicht verstehen, warum andere daraufhin enttäuscht, traurig, eingeschnappt oder wütend sind.

Diese Besonderheiten im Verhalten und in der Kommunikation bleiben lebenslang erhalten.

Viele Autisten sind sehr intelligent und lernen, wenn auch mit Mühe, im Lauf der Kindheit und Jugend, wie man Gefühle oder Stimmungen erkennt und wie sie ihr menschliches Gegenüber zu deuten haben. Dadurch können sie sich irgendwann selbst besser in die Gesellschaft integrieren. In vielen verantwortungsvollen Berufen finden sich Menschen, die Kriterien für eine Autismus-Spektrum-Störung erfüllen. Autisten werden am Arbeitsmarkt sogar oft gezielt eingesetzt, weil sie extrem konzentriert sind. Niemand sonst findet zum Beispiel so konsequent Fehler in PC-Programmen wie sie.

NEUROBIOLOGISCHE STÖRUNG

»Autismus« ist eine relativ alte Bezeichnung, deren Bedeutung sich im Lauf der Zeit mehrfach verändert hat und verschiedene Erkrankungen bezeichnete. Aus diesem Grund sind auch zu Ursache und Symptomen des Autismus verschiedene Deutungen in Umlauf – selbst unter Fachleuten. Erst seit einigen Jahren gibt es klare Leitlinien zur Diagnosestellung und Untersuchung.

Die Ursache von Autismusstörungen ist dennoch nicht geklärt. Es handelt sich wohl um eine neurobiologische Störung und nicht, wie lang vermutet, um eine von den Eltern ausgehende Interaktionsstörung. Damit ist die Erkrankung schicksalhaft und familiäre Häufungen sind eher genetisch bedingt.

> **INFO**
>
> **UNTERFORMEN BEI AUTISMUS**
>
> Früher wurde zwischen frühkindlichem Autismus, Asperger-Syndrom und atypischen Autismusstörungen differenziert, weil man Kinder mit sehr unterschiedlicher und verschieden ausgeprägter Symptomatik kennt. Eine zuverlässige und eindeutige Abgrenzung dieser Unterformen ist allerdings nicht möglich, sodass man diese Unterteilungen fallen gelassen hat und nur noch die Diagnose »Autismus-Spektrum-Störung« verwendet. Viele Kinder mit Autismus haben weitere psychische Begleiterkrankungen oder Verhaltensstörungen.

Manche Medikamente in der Schwangerschaft (vor allem einige Epilepsiemedikamente und Psychopharmaka) erhöhen das Risiko für Autismus, genauso wie ein höheres Alter der Eltern. Der genaue Mechanismus ist jedoch unbekannt.

Impfungen, die immer wieder unter Verdacht standen, Autismusstörungen zu verursachen, sind definitiv kein Risikofaktor. Dasselbe gilt für Nahrungsmittel oder Zusatzstoffe.

Durch die erhöhte Aufmerksamkeit der Kinderärzte und Psychiater werden Kinder mit entsprechenden Symptomen heute genauer untersucht. Dadurch gibt es wesentlich mehr Patienten mit Autismusstörungen als früher. Dies bedeutet aber nicht, dass das Problem zugenommen hätte.

Da es sich bei Autismus um eine Spektrumstörung handelt, lässt sich die Grenze zum »Normalen« nicht klar definieren. Unter Einbeziehung der leichteren Grenzfälle vermutet man, dass 1 von 160 Kindern betroffen ist. Dabei wird Autismus bei Jungen häufiger diagnostiziert. Mädchen scheinen über bestimmte Kompensationsmechanismen zu verfügen, indem sie sich soziale Situationen aus Spiel und Büchern, Filmen und Ähnlichem abschauen. Daher können sie sich besser an ihre Umwelt anpassen und so reagieren, wie es sozial erwünscht wird.

DAS KÖNNEN SIE SELBST TUN

Akzeptieren Sie Ihr Kind, so wie es ist. Es mag, wie alle Kinder mit Autismus, keine Überraschungen, versteht Scherze und Ironie nicht und wünscht sich sehr klare Strukturen. Kommen Sie diesen Bedürfnissen so gut wie möglich nach, damit es sich wohl und sicher fühlt.

Experten für Autismus können Ihnen dabei helfen, die Stärken Ihres Kindes so gut wie möglich zu fördern. Genauso sollten Sie aber auch lernen, seine Defizite hinzunehmen und sie nicht noch zu betonen. Auf diese Weise helfen Sie Ihrem Kind, eine adäquate Schulkarriere zu beginnen – wobei auch hier entscheidend ist, dass die Umgebung das Problem kennt und verständnisvoll reagiert.

BEHINDERTE KINDER

Kinder mit schwerer geistiger Behinderung schaffen es oft nicht, normale Sozialbeziehungen aufzubauen. Viele dieser Kinder leben in ihrer »eigenen« Welt, ihre Reaktionen werden nur mühsam oder gar nicht verstanden. Sie reagieren auch sehr unterschiedlich und teils gar nicht auf Ansprache und äußere Reize, oft sogar nicht einmal auf freundliche Zuwendung. Dies ist etwas ganz anderes als Autismus, auch wenn es gelegentlich sogar von Therapeuten so genannt wird.

Viele Jugendliche mit Autismus entwickeln spezielle Begabungen und sind sozial relativ gut integriert. Sie werden in der Schule trotz ihres besonderen Verhaltens oft gut akzeptiert, wenn sie den Rückhalt ihrer Eltern haben. Selbsthilfe und Infos finden Sie unter: **www.autismus.de**.

SO HILFT DER ARZT

Wenn Sie den Verdacht haben, dass Ihr Kind sich ganz anders verhält als andere Kinder und die normale Kontaktaufnahme beziehungsweise Interaktion verändert ist, sollten Sie unbedingt Ihren Kinderarzt um Rat fragen. Er bittet Sie und Ihr Kind zunächst zum Gespräch, um dabei Ihr Kind, vor allem in Hinsicht auf die Interaktion mit anderen Menschen, zu beobachten. Besteht tatsächlich der Verdacht auf eine Autismusstörung, erfolgt meist die Überweisung in ein sozialpädiatrisches Zentrum oder eine andere Institution mit entsprechender Expertise.

Die Therapie beruht auf lerntheoretischen und pädagogischen Methoden. Es gibt für Autismus spezifische Förderprogramme (Hauptinhalte: Sprachaufbau, Kommunikationstraining, soziale Kompetenz und Alltagsstrukturierung). Auch die Einbeziehung von Erziehern und Lehrern gehört zum Konzept.

LESE-RECHTSCHREIB- UND RECHENSCHWÄCHE

Drei bis elf Prozent der Schüler in Deutschland – die Zahl schwankt je nach Statistik und Definition – haben Probleme mit dem Lesen, der Rechtschreibung oder dem Rechnen.

Eine Rechtschreibstörung beginnt mit dem Schreibenlernen. Die betroffenen Kinder haben massive Schwierigkeiten, die Laut-Buchstaben-Beziehung sowie die orthografisch richtige Schreibweise von Wortbestandteilen und Wörtern zu lernen.

Kinder mit einer Lesestörung machen viele Fehler beim leisen sowie lauten Wortlesen und haben eine deutlich herabgesetzte Lesegeschwindigkeit. Auch das Leseverständnis ist beeinträchtigt: Nach dem Vorlesen haben die Kinder nicht verstanden, was sie eigentlich gelesen haben. Dies wirkt sich auch auf das Verständnis von Aufgaben in anderen Fächern negativ aus, wie zum Beispiel Mathematik.

Sowohl eine Rechtschreib- als auch eine Lesestörung können isoliert auftreten. In der Regel gehen sie aber Hand in Hand *(Legasthenie)*.

Für eine Rechenschwäche *(Dyskalkulie)* gibt es offensichtlich genetische Faktoren, denn sie kommen familiär gehäuft vor. Hinweise können bereits im Vorschulalter beobachtet werden, wie zum Beispiel beim Ablesen der Uhr, bei Schwierigkeiten mit dem Zählen oder bei mangelndem Verständnis von Mengen, Maßen, Gewichten und Zeit.

Wenn Ihr Kind eine Lese-Rechtschreib- und/oder Rechenschwäche hat, bemerkt es recht schnell selbst sein Problem. Oft folgen dann psychosomatische Beschwerden wie Kopfweh und Bauchschmerzen mit oder ohne Übelkeit. Antriebsstörungen und depressive Verstimmung können hinzukommen.

Durch die schulischen Misserfolge entstehen Versagensängste und ein negatives Selbstwertgefühl. Eines von fünf Kindern entwickelt eine Angststörung (siehe Seite 322 f.) und weitere psychische Folgeprobleme. Im Lauf der Zeit kann es sogar passieren, dass Ihr Kind den Schulbesuch komplett verweigert und letztlich ergeben sich negative Folgen für Berufswahl, Ausbildung und das psychische Wohlbefinden als Erwachsener.

DAS KÖNNEN SIE SELBST TUN

Die wichtigste Regel lautet: Stärken Sie Ihrem Kind den Rücken! Nehmen Sie ihm das Gefühl, versagt zu haben. Jedes Kind hat Stärken, man muss sie ihm nur bewusst machen. Das verbessert das Selbstvertrauen. Zeigen Sie Ihrer Tochter oder Ihrem Sohn, dass sich das Problem mithilfe von Lernstrategien und gemeinsam mit Lehrern und/oder Therapeuten angehen lässt. Ihr Kind sollte außerdem wissen, dass es nicht allein ist, sondern andere Kinder dasselbe Problem haben (und Sie selbst es vielleicht auch hatten). Genauso aber muss Ihr Kind wissen, dass die Erfolge

> **LESEN LERNEN**
>
> Üben Sie mit Ihrer Tochter oder Ihrem Sohn erst Wort für Wort, dann satzweise laut zu lesen. Stellen Sie anschließend Fragen bezüglich des Inhalts, um zu sehen, ob sie/er den Text verstanden hat.
> Tipp: Lesematerialien mit vergrößerter Schrift können die Leseleistung verbessern (Schriftgröße etwa ⅓ größer).
> Wechseln Sie die Texte oft, denn Ihr Kind lernt schnell auswendig und liest dann nur scheinbar vor. Ihre Tochter oder Ihr Sohn darf dabei den Lesestoff ruhig mit aussuchen. Auch Comics sind in Ordnung.

nicht über Nacht kommen und es deshalb Geduld mit sich selbst haben muss. Belohnen Sie seinen Fleiß und seine Bemühungen. Auch kleine Erfolge sind Grund für gemeinsame Freude.

Das Lerntraining selbst ist Sache von Therapeuten, lassen Sie sich also helfen. In Absprache mit den Profis üben Sie in deren Sinne weiter. Wenn Sie Ihrem Kind mit einer gut gemeinten, aber ungeeigneten Methode helfen wollen, wird das Problem eher noch größer. Denn erneute Misserfolge verstärken den seelischen Druck und die Versagensängste.

Lerntipps und Hilfe zur Selbsthilfe finden Sie unter: **www.bvl-legasthenie.de**.

SO HILFT DIE SCHULE

Es hängt von der guten Kommunikation zwischen Eltern und Schule ab, ob und wann ein Problem zur Sprache kommt und wie es angegangen wird. Leider kennen nicht alle Lehrer die Leitlinie zur Diagnostik einer Legasthenie oder Dyskalkulie, sodass manches Kind zu früh, zu spät oder auch fälschlicherweise ein entsprechendes »Etikett« erhält. Dabei gibt es mehrere, gut geprüfte Testverfahren, mit denen sich das Leseverständnis und die Rechtschreibfähigkeiten alters- beziehungsweise klassenabhängig untersuchen lassen. Eine altersgemäße Beherrschung der deutschen Sprache ist natürlich Voraussetzung für den richtigen Einsatz der Testinstrumente.

Auch bei Dyskalkulie gibt es standardisierte Rechentests für die einzelnen Alters- und Klassenstufen.

Die in manchen Schulen propagierte Methode, dass Kinder zunächst beliebig schreiben dürfen (»Fogel« beispielsweise ist genauso richtig wie »Vogel«) und erst im nächsten Schritt die korrekte Rechtschreibung erlernen, benachteiligt Kinder mit Legasthenie erheblich. Gerade Kinder mit Schwierigkeiten benötigen einen klaren Aufbau ortografischen Regelwissens. Erkundigen Sie sich daher, wenn möglich, im Vorfeld. Nicht vergessen: Nach einem Umzug oder Schulwechsel müssen Eltern und Lehrer zudem an das oft sehr unterschiedliche Leistungsniveau verschiedener Schulen und Regionen denken.

DAS HILFT DEM KIND NOCH

Wenn Ihre Tochter oder Ihr Sohn Schwierigkeiten mit dem Lesen und/oder Rechnen hat, überprüft der Kinderarzt zunächst die Sinnesorgane. So manches Kind hat plötzlich keine Probleme mehr, wenn es richtig hören und sehen kann.

Eine Entwicklungsdiagnostik beziehungsweise ein Intelligenztest kann sinnvoll sein, vor allem wenn Ihr Kind auch in anderen Lebensbereichen auffällig ist.

Gibt das Verhalten des Kindes Anlass zu Sorgen, ist die Abklärung bezüglich weiterer Probleme nötig, zum Beispiel ADHS und Angststörungen (siehe Seite 314 f. und 322 f.).

Gibt es ansonsten keine Befunde, überweist der Kinderarzt Sie an einen ausgewiesenen Experten. Bei einer Lese-Rechtschreib-Schwäche trainiert Ihr Kind mit ihm in Einzelsitzungen oder in einer kleinen Gruppe mit bis zu fünf Kindern (je nach Zusatzproblemen) die sogenannte Phonem-Graphem-Korrespondenz. Das bedeutet, Ihr Kind lernt Schritt für Schritt, Buchstaben und Laute einander zuzuordnen. Dazu werden die Wörter so weit wie möglich in einzelne Lautbestandteile zerlegt. Die Förderung sollte möglichst bereits im ersten Schuljahr beginnen und der Erfolg auch nach Ende der Therapie jährlich kontrolliert werden.

Bei Dyskalkulie gibt es neben der Gruppentherapie auch Übungsprogramme für den PC.

Aufgrund der hohen Nachfrage werden neben diesen wirksamen Methoden verschiedenste Alternativen angeboten, die Kindern das Lesen- und Schreibenlernen ermöglichen sollen. Methoden wie zum Beispiel nichtsprachliche Tonwahrnehmungsübungen, Übungen zur visuellen Wahrnehmung und Blicksteuerung, neuropsychologische Hemisphärenstimulation, Aufmerksamkeitstraining, Linsen und Farbfolien, Nahrungsergänzungsmittel, Behandlungen der Nackenmuskulatur, Biofeedback und das Abdecken eines Auges sind jedoch erwiesenermaßen nicht wirksam. Sie kosten aber teils viel Geld und frustrieren Ihre Tochter oder Ihren Sohn, wenn sie letztendlich erfolglos bleiben.

SCHULISCHE PROBLEME

Ihre Tochter oder Ihr Sohn hat sich wie die meisten Kinder vermutlich sehr auf die Schule gefreut und konnte den ersten Schultag kaum erwarten – trotz aller skeptischen Bemerkungen über den Ernst des Lebens. Dennoch gibt es im Schulalltag bei jedem Kind gelegentlich Motivationsprobleme, vor allem wegen des frühen Aufstehens und der bedingungslosen Regelmäßigkeit. Gerade wenn ein Kind nicht im Kindergarten war oder in der neuen Schulklasse niemanden kennt, löst es sich morgens vielleicht nicht so leicht von Ihnen. Das gibt sich aber nach einigen Wochen wieder. Bei manchen Kindern gestaltet sich der Schulanfang vielleicht schwieriger, weil sie dauerhaft krank oder behindert sind.

CHRONISCH KRANKE UND BEHINDERTE KINDER

Ziel sollte sein, dass alle Kinder zumindest die Grundschulzeit gemeinsam verbringen – unabhängig von ihren individuellen Voraussetzungen. Trotz des politischen Willens ist die Inklusion, also die Einbeziehung, kranker oder behinderter Kinder jedoch nicht immer ganz einfach. Dennoch: Viele chronisch kranke Kinder gehen ganz normal in die Schule, ohne dass Lehrer und Mitschüler viel davon mitbekommen. Oft sind aber besondere Maßnahmen nötig, damit es gut integriert werden kann.
Folgende Themenbereiche sollten Sie im Interesse Ihres kranken Kindes vor der Einschulung klären:
› Ist die Schule, die Sie ins Auge gefasst haben, bereit dazu, Ihr Kind zu integrieren?
› Sind die personellen Voraussetzungen gegeben (zusätzliche Pädagogen, Schulassistenz, Sozialarbeit und so weiter).
› Sind die baulichen Voraussetzungen vorhanden (etwa rollstuhlgerechtes Schulhaus, Mikrofonanlage bei Hörbehinderung)?
› Wie sieht der Schulweg aus?
› Wie hält man es mit der Gabe von Medikamenten/Notfallmedikamenten durch pädagogisches Personal? Dies ist oft ein sehr großes Problem und meist werden juristische Bedenken geäußert. Doch auch Lehrer sind verpflichtet, im Notfall Hilfe zu leisten.
› Wie steht es um die Teilnahme am Sport beziehungsweise Nichtteilnahme an bestimmten Unterrichtsstunden?
› Was muss im Vorfeld geklärt werden?
In einigen Fällen kann eine Schulassistenz oder Integrationshilfe beantragt werden (je nach Bundesland und Kreis gibt es dazu unterschiedliche Antragswege), um Ihr Kind zu unterstützen.
Wenn es gelingt, Ihr krankes Kind normal in die Schule zu integrieren, ist das nicht nur für Ihre Familie gut, sondern auch für die Mitschüler eine wichtige soziale Erfahrung.

SCHULVERWEIGERUNG

Manche Kinder wollen häufig oder regelmäßig gar nicht mehr in die Schule gehen. Dann spielen sich morgens dramatische Szenen ab oder Bauchschmerzen und Ähnliches verhindern den Schulbesuch. In so einem Fall müssen Sie gemeinsam mit der Schule und dem Arzt nach Ursachen und Lösungen suchen. Im Grundschulalter kann Schulverweigerung durch Angststörungen begründet sein, auch durch die Angst vor Bewertung (siehe auch Seite 322 f.). Wenn Ihr Kind eigentlich noch gar nicht schulreif ist und sich überfordert fühlt, kann sich das ebenfalls in Schulverweigerung äußern. Die Gründe können aber genauso in der Schule oder Klasse zu suchen sein, etwa aufgrund von Mobbing, der Misshandlung durch Mitschüler, selten auch durch Schulfremde.
Bei Kindern ab etwa zehn Jahren und Jugendlichen gibt es noch weitere Gründe für Schulverweigerung. An erster Stelle steht die Überforderung (seltener die Unterforderung). Viele Kinder sind auf der falschen

Schule, wobei oft der Ehrgeiz der Eltern Triebfeder für eine ungeeignete Schulkarriere ist. Ein chronisch überfordertes Kind entwickelt meist psychosomatische Beschwerden (etwa Bauchweh und Kopfschmerzen), aber auch psychische Auffälligkeiten wie Traurigkeit oder depressive Verstimmung können sich bemerkbar machen.

Wenn Sie merken, dass sich derartige Probleme anbahnen, sollten Sie frühzeitig mit dem Klassenlehrer oder der Klassenlehrerin Kontakt aufnehmen.

Der Kinderarzt ist zwar nicht der primäre Ansprechpartner für Schulfragen, er hilft bei einem solchen Problem aber hoffentlich gern und kann zudem überprüfen, ob es nicht auch irgendwelche körperlichen Gründe gibt, die das Kind beeinträchtigen und am Schulbesuch hindern.

Lässt sich das Problem, sofern keine körperlichen Krankheiten vorliegen, mit einfachen Mitteln nicht lösen, geht das Kind hartnäckig nicht zur Schule und sind lange Fehlzeiten entstanden, ist eventuell die Aufnahme in einer kinderpsychosomatischen Abteilung nötig. Dort lernt Ihr Kind in einem mehrwöchigen Aufenthalt, seine Beschwerden einzuordnen, damit umzugehen und trotzdem eine Tagesstruktur einschließlich Schule aufzubauen.

SCHULE SCHWÄNZEN

Dass Schüler morgens die elterliche Wohnung verlassen, aber nicht in der Schule ankommen oder diese vorzeitig wieder verlassen, ist bis zu einem gewissen Rahmen normal. Fast jeder hat das irgendwann schon einmal selbst gemacht. Meist wurde es entdeckt, man wurde bestraft und dann kam es (in der Regel) nicht mehr vor.

Mehr als die Hälfte der Schüler über zehn Jahren hat schon einmal die Schule geschwänzt, etwa fünf bis zehn Prozent fehlen regelmäßig absichtlich und eigenmächtig – überwiegend Jugendliche und hier tendenziell mehr Jungen als Mädchen und mehr Hauptschüler als Realschüler und Gymnasiasten.

Bei Grundschulkindern bemerkt die Schule recht zuverlässig, wenn sie nicht da sind. Jugendliche können dagegen oft recht lang verschleiern, dass sie weder zu Hause noch in der Schule sind.

Die Gründe fürs Schwänzen sind mitunter dieselben wie bei Kindern. Oft ist das Problem aber vielschichtiger und es hat auch andere Konsequenzen für das weitere Leben. Risikofaktoren sind vor allem Stressfaktoren innerhalb der Schule (Mobbing, Ablehnung durch Mitschüler aufgrund besonderer Verhaltensweisen, keine Kontrolle von Fehlzeiten), der Familie (Trennung, Arbeitslosigkeit, geringe elterliche Kontrolle, häufiger Wohnungswechsel, soziale Isolation) oder der Altersgruppe (Ausgrenzung, Kontakt zu Drogenmilieu). Ein niedriges Leistungsniveau, Leistungsschwäche sowie psychische Probleme (besonders Depression) können ebenfalls Grund für häufiges Fehlen sein. Dabei können Jugendliche schnell in einen Teufelskreis aus Schwänzen, Herumhängen, beginnender Delinquenz und weiteren psychischen und sozialen Folgen geraten.

Ein besonderes Problem ist der Schulausschluss aufgrund schwerwiegenden Fehlverhaltens in der Schule. Sie haben dann von einem Tag auf den anderen für eine(n) Jugendliche(n) zu sorgen, der vorübergehend nicht mehr in die Schule darf oder sich eine andere Schule suchen muss.

SCHULABBRUCH

Immer wieder brechen Jugendliche die Schule plötzlich ab, weil sie wissen, dass sie alt genug sind und keine Schulpflicht mehr besteht. Den meisten ist dabei nicht richtig klar, dass sie ohne Schulabschluss relativ schlechte Chancen auf dem Ausbildungs- und Arbeitsmarkt haben. Gründe für den Schulabbruch sind dieselben wie bei anderen schulischen Problemen, meist gehen noch zusätzliche psychische Probleme mit einher, vor allem Depression. Und oft genug steckt Drogenmissbrauch dahinter.

Diese jungen Menschen brauchen bald Hilfe. Ohne eine weitere Tätigkeit beziehungsweise Ausbildung geht die Tagesstruktur verloren und die Chancen, in ein geregeltes Leben mit Zukunftsperspektive zurückzufinden, sinken von Monat zu Monat mehr.

VERHALTEN UND PSYCHE

ANGSTSTÖRUNGEN

Angst ist ein normales Gefühl, jeder Mensch kennt und spürt sie, wenn auch unterschiedlich häufig und unterschiedlich intensiv. Nur Babys haben noch keine Angst, weil man das Angsthaben erst im zweiten Lebensjahr »lernt«.

Kinder haben je nach Alter vor verschiedenen Dingen und Situationen Angst. Als Zwei- bis Vierjährige bereiten ihnen zum Beispiel sehr oft Tiere, Alleinsein und Fremde Angst. Mit vier bis sechs Jahren sind es dann Gespenster und andere Fantasiegestalten, Gewitter und Dunkelheit. Typisch für die Jahre zwischen dem sechsten und zehnten Geburtstag sind die Angst vor der Schule, vor Schulversagen, Tod, Krankheit und Verletzungen. Ab zehn Jahren bereitet den Kindern neben der Schule vor allem die Bewertung durch Gleichaltrige und die Angst vor dem »Anderssein« Sorge.

Wenn die Angst so groß wird, dass sie das tägliche Leben und die normalen Aktivitäten beeinträchtigt, spricht man von einer Angststörung. Kinder können dann ihre normalen Entwicklungsaufgaben wie den Besuch von Kindergarten beziehungsweise Schule oder die Ablösung von den Eltern nicht mehr »erledigen«. Die meisten solcher Angststörungen beginnen in den ersten zehn Lebensjahren – je nach Statistik sind fünf bis elf Prozent der Kinder in diesem Alter betroffen, überwiegend Mädchen.

Man unterscheidet grundsätzlich vier Arten der Angststörung:

› **Spezifische Phobien** beziehen sich immer auf bestimmte Dinge (etwa Spinnen, Gewitter, Dunkelheit oder Blut). Vor und in solchen Situationen reagiert das Kind (oft schon im Kleinkindalter) mit Weinen, Schreien und Wutanfällen. Es klammert extrem, ist dabei eigentlich traurig und braucht auch einige Zeit zur Erholung, wenn die Situation wieder vorbei ist.

› **Soziale Phobien** beginnen meist im Kleinkindalter. Das Kind hat ganz normale Beziehungen zu bekannten Personen, ist aber in fremder Umgebung anhaltend ängstlich. Deswegen dauert zum Beispiel die Eingewöhnung im Kindergarten extrem lang und/oder das Kind hat unrealistisch große Angst vor allen fremden Personen, selbst wenn seine Eltern bei ihm sind. Bei Jugendlichen äußert sich die soziale Phobie dadurch, dass sie öffentliche Plätze, Menschenansammlungen, Aufführungen, Konzerte und ähnliche Situationen meiden.

› **Trennungsangst** macht es dem Kind unmöglich, allein einzuschlafen, kurz allein zu Hause zu bleiben (selbst im Schulalter) oder allein Freunde zu besuchen. Manchmal wird sogar der Besuch des Kindergartens oder der Schule verweigert. Bei (bevorstehenden) Trennungen zeigen sich körperliche Symptome wie Bauchschmerzen, es kann aber auch zu Wutausbrüchen kommen. Oft sind die Eltern solcher Kinder selbst sehr ängstlich und überbehütend.

› Von **generalisierter Angststörung** spricht man, wenn die Angst gar nicht richtig konkret benannt werden kann. Das Kind macht sich jedoch ständig Sorgen, grübelt und zeigt unspezifische Symptome, wie Ruhelosigkeit, Anspannung, Erschöpfung oder Konzentrationsprobleme, ist reizbar und verspannt und hat Schlafstörungen. Es braucht zudem dauernd eine Rückversicherung, dass alles gut ist.

DAS KÖNNEN SIE SELBST TUN

Wenn Ihr Kind sehr viel Angst hat, ist es ganz entscheidend, dass Sie ihm Sicherheit vermitteln. Haben Sie selbst Angst, vielleicht sogar in denselben Situationen, kann es seine Angst nicht beherrschen. Das schafft es nur, wenn es sieht und spürt, dass Sie alles im Griff haben und es sich geborgen fühlen kann.

Geben Sie Ihrem Kind Zeit, damit es seine Angst ansprechen kann. Nehmen Sie seine Sorgen und Bedenken ernst und wimmeln Sie es nicht ab. Wichtig ist auch, dass Ihr Kind durch seine Angst keinen scheinbaren Vorteil hat. Wenn es wegen Bauchschmerzen von der Schule daheimbleibt, gilt: Krank ist krank, deshalb gibt es auch kein Dauerunterhaltungsprogramm mit Handy, Fernsehen oder PC und es darf auch nichts unternehmen.

Ist Ihr Kind grundsätzlich und immer sehr ängstlich, sollten Sie versuchen, die Angst nicht noch zusätzlich auszulösen, etwa indem Sie ihm »gewalttätige« Märchen vorlesen oder über irgendwelche schrecklichen Dinge sprechen, die Sie zum Beispiel im TV gesehen oder in der Zeitung gelesen haben.

Kontrollieren Sie außerdem das Medienverhalten Ihrer Tochter oder Ihres Sohnes: Kleinkinder sollten überhaupt nicht allein fernsehen. Die Flut an schlechten Nachrichten, Gewalttaten, ja sogar Werbung wird zu oft falsch verstanden. Ein sensibles Kind verkraftet das nicht gut.

Auch bei älteren Kindern ist es wichtig, angstauslösende Nachrichten gemeinsam zu besprechen.

> **MUT MACHEN**
>
> Um übertriebenen Ängsten vorzubeugen, ist es wichtig, dass Sie Ihr Kind nicht andauernd entmutigen (»Dafür bist du noch zu klein«, »Das kannst du gar nicht schaffen«), sondern ihm zeigen, was Sie ihm alles zutrauen. Ihr Motto sollte lauten: Nur wer Angst hat, kann auch mutig sein. Kinder sind stolz, wenn sie ihre Angst überwunden haben, beim Impfen nicht geweint haben, vom Beckenrand gesprungen oder allein zum Bäcker gegangen sind, auch wenn es nur um die Ecke liegt. Dafür ist ein dickes Lob fällig.
> Fördern Sie das Selbstvertrauen Ihres Kindes außerdem, indem Sie ihm ein Vorbild sind. Zeigen und besprechen Sie mit ihm, dass Angst nicht gefährlich ist. Und dass man sie manchmal auch einfach aushalten können muss, um hinterher zu sehen, dass gar nichts passiert.

SO HILFT DER ARZT

Wenn Ihr Kind häufig Angst hat, kann es sehr wertvoll sein, andere Personen (Erzieher/-in, Lehrer/-in) in die Befragung einzubeziehen. Wichtig ist aber vor allem, dass der Kinderarzt oder ein Psychologe das Verhalten beobachtet.

Der Kinderarzt sollte bei Bauchweh und Co. nachschauen, ob tatsächlich körperliche Probleme vorliegen. Findet er nichts, ist es wichtig, dass er Ihnen und Ihrem Kind erklärt, dass die körperlichen Symptome zwar unangenehm, aber unbedenklich sind und auch nichts passieren kann.

Es gibt verschiedene Fragebögen und Tests (für Eltern und Kinder), die helfen, normale alterstypische Angst von einer Angststörung zu unterscheiden.

Die individuelle Behandlung richtet sich nach dem Ausmaß der Probleme, dem Alter des Kindes und der Art der Ängste. Der erste Schritt ist, dem Kind zu vermitteln, dass Angst eigentlich normal ist und eine Funktion hat – nämlich gefährliche Situationen zu erkennen. Das Kind muss auch wissen, dass Angst mit körperlichen Symptomen verbunden ist und sich in seinen Gedanken und Verhalten widerspiegelt.

Das Wichtigste, das alle Beteiligten lernen müssen: Nicht die Angst ist das eigentliche Problem, sondern das Vermeidungsverhalten, weil es die Angst immer weiter aufrechthält. Im Lauf der Behandlung machen Eltern zudem oft die Erfahrung, dass es wichtig ist, sich selbst eventuellen psychischen Problemen zu stellen und sie gegebenenfalls behandeln zu lassen.

Die Angsttherapie erfolgt in der Regel durch verhaltenstherapeutisch orientierte Psychologen. Bei Kleinkindern ist immer eine Eltern-Kind-Therapie sinnvoll, Jugendliche werden in aller Regel allein behandelt. Man lernt seine Ängste zu benennen und sich passende Entspannungsverfahren anzueignen. Schließlich trainiert man, schrittweise angstauslösende Situationen aufzusuchen und auszuhalten. Eine Behandlung mit Psychopharmaka sollte bei Kindern eine absolute Ausnahme sein. Auch bei Jugendlichen stehen Medikamente nicht an erster Stelle – vor allem nicht ohne psychologische Begleitung.

ZWANGSSTÖRUNGEN

Vermutlich jeder fragt sich ab und zu, ob er auch wirklich den Herd ausgemacht und das Fenster geschlossen hat. Man überprüft zweimal, ob man die Haustür abgesperrt hat, und ist sich auf dem Weg zur Arbeit trotzdem nicht mehr sicher. Solche alltäglichen sich aufdrängenden Gedanken sind normal – auch bei Kindern. Sie treten zum Beispiel auf dem Gehweg immer auf die Mitte der Platten, die Zahnbürste muss unbedingt im Glas links stehen, die Puppe Anna darf nicht neben dem Teddy sitzen …

Die Grenze zwischen solchen normalen und zwanghaften Gedanken und Handlungen ist fließend. Zwänge können sich äußern als:

› **Reinigungszwang**, wie dauerndes Händewaschen,
› **Wiederholungszwang,** dann wird zum Beispiel die Schultasche zigmal hintereinander eingeräumt,
› **Kontrollzwang**, wie zum Beispiel mehrmaliges Nachschauen, ob die Hausaufgaben wirklich gemacht sind,
› **Zwangsgedanken**, bei denen man immer an etwas oder jemanden denken muss, weil sonst etwas Schreckliches passiert. Inhaltlich orientieren sich Zwangsgedanken oft an Schmutz oder Infektionen, Aggression, Ordnung und Symmetrie sowie an sexuellen Themen. Viele Kinder und vor allem Jugendliche können und wollen die Inhalte der Zwangsgedanken nicht benennen – und auch nicht die Auslöser für solche Gedanken.
› Die Ursache von Zwangsstörungen ist letztlich nicht geklärt. Aufgrund der familiären Häufungen spielen vermutlich erbliche Einflüsse eine Rolle. Genauso kann die Umgebung das Verhalten beeinflussen, eventuell sind sogar Infektionen beteiligt.

Häufig wehrt sich das Kind gegen die Zwangsgedanken und versucht, sie nicht zu denken. Durch diesen Widerstand verschwinden die Gedanken jedoch nicht, sondern werden eher stärker und gewinnen weiter an Bedeutung. Zwangshandlungen wehren die Gedanken zwar zum Teil ab, schaffen aber keine richtige Erleichterung. Diesen Teufelskreis kann ein Kind allein nicht mehr durchbrechen. Es braucht dazu die Hilfe seiner Eltern und womöglich sogar professionelle Unterstützung.

DAS KÖNNEN SIE SELBST TUN

Entscheidend ist, dass Sie sich nicht in das Zwangssystem mit einbeziehen lassen. Denn das macht die Situation nur noch schlimmer beziehungsweise hält es den Teufelskreis aufrecht. Es bringt daher nichts, wenn Sie mit Ihrer Tochter oder Ihrem Sohn über die Zwänge diskutieren (»Du hast doch schon dreimal nachgeschaut, es ist alles in Ordnung«, »Deine Hände sind sauber genug« oder »Hör doch auf damit, du musst das nicht dauernd machen«).

Darüber hinaus ist Ihre Mitarbeit bei der Therapie wichtig – sowohl unterstützend und motivierend bei der Psychotherapie als auch kontrollierend bei der Medikamenteneinnahme.

SO HILFT DER ARZT

Haben Sie das Gefühl, dass Ihre Tochter oder Ihr Sohn über das normale Maß hinaus Zwänge entwickelt, oder sind bereits Alltagsaktivitäten und das Zusammenleben davon betroffen, sollten Sie mit dem Kinderarzt darüber sprechen oder einen Kinder- und Jugendpsychiater aufsuchen.

Der Kinderarzt kann beurteilen, ob es sich um »normale« alterstypische Verhaltensweisen handelt oder ob sich eine Zwangsstörung anbahnt. Gibt es Hinweise auf ein ernsthaftes Problem, wird er Ihre Tochter oder Ihren Sohn zum Kinder- und Jugendpsychiater beziehungsweise zu einem sozialpädiatrischen Zentrum überweisen – je nach Alter und vor Ort verfügbaren Strukturen.

Eine behandlungsbedürftige Zwangsstörung kann vorliegen, wenn Ihr Kind …

- die Zwangshandlungen oder -gedanken als inneren Impuls erkennt (»Ich muss das so machen«),
- (erfolglos) versucht, sich dagegen zu wehren,
- die Zwangssymptome als belastend empfindet und sie nicht zur Entspannung führen,
- wenn die Zwänge sich in unangenehmer Weise wiederholen und das tägliche Leben deutlich beeinträchtigen (bis hin zum Verlust der Alltagsfähigkeit).

Die Behandlung von Zwangsstörungen beruht auf zwei tragenden Säulen:
- In der Psychotherapie lernt Ihr Kind, sich den zwangsauslösenden Situationen zu stellen, ohne die sonst angewöhnten »neutralisierenden« Zwangshandlungen oder Gegengedanken auszuüben. Dies ist anstrengend, teils auch unangenehm, aber es ist die Maßnahme mit der besten Erfolgsquote.
- Vor allem bei Jugendlichen werden parallel zur Psychotherapie Psychopharmaka eingesetzt (Serotonin-Wiederaufnahmehemmer), wobei die Substanzen meist sehr vorsichtig und über einige Wochen aufdosiert werden und sehr regelmäßig und nach Plan eingenommen werden müssen. Die Wirkung zeigt sich erst nach vier bis zwölf Wochen. Manche Therapeuten bestehen wegen eventueller unvorhergesehener Reaktionen in der Aufdosierungsphase auf eine stationäre Behandlung.

Gänzlich verschwinden die Zwangshandlungen oder -gedanken auch nach der Behandlung nicht. Sie bleiben in milderer Form bestehen und begleiten die Betroffenen oft bis ins Erwachsenenalter.

Bei Kindern mit einer Zwangsstörung kreisen die Gedanken immer mehr um ein und dieselbe Sache: Was im Grunde unwichtig oder unrealistisch ist, schaukelt sich zu einer regelrechten Bedrohung auf.

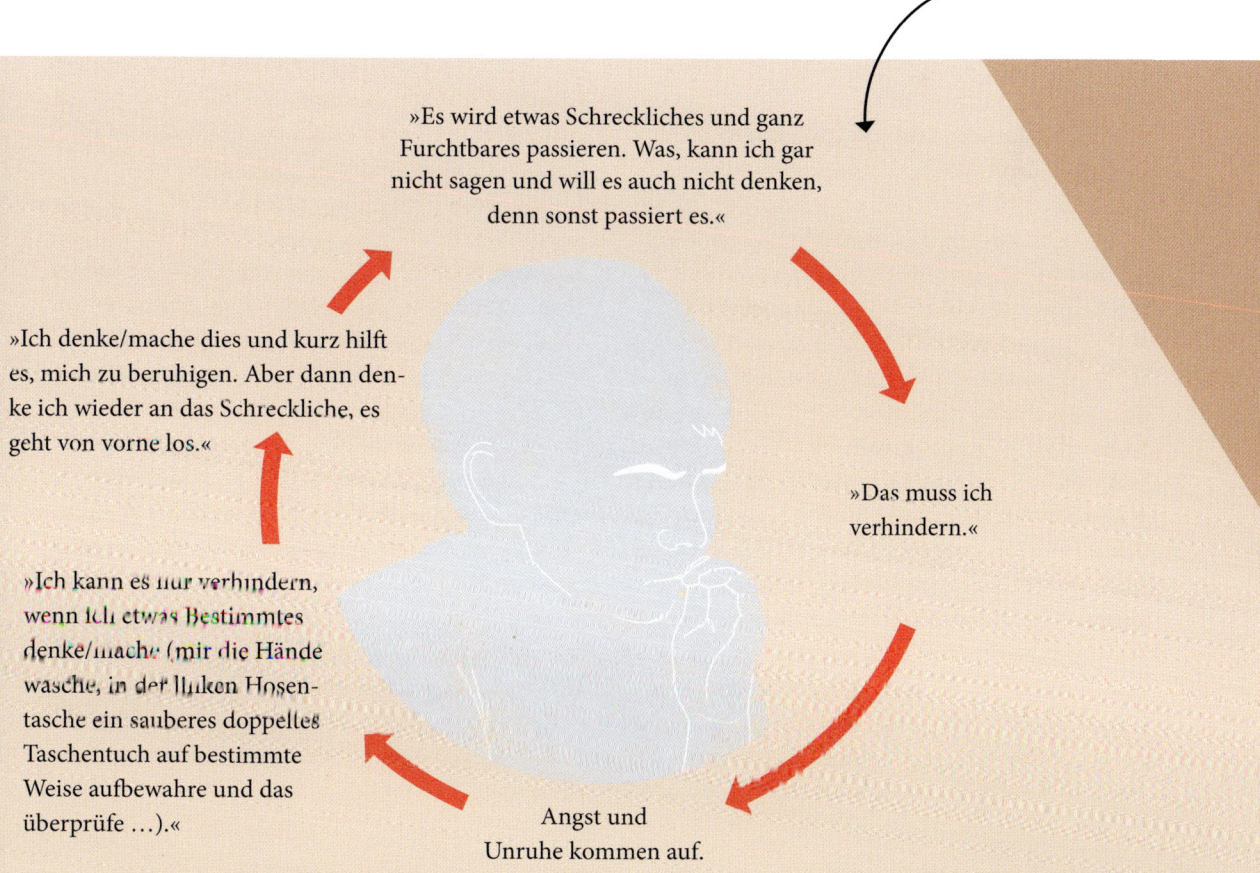

MEDIENKOMPETENZ UND INTERNETABHÄNGIGKEIT

Durch die weite Verbreitung sozialer Medien, ständigen Internetzugang sowie die lückenlose Verfügbarkeit von Smartphones hat sich in den letzten Jahren ein neues Phänomen entwickelt: Kinder und vor allem Jugendliche, die einen sehr großen Anteil ihrer Wachzeit vor dem Bildschirm verbringen. Diese Entwicklung macht selbst vor Kleinkindern nicht halt. Kinder mit hohem Medienkonsum zeigen verschiedene Probleme: Ihre Sprachentwicklung ist schlechter, Lese- und Rechtschreibschwäche werden begünstigt und das Risiko für Übergewicht ist erhöht. Ein wichtiges weiteres Problem ist die Kurzsichtigkeit: Wer im Alter zwischen etwa 6 und 14 Jahren sehr viel auf den kleinen Bildschirm schaut, hat sein Auge immer auf nah eingestellt. Das führt zu abweichendem Wachstum des Augapfels und damit zu bleibender Kurzsichtigkeit.

Weil der Blauanteil im Bildschirmlicht sehr hoch ist, wird am Abend die Melatoninausschüttung beeinträchtigt. Fehlt dieses Hormon, kommt der Schlaf-Wach-Rhythmus durcheinander. Denn der Körper bekommt durch das Licht das Signal, es sei noch Tag. Neben diesen körperlichen Auswirkungen birgt (exzessiver) Medienkonsum weitere Gefahren. So gehört zum Beispiel die gegenseitige Bewertung in sozialen Netzwerken zum »Geschäftsmodell«. Wer hat die meisten »Freunde«? Wer erhält am häufigsten Zustimmung? Das sind für viele Menschen wichtige Fragen des täglichen Lebens. Wer diesbezüglich kein Glück hat oder schlechter bewertet wird, gerät dadurch manchmal auch im echten Leben ins Hintertreffen. Kritisch wird es jedoch vor allem dann, wenn Beleidigungen oder andere Abwertungen im Netz kommuniziert und vielfach verstärkt werden.

Ein Sonderproblem sind Erwachsene, die sich als Jugendliche ausgeben und auf der Suche nach Opfern sind, denen sie Fotos und mehr entlocken.

Eine kleine Gruppe von Jugendlichen (je nach Statistik sind es ein bis fünf Prozent) ist acht und mehr Stunden täglich mit dem Smartphone oder dem PC zugange und verabschiedet sich dadurch weitgehend aus dem realen Leben. Jungen bleiben dabei eher in Onlinespielen hängen, Mädchen eher in den sozialen Netzwerken.

Derart exzessiver Internetgebrauch gilt inzwischen als eine klassifizierte psychische Störung mit dem Namen »Internet Gaming Disorder«. Sie hat folgende Kriterien:
› nahezu ausschließliche Beschäftigung mit Internetaktivitäten,
› Entzugssymptome bei Unterbrechung,
› Toleranzentwicklung (man verbringt immer mehr Zeit mit/vor dem Gerät),
› Kontrollverlust (alle Versuche, den Internetkonsum aufzugeben oder einzuschränken, sind vergeblich beziehungsweise bleiben erfolglos),
› fortgeführter exzessiver Gebrauch trotz Wissen um die negativen Folgen,
› das Interesse an bisherigen Hobbys und anderen Unternehmungen geht verloren,
› Gebrauch, um Frust oder Wut zu entkommen,
› Täuschung von Familie, Schule, Therapeuten über das Ausmaß der Nutzung,
› Verlust oder Gefährdung von Beziehungen, Ausbildung, Arbeit und so weiter.

Treffen zwei bis vier dieser Punkte auf Ihr Kind zu, gilt es bereits als riskanter Spieler. Bei fünf Punkten und mehr ist es ein pathologischer Spieler und braucht Hilfe.

Oft bestehen gleichzeitig psychische Probleme oder Verhaltensstörungen wie Depression, ADHS, Autismus, Aggressivität, auch Suizidgedanken und Drogengebrauch. Weitere Informationen finden Sie unter: **www.ins-netz-gehen.de**.

DAS KÖNNEN SIE SELBST TUN

Sie können und sollen Ihr Kind nicht vor allen Gefahren bewahren. Aber Sie können es warnen, wo es kritisch werden kann. Auch Jugendliche wollen und brauchen den Rat der Eltern. Wenn sie wissen, dass sie Hilfe statt Vorwürfe erhalten, werden sie sich eher melden, wenn im Netz etwas aus dem Ruder läuft. Sind Jugendliche so weit im Netz versunken, dass sie die Realität nicht mehr wahrnehmen, sind sie leider oft auch nicht mehr fähig und willens, über ihr Problem zu reden. Sprechen Sie Ihre Tochter oder Ihren Sohn darauf an, zieht sie/er sich zurück oder reagiert aggressiv. Beides ist nicht zielführend.

Als betroffene Eltern können und sollen Sie sich mit dem Kinderarzt oder einer anderen professionellen Vertrauensperson besprechen und nach Lösungsmöglichkeiten suchen. In manchen Fällen führt der Weg an der stationären Behandlung in der Kinder- und Jugendpsychiatrie nicht vorbei – wenn es sein muss, auch gegen den Willen des Kindes. Das Problem einfach auszusitzen ist in den seltensten Fällen zielführend. Und nach dem 18. Lebensjahr wird alles komplizierter und schwieriger. Daher sollten Sie alles daran setzen, es nicht so weit kommen zu lassen.

SO BEUGEN SIE VOR

Kinder unter fünf Jahren brauchen gar keine Bildschirme, sie sollen erst die reale Welt erkunden und dabei ihre (fein-)motorischen Fähigkeiten erwerben. Holz, Blech, Schnur, Erde, rund, eckig … Alles fühlt sich anders an und muss anders angefasst werden. Ein Bildschirm dagegen fühlt sich immer gleich an, egal was man auf ihm sieht.

Mit zunehmendem Alter wird die Mediennutzung zum täglichen Leben gehören. Das ist heute normal. Aber wie bei Süßigkeiten oder anderen Dingen gibt es Regeln bezüglich des Konsums. Diese Regeln sollten Sie gemeinsam festlegen und die Einhaltung einfordern. Wie bei allen Aspekten der Erziehung gilt zudem: Seien Sie Ihrem Kind ein Vorbild. Wenn Sie

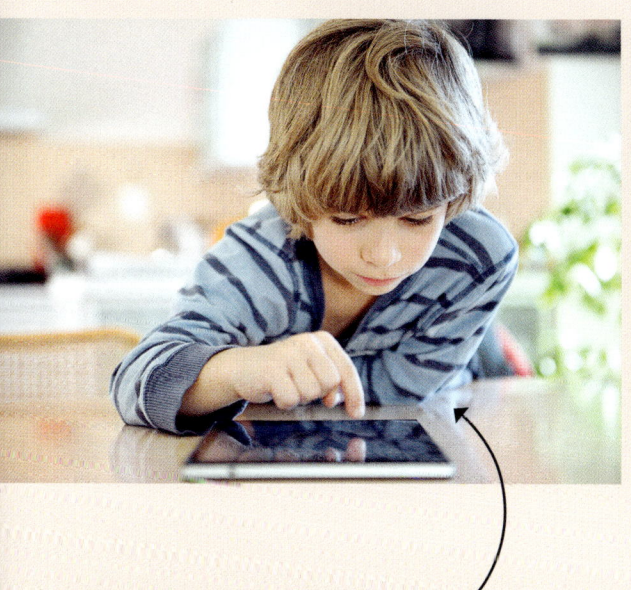

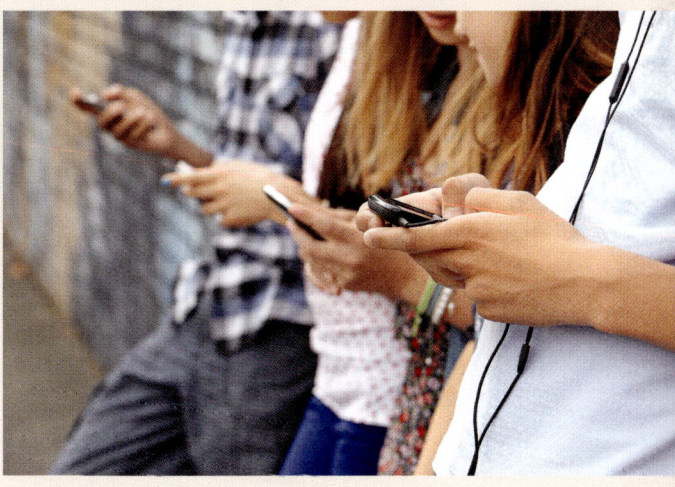

selbst ständig nachschauen, ob neue Nachrichten auf Ihrem Smartphone angekommen sind, können Sie von Ihrem Kind nichts anderes verlangen. Wenn Eltern den eigenen Medienkonsum nicht im Griff haben, tragen ihre Kinder ein großes Risiko, dasselbe Problem zu entwickeln.

Neue Medien und soziale Netzwerke sind aus dem Alltag unserer Kinder nicht mehr wegzudenken. Sie dürfen aber nicht das gesamte Leben bestimmen.

MAGERSUCHT

Jugendliche machen sich viele Gedanken über ihren Körper und versuchen gängigen Idealen nachzueifern, um genauso attraktiv zu werden. Während Jungen meist muskulös sein wollen, träumen Mädchen vor allem von einem schlanken Körper. Es kann daher passieren, dass sich Ihre Tochter plötzlich sehr viele Gedanken um das »richtige« Essen macht, mit (manchmal zweifelhaften) Diäten beginnt oder mit der besten Freundin wetteifert, wer zuerst das gewünschte Gewicht erreicht hat. Dies hat nichts mit Magersucht *(Anorexie)* zu tun. Genauso hat nicht jedes schlanke sportliche Mädchen eine Magersucht, auch wenn in manchen Leistungssportarten ungesunde Körpermaße begünstigt werden. Allerdings sind die Grenzen bisweilen fließend.

Magersucht beginnt oft schon mit neun bis elf Jahren und ist bei Mädchen gut zehnmal so häufig wie bei Jungen. Die betroffenen Kinder und Jugendlichen wollen nicht schön sein. Sie haben ein anderes Schema von ihrem Körper und wollen diesem entsprechen. Sie nehmen sich als zu dick wahr, auch wenn sie eigentlich zu dünn sind. Die Ursachen dafür sind komplex. Einerseits spielt die Umgebung eine Rolle (dies kann zum Beispiel mit Beziehungsstörung, hohem Leistungsdruck und Konfliktunfähigkeit in Zusammenhang stehen). Andererseits scheint es auch genetische Faktoren zu geben. Auslöser sind meist belastende Familienereignisse sowie bestimmte Erlebnisse in der eigenen Altersgruppe und Clique. Zeichen für eine Magersucht können sein:

> unklare Gewichtsabnahme,
> Erbrechen während oder nach Mahlzeiten,
> panische Vermeidung kalorienreicher Nahrung,
> Bauchschmerzen und Verstopfung,
> eine spät eintretende Pubertät beziehungsweise Verlust der Menstruation über mehr als drei Monate,
> exzessiver Sport.

Magersucht hat je nach Ausprägungsgrad teils erhebliche körperliche Auswirkungen. Weil das Körperfett für die Bildung der Sexualhormone notwendig ist, geht der Menstruationszyklus verloren – eine Schutzmaßnahme des Körpers, damit zu dünne Frauen nicht schwanger werden können. Der Blutdruck sinkt, der Herzschlag verlangsamt sich, und durch Eiweißverlust kann es sogar zu Wassereinlagerungen (Ödemen) kommen. Der Behaarungstyp ändert sich, es wachsen viele kleine Härchen am Körper. Durch das Erbrechen kann es zu schweren Zahnschäden kommen, weil die Magensäure den Zahnschmelz schädigt.

Patientinnen mit Anorexie versuchen oft mit allen Mitteln, die Gewichtszunahme beziehungsweise die Nahrungsaufnahme zu vermeiden. Dazu entwickeln sie typische Strategien: Sie achten darauf, dass beim Wiegen das Handy, ein voller Geldbeutel und andere schwere Gegenstände »versehentlich« mitgewogen werden, trinken vor dem Wiegen viel Wasser und gehen nicht auf die Toilette. Sie helfen gerne in der Küche und bei den Mahlzeiten und verschleiern perfekt, dass sie dabei selbst nichts essen.

DAS KÖNNEN SIE SELBST TUN

Das Wichtigste ist, dass Eltern frühzeitig auf das Problem reagieren. Denn je länger es besteht, desto schwieriger gestaltet sich die Behandlung. Gehen mehrere Jahre ohne professionelle und zielgerichtete Hilfe ins Land, sind die Aussichten deutlich schlechter. Anorexie ist die psychische Erkrankung mit der höchsten Sterblichkeit.

Hat Ihr Kind wirklich eine Magersucht, ist Ihre wichtigste Aufgabe, die Behandlung bestmöglich zu unterstützen. Dazu gehört auch, dass Sie kontraproduktive und verletzende Bemerkungen unterlassen. Das hören die Betroffenen oft genug und wollen es nicht auch noch von den Eltern hören (»Du siehst doch gut aus«, »Mit etwas mehr Gewicht siehst du noch besser aus«, »Iss doch einfach«). Vorwürfe und

Schuldzuweisungen helfen überhaupt nicht, sondern verschlechtern die Situation.

Der weitere Verlauf der Krankheit hängt zum großen Teil auch davon ab, wie gut die Beziehung innerhalb der (ganzen!) Familie ist und wie weit Sie es schaffen, einen offenen Kontakt zueinander zu halten.

SO HILFT DER ARZT

Der Kinderarzt schaut zunächst den Gewichtsverlauf aus den früheren Vorsorgeuntersuchungen an und erfragt, wie sich das Gewicht weiterentwickelt hat. Da es auch andere Probleme und Krankheiten gibt, die zu starkem Gewichtsverlust führen, sucht er zudem Hinweise dafür und veranlasst gegebenenfalls entsprechende Untersuchungen.

Um anderen Ursachen auf den Grund zu kommen, führt er nicht nur mit Ihnen, sondern auch mit Ihrer Tochter (oder Ihrem Sohn) allein ein Gespräch. Oft sind Jugendliche so eher bereit, sich zu »offenbaren«. Die Behandlung ist multimodal, das heißt, ein erfahrenes Team aus Jugendpsychiater, Kinderarzt, Psychologen und gegebenenfalls weiteren Experten erstellt ein Konzept, wie Ihrem Kind am besten geholfen werden kann. Dabei werden klare Ziele für die nähere Zukunft definiert (zum Beispiel ein bestimmtes Gewicht) und man legt fest, welche Maßnahmen erfolgen werden, wenn diese Ziele nicht erreicht werden. Medikamente sind nur in Ausnahmefällen sinnvoll.

Liegt das Körpergewicht bereits unterhalb einer bestimmten Grenze, kann die normale multimodale Behandlung nicht funktionieren. Dann muss erst einmal das Gewicht stabilisiert werden, beispielsweise durch Sondenernährung, Sportverbot und Entzug von allen stimulierenden Medien. Dazu muss Ihr Kind in eine Klinik. Erst wenn es ein bestimmtes, vorher definiertes Zielgewicht erreicht hat, beginnt schrittweise die »normale« Therapie.

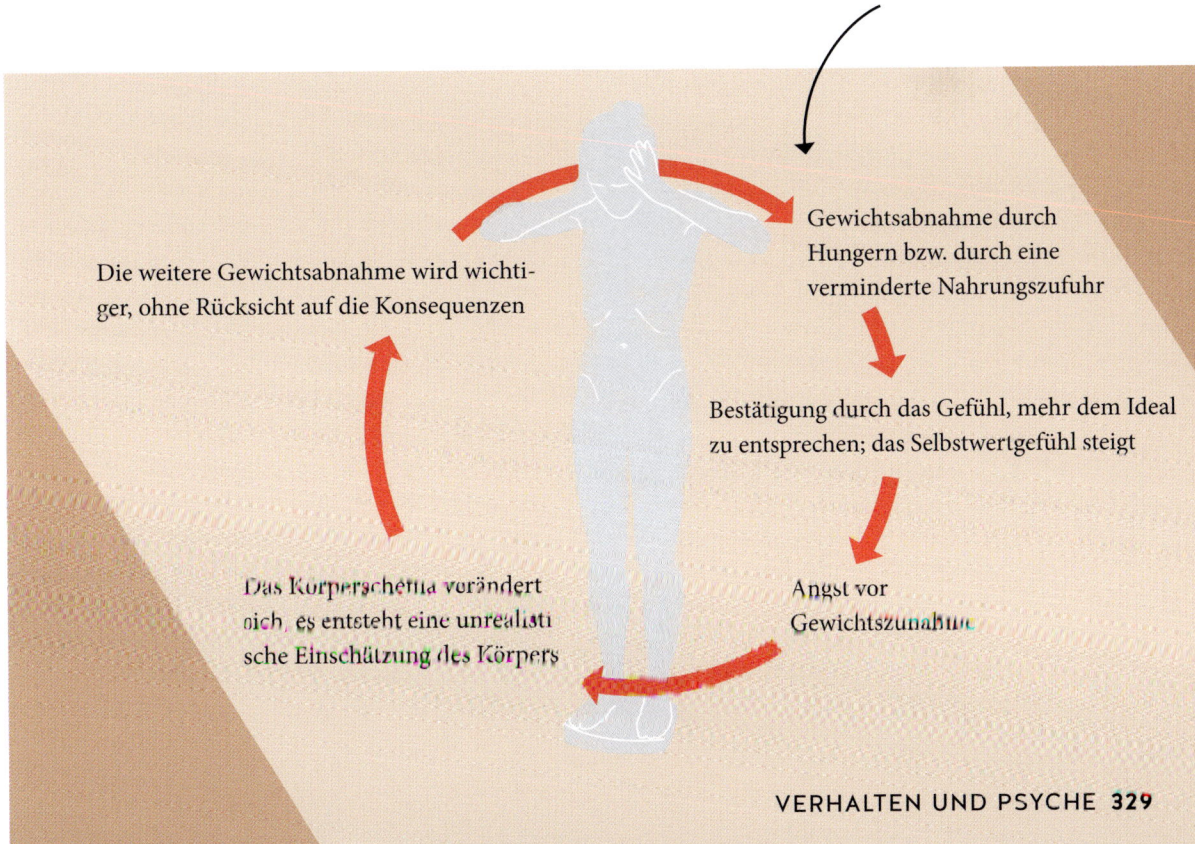

Auslösende Belastungssituationen und geringes Selbstwertgefühl führen zur beginnenden Gewichtsabnahme.

Gewichtsabnahme durch Hungern bzw. durch eine verminderte Nahrungszufuhr

Bestätigung durch das Gefühl, mehr dem Ideal zu entsprechen; das Selbstwertgefühl steigt

Angst vor Gewichtszunahme

Das Körperschema verändert sich, es entsteht eine unrealistische Einschätzung des Körpers

Die weitere Gewichtsabnahme wird wichtiger, ohne Rücksicht auf die Konsequenzen

VERHALTEN UND PSYCHE

STIMMUNGSPROBLEME UND DEPRESSION

Stimmungsschwankungen gehören zum Leben – genauso wie die Tatsache, dass belastende Ereignisse auch längere Phasen der Traurigkeit auslösen können. Dies lernen Kinder schon recht früh. Haben sie jedoch über einen längeren Zeitraum und ohne erkennbaren Anlass keine Freude am Spiel, an Freunden und anderen schönen Dingen des Lebens, kann sich eine Depression entwickelt haben.

Depressive Störungen können schon ab ungefähr drei Jahren vorkommen. Bei Schuleintritt zeigen etwa fünf Prozent der Kinder zumindest leichte Formen der dauerhaften Traurigkeit. Nicht wenige haben körperliche Begleitsymptome wie unerklärliche Bauch- und Kopfschmerzen oder Schlafstörungen.

Hinweise für eine depressive Störung können sein:
- Spielunlust,
- Traurigkeit und Verlust an Freude,
- wenig Energie und Interesse (Antriebsstörung),
- (altersuntypische) pessimistische Gedanken,
- niedriges Selbstwertgefühl (»Keiner mag mich«),
- Schulprobleme (Leistungsschwäche, Konzentrationsstörungen, Rückzug oder Schulverweigerung),
- Unruhezustände und auch Aggressivität,
- Essprobleme (Über- und Untergewicht).

Die Symptome können einzeln oder gemeinsam auftreten. Sie können allerdings auch ganz andere Ursachen haben, sind also nicht spezifisch und keinesfalls ein eindeutiges Zeichen für eine Depression.

DAS KÖNNEN SIE SELBST TUN

Auch wenn es schwerfällt: Es ist wichtig, dass Sie Verständnis für das Problem haben und sich klarmachen, dass niemand Schuld hat – auch Sie selbst nicht. Hinterfragen Sie die aktuellen Lebensumstände Ihres Kindes: Sind sie wirklich förderlich? Oder belasten sie es? Über- oder Unterforderung durch eine wenig geeignete Schule kann das Problem verstärken, genauso wie zu viele, zu wenige oder ungeeignete außerschulische Aktivitäten.

Entlastung bedeutet nicht unbedingt, nichts oder weniger zu tun, sondern eher das »Richtige«.

Aktivitäten sollten den Neigungen und Fähigkeiten des Kindes entsprechen. Gemeinsame, vor allem körperliche Aktivitäten im Freien helfen oft mehr, als das Kind einfach zum Sport zu schicken.

Ganz entscheidend ist, die Psychotherapie zu unterstützen und am gemeinsamen Konzept mitzuwirken.

SO HILFT DER ARZT

Der Kinderarzt führt erst einmal ein ausführliches Gespräch mit Ihnen und Ihrem Kind. Je nach Befund veranlasst er anschließend eine Blutuntersuchung, um mögliche körperliche Ursachen zu ermitteln, die die Stimmung beeinflussen könnten (wie zum Beispiel eine Schilddrüsenunterfunktion, ein Eisenmangel oder eine Zöliakie).

Es gibt darüber hinaus sehr gute altersspezifische Fragebögen und ähnliche Instrumente, mit denen man Depressionen von anderen Problemen unterscheiden kann. Ist Ihr Kinderarzt selbst in der psychologischen Diagnostik nicht so erfahren, überweist er Ihr Kind an eine entsprechende Institution.

Bei Vorschulkindern wird nach der Diagnosestellung eine Psychotherapie unter Einbindung der Eltern begonnen. Heilpädagogische Hilfen sind oft nötig, weil sie der Familie zeigen, wie das Kind unterstützt und stabilisiert werden kann.

Bei Schulkindern und Jugendlichen kommen eventuell auch Medikamente zum Einsatz, wobei sich die Wirkung dieser Psychopharmaka meist erst nach einigen Wochen zeigt. Eine medikamentöse Behandlung allein ist nicht sinnvoll.

SELBSTVERLETZENDES VERHALTEN

Selbstverletzendes Verhalten beginnt meist ab dem späten Kindesalter, vor allem aber bei Jugendlichen und hier besonders bei Mädchen. Die häufigsten Formen der Selbstverletzung sind Ritzen, Schneiden, Verbrennen, Stechen (meist an den Extremitäten, etwa dem Unterarm), aber auch Haare ausreißen, mit dem Kopf gegen die Wand schlagen und mehr. Selbstverletzendes Verhalten hat nichts mit Selbstmordversuchen zu tun! Manche Kinder und Jugendlichen verletzen sich nur einmal oder selten oder nur in besonderen Situationen und weil sie es bei anderen gesehen haben. Zum Problem wird das Verletzen erst, wenn es über einen längeren Zeitraum immer wieder geschieht und gebraucht wird, um Gefühle (Wut, Angst, Trauer, Frustration) durch den Schmerz zu beruhigen oder abzuwenden. Meist stecken komplexe Ursachen hinter dem Verhalten, wie eine Traumatisierung (etwa durch Missbrauch, Vergewaltigung und andere lebenskritische Ereignisse), eine Depression, Angst-, Ess- und Zwangsstörungen oder andere psychische Störungen, wie das Borderline-Syndrom, aber auch Drogen und Alkohol.

In der akuten Situation sind die Kinder und Jugendlichen meist allein, spüren vom Schneiden oder Ritzen nichts und sind entspannter, wenn es vorbei ist. Die Narben und Wunden verbergen sie vor der Umgebung oft perfekt. Die Familie bekommt es in vielen Fällen erst nach Jahren oder nie mit. Ihre Schuldgefühle handeln die Betroffenen sehr oft mit sich allein aus und »funktionieren« in Teilbereichen (Familie und/oder Schule) mehr oder weniger »normal«.

SO KÖNNEN SIE HELFEN

Liebe hilft, auch wenn es schwerfällt – Vorwürfe dagegen überhaupt nicht. Bedingungsloser Rückhalt ist wichtig, um das aus der Bahn geworfene große Kind zu halten (im buchstäblichen wie übertragenen Sinn). Ignorieren Sie das selbstverletzende Verhalten daher nicht, sondern sprechen Sie es an. Unbedingt! Versuchen Sie, den emotionalen Kontakt durch normales Familienleben und gemeinsame Aktivitäten zu halten.

Rasierklingen und andere »Waffen« zu verstecken bringt nichts. Genauso sinnlos sind Drohungen, denn sie verstärken die Schuldgefühle und damit den Druck. Achten Sie die Intimsphäre Ihres Kindes und spionieren Sie weder sein Handy noch sein Tagebuch oder Ähnliches aus. Dies ist ein maximaler Vertrauensbruch. Außerdem verstehen Sie vermutlich gar nicht, was darin steht (und wollen es im Grunde auch nicht wissen). Unterlassen Sie dramatische Mitleidsbekundungen, banalisieren Sie das Ganze aber auch nicht («Das wird schon wieder«). Auch aggressive Reaktionen helfen nicht, sondern verschlimmern alles nur.

Sie können gemeinsam mit Ihrem Kind vereinbaren, dass Sie regelmäßig nachschauen, ob es neue Verletzungen gibt. Die Modalitäten (wie, wie oft etc.) legen Sie dann im Konsens fest. Diese Kontrolle kann einen gewissen Schutzeffekt haben, wenn Sie es insgesamt schaffen, Vertrauen zueinander aufzubauen.

Jugendliche mit selbstverletzendem Verhalten sind für die Eltern eine große Belastung. Nicht alle Familien sind dem Problem gewachsen. Auch das sollten Sie miteinander besprechen. Offenheit und ein guter Zusammenhalt sind entscheidend dafür, wie die Familienbeziehung in Zukunft aussieht.

Handelt es sich nicht nur um einzelne Ereignisse, ist eine psychiatrische Untersuchung und Behandlung notwendig, eventuell muss Ihr Kind sogar stationär in der Jugendpsychiatrie aufgenommen werden. Weitere Infos finden Sie unter: **www.rotetraenen.de** und **www.rotelinien.de**.

RISIKOVERHALTEN UND DROGEN

Jugendliche müssen und wollen viel ausprobieren, das war bei Ihnen selbst seinerzeit sicher nicht anders. Ein gewisses Maß an Provokation gehört oft auch dazu – vom »Kampf« ums Haarefärben, um ein Tattoo oder ein Piercing bis zum Urlaub mit der Clique und vielem anderen mehr. Dabei gilt: Je mehr Kontrolle Eltern in frühen Jahren ausgeübt haben, desto größer ist oft der Freiheitsdrang.

Wenn das Risikoverhalten das in Ihren Augen tolerierbare Maß überschreitet, fällt es schwer, weiter zuzusehen. Aber das müssen Sie auch nicht. Sie können und sollen klar ansprechen, was Ihnen am Verhalten Ihrer Tochter oder Ihres Sohnes nicht gefällt und warum Sie etwas nicht wünschen. Im Grund weiß Ihr Kind das genau. Und nicht wenige sind letztendlich froh, wenn die Eltern ihnen sagen, dass es ihnen nicht egal ist. Zeigen Sie, dass Sie sich für Ihr jugendliches »Kind« interessieren.

RISIKOSPORTARTEN

Jugendliche wollen und müssen ihre Grenzen austesten. Dies beinhaltet auch Sport beziehungsweise körperliche Aktivitäten. Vor allem Jungen entdecken gefährliche Sportarten für sich und üben sie exzessiv aus. Wenn Sie selbst mit Helm fahren, wird Ihr Kind auf dem Rennrad auch einen Helm tragen. Klettern sieht oft sehr gefährlich aus, aber die meisten Jugendlichen sind überaus verantwortungsbewusst. Ähnliches gilt für andere scheinbar oder wirklich gefährliche Sportarten. Vertrauen Sie daher, seien Sie stolz auf die Leistungen und hoffen Sie insgeheim, dass nichts passiert.

RAUCHEN

Etwa ein Viertel der Jugendlichen rauchen. Zwar zeigt sich im langfristigen Trend ein leichter Rückgang. Dafür aber haben Mädchen aufgeholt und rauchen heute etwa genauso häufig wie Jungen. Bevorzugt werden dabei Zigaretten konsumiert, seltener andere Tabakwaren.

Die Gefahren des Rauchens sind allgemein bekannt und die »Schockbilder« auf den Verpackungen werden auch von Jugendlichen verstanden. Gesundheitliche Folgen bei Jugendlichen sind vor allem:

› Schädigung der Lunge, denn durch regelmäßiges Rauchen gehen die Flimmerhärchen der Bronchien verloren, was zu einer erschwerten Sekretdrainage führt. Folge ist der Raucherhusten.

› Bei entsprechender Disposition verschlechtert sich ein Asthma oder tritt sogar erstmalig auf.

› Bei Mädchen kann die Kombination von Rauchen und Pille zu einer erhöhten Gefahr für Thrombosen und Lungenembolien führen. Etwa fünf Prozent aller

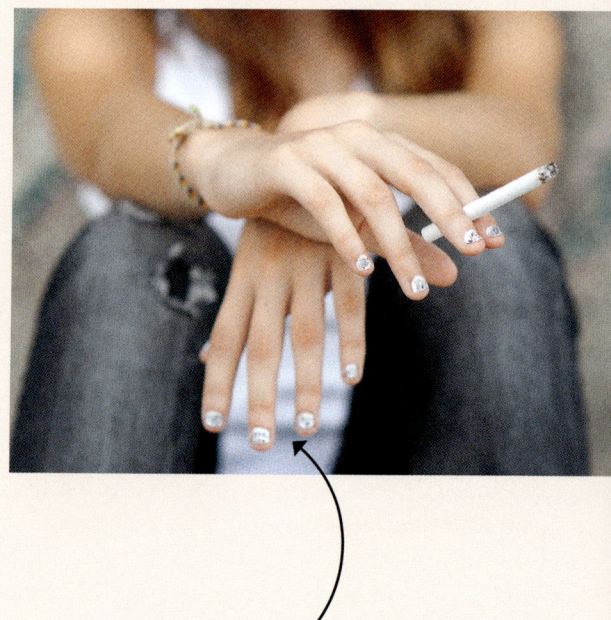

Wenn die Eltern oder Freunde rauchen, ist die Wahrscheinlichkeit, dass Jugendliche damit beginnen, deutlich höher.

Menschen haben eine Abweichung im Gerinnungssystem, das dieses Risiko erhöht.

› Spätschäden an Gefäßen sind bei jugendlichen Rauchern nicht zu erwarten, dafür muss man schon 20 Jahre und mehr viel rauchen.

E-Zigaretten sind inzwischen unter Jugendlichen gut bekannt und weitverbreitet. Da es verschiedene Liquids (Lösungen) gibt, mit und ohne Nikotin, ist eine einheitliche Beurteilung nicht möglich. Die Gesundheitsgefahren scheinen zwar geringer zu sein als beim Zigarettenrauchen. Die Gewöhnung an Nikotin ist jedoch vergleichbar. Wie viele Jugendliche gleichzeitig oder später »richtig« rauchen, ob und wie E-Zigaretten als Einstiegsdroge zu bewerten sind, lässt sich bisher nicht eindeutig klären. Explodierende (Billig-)Akkus in E-Zigaretten sind eine ganz neue Verletzungsgefahr.

ALKOHOL

Der verantwortungsvolle Umgang mit Alkohol beginnt zu Hause, hier haben Sie eine große Vorbildfunktion. Trotzdem kann es passieren, dass Sie Ihr betrunkenes Kind aus der Notfallaufnahme oder bei der Polizei abholen müssen. Riskanter Alkoholgebrauch ist gesellschaftlich weitgehend akzeptiert, warum sollen Jugendliche dann nicht auch trinken? Das sogenannte Binge Drinking (also Wodka und Ähnliches bis zum Umfallen) ist unter Jugendlichen weitverbreitet und beginnt schon in einem Alter von 12 bis 14 Jahren.

Die meisten Jugendlichen trinken nur an Wochenenden und organisieren sich oft genug so, dass mindestens einer einigermaßen nüchtern bleibt und aufpasst, dass nicht allzu viel aus dem Ruder läuft. Unfälle im Straßen- und Schienenverkehr sind bei Jugendlichen häufig alkoholbedingt.

Kam es zu mehreren Ereignissen oder trinkt Ihre Tochter oder Ihr Sohn regelmäßig an jedem Wochenende (oder sogar an den Wochentagen) zu viel, sollten Sie frühzeitig und gemeinsam mit dem Kind die Suchtberatung für Jugendliche aufsuchen. Die Adressen erfahren Sie vor Ort.

DROGEN

Man muss klar unterscheiden zwischen Cannabis (Haschisch), das beinahe jeder zweite Jugendliche ausprobiert, und anderen Drogen. Gelegentlicher Cannabiskonsum führt bei sonst relativ stabiler Persönlichkeit in der Regel nicht zu dauerhaften Folgen. Jedoch können sich bereits bestehende psychische Probleme verstärken. Dauerhafter beziehungsweise regelmäßiger Gebrauch schlägt sich in den Schulleistungen nieder und hat auch gesundheitliche Folgen. Andere illegale Drogen (Opiate, Amphetamine, synthetische Drogen) haben ihr je eigenes Wirkprofil und führen unterschiedlich schnell zu körperlicher Abhängigkeit und/oder psychischen Störungen. Die Beschaffungskriminalität beginnt meist innerhalb der Familie, das heißt, Ihr Kind bestiehlt Sie oder seine Geschwister. Gelegentlich »retten« Eltern und Verwandte durch großzügiges Taschengeld die Finanzsituation. Beobachten Sie eine solche Entwicklung, ist die Drogen- beziehungsweise Suchtberatung der richtige Ort, um dem Jugendlichen zu helfen.

SCHWIERIGE ZEIT

Jugendliche wissen sehr genau, was gut für sie ist und was nicht – und sie machen es trotzdem. Den erhobenen Zeigefinger mögen sie gar nicht, die belehrenden Sprüche kennen sie alle. Es gibt kein Patentrezept, wie Sie Ihr Kind in dieser Lebensphase begleiten und beraten können, damit es »unfallfrei« in ein selbstbestimmtes Erwachsenenalter gelangt. Schwierig ist es, wenn Sie durch einen rigiden Erziehungsstil, durch geringe emotionale Nähe, kompensierende Verwöhnung und eigene Defizite den Kontakt verloren haben – selbst wenn Sie noch in derselben Wohnung leben. Manchmal erlebt man aber auch, dass Eltern versuchen, alles richtig zu machen, sich große Mühe geben und Jugendliche trotzdem völlig aus dem Ruder laufen und sich nachhaltig selbst schaden. Es fällt dann besonders schwer, die Hoffnung aufrechtzuhalten, dass irgendwann alles gut wird. Oft genug gelingt dies aber tatsächlich.

VERHALTEN UND PSYCHE

SEXUELLER MISSBRAUCH

Als Missbrauch bezeichnet man Situationen, in denen Erwachsene oder Jugendliche Kinder zur Befriedigung eigener Bedürfnisse nach Macht, Nähe und/oder Sexualität benutzen. Genaue Zahlen existieren nicht, die Dunkelziffer ist hoch. Viele missbrauchte Kinder arbeiten das Geschehene erst als Erwachsene oder sogar niemals auf.

Mädchen werden wesentlich häufiger missbraucht als Jungen. In mehr als 80 Prozent der Fälle kennt das Opfer dabei den Täter, das heißt, er kommt fast immer aus dem näheren Umfeld (Vater, Stiefvater, Verwandte, ältere Brüder, seltener Lehrer, Trainer etc.). Der Missbrauch ist in den meisten Fällen chronisch, findet also wiederholt und teils über einen sehr langen Zeitraum statt, meistens auch in der Wohnung des Kindes. Gar nicht so selten wissen andere Familienmitglieder Bescheid, schauen aber weg.

Die missbrauchten Mädchen werden häufig mit Geschenken und anderen Vorteilen »belohnt«, gleichzeitig aber als Geheimnisträger behandelt und mit Drohungen, Zwang oder körperlicher Gewalt eingeschüchtert. Das alles erschwert die Aufklärung.

Ein missbrauchtes Kind muss meist mehrere Erwachsene ansprechen, bis es ernst genommen wird und Hilfe bekommt. Dabei ist die Hemmschwelle sowieso schon hoch. Durch das indifferente Verhalten Erwachsener wird sie nicht geringer.

»Doktorspiele« im Kindergartenalter unter Gleichaltrigen sind alterstypisch und kein Missbrauch, sofern keine Gewalt angewendet wird und keine viel älteren Kinder oder Erwachsenen beteiligt sind.

ANZEICHEN FÜR MISSBRAUCH

Die Hinweise auf Missbrauch sind oft sehr versteckt und für die Umgebung nur schwer wahrzunehmen. Vor allem kleinere Kinder haben große Angst vor der Aufdeckung und fühlen sich machtlos. Umso mehr heißt es, die Zeichen richtig zu deuten.

Mögliche Hinweise sind zum Beispiel:
› Distanzlosigkeit und eine ungewöhnliche, dem Alter und Milieu unangemessen sexualisierte Sprache,
› unangemessene Trennungsangst,
› depressive Stimmungslage,
› das Kind will mit einer bestimmten Person nicht allein sein, würde das aber niemals in deren Anwesenheit äußern,
› bei älteren Kindern und Jugendlichen Suizidgefahr und/oder autoaggressives Verhalten.

Hinzu kommen unspezifische körperliche Symptome, wie Bauch- und Kopfschmerzen, Schlafstörungen, nachlassende Schulleistungen, kein Kontakt zu Gleichaltrigen, Einkoten und Änderung des Essverhaltens. **Achtung:** All diese Hinweise können auch in anderen (Stress-)Situationen auftreten und dürfen daher nicht als alleiniger Beweis für einen sexuellen Missbrauch gewertet werden. Eindeutig beweisend sind neben der Beobachtung der Tat nur der Nachweis einschlägiger Verletzungen im Genital- und/oder Afterbereich. Durch den Nachweis von Sperma sowie im Falle einer Schwangerschaft kann man den Täter zweifelsfrei identifizieren.

Eine besondere Form des Missbrauchs ist die Erschleichung persönlicher Äußerungen oder Bilder über soziale Medien durch pädophile Erwachsene, die sich als Jugendliche ausgeben. Auch Jugendliche können untereinander mit solchen Materialien Unfug treiben. Die Grenzen zwischen Missbrauch, Mobbing und Erpressung sind hier fließend, täglich gibt es neue Berichte darüber, was im Netz passiert.

SO HELFEN SIE IHREM KIND

Wenn der Verdacht auf Missbrauch sich erhärtet, eine eindeutige Situation beobachtet wird oder das Kind sich entsprechend äußert, gibt es verschiedene Maßnahmen, damit es schnellstmöglich aus seiner hilflosen Situation entkommen kann.

Zuallererst dürfen sich Kind und Täter nicht mehr begegnen – auch wenn es dazu nötig ist, dass das Kind vorübergehend auszieht, bis der Täter dies tut oder ein Annäherungsverbot erwirkt ist. Im Notfall können Sie sich auch an die nächstgelegene Kinderklinik wenden. Kinder mit Verdacht auf Missbrauch werden in der akuten Situation zum eigenen Schutz fast immer stationär aufgenommen. Nehmen Sie außerdem unbedingt Kontakt zu einer professionellen Hilfestelle auf (Kinderschutzbund, Jugendamt). Hilfe im Netz finden Sie unter: www.wildwasser.de.

Protokollieren Sie spontane Äußerungen Ihres Kindes, möglichst im Beisein von Zeugen (wie zum Beispiel einem Kinderarzt, Psychologen oder Klinikmitarbeiter). Spontan heißt, dass das Kind mit seinen eigenen Worten schildert, was es erlebt hat. Legen Sie ihm keine Worte oder Aussagen in den Mund, fragen Sie es nicht nach Dingen, die es nicht versteht oder nicht erlebt hat.

Eine gerichtlich verwertbare Aussage sollte durch geschultes Personal zeitnah erfolgen und als Videodokument aufgezeichnet werden. So ersparen Sie Ihrem Kind später die direkte Konfrontation mit dem Täter vor Gericht und machen den Weg frei für die Therapie, um die schrecklichen Erfahrungen aufzuarbeiten, die es machen musste.

Beginnen Sie frühzeitig mit einer psychologischen Gesprächstherapie, möglichst durch einen Therapeuten, der sich mit dem Problem auskennt.

LANGFRISTIGE FOLGEN

Kinder oder Jugendliche, die missbraucht wurden, vergessen das nicht. Die Erfahrung wird zwar sehr oft über lange Zeit verdrängt. Weil die psychische Widerstandskraft (*Resilienz*) bei einzelnen Menschen sehr unterschiedlich ist, können einige solche traumatisierenden Erlebnisse so verarbeiten, dass sie durch die Ereignisse für den Rest des Lebens nicht wesentlich beeinträchtigt sind.

Vielen Missbrauchsopfern gelingt dies jedoch nicht. Sie werden ihr Leben lang von den Untaten verfolgt.

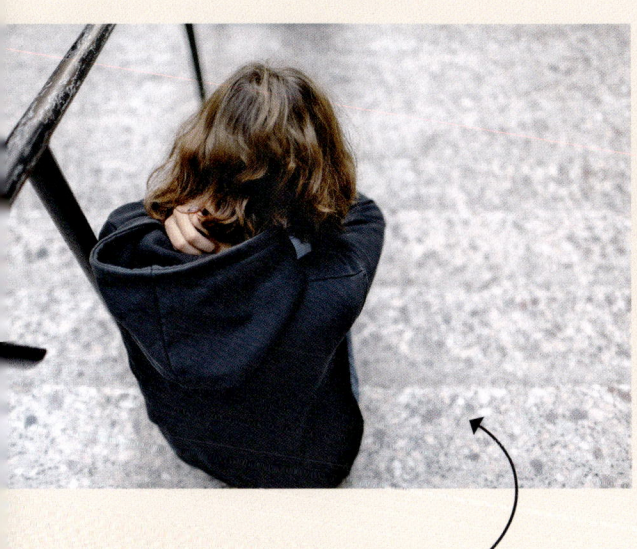

Allein kommen Kinder nicht über die schmerzhaften Erfahrungen hinweg. Sie brauchen dazu unbedingt therapeutische Hilfe.

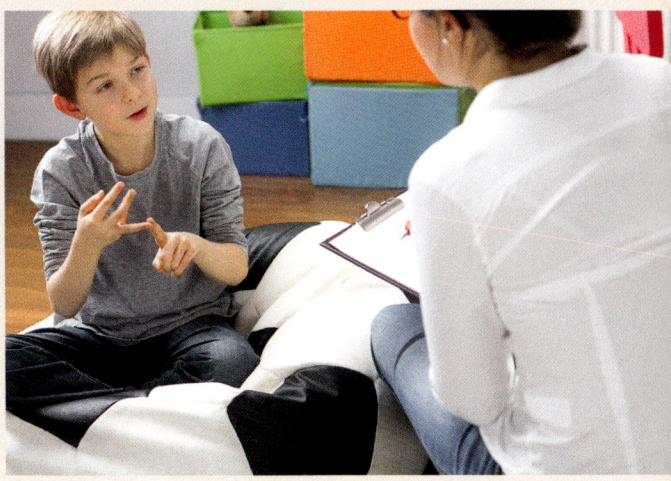

Typische »Spätfolgen« sind dann Autoaggression (selbstverletzendes Verhalten, Suizidversuche), Ess- und Beziehungsstörungen sowie andere psychosomatische Probleme. Auch deshalb ist die Aufdeckung eines Missbrauchsfalls und die frühzeitige professionelle Intervention von besonderer Bedeutung.

ERSTE HILFE

BEI VERLETZUNGEN UND UNFÄLLEN IST VOR ALLEM EINS GEFRAGT: SCHNELLE HILFE. WEIL NICHT IMMER SOFORT EIN ARZT ZUR SEITE STEHT, IST ES WICHTIG, WENN SIE SELBST WISSEN, WAS IM NOTFALL ZU TUN IST.

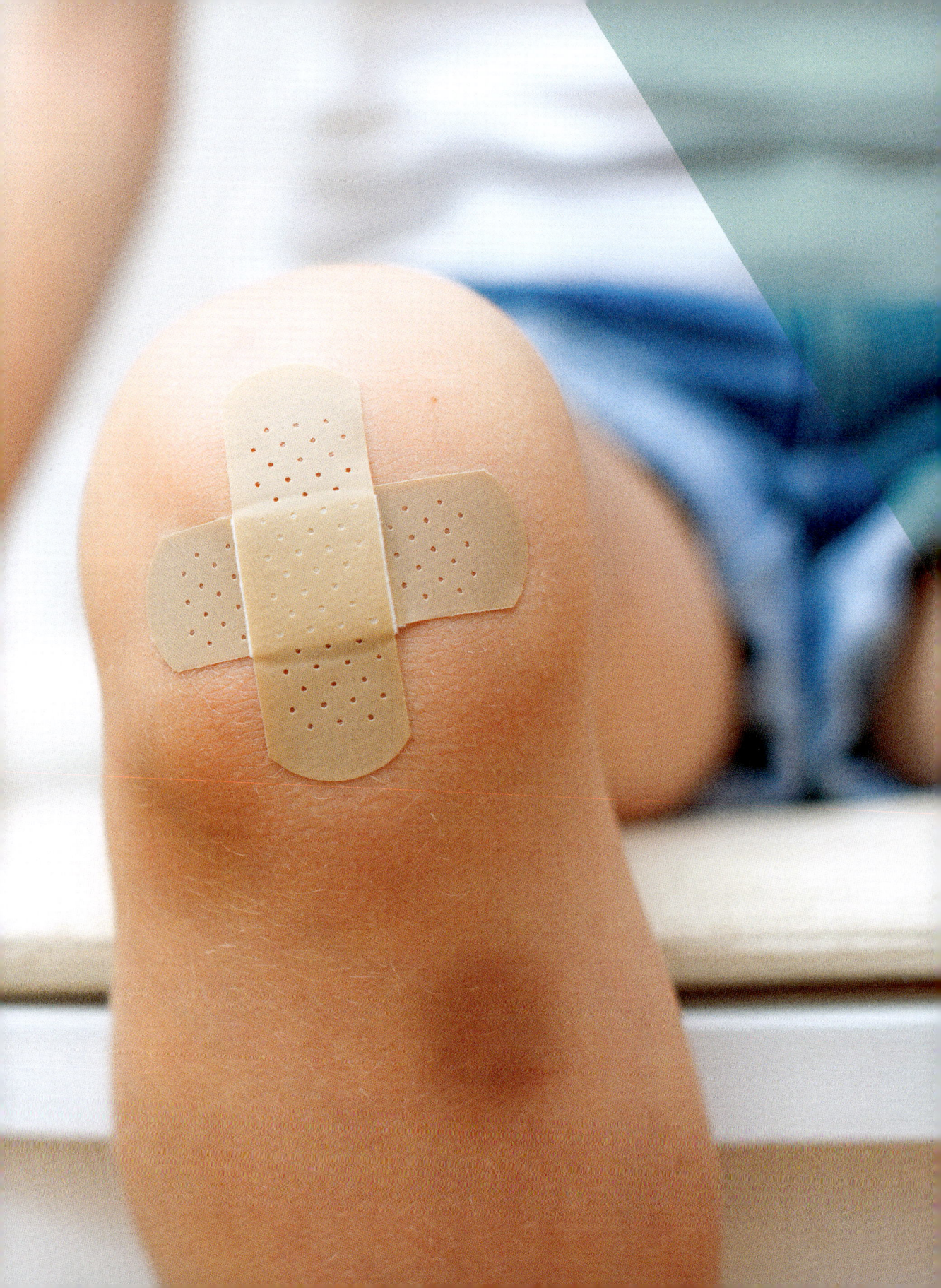

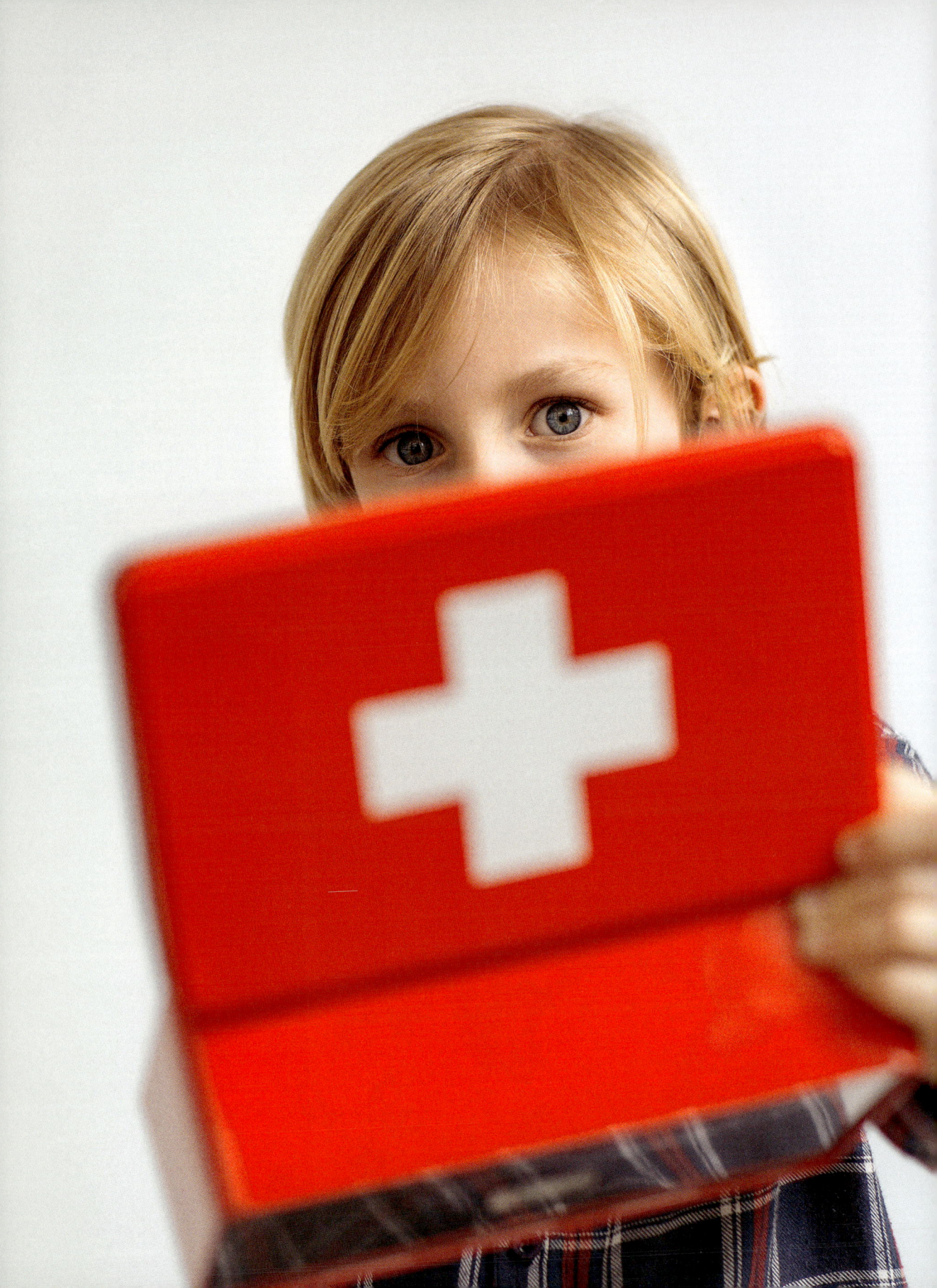

WAS IN NOTFÄLLEN ZU TUN IST

Kinder sind wissbegierig und neugierig, denn sie wollen Erfahrungen machen – und das müssen sie auch, um sich gesund zu entwickeln und selbstständig zu werden. Solange sie klein sind, wissen sie jedoch oft nicht, ob etwas gefährlich ist. Und wenn sie älter werden, nehmen sie oft Risiken in Kauf, um sich selbst zu erproben.

Es ist Ihre Aufgabe als Eltern (und überhaupt die Aufgabe aller Erwachsenen), Ihre Tochter oder Ihren Sohn so gut es geht zu beschützen. Dennoch lassen sich Unfälle nicht immer vermeiden, zumal es auch nicht gut ist, ein Kind »überzubehüten«. Umso wichtiger ist es, die häufigsten Gefahrenquellen im Alltag zu kennen und zu »entschärfen« (siehe Seite 357). Genauso sollten Sie wissen, was im Ernstfall zu tun ist, um Ihrem Kind bestmöglich zu helfen.

KREISLAUFPROBLEME

Es gibt verschiedene Schweregrade von kreislaufbedingten Notfällen:

› **Kollaps:** Dem Kind ist schwindelig und es muss sich hinlegen. Es kann sogar kurz das Bewusstsein verlieren. Die Vitalfunktionen (Atmung und Herzschlag) sind jedoch nicht beeinträchtigt.

Meist sind (schlanke) Jugendliche betroffen, aber auch in anderen Altersstufen kann es einem Kind schwindelig werden, besonders wenn es schnell aufsteht, sich aufregt, in Stresssituationen oder bei Blutarmut. Auch wenn der Arzt Blut abnimmt oder eine Spritze gibt, passiert das häufig. Ihr Kind schildert dann, dass ihm plötzlich schwarz vor den Augen wird oder es summende Geräusche hört. Dann fällt es hin, zum Glück fast immer, ohne sich zu verletzen. Das Bewusstsein geht manchmal für einen kurzen Moment verloren, wobei das Kind auf laute Ansprache doch noch reagiert. Im Liegen erholt sich der Kreislauf wieder.

Um den Blutdruck zu stabilisieren, legen Sie Ihre Tochter oder Ihren Sohn so hin, dass die Beine erhöht sind (anwinkeln oder noch besser ein großes Kissen unter die Unterschenkel schieben). Nach einigen Minuten kann sich das Kind dann langsam wieder hinsetzen, nochmals einige Minuten später auch wieder aufstehen, alles in Ruhe und langsam. Trinken hilft auch. Haben Schulkinder oder Jugendliche morgens häufig einen Kollaps, hilft zur Vorbeugung Kaffee oder Tee.

› **Bewusstlosigkeit:** Ist das Kind tief bewusstlos, reagiert es also nicht mehr auf laute Ansprache oder Kneifen, handelt es sich immer um einen Notfall – auch wenn es noch atmet und die Vitalfunktionen arbeiten. In besonderem Maße gilt dies natürlich, wenn das Kind nicht mehr atmet. Dies ist lebensbedrohlich und erfordert sofortiges Handeln.

Warum ein Kind bewusstlos wird, kann ganz unterschiedliche Ursachen haben. Es ist auch erst einmal egal, was der Grund dafür ist. In so einer Situation kommt es darauf an, schnell zu handeln. Sprechen Sie Ihr Kind an und/oder kneifen Sie es leicht in die Innenseite des Oberarms. Nicht schütteln, das kann Verletzungen verursachen. Bleibt eine Reaktion aus, rufen Sie um Hilfe.

Ganz wichtig ist, dass das bewusstlose Kind freie Atemwege hat. In Rückenlage fällt die Zunge nach hinten und behindert die Atmung. Mageninhalt kann zurücklaufen und in die Lunge gelangen. Daher ist die erste und wichtigste Maßnahme die stabile Seitenlage. **Wichtig:** Die hier gezeigte einfache Seitenlage wird seit 2006 gelehrt. Wer seinen Erste-Hilfe-Kurs vorher absolviert hat, hat möglicherweise eine andere Version der Seitenlage gelernt. Das spielt keine Rolle, alle sind richtig.

Sobald das Kind stabil gelagert ist, rufen Sie um Hilfe, fordern den Notarzt an und überwachen Atmung und Kreislauf. Sie sehen am Brustkorb, ob das Kind atmet. Direkt vor Nase oder Mund lässt sich hören, ob Atemgeräusche vorhanden sind. Den Puls fühlen Sie am Unterarm, am Kinn, am Hals oder Sie verfolgen den Herzschlag direkt auf der Brust. Bei Babys ist der Puls am einfachsten an der Innenseite des Oberarms zu fühlen. Sorgen Sie dafür, dass Ihr Kind nicht auskühlt, bis der Notarzt eintrifft.

Stabile Seitenlage

Das bewusstlose Kind wird auf die Seite gedreht. Ein Bein (am einfachsten das obere) wird angewinkelt, genauso der oben liegende Arm. Die Hand liegt am beziehungsweise unter dem Kopf.

Bauchlage

Beim Baby klappt diese Lage nicht gut. Es wird daher auf den Bauch gelegt und sein Kopf so zur Seite gedreht, dass es gut atmen kann. Auch hier wird der Mund geöffnet.

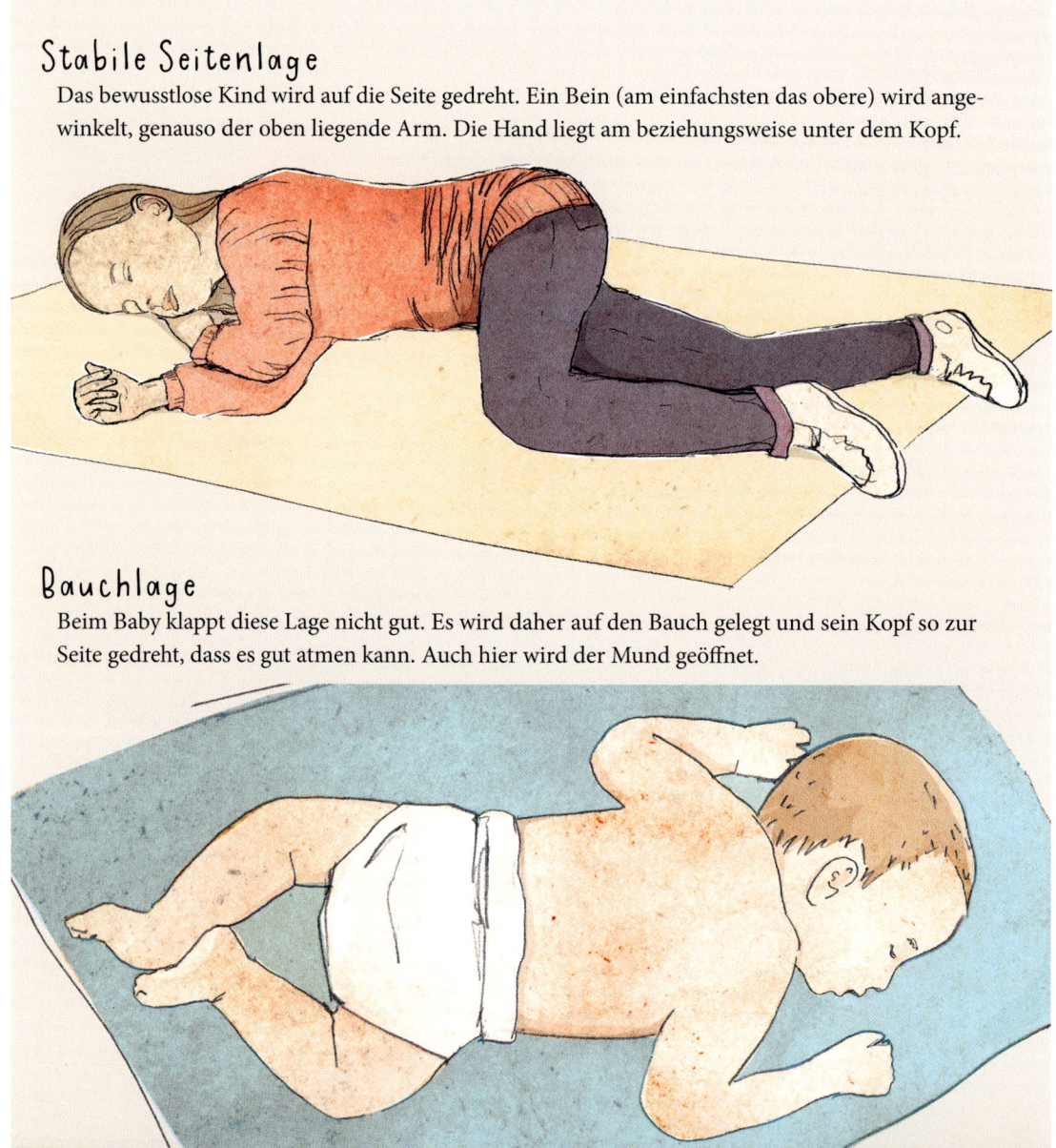

WIEDERBELEBUNG

Ist Ihr Kind bewusstlos und zeigt keine Lebenszeichen, rufen Sie so schnell wie möglich den Rettungsdienst. **Wichtig:** Sind Sie allein, reanimieren Sie es zunächst eine Minute lang, ehe Sie den Notarzt rufen. Haben Sie keine Angst, etwas falsch zu machen. Bis der Notarzt eintrifft, sind Sie die einzige Person, die Ihrem Kind helfen kann. Also handeln Sie!

Das ist zu tun, wenn ein Kind nicht auf Ansprache und Berührung reagiert:
1. HILFE RUFEN (ist jemand in der Nähe?)
2. ATEMWEGE ÖFFNEN, indem Sie den Kopf vorsichtig nach hinten überstrecken. Beim Säugling den Kopf nur leicht anheben. Atemkontrolle.
3. ATEMSPENDE: Atmet das Kind nicht ausreichend tief, muss fünfmal beatmet werden. Bei Babys muss der Mund Nase und Mund des Kindes umschließen (a). Bei größeren Kindern erfolgt die Atemspende Mund zu Mund oder Mund zu Nase (b). Blasen Sie dem Kind ruhig und gleichmäßig die Luft ein, die Sie ausatmen.
4. HERZDRUCKMASSAGE: Erfolgt immer noch kein Lebenszeichen, führen Sie 30 Herzdruckmassagen durch – beim Baby mit zwei Fingern in der unteren Brustbeinhälfte (c), bei älteren Kindern mit beiden Handballen (d). Den Brustkorb rhythmisch etwa 100- bis 120-mal je Minute eindrücken. Anschließend erfolgen wieder zwei Beatmungen. Im Wechsel weiter so.
5. NOTARZT RUFEN: Nach einer Minute den Notarzt rufen (112), dann mit der Wiederbelebung fortfahren, bis der Arzt eintrifft.

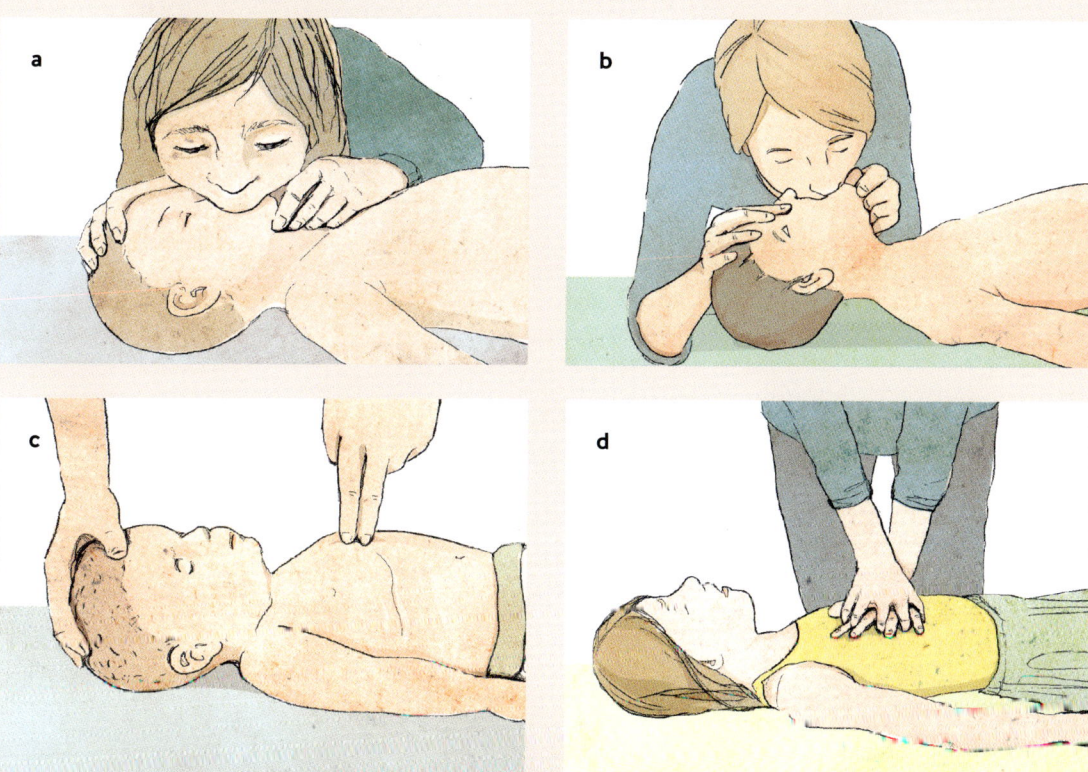

VERLETZUNGEN

Alle Kinder stoßen sich an, stolpern oder fallen hin. Das ist ganz normal. Meistens passiert auch gar nichts und nach ein paar Schreckminuten ist alles wieder vergessen. Auch die meisten Verletzungen kann man selbst behandeln. Sollte doch einmal etwas Ernsteres sein, finden Sie hier Rat. Die Verletzungen sind nach Grad ihrer Häufigkeit geordnet.

SCHÜRFWUNDEN

Schürfwunden – meist an den Knien, den Ellbogen oder am Kinn – sind keine Seltenheit. Auf den ersten Blick sehen sie meist recht schlimm aus, vor allem auch durch das Blut. Hat man das Blut mit kaltem Leitungswasser abgewaschen, ist die Verletzung aber meist kleiner als vermutet. Zur Desinfektion können Sie ein octenidinhaltiges Spray verwenden.

Offen heilen Wunden am besten ab. Sie infizieren sich in der Regel auch kaum. Sie können jedoch ein lockeres Pflaster als mechanischen Schutz darüberkleben. Davon abgesehen gibt das Pflaster auch psychologischen Halt.

Wenn die Stelle weiter blutet oder sich nach dem Reinigen eine klaffende Wunde zeigt, sollte der Arzt die Versorgung übernehmen.

Normalerweise fallen die Krusten auf einer Schürfwunde nach etwa einer Woche ganz von selbst ab, man braucht nicht nachzuhelfen. Wird die Wunde feucht, zeigt sich ein gelblicher oder grünlicher Belag oder fängt sie an, unangenehm zu riechen, ist eine ärztliche Kontrolle nötig.

PLATZWUNDEN

Sie sollten wie andere offene Wunden vom Arzt versorgt werden. Je nach Größe und Tiefe der Wunde und je nach Körperregion wird genäht, geklebt, geklammert oder mit Wundverschlussstreifen behandelt. Die Versorgung sollte möglichst innerhalb von sechs, maximal zwölf Stunden erfolgen. Nehmen Sie den Impfausweis mit, damit Ihr Kind nicht unnötig gegen Tetanus geimpft wird. Dies gilt vor allem, wenn Sie in eine Notfallambulanz oder zu einem anderen Arzt gehen, wo man Ihre Impfunterlagen nicht in der Praxis-EDV hat.

Wenn sich die Wunde in den ersten Tagen rötet, anschwillt oder sogar Eiter entleert wird, muss der Arzt nachuntersuchen.

Fäden werden nach etwa einer Woche gezogen. Das ziept ein wenig, tut aber nicht richtig weh.

Extrem selten kommt es zur Verletzung einer Arterie. Dann spritzt das Blut pulsierend heraus. In diesem Falle muss die Blutung schnell gestoppt werden, am besten durch Abbinden des entsprechenden Arms oder Beins. Rufen Sie unbedingt den Notarzt und lagern Sie bis zu dessen Eintreffen die verletzte Extremität möglichst hoch.

VERSCHMUTZTE WUNDEN, RISS- UND QUETSCHWUNDEN

Bei manchen Wunden ist das Hautgewebe zerstört oder gequetscht, sodass es nicht mehr durchblutet wird. In solchen Fällen muss der Arzt entscheiden, welche Wundversorgung am sinnvollsten ist. Reinigen Sie die frische Wunde daher erst einmal nur vorsichtig, decken Sie sie sauber ab und unternehmen Sie sonst nicht viel, um den Schaden nicht ungewollt noch zu vergrößern. Bringen Sie Ihre Tochter oder Ihren Sohn zügig zum Arzt.

Die Reinigung ist oft schmerzhaft, aber unbedingt nötig. Schmutz ist nicht nur ein Bakterienträger, sondern kann auch dauerhaft in die Haut eingebaut werden (Schmutztätowierung). Sie können Ihrem Kind notfalls ein Schmerzmittel geben.

Solche etwas komplizierteren Wunden müssen auch gut desinfiziert werden (beispielsweise mit octenidinhaltigem Spray), was im Zweifel der Arzt übernehmen soll. Trotzdem ist eine Infektion häufiger als bei »glatten« Wunden.

BISSWUNDEN

Die meisten Bisse erfolgen hierzulande durch Hunde, oft genug durch den eigenen. Katzen kratzen eher, als dass sie beißen. Andere Tierbisse sind bei uns selten, wobei Pferdebisse besonders gefährlich und auch großflächig sind.

Bisswunden ziehen ein sehr hohes Infektionsrisiko nach sich, sie gelten immer als verschmutzt. Daher ist auf jeden Fall eine ärztliche Versorgung notwendig, auch wenn die Wunde scheinbar klein ist (etwa bei winzig scheinenden, aber tiefen Katzenbissen). Bissverletzungen erfordern sehr häufig eine antibiotische Behandlung. Sie werden oft auch anders versorgt als scheinbar ähnliche Verletzungen.

Eine Tollwutimpfung ist im Grunde überflüssig, wird von Ärzten aber trotzdem oft empfohlen – meist aus juristischen Gründen. In Deutschland gab es seit Jahrzehnten keinen Tollwutfall mehr durch hier lebende Tiere (alle Fälle waren importiert).

Ein Tipp: Fotos der Bisswunde und des betreffenden Tieres helfen bei eventuellen juristischen Auseinandersetzungen, etwa nach einem Biss durch einen fremden Hund.

Gar nicht so selten beißen sich Kinder auch gegenseitig. Diese Bisse sind in aller Regel oberflächlich, sodass keine Gefahr besteht. Tiefere Bisse durch Menschen haben dagegen ein hohes Risiko für nachfolgende Infektionen. Sie sollten in so einem Fall daher unbedingt zum Arzt gehen.

PRELLUNGEN

Mechanische Einwirkungen, wie ein Sturz oder Schlag, schädigen das betroffene Gewebe – in der Regel Unterhautgewebe und/oder Muskulatur. Es tritt dann Gewebeflüssigkeit aus und im Anschluss kommt es zu einer Entzündungsreaktion. Landläufig wird dies als Beule bezeichnet.

Vor allem Kleinkinder stoßen sehr häufig irgendwo an, weil sie ihre Geschwindigkeit noch nicht gut anpassen und Hindernisse wie zum Beispiel eine Tischkante nicht rechtzeitig erkennen. Leichtere Prellungen ohne Bluterguss heilen in wenigen Tagen ab und hinterlassen keine Folgen.

Viele Kinder finden es angenehm, wenn man einige Minuten auf die verletzte Stelle drückt (mit der Hand, einem flachen Gegenstand oder noch besser mit einem kalten feuchten Waschlappen). Ansonsten muss man nichts tun. Salben haben eher einen psychologischen Effekt.

Bluterguss

Bei einer Prellung platzen sehr oft kleinere Blutgefäße. Dann entwickelt sich ein blauer Fleck. Dieser Bluterguss heilt innerhalb einiger Tage wieder folgenlos ab. Weil das Blut abgebaut wird, ändert sich dabei seine Farbe von blau über grünlich nach gelb. Wie bei der Prellung selbst sind keine besonderen Maßnahmen nötig. Nur wenn der Bluterguss nach einer eher minimalen Verletzung ungewöhnlich groß ist oder stark schmerzt, sollten Sie mit Ihrem Kind zum Arzt gehen.

Stürze (oder Schläge) auf Bauch oder Brust

Bei Prellungen im Bauch besteht theoretisch die Gefahr, dass innere Organe verletzt werden. Allerdings ist dazu eine recht große Gewalteinwirkung nötig. Durch einen einfachen Sturz, etwa beim Laufen, passiert das kaum. Etwas anderes sind Autounfälle (egal ob als Fußgänger oder Insasse) sowie Stürze mit dem Fahrrad oder wenn sich Ihre Tochter oder Ihr Sohn einen harten Gegenstand, wie zum Beispiel einen Skistock, in den Bauch rammt.

In bestimmten Situationen sind die Bauchorgane verletzlicher, etwa nach Virusinfekten und hier vor allem nach dem Pfeifferschen Drüsenfieber.

Blutergüsse im Bauch können kritisch werden, da sehr viel Blut fließt, ohne dass man es von außen sieht. Klagt Ihr Kind nach einem Sturz oder Schlag in den Bauch über unklare Bauchschmerzen und Übelkeit oder wird es immer blasser, sollten Sie daher schnell Hilfe anfordern. Blutiger Urin ist ein absolutes Warnzeichen.

Ein Sturz oder heftiger Schlag auf den Brustkorb führt nur extrem selten zur Verletzung innerer Organe – und wenn, ist eher die Milz betroffen als das Herz oder die Lunge. Hat Ihr Kind nach der Verletzung Atemnot (und nicht nur Schmerzen beim Atmen), sollte es sehr schnell untersucht werden.

Meist sind die Rippen in ihren knöchernen oder knorpeligen Anteilen geprellt, seltener auch gebrochen. Beides führt zu wochenlangen Beschwerden mit Schmerzen beim Atmen und besonders beim Husten oder Niesen, auch beim Pressen (Stuhlgang).

Das Liegen auf der betreffenden Seite schmerzt Ihren Sohn oder Ihre Tochter ebenfalls. Eine ärztliche Untersuchung ist auf jeden Fall nötig und Ihr Kind braucht für einige Tage oder wenige Wochen Schmerzmittel. Mit Sport kann es nach zwei bis vier Wochen wieder beginnen.

MUSKELZERRUNG

Bei Sprüngen mit angespannter Muskulatur (wenn also nicht elastisch nachgegeben wird) können einzelne Muskelfasern ein- oder abreißen. Dies schmerzt sehr stark, wie bei einem Peitschenhieb oder Schlag auf den Muskel. Dass ein ganzer Muskel abreißt, kommt kaum vor. Manchmal kann es in den Muskel bluten.

Muskelzerrungen kommen eher bei älteren Kindern oder Jugendlichen vor als bei jüngeren. Im Normalfall können und brauchen Sie nichts zu machen – Ruhe und eventuell eine Schmerzbehandlung helfen. Wenn der Muskel sich stark verhärtet oder die Schmerzen extrem zunehmen, sollten Sie ärztliche Hilfe suchen. In einigen Fällen ist die Einblutung so ausgeprägt, dass Folgeschäden entstehen können, wenn man nicht rechtzeitig eingreift.

VERRENKUNG

Wird ein Gelenk überdehnt oder in einer falschen Richtung belastet, verlieren die knorpeligen Gelenkflächen den Kontakt zueinander. Meistens schwillt das Gelenk dadurch an. Manchmal sind auch Bänder und Gelenkkapsel beschädigt und brauchen Zeit bis zur Abheilung. Im schlimmsten Fall löst sich ein Knochen aus dem Gelenk *(Luxation)*, was äußerst schmerzhaft ist, weil dabei die Gelenkkapsel zerrissen oder zumindest stark geschädigt wird.

Je nach Altersstufe gibt es verschiedene »Schwachstellen«, bei denen es leicht zu Verrenkungen kommt:

› **Radiusköpfchen:** Die Speiche rutscht im Ellbogen aus dem Gelenk, was typischerweise passiert, wenn ein Kleinkind Hand in Hand mit einem Erwachsenen läuft, stolpert und an einem Arm hochgezogen wird. Das Kind schreit vor Schmerzen und bewegt den Arm nicht mehr.

› **Kniescheibe:** Sie wird in einer Art Rille am Oberschenkelknochen geführt und kann bei manchen Kindern seitlich nach außen abrutschen, meist bei sportlicher Betätigung.

› **Hüfte:** Bei ihr handelt es sich eher um ein angeborenes Problem bei schlechtem Halt des Hüftkopfes (siehe Seite 120). Bänderverletzungen an den Sprunggelenken sind ebenfalls relativ häufig, vor allem ab dem »Sportalter« (Tennis, Ballspiele, Rollschuh, Schlittschuh und so weiter).

KNOCHENBRUCH

Knochen weisen bei Kindern je nach Alter andere Eigenschaften auf als bei uns Erwachsenen, was unterschiedliche Arten der Verletzungen zur Folge hat. Babys haben noch relativ unreife Knochen mit vergleichsweise wenig Kalksalzgehalt. Dafür ist die Knochenhülle *(Periost)* sehr stabil und schient so den Knochen. Babys stürzen selten, weil sie noch nicht so aktiv sind. Daher sind Knochenbrüche in diesem Alter nicht sehr häufig. Sie heilen auch relativ schnell wieder ab.

Auch bei Kleinkindern ist die Knochenhülle noch sehr stabil. Selbst bei starken Verformungen werden praktisch nie Nerven oder andere empfindliche Strukturen verletzt, weil der gebrochene Knochen

> **INFO**
>
> **GIPSKONTROLLE**
>
> Hat Ihr Kind einen Gips bekommen, lassen Sie sich genau erklären, worauf zu achten ist. Wenn der Gips zu eng ist oder die Schwellung zunimmt, kann die Durchblutung gestört sein. Daher lässt man Fingerspitzen beziehungsweise Zehen immer offen, sodass Sie dort Durchblutung und Gefühl überprüfen können. Das sollten Sie nach Neuanlage des Gipses und in den ersten Tagen auch regelmäßig mehrfach am Tag prüfen. Stimmt etwas nicht, ist eine notfallmäßige Kontrolle notwendig.

nicht »durchspießt«. Man nennt dies »Grünholzfraktur« – in Analogie zu jungen Ästen, die sehr biegsam sind und eine elastische Rinde haben. Typisch sind in diesem Alter vor allem Armbrüche. Schulkinder und Jugendliche haben ein großes Spektrum verschiedener Knochenbrüche, überwiegend an Armen und Beinen. Solange das Wachstum noch nicht beendet ist, achtet man bei der Untersuchung und Versorgung der Knochenbrüche sehr darauf, ob die Wachstumsfuge beeinträchtigt beziehungsweise verletzt ist. Daneben gibt es (seltene) Verletzungen der Sehnenansätze und weitere Besonderheiten.

Haben Sie den Verdacht, dass sich Ihre Tochter oder Ihr Sohn etwas gebrochen hat, versuchen Sie, die entsprechende Körperregion zu stabilisieren: Legen Sie mit einem langen, harten Gegenstand als Schiene (Lineal, Kochlöffel) einen Verband an.

Vielen Kindern wird es nach einem Knochenbruch übel, weniger wegen des Blutverlusts als durch den Stress, den die Verletzung mit sich bringt. Ihr Kind sollte sich daher hinlegen und die Autofahrt in die Klinik sollte möglichst vorsichtig erfolgen. Lagern Sie dabei die Beine eher hoch.

VERLETZUNGEN AN KOPF UND/ODER GEHIRN (SCHÄDEL-HIRN-TRAUMA)

Fast jedes Kind stößt sich irgendwann mit dem Kopf an. Im zweiten Lebensjahr sind blaue Flecken an der Stirn genauso »normal« wie solche am Schienbein. Es gibt verschiedene Arten und Schweregrade von Verletzungen im Kopfbereich:

› **Schädelprellung:** Anstoßen mit dem Kopf, mit oder ohne Beule. Es ist kein Blut geflossen, Ihrem Kind geht es, nachdem der Schreck überwunden ist, gut, auch wenn die Beule vielleicht etwas wehtut. Bestehen sonst keine weiteren Probleme und war Ihr Kind nicht bewusstlos und zeigt es auch keine anderen Alarmsymptome, siehe Kasten), ist keine ärztliche Untersuchung nötig.
› **Gehirnerschütterung** (siehe unten)
› **Innere Blutungen** infolge von Stößen und Verletzungen sind nur bei entsprechenden Alarmzeichen zu befürchten (siehe Kasten rechts).

› **Knochenbrüche** am Schädel sind sehr selten und setzen eine große Gewalteinwirkung voraus, weshalb sie überwiegend bei schweren Unfällen und Gewalttaten vorkommen. Nur bei Babys in den ersten Lebensmonaten passieren Knochenbrüche etwas leichter, manchmal sogar durch die Geburtszange.
› **Offene Hirnverletzungen** sind äußerst selten und kommen eigentlich nur bei schweren (Verkehrs-) Unfällen vor.

GEHIRNERSCHÜTTERUNG (COMMOTIO)

Manchmal ist ein Stoß am Kopf so heftig, dass Symptome vonseiten des Gehirns auftreten. Das wichtigste Zeichen der Gehirnerschütterung ist die (kurze) Bewusstlosigkeit. Wacht Ihr Kind wieder auf, kann es sich meist an den Sturz beziehungsweise den Unfall nicht erinnern. Diese Gedächtnislücke betrifft oft auch die letzten Minuten vor dem Sturz, sodass Ihr Kind dauernd und immer wieder fragt, wie es

ALARMZEICHEN BEI GEHIRNERSCHÜTTERUNG
IN ALLEN ALTERSSTUFEN:
› Ihr Kind lässt sich nicht wecken und/oder dämmert sofort wieder ein,
› Lähmungen (etwa von Arm und/oder Bein), einseitige Lähmung von Arm und/oder Bein ist besonders kritisch,
› Krampfanfall,
› Pupillen sehen unterschiedlich groß aus,
› das Erbrechen nimmt zu, es kommt kaum noch Mageninhalt.

BEI KINDERN UND JUGENDLICHEN:
› Ihr Kind sieht Doppelbilder (gehen Sie sofort zum Arzt),
› Kopfschmerzen nehmen zu und das Kind hat Koordinationsstörungen,
› verwaschene, undeutliche Sprache,
› das Kind kann einfache Fragen nicht beantworten (Name, Ort, Tag etc.).

hierhergekommen ist, was passiert ist und so weiter. In den nächsten Stunden hat es Kopfschmerzen, oft verbunden mit Übelkeit, in vielen Fällen auch mit Erbrechen. Es ist für einige Stunden schläfrig, aber erweckbar. Vor allem kleinere Kinder sind für einige Tage viel ängstlicher als gewohnt und verhalten sich auch sonst manchmal etwas anders.

Ist Ihr Kind bewusstlos, legen Sie es in die stabile Seitenlage (siehe Seite 340). Verständigen Sie bei entsprechenden Alarmzeichen den Notarzt. Notieren Sie als Information für den Arzt Uhrzeit und Art des Sturzes/Ereignisses, eventuell auch Zeugen, die man später zum Hergang befragen kann.

Erwacht Ihr Kind allmählich wieder, sollten Sie ihm nichts zu essen und nur wenig zu trinken geben, bis geklärt ist, was eigentlich passiert und wie schwer die Gehirnerschütterung ist. Fahren Sie es vorsichtig zum Arzt (wegen der Übelkeit).

Wenn Ihr Kind größer ist (ab dem Schulalter) und nur ganz kurz bewusstlos war, können Sie auch erst abwarten, was geschieht. Sie sollten es dann aber nicht alleine lassen und immer wieder den Zustand kontrollieren, vor allem in den ersten 24 Stunden.

HITZESCHÄDEN UND SONNENBRAND

Licht und Wärme tun gut, aber nur in Maßen. Durch zu viel und vor allem zu starke Sonneneinstrahlung und Hitze können Kinder auf mancherlei Weise zu Schaden kommen. Neugeborene und Babys sind diesbezüglich besonders gefährdet.

› **Sonnenstich:** Die Sonne gibt langwellige Infrarotstrahlen (Wärmestrahlung), sichtbares Licht und kurzwellige UV-Strahlung ab. Bei direkter Sonneneinstrahlung erhitzt das langwellige Licht Kopf und Nacken sehr stark. Dies führt zu einer Reizung der Hirnhaut und des Hirngewebes. Zeichen dafür sind Kopfschmerzen, Übelkeit und Schwindel. Bringen Sie Ihr Kind daraufhin nicht schnell aus der direkten Sonne, kann sich ein Hirnödem entwickeln, das zu einem Krampfanfall, Hirnschaden und im schlimmsten Fall sogar zum Tod führen kann.

› **Hitzekollaps:** Er ist eine Reaktion des Kreislaufs. Der Körper versucht sich zu kühlen, indem er die Blutgefäße an Armen und Beinen stark erweitert. Dies führt zu einer Umverteilung des Bluts in diese Bereiche – und in der Folge zu einem Blutdruckabfall. Wenn der Blutdruck im Gehirn fällt, entsteht eine (meist kurze) Bewusstlosigkeit.

› **Hitzeerschöpfung:** Meist durch längere Aktivität verliert der Körper Flüssigkeit und Salze. Werden diese nicht ausreichend und laufend zugeführt, geht immer mehr davon verloren und damit sinkt auch das Körpergewicht sehr schnell, vor allem auf Kosten der Blutmenge. Zeichen der Hitzeerschöpfung sind Kopfschmerzen, Schwindel, Übelkeit und letztlich Bewusstseinsstörungen.

› **Hitzschlag:** Ähnlich wie beim Sonnenstich steigt die Körpertemperatur stark an (allerdings nicht nur am Kopf), was zu einer Schwellung der Hirnsubstanz führt. Die Folge sind Bewusstseinsstörung, Krampfanfall und sehr hohe Temperatur über 41 Grad. Dieser Zustand ist lebensbedrohlich.

› **Hitzekrampf:** Auslöser ist ein Flüssigkeits- und Salzverlust durch intensives oder längeres Schwitzen. Dadurch kann sich die Muskulatur verkrampfen. Richtige Krampfanfälle (epileptische Anfälle) aufgrund von Hitze sind selten.

Spätestens wenn Symptome wie Kopfschmerzen, Übelkeit, Schwindel und/oder Erbrechen auftreten, müssen Sie reagieren. Bewusstlosigkeit und/oder Krampfanfall deuten auf einen lebensbedrohlichen Zustand hin. Bringen Sie Ihr Kind sofort aus der direkten oder indirekten Sonnenbestrahlung in einen kühlen Raum. Wichtig ist eine halbsitzende Position, damit der Kopf oben ist und die Schwellung des Gehirns durch die Lagerung nicht noch zunimmt. Ist Ihr Kind noch gut bei Bewusstsein, geben Sie ihm schluckweise kalte Flüssigkeit zu trinken. Sie können zusätzlich versuchen, die Abkühlung des Körpers zu beschleunigen, indem Sie ein nasses Handtuch auflegen. Allerdings kann dies den Kreislauf zusätzlich belasten, also Vorsicht bei Schwindel und Übelkeit. Verschlechtert sich der Zustand oder kommt eine Bewusstseinsstörung hinzu, rufen Sie den Notarzt.

SONNENBRAND

»Sonnenbrand ist fahrlässige Körperverletzung« lautet der Titel einer Aufklärungskampagne für die Wartezimmer von Kinderärzten. Denn bereits ein einziger Sonnenbrand mit Blasen erhöht lebenslang das Risiko für Hautkrebs.

Sonnenbrand hat verschiedene Schweregrade:
› Rötung der Haut, am nächsten Tag ist nicht mehr viel zu sehen, keine Schmerzen,
› Rötung der Haut, am nächsten Tag Übergang in feine Bläschen, die sehr wehtun, mit nachfolgender Schuppung im Lauf der nächsten Tage,
› Rötung der Haut, schnelle Entwicklung von Blasen, die sich lösen, die Haut nässt und ist stark gerötet, die Abheilung braucht mindestens eine Woche.

Bei leichtem bis mittlerem Sonnenbrand reichen lindernde Maßnahmen wie kühle Umschläge, Feuchtigkeitscreme und Duschen mit kühlem Wasser meist aus. Eventuell muss Ihr Kind ein Schmerzmittel bekommen, etwa in der ersten Nacht. Bei stärkerem Sonnenbrand sollte ärztliche Hilfe in Anspruch genommen werden. Manchmal kann eine Kortisoncreme sinnvoll sein. **Ganz wichtig:** Vermeiden Sie in den nächsten drei Wochen starke Sonnenbestrahlung, da die Haut besonders empfindlich ist, auch in Hinsicht auf das spätere Krebsrisiko.

Damit es gar nicht erst so weit kommt, helfen folgende Informationen und Ratschläge:
› Direkte Sonnenbestrahlung des Kopfs sollten Sie bei Ihrem Baby immer vermeiden, vor allem im Sommer. Also immer ein Mützchen aufsetzen.
› Sand und Schnee reflektieren die Sonne sehr stark, sodass unter einem Sonnenschirm genauso viel UV-Licht ankommt wie zum Beispiel bei direkter Bestrahlung auf einer Wiese.
› Im Wasser wird Sonnenbestrahlung kaum wahrgenommen. Plantschen und Schwimmen sind daher in direkter Sonne »Risikoaktivitäten«.
› Im Auto ist die Sonneneinstrahlung oft sehr intensiv (vielleicht merkt es der Fahrer nicht, weil die Sonne von der anderen Seite kommt). Lassen Sie Ihr schlafendes Kind im Sommer beim Einkaufen oder anderen Tätigkeiten alleine im Auto, erfüllt dies den strafbaren Tatbestand der fahrlässigen Körperverletzung und Vernachlässigung.
› An heißen Tagen braucht Ihr Kind mehr Flüssigkeit. Sie sollten aktiv dafür sorgen, dass es genug trinkt. Schwitzt es stark, bemerkt es den Durst oft erst sehr spät.
› Bei länger andauernder körperlicher Aktivität (lange Wanderungen, Radtouren) empfehlen sich bei warmem Wetter Zucker-/Elektrolytlösungen als Getränk (etwa Sportlerdrinks).
› Sonnenschutz zur Vermeidung von Sonnenbrand ist ein Muss bei allen hellhäutigen Menschen. Kindersonnencremes sind immer gut geeignet, allergische Reaktionen sind extrem selten. Der Lichtschutzfaktor soll eher zu hoch gewählt werden. Und nicht vergessen: Am Strand hält die Creme nicht so lange, daher immer wieder neu eincremen.

VERBRENNUNGEN UND VERBRÜHUNGEN

Als Verbrennung bezeichnet man die Schädigung der Haut durch heiße Gegenstände oder Feuer. Bei einer Verbrühung ist heiße Flüssigkeit der »Übeltäter«. Typische Unfälle sind:

Bei Babys und Kleinkindern:
› Verbrühung im Mund (zu heiße Fläschchen, vor allem wenn die Mikrowelle benutzt wurde),
› Übergießen mit heißer Flüssigkeit (zum Beispiel umkippende Teetasse oder weil das Kind einen Topf vom Herd zieht),
› zu heißes Badewasser,
› Misshandlung.

Bei Kindern und Jugendlichen:
› Herdplatte oder Bügeleisen,
› Verschütten heißer Flüssigkeiten,
› Kleidung fängt Feuer, etwa durch Wunderkerze, Feuerzeug oder Ähnliches,
› Zündeln, unsachgemäße Verwendung von Knallkörpern, selbst hergestelltes Schießpulver etc.,
› Grill (unsachgemäßes Anzünden mit Spiritus),
› unsachgemäßes Hantieren mit brennbaren Flüssigkeiten (zum Beispiel Benzin).

Bei Verbrennungen und Verbrühungen unterscheidet man verschiedene Schweregrade:
› **Grad 1:** Rötung und Schwellung der Haut, keine Blasen,
› **Grad 2:** Rötung mit Blasenbildung, starke Schmerzen, feuchte Oberfläche der Haut,
› **Grad 3:** tiefere Schädigung der Haut, deswegen kaum Blasen, blassweiße Haut, keine Schmerzen mehr, weil die Hautnerven abgetötet sind,
› **Grad 4:** tiefe Gewebeschädigung, Haut ist schwarz oder lederartig, keine Schmerzen.
Um das Ausmaß der Schäden so gering wie möglich zu halten, wird empfohlen …

› Feuer mit einer Decke zu löschen und verbrannte Kleidung wenn möglich zu entfernen,
› die verbrannte Haut mit kaltem (nicht eiskaltem) Wasser zu kühlen,
› den Bereich mit sterilen Tüchern abzudecken. Ersatzweise verwenden Sie ein nicht fusselndes Tuch, zum Beispiel ein sauberes Geschirrtuch.
Schmerzmittel dürfen verabreicht werden. Notieren Sie aber Mittel, Menge und Zeitpunkt.
Geben Sie auf keinen Fall irgendwelche Substanzen auf die verbrannte Haut, weil das den Schaden noch vergrößern kann und außerdem schwere Infektionen hervorruft.
Bei kleineren Verbrennungen/Verbrühungen (weniger als ein Prozent der Hautfläche) bringen Sie Ihr Kind zum Kinderarzt. Bei einer Fläche von ein bis fünf Prozent fahren Sie es besser direkt in die Notambulanz. Wurden mehr als fünf Prozent der Haut beschädigt, rufen Sie sofort den Notarzt.
Selbsthilfegruppen für brandverletzte Kinder finden sich unter: **www.paulinchen.de**.

RAUCH- UND KOHLENMONOXIDVERGIFTUNG

Bei Wohnungsbränden ist die Verbrennung der Haut oft wenig ausgeprägt, manchmal sogar nur minimal. Das größere Problem ist der inhalierte Rauch, der die Lunge nachhaltig schädigen kann. Weil dieser Prozess oft erst nach einigen Stunden richtig beginnt, ist bei Kindern, die aus brennenden Wohnungen gerettet werden, sicherheitshalber eine stationäre Überwachung mit kontinuierlicher Sauerstoffmessung notwendig.

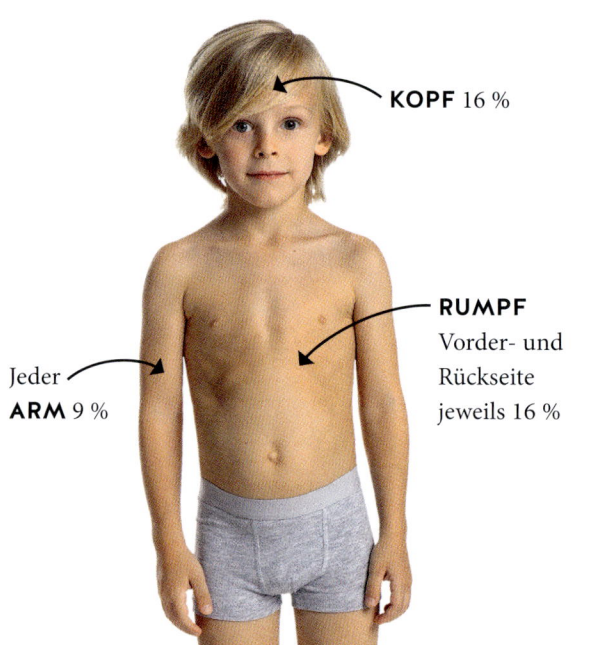

KOPF 16 %

RUMPF Vorder- und Rückseite jeweils 16 %

Jeder **ARM** 9 %

Jedes **BEIN** etwa 17 %

Neben dem Schweregrad ist auch der Anteil der geschädigten Haut wichtig. Als Faustregel gilt: Die Handfläche Ihres Kindes entspricht einem Prozent. So können Sie die Größe der verbrühten/verbrannten Fläche ungefähr abschätzen.

Wenn in geschlossenen Räumen gewollt oder ungewollt ein Feuer brennt (Grill, schlecht ziehender Holzofen, Stromgenerator im Gartenhaus etc.), verdrängt das Kohlenmonoxid den Sauerstoff, der dann nicht mehr ausreichend ins Blut gelangt (»innere Erstickung«). Kohlenmonoxid ist geruchlos, sodass immer wieder Kinder oder Jugendliche zu Tode kommen, weil sie allmählich bewusstlos werden und dann nicht mehr reagieren können. Bei einer CO-Vergiftung ist eine sofortige spezialisierte Untersuchung der Blutgase nötig und ab einem bestimmten CO-Wert eine Überdruck-Sauerstoffbehandlung.

UNTERKÜHLUNG UND ERFRIERUNG

Echte Erfrierungen (Zehen, Finger, Ohren) sind äußerst selten. Dazu ist es hierzulande meist einfach nicht kalt genug. In der Regel sind allenfalls Jugendliche, die an sportlichen Aktivitäten (etwa Hochtouren) teilnehmen und sich und die Ausrüstung überbeziehungsweise unterschätzen, gefährdet. Bringen Sie als Erstmaßnahme die erfrorenen Körperregionen in ein lauwarmes Bad, auch wenn das sehr schmerzhaft sein kann. Falls sich Blasen gebildet haben, dürfen Sie diese nicht einfach öffnen. Betroffene Beine oder Arme für den Transport hochlagern, damit sie nicht zusätzlich noch anschwellen.

Unterkühlungen kommen sehr viel häufiger vor als Erfrierungen, wobei es drei Risikogruppen gibt:
› Babys, die aufgrund des geringen Körpergewichtes und des großen Kopfes besonders leicht auskühlen,
› ertrunkene Kinder, weil das kalte Wasser die Körpertemperatur sehr schnell senkt,
› Jugendliche, die alkoholisiert im Freien aufgefunden werden. Sie stürzen häufig oder schlafen ein und stehen/wachen aufgrund des Alkohols trotz der Kälte nicht wieder auf.

Bei leichter Auskühlung versucht der Körper, durch Zittern (also Muskelaktivität) die Temperatur wieder zu erhöhen. Gelingt das nicht und sinkt die Körpertemperatur unter etwa 32 Grad, verliert das Kind das Bewusstsein. Die Muskulatur wird steifer, die Atmung schwächer, der Herzschlag langsam und unregelmäßig. Sinkt die Körpertemperatur gar unter 28 Grad, ist die Situation lebensbedrohlich. Die Körperfunktionen werden dann schrittweise abgeschaltet, das Kind ist im tiefen Koma – wenn es noch lebt. Um das zu vermeiden, ist im Notfall sofortiges Handeln wichtig:

› Bringen Sie Ihr Kind ins Warme. Ist es bewusstlos, rufen Sie um Hilfe und verständigen Sie umgehend den Notarzt (siehe auch Seite 341).
› Entfernen Sie nasse und kalte Kleidung. Bei Bewusstlosigkeit ist langsame Erwärmung besonders wichtig, denn schnelle Erwärmung öffnet die Blutgefäße der Haut, was zum Blutdruckabfall führt, sodass die darunterliegenden noch kalten Organe schlechter versorgt werden. Reiben und rubbeln Sie nicht, da dies ebenfalls nur oberflächlich wirkt und den Kreislauf belastet.
› Am besten ist es, das Kind von innen zu erwärmen. Ist Ihr Kind bei gutem Bewusstsein, geben Sie ihm schluckweise ein warmes Getränk zu trinken.
› Bei starker Unterkühlung sollte Ihr Kind auf jeden Fall ärztlich untersucht und gegebenenfalls in der Klinik überwacht werden.

DURCHHALTEN

Wiederbelebungsversuche sollten bei stark unterkühlten Kindern (besonders nach Ertrinken) nicht zu früh beendet werden. Durch die Unterkühlung hat das Gehirn, was den Sauerstoffmangel betrifft, eine viel größere Toleranz als sonst. Bei normaler Körpertemperatur ist ein kompletter Sauerstoffmangel über mehr als fünf Minuten meist schon mit einer schweren Hirnschädigung verbunden. Bei starker Unterkühlung kann diese Zeit um ein Mehrfaches überschritten werden, ohne dass dauerhafte Hirnschäden eintreten müssen.

ERTRINKEN

Ertrinken zählt zu den häufigsten tödlichen Unfallursachen bei Kindern. Je nach Lebensalter gibt es verschiedene typische Gefahrensituationen.

Babys können bereits in 5 bis 10 Zentimeter hohem Wasser ertrinken. Wenn sie unbeaufsichtigt in der Badewanne sitzen und umkippen, können sie sich weder retten noch bemerkbar machen. Selbst im Kleinkindalter ertrinken sie in nur 10 bis 15 Zentimeter tiefem Wasser, etwa im Planschbecken oder Gartenteich (wenn Seerosen oder andere Pflanzen im Wasser wachsen, erkennen sie den Unterschied zum Rasen nicht sicher). Die rutschige (Teich-)Folie hindert sie am Herausklettern.

Klein- und jüngere Schulkinder können oft nicht schwimmen. Bäder und Seen sind daher gefährlich. Schulkinder und Jugendliche wagen sich im Winter auf zu dünnes Eis und brechen ein.

Jugendliche überschätzen ihre schwimmerischen Fähigkeiten, schwimmen zu weit, werden abgetrieben oder springen in zu flaches Wasser.

› **Ist das ertrunkene Kind bei Bewusstsein,** ziehen Sie die nassen Kleidungsstücke aus, decken es warm zu und bringen es zügig zum Arzt. Beobachten Sie es die ganze Zeit über (Bewusstsein, Zittern, Übelkeit).

> **INFO**
>
> **WAS KANN ICH TUN, UM ERTRINKEN ZU VERHINDERN?**
> › Lassen Sie Ihr Baby oder Kleinkind nie allein in der Badewanne – auch nicht für kurze Zeit und egal wie niedrig das Wasser ist.
> › Sichern Sie Gartenteiche und Ähnliches gut beziehungsweise beaufsichtigen Sie Ihr Kind in fremden Gärten lückenlos.
> › Kleinkinder/Nichtschwimmer sollten im Schwimmbad, Freibad oder am Strand immer Schwimmflügel tragen, auch wenn sie »nur« herumlaufen.
> › Bringen Sie Ihrer Tochter oder Ihrem Sohn frühzeitig Schwimmen bei.
> › Meiden Sie fließende Gewässer, erklären Sie Gefahren, beispielsweise beim Schwimmen im Meer und in Flüssen.

› **Ist das Kind bewusstlos,** atmet aber noch, legen Sie es in die stabile Seitenlage (siehe Seite 340), decken es warm zu und rufen den Notarzt.

› **Atmet das Kind nicht mehr,** müssen Sie sofort mit der Wiederbelebung beginnen (siehe Seite 341). Unternehmen Sie in keinem Fall den Versuch, das Wasser aus dem Kind herauszubekommen. Beatmung und Herzmassage sind wichtiger. Verständigen Sie außerdem sofort den Notarzt.

› **Bei unterkühlten Kindern** (Ertrinken im Winter oder in sehr kalten Gewässern) sind die Chancen für eine erfolgreiche Wiederbelebung auch nach längerem Sauerstoffmangel (etwa 20 bis 30 Minuten) noch gut. Setzen Sie daher die Wiederbelebungsmaßnahmen bis zum Eintreffen des Notarztes lückenlos fort.

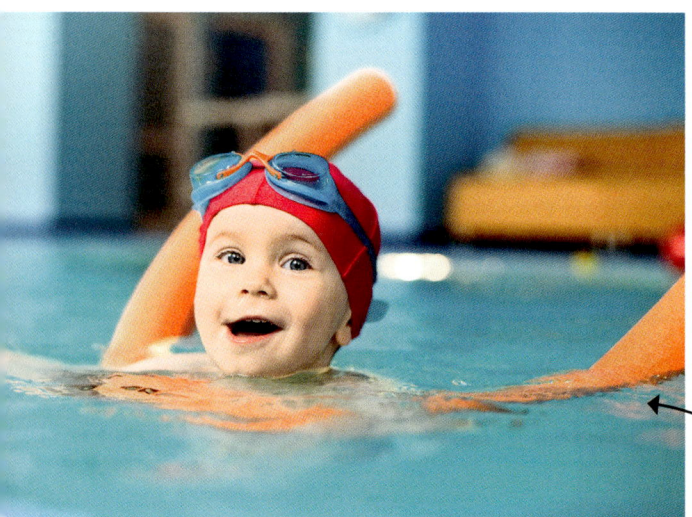

Weil der Schwimmunterricht in Schulen häufig ausfällt, können auch viele ältere Kinder heutzutage nicht (gut) schwimmen.

STROMUNFALL

Sobald sich Kinder allein im Raum bewegen können, üben Steckdosen eine magische Anziehungskraft auf sie aus. Sie haben dann auch schnell gelernt, dass man in die Löcher etwas hineinstecken kann, zum Beispiel Stricknadeln. Und schon ist es passiert.

Defekte Geräte beziehungsweise Herumbasteln an stromführenden Teilen von Elektrogeräten sind seltener Anlass für einen Stromunfall, und wenn, dann meist bei größeren Kindern. Jugendliche steigen als Mutprobe immer wieder auf Hochspannungsmasten oder abgestellte Güterwagen. Sie bedenken nicht, dass sie die Hochspannungsleitungen gar nicht berühren müssen, sondern der Strom schon als Lichtbogen fließt, sobald man nur in seine Nähe kommt. Hochspannung (Eisenbahn 15 000 V, Überlandleitungen meist 100 000 V) ist sehr oft tödlich, es kommt zu schwersten Verbrennungen.

Entscheidend bei Stromunfällen im Haushalt ist, wie der Strom durch den Körper fließt. Meist hat das Kind nur mit einer Hand Stromkontakt. Durch Erdung fließt der Strom dann über den Boden ab, weshalb die Menge eher gering ist und fast immer sofort die Sicherung herausspringt. Das Kind hat dann an der betreffenden Hand eine oft nur wenige Millimeter messende kleine Verbrennung (»Strommarke«).

Hat Ihr Kind mit beiden Händen Stromkontakt aus beiden spannungsführenden Leitungen, fließt der Strom dagegen durch seinen ganzen Körper. Neben den beiden Strommarken sind daher auch innere Organe betroffen. Herzrhythmusstörungen sind typisch, aber auch das Gehirn kann Schaden nehmen. Weil Muskeln den Strom viel besser leiten als Fettgewebe und Haut, können die inneren Schäden dabei sehr viel größer sein, als die kleinen Strommarken an den Händen vermuten lassen.

Stromschläge mit 220 V überlebt ein Kind in der Regel, unter anderem auch, weil die meisten Stromkreise so geschaltet sind, dass die Sicherung schnell reagiert und der Stromfluss unterbrochen wird.

Bei Stromunfällen ist besonders wichtig, dass der Helfer sich nicht selbst in Gefahr bringt. Maßnahmen bei Unfällen mit Hausstrom (220 V) sind:

› Schalten Sie die Sicherung ab, wenn sie sich nicht von selbst abgeschaltet hat.
› Ziehen Sie das Kabel aus der Steckdose, wenn das Kind eine Mehrfachsteckdose oder ein kabelgebundenes (defektes?) Gerät angefasst hat.
› Geht das nicht, umschlingen Sie das Kind mit einem Handtuch oder Ähnlichem und ziehen es vom Strom weg.
› Überprüfen Sie die Herzaktion (Puls fühlen). Ist Ihr Kind bewusstlos und der Puls nicht fühlbar, beginnen Sie sofort mit der Wiederbelebung und rufen den Notarzt (siehe auch Seite 341).
› Auch wenn Ihr Kind »nur« eine Strommarke hat und schreit, ansonsten aber unauffällig ist, sollten Sie es unverzüglich beim Kinderarzt untersuchen lassen.

Bei Hochspannung dürfen Sie als Laie keine Rettungsversuche unternehmen. Dadurch bringt man sich selbst in Lebensgefahr. Verständigen Sie sofort Notarzt und Feuerwehr!

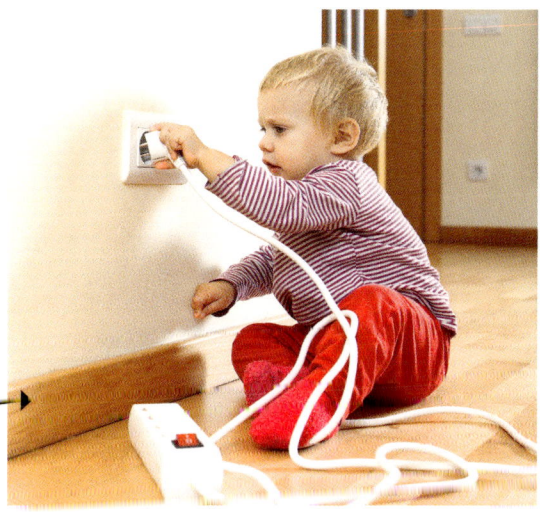

Steckdosen sind interessant. Sie sollten schon vor dem Krabbelalter mit entsprechenden Teilen aus dem Baumarkt gesichert werden.

VERSCHLUCKEN UND EINATMEN VON FREMDKÖRPERN

Ältere Babys und Kleinkinder nehmen so gut wie alles in den Mund und können ungewollt ganz schön große Dinge verschlucken. Gerade in den ersten Lebensjahren passiert es relativ häufig, dass Nahrungsmittel versehentlich in die Lunge gelangen oder dass das Kind einen kleinen Gegenstand in den Mund nimmt und verschluckt. Besonders riskant ist es, wenn Ihr Kind Erdnüsse, Plastikteile oder Ähnliches im Mund hat, herumläuft und stolpert, erschrickt oder aus einem anderen Grund einen unerwarteten tiefen Atemzug macht. Dann gelangt das glatte Objekt mit dem Luftstrom rasch in die Luftröhre.

Wenn Sie selbst beobachtet haben, dass Ihre Tochter oder Ihr Sohn etwas verschluckt hat, ist die Sache klar. Viele Kleinkinder atmen Fremdkörper jedoch ein, ohne dass es die Eltern unmittelbar bemerken. Ein Kleinkind kann noch nicht erzählen, was passiert ist – oder will es nicht berichten.

Es liegt der Verdacht nahe, dass Ihr Kind etwas eingeatmet (aspiriert) hat, wenn …
› es plötzlich (meist starken) Husten hat, obwohl es gesund ist und keine sonstigen Infektzeichen hat,
› es beim Atmen pfeifende Geräusche macht,
› beim Atmen ein ganz untypisches »jauchzendes« Nebengeräusch zu hören ist,
› es unter (plötzlich auftretender) Atemnot leidet.

Möglicherweise hat Ihr Kind etwas verschluckt, wenn es …
› nur noch schluckweise trinken und nichts mehr essen kann (dann könnte ein Fremdkörper in der Speiseröhre feststecken),
› plötzlich ständig hustet (dann drückt womöglich ein in der Speiseröhre steckender Fremdkörper auf die Luftröhre),
› würgt,
› Bauchschmerzen hat,
› unklare Bauchsymptome zeigt, zum Beispiel weil der Fremdkörper an einer Engstelle im Darm hängen bleibt (sehr selten), Batterien platzen oder Magnete Löcher in der Darmwand verursachen. Letzteres zieht sich über einige Tage, sodass Ihr Kind sich vielleicht gar nicht mehr daran erinnert, Magnete oder Batterien verschluckt zu haben.

Besteht der Verdacht, dass ein Fremdkörper in der Lunge steckt, sollten Sie unverzüglich zur nächsten Kinderklinik fahren. Dasselbe gilt, wenn Ihr Kind nicht mehr schlucken kann.

Ansonsten nehmen Sie erst mit dem Kinderarzt Kontakt auf. Er kann beurteilen, ob eine Untersuchung in der Klinik nötig ist. So sind zum Beispiel verschluckte Münzen in der Regel relativ harmlos, solange sie keine Schluckstörungen verursachen. Ähnliches gilt für viele andere Dinge.

Hat Ihr Kind einen Fremdkörper verschluckt (zum Beispiel eine Münze, einen kleinen Schlüssel oder etwas Ähnliches), geht es ihm aber gut, hustet es nicht und kann es normal trinken und essen, reicht es in der Regel, erst einmal nur telefonisch mit dem Kinderarzt zu klären, ob dies zu Problemen führen könnte. Gibt der Arzt »grünes Licht«, können Sie anschließend einfach abwarten. Vieles taucht im Stuhlgang wieder auf. Noch öfter werden die Gegenstände allerdings nicht gefunden, weil sich die 12- bis 36-stündige Passagezeit durch den Körper schlecht einschätzen lässt oder man den Stuhl nicht gründlich genug untersucht.

FREMDKÖRPER IN ANDEREN KÖRPERÖFFNUNGEN

Häufig stecken sich Kinder Perlen, Erbsen und Anderes in Ohren, Nase oder Scheide: Lassen Sie alles stecken, der Arzt soll es entfernen. Mit einer normalen Pinzette können Sie den Fremdkörper meist nicht richtig fassen, verletzen stattdessen die umgebenden Strukturen und schieben den Fremdkörper eher noch tiefer in den Körper. Allenfalls Herausschnäuzen funktioniert manchmal, wenn irgendetwas vorne in der Nase steckt.

Eingeatmete Fremdkörper sind immer kritisch. In einigen glücklichen Fällen hustet das Kind sie wieder heraus. Ansonsten sollten Sie Ihr Kind in einer Kinderklinik oder HNO-Abteilung untersuchen lassen. Auf dem Weg zur Klinik gilt: Bewahren Sie Ruhe. Regt sich Ihr Kind auf, weil Sie selbst unruhig sind, braucht es mehr Sauerstoff und sein Zustand verschlechtert sich möglicherweise.

Zum Glück stecken die meisten Fremdkörper nicht zentral in den großen Atemwegen, sondern meist in einem Bronchus der rechten Lunge, sodass Ihr Kind links noch atmen kann und nicht erstickt. Andere Dinge wie Gräten, Knochen und kleine Plastikteile stecken zwar oft in der Luftröhre, verschließen diese aber nicht ganz, sodass Ihr Kind noch etwas Luft bekommt. Manche Fremdkörper führen direkt nach dem Einatmen zu schwerer Atemnot, die sich dann wieder etwas bessert, weil der Fremdkörper an eine weniger kritische Stelle rutscht. **Wichtig:** Bis zur Klärung darf Ihr Kind nichts mehr essen oder trinken, damit die zur Entfernung nötige Narkose möglichst problemlos verläuft.

ERSTE HILFE BEI ATEMNOT NACH VERSCHLUCKEN

Hat sich ein **BABY** oder **KLEINKIND** verschluckt, legen Sie es mit dem Gesicht nach unten und leicht herabhängend auf Ihren Unterarm. Mit der anderen Hand klopfen Sie fünfmal nicht zu fest zwischen seine Schulterblätter (Bild links). Wenn keine Besserung eintritt: Drehen Sie das Kind auf den Rücken und drücken seinen Brustkorb mit zwei Fingern – wieder fünfmal (Bild Mitte). Der Brustkorb liegt dabei tiefer als bei der Herzmassage. Im Wechsel weitermachen, bis das Kind atmet beziehungsweise der Notarzt eintrifft.

Beim sogenannten **HEIMLICH-HANDGRIFF** (Bild rechts) legen Sie die Arme von hinten um Ihr größeres Kind (nicht beim Baby!). Ballen Sie eine Hand zur Faust und drücken Sie mehrmals kräftig und ruckartig den Oberbauch, während Sie gleichzeitig nach oben ziehen.

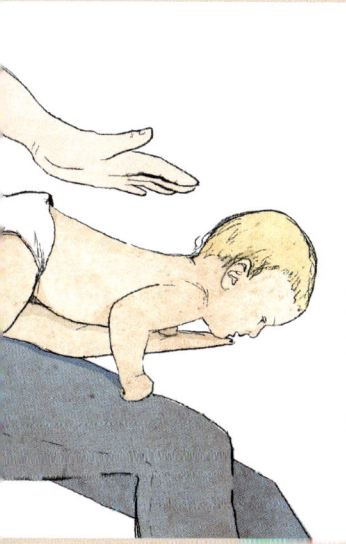
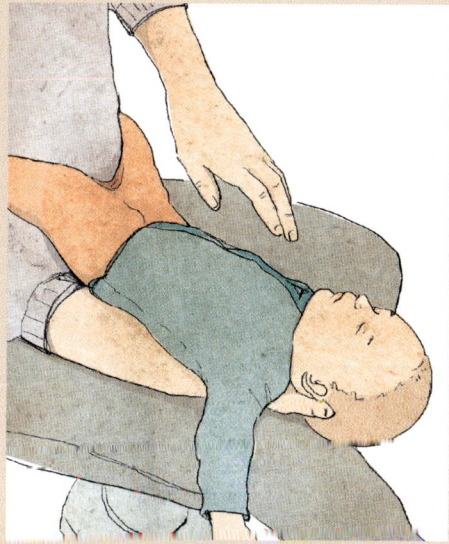
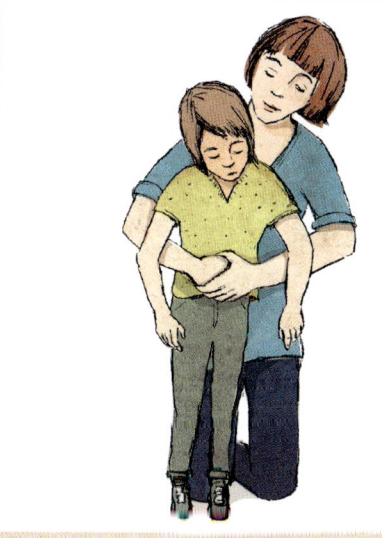

VERGIFTUNGEN

Trinkt oder isst Ihr Kind Substanzen, die nicht zum Verzehr geeignet sind, ist das nicht immer gleich lebensgefährlich. Man unterscheidet zwischen harmlosen sogenannten Ingestionsunfällen – etwa wenn ein Kind Kreide isst – und gefährlichen Intoxikationsunfällen. Die häufigsten Probleme gibt es bei Kleinkindern, die irgendetwas Ungeeignetes gefunden haben, wie zum Beispiel Tabletten von Familienangehörigen oder Haushaltschemikalien. Ferner kann es vorkommen, dass Ihr Kind versehentlich die falsche Menge eines Medikamentes von Ihnen erhalten hat. Bei Jugendlichen kommen Vergiftungen im Rahmen eines mehr oder weniger ernst gemeinten Suizidversuchs hinzu. Auch die Aufnahme von Lösungsmitteln und anderen giftigen Stoffen über die Haut oder durch Einatmen kann zum Problem werden, etwa beim Basteln (diese Gefahr besteht ebenfalls eher im Jugendalter).

Für Eltern ist es nicht immer einfach zu entscheiden, was wirklich giftig ist und was nicht. Daher finden Sie auf der nächsten Seite die häufigsten Unfälle. Hat Ihre Tochter oder Ihr Sohn etwas geschluckt, das Sie in dieser Übersicht nicht finden, oder wurden Medikamente überdosiert, rufen Sie umgehend den Kinderarzt (vor allem bei überdosierten Medikamenten) oder die Vergiftungszentrale an. Erreichen Sie unter beiden Nummern niemanden, versuchen Sie es in der Kinderklinik oder fahren gegebenenfalls direkt in die dortige Notaufnahme.

Bewahren Sie die eingenommene Substanz (Medikament, Pilz, Beere etc.) auf und nehmen Sie sie zum Arzt beziehungsweise in die Klinik mit. Auch ein Foto kann hilfreich sein, sofern es detailliert genug ist und man wirklich erkennt, worum es sich handelt. Machen Sie bei Pflanzen sicherheitshalber zwei Bilder: eins vom gegessenen Teil (Blatt, Beere) und eins von der ganzen Pflanze.

Ganz wichtig: Lassen Sie Ihr Kind nicht erbrechen. Das wurde früher zwar oft empfohlen, heute weiß man aber, dass dies bei vielen aufgenommenen Substanzen gefährlich ist oder den Zustand möglicherweise noch verschlechtert. Geben Sie Ihrer Tochter oder Ihrem Sohn auch keine Milch zu trinken. Das in ihr enthaltene Fett erhöht die Löslichkeit von vielen Giftstoffen und verstärkt so die Aufnahme dieser Substanzen in die Blutbahn.

Sind Haut und Atemorgane mit giftigen Stoffen in Kontakt gekommen, ist das Wichtigste, erst einmal gründlich zu lüften. Das Kind sollte zudem die Kleidung ausziehen und duschen. Ob weitere Gefahren bestehen, etwa für die Lunge oder andere innere Organe, erfahren Sie über die Vergiftungszentrale. Bereiten Sie sich kurz auf das Gespräch vor, damit man Ihnen möglichst schnell weiterhelfen kann. Die Vergiftungszentrale fragt generell:

› Was wurde geschluckt? Heben Sie die Verpackung auf oder machen Sie ein Bild mit Ihrem Handy.
› Wie viel hat es zu sich genommen?
› Wann genau war das?
› Wie schwer und wie alt ist das Kind?
› Was haben Sie bisher unternommen?
› Was ist bisher passiert? Hat sich das Kind eventuell erbrochen, hat es Schmerzen, Bewusstseinsstörungen oder Ähnliches?

Das Bundesinstitut für Risikobewertung bietet zudem eine sehr hilfreiche Smartphone-App für Eltern, mit der viele Fragen beantwortet werden können und die außerdem direkt die nächstgelegene Giftinformation anwählen lässt. Sie finden den QR-Code für die App unter: **http://www.bfr.bund.de/de/apps_vergiftungsunfaelle.html**.

WICHTIGE NOTRUFNUMMERN

Sie erreichen die Vergiftungszentrale unter folgender Nummer:
› Deutschland: (+49) 030 92 40
› Österreich: (+43) 1 406 43 43
› Schweiz: (+41) 44 251 51 51 oder Notruf 145

Erreichen Sie dort niemanden, wenden Sie sich an die nächste Kinderklinik!

ERHÖHTE VERGIFTUNGSGEFAHR

Folgende Substanzen führen statistisch gesehen besonders oft zu schwerwiegenden Unfällen und bedürfen daher prompter Hilfe:

› **Alkohol (Äthylalkohol, Äthanol):** Er ist für Babys und Kleinkinder wesentlich gefährlicher als für ältere Kinder. Vorsicht, auch Naturheilmittel und Kosmetika können gefährlich werden, weil sie oft recht viel Alkohol enthalten.

› **Beeren/Früchte:** Hierzulande sind die giftigsten Pflanzen Efeu, Eibe (Nadeln und Samen), Goldregen, Liguster, Maiglöckchen, Mistel, Seidelbast und Tollkirsche. Faustregel bei Beeren: Bei einer (!) Beere passiert in der Regel nicht viel, mehrere können je nach Gewicht des Kindes jedoch extrem giftig sein.

› **Lampenöl/Duftöl/Petroleum:** Schon in kleiner Menge giftig und sehr schädlich für die Lunge. Bringen Sie Ihr Kind daher sofort in die Klinik.

› **Magnete:** Vor allem die kleinen starken Neodymmagnete ziehen sich im Darm gegenseitig an – auch wenn sie in verschiedenen Darmschlingen liegen. Dies führt zu Löchern in der Darmwand und in deren Folge zu einer lebensgefährlichen Bauchfellentzündung. Ein einzelner (!) verschluckter Magnet ist unkritisch, solange keine weiteren magnetisierbaren Metallteile verschluckt wurden.

› **Medikamente:** Arzneimittel wirken bei Kindern oft anders als bei uns Erwachsenen. Wenn Kinder die Tabletten ihrer Eltern oder Großeltern gegessen haben, sollten Sie daher immer ärztlichen Rat einholen (Kinderarzt oder Giftnotruf) und das Kind genau beobachten, selbst wenn es sich »nur« um rezeptfreie Medikamente oder Naturheilmittel gehandelt hat.

› **Pilze:** Sie sind meistens ungiftig, bei einigen kommt die lebensgefährliche Giftreaktion erst (Tage) später. Fotografieren Sie den Fundort mit Pilzen und bringen Sie den fraglichen Pilz mit.

› **Schneckenkorn:** Stark giftig (Metaldehyd).

› **Spülmaschinenreiniger:** Stark ätzend, daher muss das Kind sofort in die Klinik. Rufen Sie vorher dort an, damit man Bescheid weiß und schnell handeln kann. Lassen Sie das Kind auf keinen Fall erbrechen, das vergrößert den Schaden noch.

› **WC-Reiniger:** Sehr unterschiedliche Zusammensetzung, manche Produkte sind stark ätzend. Wenden Sie sich unbedingt an die Giftberatung.

Giftige Pflanzen: Eibe (links), Tollkirsche (Mitte) und Maiglöckchen (rechts). Gefährlich, weil für Kinder besonders ansprechend, sind die Früchte.

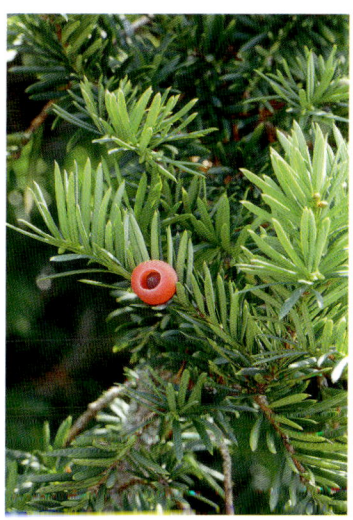
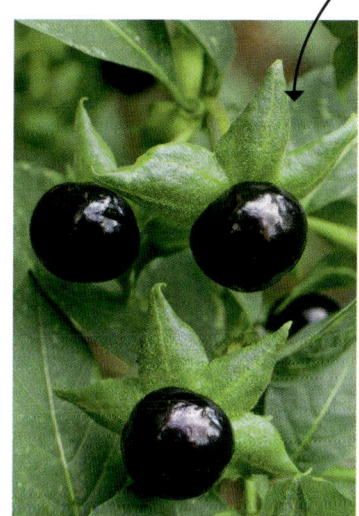
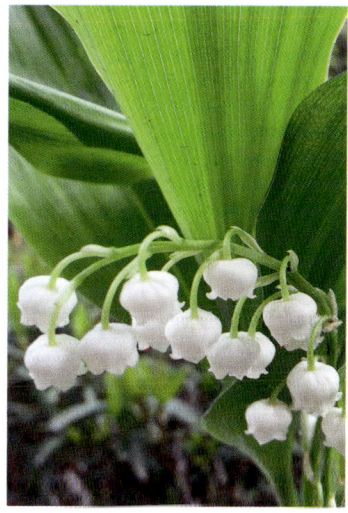

HÄUFIG ENTWARNUNG
Gering giftige und ungiftige Substanzen, die häufig gegessen oder getrunken werden

Beißring	Flüssigkeit ist ungiftig.
Blätter	Nur wenige sind giftig, ein Blatt beziehungsweise ein 10 Zentimeter großes Stück ist unkritisch. Wichtige Ausnahme: Eibennadeln (sehr giftig).
Blumenwasser	Eine ausgetrunkene Vase ist normalerweise kein Problem. Allerdings kann das Wasser giftig sein, wenn Narzissen oder Maiglöckchen darin standen.
Buntstifte	Ungiftig.
Düngemittel (Zierpflanzendünger)	Wenig giftig (bis 0,5 g/kg Körpergewicht). Nur bei jungen Babys können Nitrat und andere Inhaltsstoffe Probleme bereiten.
Erde	Ungiftig.
Filzstifte	Ungiftig.
Fingerfarben	Ungiftig.
Fluortabletten	Bis zu einer Monatsmenge unbedenklich. Sie sollten dann aber für einen Monat mit der täglichen Gabe aussetzen.
Grillanzünder	Feste Anzünder nicht giftig, flüssige Anzünder: Giftnotruf befragen.
Homöopathische Medikamente	Globuli sind in beliebiger Menge harmlos. Bei Tropfen Alkoholgehalt beachten.
Kosmetika	Alkoholgehalt beachten; ansonsten weitgehend ungiftig.
Kreide	Ungiftig.
Kühlflüssigkeit (aus Kühlkissen etc.)	Ungiftig.
Lebensmittel-, Ostereierfarben	Ungiftig.
Parfüm	Der Alkoholgehalt kann bei kleineren Kindern problematisch sein.
Pille (hormonelle Antikonzeptiva)	Ungiftig; es passiert selbst bei Einnahme einer ganzen Packung nichts (egal ob Junge oder Mädchen).
Puder	Gegessen ungiftig; allerdings ist das Einatmen für die Lunge sehr gefährlich, dann sofort in die Klinik!
Quecksilber (z. B. aus alten Fieberthermometern)	Verschluckt ungiftig; gefährlich sind Dämpfe, wenn das Metall sich im Zimmer verteilt hat.
Radiergummi	Ungiftig.
Seife	Seifenstücke ungiftig, können aber Bauchschmerzen verursachen. Flüssigseife in kleinen Mengen ungiftig.
Spülmittel (Handspülmittel)	Ungiftig; das Kind darf jedoch nicht erbrechen, da der Schaum dann in die Lunge gelangen kann.
Streichhölzer, Streichholzschachteln	Alle Bestandteile ungiftig.
Styropor	Ungiftig; eventuell Darmverschluss bei größeren geschluckten Mengen.
Süßstoff	Wenig giftig; bis zu 20 Tabletten oder entsprechende Menge Flüssigsüßstoff unbedenklich.
Tinte	Wenig giftig (bis 0,5 ml/kg Körpergewicht); eine Standard-Tintenpatrone enthält 1 ml.
Trocknungsmittel (Kieselgur)	Ungiftig, aber Gefahr eines Darmverschlusses durch Quellung.
Vitamin-D-Tabletten	Bis zu einer Monatsmenge unbedenklich.
Vitamintropfen- und -tabletten	Wenig giftig, Monatsmenge sicher unproblematisch.
Vogelbeere	Bis ca. 50 Stück kaum giftig (Bauchschmerzen).
Waschmittel	Wenig giftig; kann aber schäumen, daher nicht erbrechen (siehe Spülmittel).
Weichspüler	Wie Spülmittel, also relativ harmlos.
Zahnpasta	Ungiftig; sollte dennoch nicht täglich in größeren Mengen gegessen werden, weil das zur Fluoridüberdosierung und Zahnverfärbung führen kann.
Zigaretten (Nikotin)	Relativ ungiftig, eine Zigarette oder Kippe bei einem Kleinkind macht nichts.

UNFALLVERHÜTUNG

Unfälle scheinen etwas Unvorhersehbares und Zufälliges zu sein. Das mag zu einem gewissen Teil sicher zutreffen. Vieles lässt sich aber auch durch eine geeignete Prävention verhindern. Es ist daher wichtig, die eigene Wohnung und das persönliche Umfeld kritisch unter die Lupe zu nehmen. Mit vergleichsweise einfachen Maßnahmen können Sie Ihr Kind vor vielen Gefahren schützen und es kann umso besser die Umgebung erkunden – mit entspannten Eltern an seiner Seite.

Mehr Informationen und Tipps finden Sie in der Broschüre »Kinder schützen – Unfälle verhüten« der Bundeszentrale für gesundheitliche Aufklärung. Sie können sie bestellen oder als pdf downloaden unter: www.bzga.de/botmed_11050000.html.

EINFACHE MASSNAHMEN ZUR UNFALLVERHÜTUNG

- [ ] Rauchmelder installieren
- [ ] Medikamente und Reinigungsmittel wegschließen beziehungsweise kindersicher aufbewahren
- [ ] Herdschutzgitter anbringen
- [ ] Fenstersicherung nachrüsten
- [ ] Schubladen sichern
- [ ] Steckdosen mit Kindersicherung versehen
- [ ] Regale an der Wand festschrauben
- [ ] Wassertemperatur regulieren (eingestellte Maximaltemperatur)
- [ ] Treppenschutzgitter anbringen
- [ ] Keine Lauflernhilfen verwenden
- [ ] Autofahren nur mit einem altersgerechten, geprüften Kindersitz
- [ ] Telefonnummer des Kinderarzts, der nächsten Kinderklinik sowie der Vergiftungszentrale gut sichtbar beim Telefon anbringen beziehungsweise im Handy speichern; eventuell Vergiftungs-App des Bundesinstituts für Risikobewertung downloaden (siehe Seite 354).

DAZU KOMMEN WICHTIGE VERHALTENSREGELN

- [ ] Entfernen Sie sich nie vom Wickeltisch, solange Ihr Baby darauflegt.
- [ ] Lassen Sie Babys und Kleinkinder niemals in der Wanne allein, auch nicht kurz und auch nicht, wenn die Wanne nur wenig Wasser enthält.
- [ ] Bewahren Sie verschluckbare Kleinteile außer Reichweite von Babys und Kleinkindern auf.
- [ ] Stellen Sie heiße Getränke etc. in den ersten zwei bis drei Lebensjahren grundsätzlich außer Reichweite Ihres Kindes (das gilt auch für Ihre Kaffee- oder Teetasse, wenn Sie am Tisch sitzen und Ihr Kind auf dem Schoß haben).
- [ ] Lassen Sie Ihr Kind nicht beim Laufen essen (erhöhte Gefahr, sich zu verschlucken).
- [ ] Lassen Sie im Baby- und Kleinkindalter keine (Erd-)Nüsse, Sonnenblumenkerne und ähnliche Nahrungsmittel herumliegen, die versehentlich in die Lunge des Kindes gelangen können. Geben Sie solche Nahrungsmittel auch nicht zu essen (nur gemahlen oder stark zerkleinert).
- [ ] Kleinkinder dürfen nicht mit kleinen Magneten spielen (auch größeren Kindern muss man erklären, dass sie nicht in den Mund gehören).
- [ ] Ihr Kind sollte nur im Hochstuhl sitzen, wenn Sie dabei sind.

FÜR KINDER AB VIER BIS SECHS JAHREN

- [ ] Verkehrserziehung altersgerecht beginnen und regelmäßig im Straßenverkehr üben
- [ ] Radfahren nur mit Helm (Mama und Papa haben hier eine wichtige Vorbildfunktion und sollten sich deshalb selbst auch daran halten)
- [ ] Frühzeitig schwimmen lernen
- [ ] Richtigen Umgang mit Tieren erlernen

ZUM NACHSCHLAGEN

MEILENSTEINE DER KINDLICHEN ENTWICKLUNG

Die Tabelle auf den folgenden Seiten zeigt, wann Kinder in etwa bestimmte Fähigkeiten und Verhaltensweisen erlernen beziehungsweise beherrschen. Da die Entwicklung bei jedem Kind individuell verläuft, kann es jedoch mehr oder weniger starke Schwankungen geben, ohne dass man sich Sorgen machen muss. Wenn Sie unsicher sind, fragen Sie Ihren Kinderarzt um Rat.

MEILENSTEINE DER KINDLICHEN ENTWICKLUNG			
ALTER	**MOTORIK**	**HANDFUNKTION**	**SEHEN**
GEBURT	Bewegt Arme und Beine	Greifreflex	Verfolgt eine Lichtquelle mit den Augen
3 MONATE	Kopfkontrolle	Aktives Loslassen, spielt mit den Fingern	Lächelt reaktiv, verfolgt Personen mit den Augen
6 MONATE	Aktives Drehen	Greift nach Gegenständen	Kann zwischen bekannten und fremden Personen unterscheiden, betrachtet seine Umgebung
9 MONATE	Sitzt ohne Hilfe	Reicht Gegenstände zwischen beiden Händen weiter	Reagiert auf sein eigenes Spiegelbild, verfolgt herabfallende Gegenstände mit den Augen
12 MONATE	Steht allein, hangelt sich an Möbeln entlang	Greift mit Daumen und Fingern, zeigt gezielt auf Dinge und Personen	Sehen in der Nähe und Ferne funktioniert gut

HÖREN UND VERSTÄNDNIS	SPRACHE	SELBST-STÄNDIGKEIT	SOZIALISATION
Zuckt zusammen, wenn jemand in die Hände klatscht	Schreit	Ist vollständig abhängig	Lässt sich durch Hochnehmen beruhigen
Lokalisiert Geräusche und folgt mit seinen Augen in die entsprechende Richtung	Gibt andere Geräusche als Schreien von sich	Erwartet, hochgenommen zu werden	Lächelt, freut sich über Zuwendung
Erkennt Stimmen, dreht sich in die Richtung eines Geräuschs	Plappert zu Erwachsenen	Breitet seine Arme aus, um hochgenommen zu werden, trinkt aus einem gehaltenen Becher	Unterscheidet zwischen Bekannten und Fremden
Kennt seinen Namen, hört auf eine Unterhaltung	Sagt »Mama«/»Papa«	Hält einen Becher mit Unterstützung	Verfolgt weggenommene Objekte mit den Augen, fremdelt
Versteht einfache Wörter	Spricht zwei oder drei deutliche Wörter	Isst mit den Fingern	Zeigt Gefühle, macht »Winke, winke«

MEILENSTEINE DER KINDLICHEN ENTWICKLUNG			
ALTER	**MOTORIK**	**HANDFUNKTION**	**SEHEN**
15 MONATE	Geht allein, ändert die Richtung	Zieht Spielzeug hinter sich her, stellt Dinge übereinander	Fokussiert mit beiden Augen
18 MONATE	Trägt beim Gehen Gegenstände	Kritzelt, kann eine Form in das passende Loch stecken	Freut sich am Betrachten eines Buches
2 JAHRE	Rennt	Wirft einen Ball, baut Türme	Erkennt Bilder
3 JAHRE	Springt, steht auf einem Fuß, läuft treppauf mit beiden Füßen abwechselnd	Schraubt Deckel zu, knöpft auf, fädelt Perlen auf	Erkennt Formen
4 JAHRE	Fährt Dreirad, hüpft	Schneidet mit einer Schere, zeichnet Menschen	Erkennt Zahlen und Buchstaben
5 JAHRE	Geht treppab mit beiden Füßen abwechselnd, schießt einen Fußball	Schließt Schnallen, zeichnet Häuser	Erkennt einige geschriebene Wörter, erkennt Farben
6 JAHRE	Kann im Wechselschritt hopsen	Schreibt seinen eigenen Namen	Liest erste Wörter beziehungsweise Sätze

Übersicht modifiziert nach Illing/Claßen, Klinikleitfaden Pädiatrie, Elsevier-Verlag, 9. Auflage

HÖREN UND VERSTÄNDNIS	SPRACHE	SELBST-STÄNDIGKEIT	SOZIALISATION
Freut sich über Reime	Versucht zu singen	Hält einen gegebenen Becher allein, benutzt einen Löffel noch ungeschickt	Möchte dauernd Aufmerksamkeit von der erwachsenen Bezugsperson
Folgt einfachen Aufforderungen	Kann zwei Objekte benennen, sagt zwei Wörter zusammen	Vollständige Becherkontrolle, benutzt Löffel geschickt	Zeigt Skepsis gegenüber Gleichaltrigen, spielt allein
Kennt verschiedene Körperteile, hört einfachen Geschichten zu	Spricht 3- bis 4-Wort-Sätze, wiederholt Wörter bis zur Beantwortung	Hilft beim An- und Ausziehen, braucht tagsüber keine Windel mehr	Spielt neben anderen, beobachtet gerne
Folgt doppelten Aufforderungen, versteht »größer« und »später«	Spricht 6-Wort-Sätze, beginnt eine Unterhaltung	Isst allein mit Löffel und/oder Gabel, wirft Spielzeug weg	Spielt mit anderen, setzt dabei eigene Interessen durch
Versteht »morgen« und »gestern«, kennt Geld	Wiederholt Fragen, benutzt beschreibende Worte	Zieht sich allein aus, zieht Strümpfe und Schuhe an	Spielt gut mit anderen Kindern, beginnt abzugeben
Versteht »nächste Woche«, ist Argumenten zugänglich	Schildert zurückliegende Ereignisse in der richtigen Reihenfolge	Wäscht sich selbst, benutzt beim Essen ein Messer, zieht sich allein an	Bleibt tagsüber bei Fremden, versteht »gewinnen« und »verlieren«
Folgt kombinierten Aufforderungen, kennt »Geburtstag« und »Weihnachten«	Gebraucht die richtige Grammatik, wiederholt Gedanken, bis es sie versteht	Bürstet und kämmt sich die Haare, erledigt kleine Aufträge in der näheren Umgebung	Hat ein oder zwei gute Freunde, empfindet die Gefühle anderer

DIE HÄUFIGSTEN KRANKHEITSERREGER – UND EINIGE WEITERE WICHTIGE »GEFAHREN«

Die folgende Tabelle soll Ihnen Orientierung bei der Interpretation von Befunden und Berichten bieten. Die Erreger sind unter Verwendung der medizinischen Namen in alphabetischer Reihenfolge genannt. Wichtige tropische Infektionen sind mit aufgenommen, da heute sehr viele Familien schon mit kleinen Kindern Fernreisen unternehmen. Leider passiert sehr oft, dass bei Anzeichen einer Infektion nicht an eine vorherige Reise gedacht und die richtige Diagnose daher verzögert wird.

ERREGER	KRANKHEIT	BEHANDLUNG	VERHÜTUNG
Adenoviren	Grippeähnlich, Durchfall, Mandelentzündung je nach Typ; Augenentzündung	Bekämpfung der Symptome, keine ursächliche Behandlung	Hygiene
Amöben	Tropenerkrankung mit Durchfall und Leberkomplikationen	Spezielle Antibiotika	Hygiene ist wichtig, auch bei der Nahrungszubereitung
Askariden	Spulwürmer; können einen Darmverschluss verursachen	Spezielles Medikament gegen Würmer	
Aspergillen	Schimmelpilz, der vor allem bei beeinträchtigtem Immunsystem von Bedeutung ist und dann Lungenentzündungen etc. verursachen kann	Pilzmedikamente zum Schlucken oder intravenös	Gute Überwachung, zum Beispiel bei Kindern mit Chemotherapie oder anderen bekannten Risiken
Borrelien	»Wanderröte«, Lyme-Erkrankung, Zweitstadium unter anderem mit Nervenlähmung, Spätstadium unter anderem mit Gelenkerkrankung; werden durch Zecken übertragen	Im Frühstadium gut mit geschlucktem Antibiotikum behandelbar; im Spätstadium mit gespritztem Antibiotikum	Zeckensichere Kleidung und gründliches Absuchen nach Aufenthalt im Freien, um Zecken möglichst schnell entfernen zu können

ERREGER	KRANKHEIT	BEHANDLUNG	VERHÜTUNG
Chlamydien	Bei Neugeborenen Bindehautentzündung oder Lungenentzündung; ab der Pubertät bei Mädchen Infektion der Gebärmutter, häufige Ursache von Sterilität	Antibiotikum bei akuter Infektion	Kontrolle in der Schwangerschaft; Erstinfektion kann durch Kondom verhindert werden
Cholera	Durchfall mit starkem Wasserverlust; kommt überwiegend in Ländern mit geringem Hygienestandard vor (Urlaub)	Ersatz der Flüssigkeit	Hygiene, vor allem beim Trinkwasser; vor Reisen ist eventuell eine Impfung sinnvoll
Coxsackie-Viren	Sehr unterschiedliche Erkrankungen je nach Typ: Halsentzündung, grippeähnliche Symptome, Ausschläge, Durchfall, Muskelschmerzen etc.	Nur Behandlung der Begleiterscheinungen möglich	
Cytomegalie	Leichte grippeähnliche Erkrankung; in der Schwangerschaft und in den ersten Lebensmonaten schwere Leber- und Hirnerkrankung möglich	Bei gefährdeten Babys passiver Schutz mit Immunglobulin-Infusion möglich	Kontakt in der Schwangerschaft vermeiden, um den Fötus und das Kind zu schützen
Diphtherie	Schwere Infektion im Rachen und der Luftröhre, Herzmuskelschaden und anderes; aktuell sehr seltene Erkrankung	Antibiotika und Antitoxin	Impfung

ERREGER	KRANKHEIT	BEHANDLUNG	VERHÜTUNG
EBV-Virus	Pfeiffersches Drüsenfieber (Mononukleose); starke Schwellung von Mandeln und Halslymphknoten, Fieber, Milzschwellung und viele weitere mögliche Komplikationen; Haupterkrankungsalter: ab zehn Jahre	Nur Behandlung der Begleiterscheinungen möglich; wegen Gefahr der Milzverletzung im Anschluss vier Wochen kein Sport	
Echinokokken (vor allem Fuchsbandwurm)	Bandwurm (verschiedene Arten); hält sich nicht nur im Darm auf, kann Leber, Lunge, Hirn befallen; in Mitteleuropa selten	Wurmmittel; bei Organbefall Operation durch Spezialisten	Haustiere entwurmen; in Risikogebieten keine Waldbeeren etc. essen
FSME	Frühsommer-Meningoenzephalitis; Hirnhaut- und Hirnentzündung mit Nervenlähmungen; wird durch Zecken übertragen	Keine ursächliche Behandlung	Impfung – sofern man in einem Risikogebiet wohnt oder dorthin reist; Karte unter: www.rki.de
Haemophilus	Mittelohrentzündung, Atemwegsinfekte, Lungenentzündung; eine Untergruppe (Typ B) löst schwere Hirnhautentzündung und Kehldeckelentzündung mit sehr hoher Komplikationsrate aus	Antibiotikabehandlung ist wirksam, bei den schweren Erkrankungen wirkt sie aber zu langsam	Impfung gegen Typ B

ERREGER	KRANKHEIT	BEHANDLUNG	VERHÜTUNG
Hantaviren	Grippeähnliche Erkrankung, mit Durchfall und Kopfschmerzen; bei einigen Kindern Spätphase mit Blutungen und Nierenversagen; Übertragung durch Rötelmaus, Häufigkeit stark zunehmend	Keine ursächliche Behandlung möglich, eventuell Dialyse notwendig	Vorsicht bei möglichem Kontakt mit Mäusekot; bei Reinigung von Gartenhäusern, Wohnwagen etc. einen Mundschutz tragen
Hepatitis A	Gelbsucht; meist relativ leicht verlaufende Erkrankung, anfangs mit Appetitlosigkeit; Übertragung durch Schmierinfektion«	Keine Behandlung möglich	Hygiene; Impfung möglich, zum Beispiel vor Reisen in Länder mit hohem Risiko
Hepatitis B	Gelbsucht; Erkrankung selbst nur selten schwer, jedoch Spätfolgen (Leberzirrhose, Leberkrebs); Übertragung durch Blut (auch bei der Geburt!) und Geschlechtsverkehr	Die Behandlung unter anderem mit Interferon ist aufwendig, wird oft schlecht vertragen und ist nur bei einem Teil der Patienten erfolgreich	Routinemäßige Impfung; Hygiene; Kondome
Hepatitis C	Gelbsucht, die meist sehr milde verläuft, aber mit ähnlichen Folgeproblemen wie bei Hepatitis B	Behandlung wie bei Hepatitis B, aber erfolgreicher	Hygiene; Kondome (Impfung nicht möglich)

ERREGER	KRANKHEIT	BEHANDLUNG	VERHÜTUNG
Herpes	»Mundfäule«, Aphthen, hohes Fieber, Schmerzen und Trinkschwäche; die meisten Infektionen gibt es in den ersten zwei Lebensjahren, später immer wieder auftretender Herpes »von innen«, zum Beispiel an den Lippen; bei Babys in den ersten Lebensmonaten lebensbedrohliche Hirnentzündung	Aciclovir bei schwerem Verlauf und gefährdeten Patienten, ansonsten Schmerzmittel und eventuell eine Infusion bei Trinkproblemen	Bei Neugeborenen und jungen Babys muss Herpeskontakt unbedingt vermieden werden, bei versehentlichem Kontakt vorbeugend Infusion mit Aciclovir
HHV6 (Humanes Herpesvirus Typ 6)	Dreitagefieber mit hohem Fieber, eventuell Krampfanfall, dann plötzliche Entfieberung und kleine rote Flecken für einige Stunden	Nur Behandlung der Begleiterscheinungen	
HIV	AIDS; das Virus zerstört einen wichtigen Teil des Abwehrsystems, dadurch atypische schwere Infektionen und andere Folgen; Übertragung bei der Geburt möglich (in Europa allerdings kaum noch), ansonsten durch Geschlechtsverkehr und Spritzen	Kombinationsbehandlung mit verschiedenen Medikamenten (werden teils schlecht vertragen, sind aber wirksam)	Kondome; Vermeidung von Blutkontakten; Impfung nicht möglich. Auf dem Spielplatz gefundene Spritzen sind fast nie gefährlich, da das HIV-Virus sehr empfindlich ist; eher kann durch Spritzen Hepatitis übertragen werden

ERREGER	KRANKHEIT	BEHANDLUNG	VERHÜTUNG
Influenza (A und B)	»Echte« Virusgrippe; hohes Fieber, Gliederschmerzen, Husten, Lungenentzündung	Behandlung der Begleiterscheinungen	Impfung für Menschen mit erhöhtem Risiko empfohlen, Schutz aber nicht sehr zuverlässig
Lamblien	Durchfall, nachfolgend oft Dünndarmprobleme mit schlechter Verdauung; Infektion überwiegend in Ländern mit niedrigem Hygienestandard	Spezielles Antibiotikum	Hygiene, vor allem bei der Nahrungszubereitung; außerhalb von Industrieländern nur abgekochtes Leitungswasser trinken (Vorsicht bei Eiswürfeln)
Legionellen	Lungenentzündung; besonders gefährlich für Frühgeborene und Kinder mit Störungen im Abwehrsystem; Vorkommen in Warmwasserleitungen – besonders in großen Gebäuden (Kliniken werden diesbezüglich überwacht)	Antibiotikum, Sauerstoff und Behandlung der Begleiterscheinungen	Überwachung von Warmwasserleitungen und entsprechende Maßnahmen bei Nachweis (ist für größere Gebäude vorgeschrieben)
Leishmanien	Verschiedene Arten tropischer Erreger, einige davon auch in der Türkei und im Nahen Osten; Fieber, Übelkeit, Erbrechen, Husten, Hautgeschwüre und anderes; Übertragung durch Mücken	Spezielles Medikament; wegen der Symptome häufig Verwechslung mit Leukämie	

ERREGER	KRANKHEIT	BEHANDLUNG	VERHÜTUNG
Malaria	»Wechselfieber«, je nach Art der Erkrankung alle 2 bis 4 Tage ein Fieberschub oder Dauerfieber, dazu unterschiedlich schwere Organkomplikationen; Übertragung durch Mücken in tropischen Ländern	Spezielle Medikamente	Mückenschutz; medikamentöse Prophylaxe je nach Region unterschiedlich, aktuelle Empfehlungen über Tropeninstitute oder www.rki.de
Masern	Zweigipfeliger Verlauf: erst hohes Fieber und unspezifische Krankheitszeichen, anschließend kurze »Besserung«, dann erneuter Fieberanstieg mit roten Augen, Husten und Ausschlag, der am Kopf beginnt	Keine spezifische Behandlung möglich; hohe Komplikationsrate (Gehirnentzündung, Lungenentzündung und anderes)	Impfung
Meningokokken	Schwere, plötzlich auftretende Allgemeininfektion mit roten oder schwarzen Flecken oder Hirnhautentzündung; ohne Behandlung meist tödlich	Auch bei umgehender Antibiotikabehandlung können Komplikationen nicht sicher verhindert werden	Gegen einige Typen kann man impfen
Mumps	Schwellung der Speicheldrüsen, dadurch dickes Gesicht und dicker Hals, geringes Fieber; oft Bauchschmerzen	Keine Behandlung möglich; bei Jungen ab Beginn der Pubertät Infektion der Hoden – oft mit nachfolgender Sterilität; häufig Hirnhautreizung	Impfung

ERREGER	KRANKHEIT	BEHANDLUNG	VERHÜTUNG
Mykoplasmen	Atypische Lungenentzündung mit anfangs nur Fieber und Ausschlag. Husten und Auswurf erst relativ spät; häufiger bei älteren Kindern und Jugendlichen	Spezielle Antibiotikabehandlung; wegen längerer Erholungszeit etwa 3 bis 4 Wochen kein Sport	
Noroviren	Plötzlicher Beginn mit heftigem Erbrechen, nach einem Tag schnelle Besserung; nicht immer Durchfall; stark ansteckend	Eventuell Flüssigkeitsersatz durch Infusion	Hygiene
Oxyuren	»Fadenwürmer« (kleine weiße Würmer, die im Darm leben und auf dem Stuhl sichtbar sind); legen ihre Eier am After, was Juckreiz verursacht; durch Kratzen gelangen die Eier an die Hände und werden so weiterverbreitet	Spezielles Anti-Wurm-Mittel	Hygiene; kurz geschnittene Fingernägel
Parvoviren	»Ringelröteln«; leichtes Fieber, Ausschlag im Gesicht und an den Armen, oft ringartig oder girlandenförmig; bei Infektion in der Schwangerschaft gefährlich, weil die Blutbildung beim ungeborenen Kind beeinträchtigt werden kann	Keine Behandlung möglich; bei Blutarmut Transfusion	

ERREGER	KRANKHEIT	BEHANDLUNG	VERHÜTUNG
Pertussis	Keuchhusten; anfangs untypischer Husten, dann heftige Anfälle mit Brechreiz und »Atemnotanfällen«; dauert viele Wochen; bei Neugeborenen und jungen Babys möglicherweise Atemstillstand	Eine rechtzeitig begonnene Antibiotikabehandlung kann den Verlauf etwas abkürzen, außerdem wird die weitere Ansteckung verhindert; bei Babys Überwachung von Puls und Atmung	Impfung
Pneumokokken	Sehr häufige Infektion mit Mittelohrentzündung, Husten, Lungenentzündung etc.; einige Typen können bei Kindern unter fünf Jahren in die Blutbahn eindringen und gefährliche Infektionen hervorrufen, vor allem Hirnhautentzündung	Antibiotikabehandlung; die schweren Verläufe bei Kleinkindern sind jedoch so schnell, dass auch Antibiotikainfusionen Komplikationen nicht sicher verhindern können	Impfung gegen die wichtigsten Typen, betrifft Babys/Kleinkinder und andere gefährdete Personen, vor allem Kinder mit chronischen Erkrankungen
Polioviren	»Kinderlähmung«; bei den meisten Patienten leichter Verlauf mit etwas Fieber und Durchfall; Lähmungen betreffen meist die Beine, eventuell auch die Atemmuskulatur; schwere Folgezustände mit Deformierungen sowie Spätfolgen; nur einer von drei Typen ist weltweit ausgerottet	Keine ursächliche Behandlung; bei Atemlähmung Langzeitbeatmung, ansonsten orthopädische Langzeitversorgung der Folgeschäden	Impfung

ERREGER	KRANKHEIT	BEHANDLUNG	VERHÜTUNG
Rhinoviren	Schnupfen, Bronchitis	Heilt mit und ohne Behandlung innerhalb einiger Tage	
Röteln	Leichtes Fieber, Ausschlag mit ganz winzigen roten Flecken, Schwellung der Lymphknoten (vor allem im Nacken), eventuell Gelenkbeschwerden; Röteln in der Frühschwangerschaft führen beim Embryo zu schweren Fehlbildungen und geistiger Behinderung	Keine Behandlung möglich	Impfung (Frauen im gebärfähigen Alter sollten anhand einer Blutuntersuchung überprüfen lassen, ob sie schon einmal Röteln hatten oder geimpft sind)
RSV (Respiratory Syncytial Virus)	Sehr häufiges Virus, das bei großen Kindern und Erwachsenen nur Schnupfen und Husten hervorruft, bei Babys aber oft schwere Atemwegserkrankung mit Sauerstoffbedarf	Keine spezifische Behandlung möglich; bei schwer kranken Babys Sauerstoff, Infusion, manchmal intensivmedizinische Behandlung	Hygiene
Rotaviren	Erbrechen und Durchfall, bei Babys oft Blähungen, gelegentlich Darmverschluss und andere Komplikationen	Keine spezifische Behandlung möglich; eventuell Infusion zum Flüssigkeitsersatz	Hygiene; Babys werden geimpft

ERREGER	KRANKHEIT	BEHANDLUNG	VERHÜTUNG
Salmonellen	Plötzlicher Beginn mit Durchfall, oft auch mit Blut; Erbrechen nicht immer; ältere Kinder sind oft nicht sehr krank; bei Babys in den ersten Lebensmonaten schwere Allgemeininfektion möglich	Eventuell Flüssigkeitsersatz, sonst keine Behandlung nötig; Ausnahme: Babys in den ersten sechs Monaten bekommen Antibiotika	Hygiene
Soor	Häufige Pilzinfektion mit weißlichen Belägen etwa bei Babys im Mund, dadurch Trinkschwäche; ferner auch am Po schuppende und gerötete Stellen; bei älteren Kindern selten, vor allem bei Abwehrstörungen oder vorübergehend nach Antibiotikabehandlung	Antimykotika (pilzwirksame Medikamente) helfen meist gut – die Substanzen werden nicht in den Körper aufgenommen und sind daher vergleichsweise harmlos, auch wenn sie zur Sanierung des Darms geschluckt werden	Hygiene vor allem bei Verwendung von Saugern und Schnullern
Staphylokokken	Eitererreger, die als »Haustiere« auf der Haut, in der Nase und anderen Stellen wohnen. Infizierte Wunden und Eiterbläschen enthalten meist Staphylokokken; einige Unterarten können stark ansteckende Blasen hervorrufen (Impetigo, Grind); MRSA sind Staphylokokken mit ausgeprägter Antibiotikaresistenz	Eiter wird entleert, anschließend reicht normalerweise Desinfektion; bei schweren Infektionen Antibiotika	Hygiene

ERREGER	KRANKHEIT	BEHANDLUNG	VERHÜTUNG
Streptokokken	Verschiedene Typen, am wichtigsten ist Gruppe A; Scharlach, Mandelentzündung, auch Wundinfektionen, Nierenschäden; bei Scharlach Fieber, Halsschmerzen, gleichmäßig gerötete Zunge (»Erdbeerzunge«), Ausschlag mit kleinen Flecken, die so dicht stehen können, dass eine rote Fläche entsteht (besonders intensiv am Hals, am Gesäß und nahe den großen Gelenken); B-Streptokokken sind für Neugeborene gefährlich, deswegen werden Schwangere diesbezüglich untersucht	Bei typischem Scharlach ist eine Antibiotikabehandlung wichtig, um Schäden der Herzklappen und Nieren zu vermeiden; bei hochfieberhaften Streptokokkeninfektionen ebenfalls Antibiotika; werden bei leichten Infekten Streptokokken nachgewiesen, ist ein Antibiotikum nicht unbedingt nötig (wichtig: Streptokokkennachweis ohne Infekt ist kein Grund für Antibiotika!)	
Tetanus	»Wundstarrkrampf«; Bakterien dringen an oft winzigen Verletzungen in die Haut ein und produzieren Gift; schmerzhafte Muskelkrämpfe, die nahe der Wunde beginnen und bald den ganzen Körper betreffen; sehr hohe Sterblichkeitsrate	Antibiotika; Immunglobulin; intensivmedizinische Behandlung mit einer Art Dauernarkose kann versucht werden, bleibt aber oft ohne Erfolg	Impfung

ERREGER	KRANKHEIT	BEHANDLUNG	VERHÜTUNG
Tollwut	Gefühlsstörung an der Bissstelle, Überempfindlichkeit gegen Lärm und Licht, Schluckkrämpfe, dann wie bei einer Hirnhautentzündung; verläuft praktisch immer tödlich. In Mitteleuropa ist die Tollwut jedoch ausgerottet, alle Fälle in den letzten Jahrzehnten wurden »eingeschleppt«. Daher besteht in Deutschland, Österreich und der Schweiz bei Tierbissen keine Gefahr	Keine wirksame Behandlung möglich; da viele Eltern (und Ärzte) Angst vor Tollwut haben, werden viele Kinder nach einem hier erfolgten Tierbiss unnötig notfallgeimpft.	Impfung vor (Camping- und Rucksack-)Reisen in Risikogebiete, wie zum Beispiel Nordafrika, Pakistan und Indien
Toxoplasmose	Wenige oder keine Symptome, zum Beispiel leichte Grippe. In der Schwangerschaft Übertritt auf das ungeborene Kind, mit Infektion von Gehirn, Auge und Leber (oft schwere Schädigung); Übertragung durch rohes Fleisch, häufiger durch Katzenkot (die infizierte, meist junge Katze hat Durchfall)	Infizierte Kinder bekommen spezielle Antibiotika, die allerdings schlecht vertragen werden und Komplikationen nicht sicher verhindern	Hygiene; in der Schwangerschaft keine neue Katze anschaffen

ERREGER	KRANKHEIT	BEHANDLUNG	VERHÜTUNG
Tuberkulose	Untypischer Beginn mit Husten, Gewichtsabnahme, dann Bluthusten und weitere Symptome; bei Babys oft schwere lebensbedrohliche Allgemeininfektion; Risiko in Mitteleuropa gering, aber wieder leicht zunehmend	Spezielle Antibiotika, die kombiniert und über einen längeren Zeitraum genommen werden müssen; Kontrolle durch das Gesundheitsamt; Behandlung zu Beginn meist in einer Spezialabteilung	Vermeidung von Kontakten mit Erkrankten, gilt besonders für die ersten Lebensjahre (das Gesundheitsamt kümmert sich darum)
Typhus	Sonderform der Salmonellen mit hohem Fieber über viele Tage, dabei Desorientierung (»benebelt«); typische Erkrankung in Ländern mit niedrigem Hygienestandard	Flüssigkeitsersatz; Antibiotikabehandlung, meist stationäre Behandlung nötig	Hygiene (betrifft Essen und Trinkwasser in entsprechenden Ländern); eine Impfung ist vor Reisebeginn möglich
Varizellen	»Windpocken«; Ausschlag mit roten Punkten, kleinen Bläschen, Krusten – nach einigen Tagen alles gleichzeitig; starker Juckreiz, wobei es durch Kratzen oft zu einer bakteriellen Infektion kommt; bei Neugeborenen und Kindern mit Chemotherapie sehr schwer verlaufend (lebensgefährlich)	Bei schwerem Verlauf und gefährdeten Kindern Aciclovir als Infusion; ansonsten Behandlung des Juckreizes	Impfung

REGISTER

A

Absencen 280
Adenoide 148
Adenotomie 156
ADHS 314 f.
Adipositas 308
Adrenalin 68
Aggression 312 f.
Akne 198 f.
–, Irrtümer 199
Albträume 303
Alkohol 333
Allergie 61 ff., 113, 174
–, Auslöser 64
–, Behandlung 65 f.
–, Notfallapotheke 68
–, Prophylaxe 68
–, Soforttyp 61, 63
Allergietest 62, 65
Allergischer Schock 62
Altersdiabetes 290
Amblyopie 238
Anämie 248
Anaphylaktischer Schock 174
Angststörung 322 f.
–, generalisierte 322
Anorexie 328
Antibiose 243
Antibiotika-Allergie 69
Antihistaminikum 68
Antikoagulation 242
Aorta 241
Apathie (Neugeborene) 85
Apgar-Test 14, 79
Appendix 172
Appendizitis 172
Arterien 241
Artikulationsstörungen 101
Askariden 180
Asperger-Syndrom 317
Asthma 61, 138 ff.
–, Dauerbehandlung 140 f.
–, Notfallplan 141
Astigmatismus 235 f.
Atemnot 353
Atemnot (Neugeborene) 85
Atempausen (Neugeborene) 85
Atemstörungen, funktionelle 142 f.
Atemwege 127 ff.
Atemwegsinfekt (Baby) 116 f.
Atopie 90
Atopische Dermatitis 190
Atopisches Ekzem 190
Aufmerksamkeitsdefizit-Hyperaktivitäts-Störung 314 f.
Auge 229 ff.
–, Aufbau 234
Augenfarbe 234
Aura 273
Ausscheidungsstörungen 311
Ausschläge 184 f.
Äußerer Gehörgang 150
Autismus-Spektrum-Störung 316 f.
Autismusstörungen, atypische 317
Autofahren (Baby) 93

B

Babybett 94 f.
Baden 90 f.
Bakterien 59
Bakteriurie 210
Balanitis 222
Bauchschmerz-Tagebuch 162
Bauchschmerzen 62, 160 ff.
–, funktionelle 163
Behandlungsprinzipien 72
Behinderung 286 f., 320
Beikost 109 ff., 113
Beinlänge, unterschiedliche 266
Berufstätigkeit 39
Beschneidung 223
Bett, Baby- 94 f.
Bewegung 34 f.
Bewegungsapparat 256 ff.
Bewusstlosigkeit 339 ff.
Bienenstich 201
Bilirubin 84
Bindehautentzündung 230 f.
Bindehautreizung 230 f.
Bindungsstörungen 123
Bisswunden 342 f.
Blasenentzündung 210 f.
Blasse Haut 85
Blaue Haut 85
Blausucht 242
Bleibende Zähne 122
Blinddarmentzündung 172 f.
Blut 240 ff.
–, Bestandteile 246 f.
Blutarmut 248 f.
Blutdruck, hoher 244
–, niedriger 245
Bluterguss 343
Blutgerinnung 250
Bluthochdruck 244
Blutkörperchen, rote 246
–, weiße 246
Blutplasma 247
Blutplättchen 247
Blutpunkte 85
Blutschwämmchen 120 f.
Blutungen im Genitalbereich 82, 225
Blutungsneigung 250
Blutzucker messen 293
BMI 309
Brennen beim Wasserlassen 213
Brille 237
Bronchiolitis 133
Bronchitis 134 f.
–, Baby 117
–, obstruktive 134
Brustdrüsenschwellung 82

C

Chronisch-entzündliche Darmerkrankungen 181
Chronische Schmerzen 53
Colitis ulcerosa 181
Commotio 345 f.

D

Daktylitis 188
Darmeinstülpung 161
Darmerkrankungen, chronisch-entzündliche 181
Darmverschluss 161
Dellwarzen 200
Depression 330
Dermatitis, atopische 190
Dermographismus 190
Desinfektionsmittel 87
Diabetes mellitus 290 ff.
Dranginkontinenz 216
Drogen 332 f.
Durchfall 166 ff.
–, Baby 115 f.
Durchschlafen 95
Dyskalkulie 318 f.
Dysurie 213

E

Einatmen von Fremdkörpern 352 f.
Einnässen, am Tag 216
–, nächtliches 215 ff.
Einschlafen, Schreien beim 304
Einschlafzuckungen 303
Eiweiß 31
Ekzem, atopisches (endogenes) 90
Elektrolyte 168
Endogenes Ekzem 190
Enterozyten 166
Entwicklung 11 f.
Entwicklungsverzögerung 286 f.
Enuresis 215 ff.
Epiglottitis 133
Epikutan-Test 62
Epilepsie 49
Erbrechen 164 f., 167 f.
–, Baby 116, 119
–, Neugeborene 85
Erfrierung 349
Ernährung 30 ff.
–, erstes Lebensjahr 103
Ernährungsprobleme 112 f.
Ernährungspyramide 32
Ernährungstagebuch 176
Ersticken 352 f.
Ertrinken 350
Erythema toxicum 82
Erythrozyten 246
Essen 33
Essprobleme 306 f.
Eustachische Röhre 149

F

Facharzt 71
Fallot-Tetralogie 242
Farbsinnstörung 235
Fehlsichtigkeit 235 ff.
Fett 30 f.
Feuermal 120 f.
Fieber 43 ff.
Fieberkrampf 48 f.
–, erste Hilfe 49
Fiebermedikamente 46
Fiebermessen 43 ff.
Fieberthermometer 45
Fingernägel 205
Flaschennahrung 105 ff.
Fluoridprophylaxe 108, 121
Fokaler Krampfanfall 280
Folgemilch 106
Folgenahrung 106
Fototherapie 84
Freistellung (Arbeitnehmer) 39
Fremdkörper, einatmen 352 f.
Fruchtzuckerunverträglichkeit 174, 176
Frühgeborene 80
Frühgeburt 80
Frühsommer-Meningoenzephalitis 201
Fruktosemalabsorption 176
FSME 201
Funktionelle Atemstörungen 142 f.
Funktionelle Bauchschmerzen 163
Furunkel 196
Fußnägel 205
Fütterprobleme 306

G

Gastroösophagealer Reflux 179
Gaumenmandeln 146 f.
Gaumenmandeln entfernen 147, 156
Geburt 79
Geburtsverletzungen 82
Gefäßsystem 241
Gefühlsstörungen 284
Gehirnerschütterung 345 f.
Gehörgang, äußerer 150
Gelb-Blau-Blindheit 237
Gelenkschmerzen 262 f.
Generalisierte Angststörung 322
Generalisierter Krampfanfall 280
Genitalblutungen 82, 225
Gerstenkorn 233
Geruchssinn 269
Geschlechtsentwicklung 226 f.
Geschmackssinn 269
Geschwollene Hoden 220 f.
Gewichtsverlust (Neugeborene) 81
Giftnotruf 354
Gips 344
Gleichgewicht 277
GLUT-5-Protein 176
Glutenunverträglichkeit 177 f.
Grammatikprobleme 101

Granulozyten 246
Grind 196
Großer Krampfanfall 280

H

HA-Milch 106
Haargefäße 241
Haarwaschen (Baby) 90
Halsschmerzen 144 f.
Halswickel 144
Haltungsstörungen 266 f.
Hämangiome 120
Handy 305
Harnwegsinfekt 210 ff.
Harnwegsinfekt, wiederkehrender 212
Hauptschlagader 241
Hausarzt 71
Haut 183 ff.
–, Baby 90
–, blasse 85
–, blaue 85
–, Neugeborene 85
Hautausschläge 184 f.
Hautinfektionen 196 f.
Hautschuppung (Neugeborene) 81
Hereditäre Fruktoseintoleranz 176
Herz 240 ff.
Herzfehler 242 f.
Herzschrittmacher 243
Heuschnupfen 61
Hexenmilch 82
Hirnentzündung 278 f.
Hirnhautentzündung 278 f.
Hitzeerschöpfung 346
Hitzekollaps 346
Hitzekrampf 346
Hitzeschäden 346
Hitzschlag 346
Hoden, geschwollene 220 f.
–, vergrößerte 220 f.

Hodenhochstand 118 f., 221
Hodentorsion 221
Hodenwanderung 118
Hordeolum 233
Hörgeräte 153
Hormone 288 ff.
Hornissenstich 201
Hörscreening 152
Hörsinn 269
Hörstörungen 152 f.
Hüftbeugeschiene 120
Hüftdysplasie 119 f.
Hüftscreening 15 f.
Humorale Immunität 55 f.
Husten 130 f.
Hustentics 142
Hydrozele 119, 220
Hyperaktivität 314
Hypertonie 244
Hyperventilation 143
Hypotonie 243

I

Idiopathische thrombopenische Purpura 251
IgA 55
IgE 56
–, spezifisches 65
IgG 55
IgM 56
Immundefekte 56
Immunität, humorale 55 f.
–, zelluläre 55 f.
Immunreaktion 27
Immunsystem 55 ff., 115
–, Baby 87
–, stärken 58
Impfen 26 ff.
Impfkalender 29
Infantile Cerebralparese 286
Infektanfälligkeit 56, 58
Infekte (Baby) 115
Infektionen 59 ff., 362 ff.

Ingestionsunfälle 354
Insektenstiche 201 f.
Insulin 290 ff.
–, -pumpe 292 f.
–, Pen 292 f.
Internetabhängigkeit 326 f.
Intoxikationsunfälle 354
Intrakutan-Test 65
Invagination 161

J

Juckreiz im Genitalbereich 225

K

Kalte Wickel 144
Kapillaren 241
Karies 24 f., 121
–, -prophylaxe 24 f., 121
Katz, für die 385
Kehldeckelentzündung 133
Kephalhämatom 82
Kielbrust 267
Kinderarztpraxis 71 f.
Kinderklinik 74 f.
Kinderrheuma 264 f.
Kinderwagen 93
Kindspech 79
Kindstod, plötzlicher 97
Kleidung (Baby) 92
Klingelhose 218
Knochenalter 299
Knochenbruch 344 f.
Knochenschmerzen 262 f.
Kohlenhydrate 31
Kohlenmonoxidvergiftung 348 f.
Koliken 161
Kollaps 339 ff.
–, Hitzekollaps 346
Kolostrum 104
Konjugatimpfung 26
Konjunktivitis 230
Konstitutionelle Wachstumsverzögerung 296

Kontaktekzem 62
Kontaktlinsen 237
Kontrollzwang 324
Kopf 268 ff.
Kopfläuse 204
Kopfschmerzen 270 ff.
–, sekundäre 272
Kopfschmerztagebuch 170
Körpergröße 296
Kortison 68, 195
Kotsteine 172
Krampfanfall 48, 280 ff.
–, Absencen 280
–, beim Baby 281
–, fokaler 280
–, generalisierter Anfall 280
–, großer 280
–, großer Anfall 280
–, Hitzekrampf 346
–, Myoklonisch-astatischer Anfall 280
–, Neugeborene 85
–, Notfallmaßnahmen 283
Krampfschwelle 48
Krankheitserreger 362 ff.
Krankheitsprophylaxe 37 f.
Krätze 197
Kreislauf 240 ff.
Kreislaufprobleme 339 ff.
Kreuzallergie 65
Krupphusten 132 f.
Kuhmilchprotein-Intoleranz 174
Kurzsichtigkeit 235 f.

L

Labiensynechie 119
Lähmungen 284
Laktasemangel 175
Laktoseintoleranz 175
Läuse 204
Lebendimpfung 26
Leberflecken 121, 206 f.
Legasthenie 318 f.

Leistenbruch 119
Lese-Rechtschreib-Schwäche 318 f.
Leukämie 254 f.
Leukozyten 246
Lichen sclerosus 225
Lidschwellung 232
Lobärpneumonie 136
Lungenentzündung 136 f.
Luxation 344
Lymphatischer Rachenring 144 f.
Lymphozyten 247

M

Madenwürmer 180
Magen-Darm-Infekt 167 f.
–, Baby 115 f.
Magenrückfluss 179
Magenpförtnerkrampf 119
Magenschleimhautentzündung 161
Magersucht 328 f.
Makrohämaturie 214
Mandelentzündung 146 f.
Mastoiditis 149
Medienkompetenz 326 f.
Medikamente 40 ff., 52 f.
–, aufbewahren 40 f.
–, Darreichungsformen 42
–, dosieren 47, 52 f.
–, Fieber- 46, 69
–, Wirkungsweise 40
Medikamentenallergie 69
Mehrfachimpfungen 28
Mehrsprachigkeit 101
Meilensteine 11 f., 358 ff.
Mekonium 79
Migräne 273 ff.
Mikrobiom 308
Mikrohämaturie 214
Miktionszystogramm 212
Milben 197
Milchgebiss 122

Milchzähne 122
Milchzuckerunverträglichkeit 174 f.
Milien 82
Mischkost 30
Missbrauch, sexueller 334 f.
Mittelohrentzündung 149 ff.
Morbus Crohn 181
Morbus Hirschsprung 170
Mückenstiche 201
Mukoviszidose 131
Mumps 220
Muskelatrophie, spinale 285
Muskeldystrophie, progressive 285
Muskelfaserriss 258
Muskelkater 258
Muskelschmerzen 258
Muskelschwäche 259
Muskelzerrung 258, 344
Mutterkuchen 79
Muttermale 206 f.
Muttermilch 30, 103 ff.
Myasthenia gravis 285
Myoklonisch-astatischer Krampfanfall 280

N

Nabel 83
Nabelbruch 118
Nabelpflege 83
Nabelschnur 79, 83
Nächtliches Einnässen 215 ff.
Nachtschreck 303
Naevus 121
Nahrungsmittelallergie 64, 67
Nahrungsmittelunverträglichkeiten 62, 113, 174 ff.
Näseln 101
Nasenbluten 253
Nasennebenhöhlen 154 f., 157
Nasennebenhöhlenentzündung 154 f.

Nasenspülung 154
Naseputzen 129
Naturheilkunde 73
Nephrotisches Syndrom 233
Nervensystem 268 ff.
Nesselausschlag 186
Nesselsucht 61, 186 f.
Neugeborene 79 ff.
–, Besonderheiten 81
–, Krankheitszeichen 85
Neugeborenenakne 81
Neugeborenenausschlag 81 f.
Neugeborenengelbsucht 84
Neurodermitis 62, 90, 190 ff.
–, Irrtümer 195
–, Kortison 195
Neuronen 282
Niedriger Blutdruck 245
Nissen 204
Noceboeffekt 40
Noroviren 115
Notfallambulanz 73 f.

O

O-Beine 266
Obstipation 169
Obstruktive Bronchitis 134
Ödeme 328
Ohrtrompete 149
Okklusion 239
Operationen 75, 156 f.
Orthostase 243
Osteopathie 257
Otitis externa 150
Oxyuren 180

P

Paracentese 156
Paraphimose 222
Parasiten 61
Perzentilenkurve 11, 296, 309
–, Jungen 297
–, Mädchen 298

Petechien 85
Phimose 222
Phobien 322
–, soziale 322
–, spezifische 322
Pigmentflecken 206 f.
Pilze 61, 196 f.
Placeboeffekt 40
Plane Warzen 200
Platzwunden 342
Plazenta 79
Plötzlicher Kindstod 97
Pneumonie 136
Po, wunder 89, 188
Poltern 101
Polyglobulie 148
Polypen 148
Pre-Nahrung 106
Prellungen 343
Prick-Test 62
Primäre Enuresis 215
Progressive Muskeldystrophie 285
Protozoen 61
Provokationstestung 65
Pseudokrupp 132 f.
Psoriasis 188
Psyche 400 ff.
Pubertätsentwicklung 226 f.
Purpura Schönlein-Henoch 251 f.
Pylorusstenose 119

Q

Quarkwickel, warmer 131
Quetschwunden 342
Quincke-Ödem 61

R

Rachenmandeln 148
– entfernen 156
– vergrößerte 148
Rachenring, lymphatischer 144 f.
Rauchen 332 f.

Rauchvergiftung 348 f.
Räuspern, ständiges 142
Reanimation 341
Rechenschwäche 318 f.
Reflux, gastroösophagealer 179
Reinigungszwang 324
Reiseübelkeit 164
Reizhusten 130
REM-Schlaf 303
Rheuma 264
Rheumatische Erkrankungen 264 f.
Risikosportarten 332
Risikoverhalten 332
Risswunden 342
Rituale (Einschlafen) 304
Rot-Grün-Schwäche 237
Rotaviren 115
Rote Blutkörperchen 246
Roter Urin 214
Rückenlage (Baby) 94, 97
Rückenschmerzen 260 f.

S

Säuglingsanfangsnahrung 106
Schädel-Hirn-Trauma 345
Schädeldeformierungen 266
Schamlippenverklebung 119
Schielen 238 f.
Schilddrüsenhormone
Schilddrüsenüberfunktion 294 f.
Schilddrüsenunterfunktion 294 f.
Schimmelpilze 64, 67
Schlaf 302 ff.
–, Baby 94 ff.
–, -bedürfnis 302, 305
–, -phasen 303
–, -rituale 96
–, -störungen 30 f., 302 ff.
–, -tiefe 33
Schlafwandeln 303
Schlüsselbeinbruch 82
Schmerzen 50 ff.

–, chronische 53
–, Medikamente 52 f., 69
Schmerzgedächtnis 50
Schmerzmeldekette 51
Schnupfen 128 f.
–, Baby 117
Schock, allergischer 62
–, anaphylaktischer 174
Schreibabys 98 f.
Schreien (beim Einschlafen) 304
Schulabbruch 321
Schule schwänzen 321
Schuleingangsuntersuchung 21
Schulische Probleme 320 f.
Schulverweigerung 320 f.
Schuppenflechte 188 f.
Schürfwunden 342
Schutzimpfungen 26 ff.
Schwarzteeumschlag 193
Schwimmbadkonjunktivitis 230
Schwindel 276 f.
Sehsinn 269
Seitenstrangangina 147
Sekundäre Enuresis 215
Sekundärer Kopfschmerz 272
Selbstverletzendes Verhalten 331
Seufzer-Dyspnoe 142 f.
Sexueller Missbrauch 334 f.
SIDS 97
Sinusitis 154
Skoliose 267
Sodbrennen 179
Sonnenbrand 346 f.
Soor 89, 196 f.
Soziale Phobien 322
Spannungskopfschmerzen 272
Spezifische Phobien 322
Spezifisches IgE 65
Spinale Muskelatrophie 285
Sport 34 f.
Sprachentwicklung 100 f.
Sprachstörungen 101
Sprechen im Schlaf 303

Spulwürmer 180
Stabile Seitenlage 340
Standardimpfungen, empfohlene 28 f.
Staphylokokken 196
Staubmilbenallergie 64, 66 f.
Stich (durch Insekten) 201 f.
Stillen 104 f.
Stimmungsprobleme 330
Stippchen 146
Stoffwechsel 288 ff.
Storchenbiss 121
Stottern 101
Streptokokken 146 f., 196
Stromunfall 351
Stuhlgang (Baby) 88
Stürze 343 f.

T
Tag-Nacht-Rhythmus 95 f.
Tastsinn 269
Thrombose 250
Thrombozyten 247
Tiefschlaf 303
Tierallergie 64, 67
Toiletten-Verweigerungs-Syndrom 311
Tonsilitis 146
Tonsillektomie 156
Tonsillotomie 156
Totimpfung 26
Toxoidimpfung 26
Tragehilfe 93
Tragetuch 93
Trennungsangst 322
Trichterbrust 267
Trinken 111
Trotzphase 312
Trotzverhalten 312 f.
Tübinger Schiene 120
Typ-1-Allergie 63
Typ-1-Diabetes 290
Typ-2-Diabetes 290

U
Übergangsmilch 104
Übergewicht 308 ff.
Unfallverhütung 357
Unterkühlung 349
Unterschiedliche Beinlänge 266
Urin, roter 214
Urtikaria 186

V
Vaginitis 224
VCD 143
Venen 241
Verbrennungen 347 f.
Verbrühungen 347 f.
Verdauungssystem 158 ff.
Vergiftungen 354 ff.
Vergrößerte Hoden 220 f.
Vergrößerte Rachenmandeln 148
Verhalten 300 ff.
Verletzungen 342 ff.
Verletzungen am Kopf 345
Verrenkung 344
Verschlucken von Fremdkörpern 352 f.
Verschmutze Wunden 342
Verstopfung 169 ff.
Viren 59
Virusinfektion, Verlauf 60
Vitalstoffe 31
Vitamin D 108
Vitamin K 108
Vitaminprophylaxe 108
Vocal Cord Dysfunction 143
Vorhautentzündung 222 f.
Vorhautverengung 222 f.
Vormilch 104
Vorsorgeuntersuchungen 12 ff.
–, J1 23
–, J2 23
–, U1 14
–, U2 14 f.
–, U3 15 f.

–, U4 16 f.
–, U5 17
–, U6 17 f.
–, U7 18 f.
–, U7a 19 f.
–, U8 21
–, U9 21 f.
–, U10 22 f.
–, U11 22 f.
Vulgäre Warzen 200
Vulvitis 224 f.

W

Wachstumsfugen 299
Wachstumsstörungen 296 f.
Wachstumsverzögerung, konstitutionelle 296
Warme Wickel 131, 144
Warmer Quarkwickel 131
Warzen 200
–, plane 200
–, vulgäre 200
Wasserbruch 220
Weiße Blutkörperchen 246

Weitsichtigkeit 235 f.
Wespenstiche 201
Wickel 131, 144
–, Hals- 144
–, kalte 144
–, Quark- 131
–, warme 131, 144
Wickeln 88 f.
Wiederbelebung 341
Wiederholungszwang 324
Windeldermatitis 89
Wortschatzdefizite 101
Wunden, verschmutzte 342
Wunder Po 89, 188
Wurmbefall 180
Würmer 180
Wurmfortsatz 172

X

X-Beine 266

Z

Zahndurchbruch 121 f.
Zähne 24 f., 121 f.

–, bleibende 122
–, Milchzähne 122
–, Schmerzen 25
–, Verfärbungen 25
Zähneknirschen (im Schlaf) 304
Zahnen 121 f.
Zahnpflege 24 f., 121
Zahnschmerzen 25
Zahnverfärbungen 25
Zahnverletzungen 25
Zecken 201
Zelluläre Immunität 55 f.
Ziegelmehlsedimente 214
Zöliakie 174, 177 f.
Zusatzstoffe 33
Zwangsgedanken 324
Zwangsstörungen 324 f.
Zwiebelsäckchen 150
Zyanose 242
Zystitis 210

Die werden Sie auch lieben.

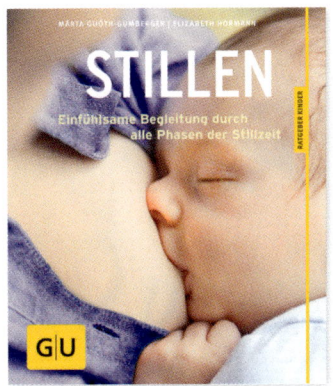

ISBN 978-3-8338-4020-3

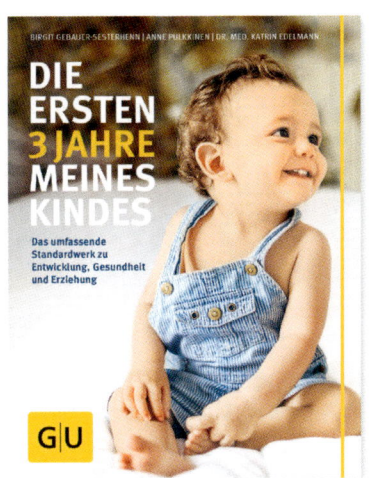

ISBN 978-3-8338-5343-2

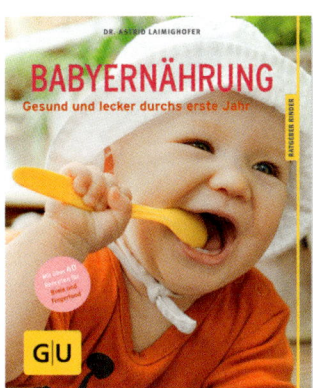

ISBN 978-3-8338-3986-3

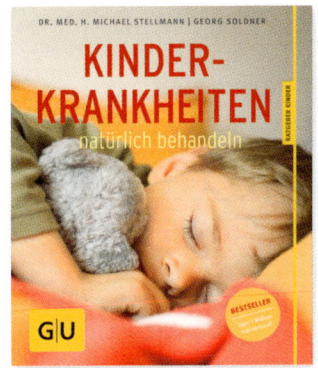

ISBN 978-3-8338-3795-1

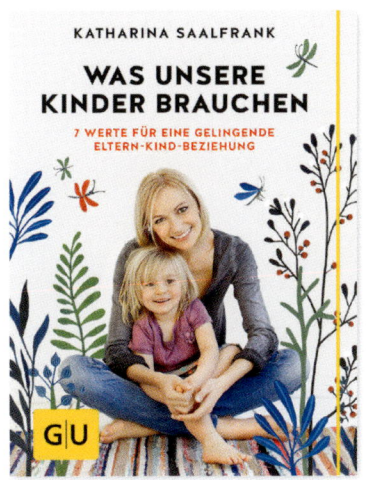

ISBN 978-3-8338-5298-5

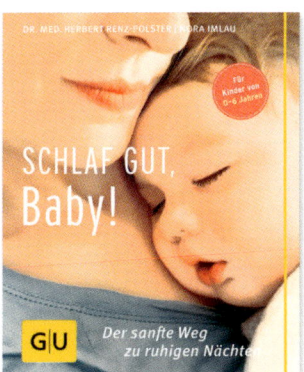

ISBN 978-3-8338-4598-7

e Alle hier vorgestellten Bücher sind auch als eBook erhältlich.

Mehr von GU auf **www.gu.de** und
facebook.com/gu.verlag

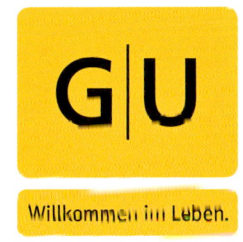

IMPRESSUM

© 2018 GRÄFE UND UNZER VERLAG GmbH, München

Alle Rechte vorbehalten. Nachdruck, auch auszugsweise, sowie Verbreitung durch Bild, Funk, Fernsehen und Internet, durch fotomechanische Wiedergabe, Tonträger und Datenverarbeitungssysteme jeder Art nur mit schriftlicher Genehmigung des Verlages.

Projektleitung: Monika Rolle
Lektorat: Sylvie Hinderberger
Bildredaktion: Henrike Schechter
Umschlaggestaltung und Layout: independent Medien-Design, Horst Moser, München
Herstellung: Petra Roth
Satz: Christopher Hammond
Reproduktion: Longo AG, Bozen
Druck und Bindung: Firmengruppe APPL, aprinta druck, Wemding

ISBN 978-3-8338-6173-4

1. Auflage 2018

Printed in Germany

WICHTIGER HINWEIS

Die Informationen und Ratschläge in diesem Buch stellen die Meinung bzw. Erfahrung des Verfassers dar. Sie wurden von ihm nach bestem Wissen erstellt und mit größtmöglicher Sorgfalt geprüft. Sie bieten jedoch keinen Ersatz für persönlichen kompetenten medizinischen Rat. Jede Leserin, jeder Leser ist für das eigene Tun und Lassen auch weiterhin selbst verantwortlich. Lassen Sie sich in allen Zweifelsfällen individuell und fachlich kompetent durch einen Arzt beraten. Weder Autor noch Verlag können für eventuelle Nachteile oder Schäden, die aus den im Buch gegebenen praktischen Hinweisen resultieren, eine Haftung übernehmen.

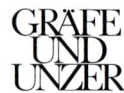

BILDNACHWEIS

Fotografie:
Stefanie Aumiller, München
Illustrationen: Esther Welzel und Alexandra Vent, Aachen (nicht S. 340, 341, 353)
Weitere Abbildungen: Action Press: S. 153 li. Colourbox: S. 18, 81 re. ddp images: S. 16. Doc-Stock: S. 262, 293 re. dpa Picture Alliance: S. 157 re. F1 online: S 70, 238. Fotolia: S. 42 unten, 45 li., 46, 64 (Staubsauger, Schimmel), 99, 153 re., 197 li., 204, 327 li., 336-337, 355 li. u. Mitte. Getty Images: S. 28, 35 re., 36, 94, 106, 112 li., 218, 245, 309, 310, 355 re. GU: S. 88 (Aumiller), 109 (Gasmi), 261 (Rodach), 340-341 u. 353 (Lieb). imago: S. 64 (Birke). iStock: Umschlag hinten Mitte, S. 2, 4, 20, 35 li., 40 oben u. Mitte, 45 Mitte und re., 54, 59, 64 (Blister), 114, 130, 156, 206 oben, 207 oben Mitte u. unten li., 207 unten re., 232, 313, 332, 335 li. Mauritius Images: Umschlag hinten re., S. 15, 39, 41, 57, 81 li., 83, 84, 91, 92, 102, 104, 113, 137 re., 152, 157 li., 170, 178 re., 211 (Bakterien), 226-227, 233, 243, 246-247, 252, 253, 275, 282. Plainpicture: Umschlag hinten li., S. 3, 10, 19, 34, 76-77, 78, 111, 327 re. Privat: S. 6. Science Photo Library: S. 63, 118, 120 oben, 167 Mitte, 178 li., 187, 189 re., 192, 196, 197 re., 200 Mitte u. re., 207 oben li. u. re., 207 unten Mitte, 231, 251, 255, 266 li., 279, 293 li., 299. Shutterstock: S. 64 (Nüsse, Katze), 112 re., 121, 260, 335 re., 350, 351. Stockfood: S. 32. Stocksy: S. 124-125. Vario Images: S. 120 unten. Wikipedia/Michaelbladeon: S. 146. Your Photo Today: S. 5, 86, 117, 137 li., 167 oben u. unten, 200 li., 239, 266 re., 267, 338.

Syndication:
www.seasons.agency

Die GU-Homepage finden Sie unter **www.gu.de**

UMWELTHINWEIS

Dieses Buch wurde auf PEFC-zertifiziertem Papier aus nachhaltiger Waldwirtschaft gedruckt.

 www.facebook.com/gu.verlag

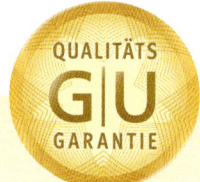

DIE GU-QUALITÄTS-GARANTIE

Wir möchten Ihnen mit den Informationen und Anregungen in diesem Buch das Leben erleichtern und Sie inspirieren, Neues auszuprobieren. Alle Informationen werden von unseren Autoren gewissenhaft erstellt und von unseren Redakteuren sorgfältig ausgewählt und mehrfach geprüft. Deshalb bieten wir Ihnen eine 100%ige Qualitätsgarantie. Sollten wir mit diesem Buch Ihre Erwartungen nicht erfüllen, lassen Sie es uns bitte wissen! Wir tauschen Ihr Buch jederzeit gegen ein gleichwertiges zum gleichen oder ähnlichen Thema um. Wir freuen uns auf Ihre Rückmeldung, auf Lob, Kritik und Anregungen, damit wir für Sie immer besser werden können.

GRÄFE UND UNZER Verlag
Leserservice
Postfach 86 03 13
81630 München
E-Mail:
leserservice@graefe-und-unzer.de

Telefon:	00800 / 72 37 33 33*
Telefax:	00800 / 50 12 05 44*
Mo–Do:	9.00 – 17.00 Uhr
Fr:	9.00 – 16.00 Uhr

(gebührenfrei in D, A, CH)*

Ihr GRÄFE UND UNZER Verlag
Der erste Ratgeberverlag – seit 1722.

DANK DES AUTORS

Ein großes Dankeschön an Monika Rolle und Sylvie Hinderberger, die bei der Entstehung dieses Werkes in allen Phasen maßgeblich beteiligt waren.